Vom Stadtkrankenhaus
zum Universitätsklinikum

Dieses Buch wird herausgegeben im Auftrag des
Dekans der Medizinischen Fakultät Carl Gustav Carus und
des Vorstandes des Universitätsklinikums
an der TU Dresden

Vom Stadtkrankenhaus zum Universitätsklinikum

100 Jahre Krankenhausgeschichte in Dresden

Herausgegeben von
Albrecht Scholz, Caris-Petra Heidel
und Marina Lienert

2001

BÖHLAU VERLAG KÖLN WEIMAR WIEN

Die Deutsche Bibliothek – CIP-Einheitsaufnahme

Vom Stadtkrankenhaus zum Universitätsklinikum:
100 Jahre Krankenhausgeschichte in Dresden/
hrsg. von Albrecht Scholz ... – Köln ; Weimar ; Wien : Böhlau, 2001
ISBN 3-412-03301-4

Umschlagabbildung: Verwaltungsgebäude Stadtkrankenhaus
Dresden-Johannstadt an der Fürstenstraße

© 2001 by Böhlau Verlag GmbH & Cie, Köln
Ursulaplatz 1, D-50668 Köln
Tel. (0221) 91 39 00, Fax (0221) 91 39 011
vertrieb@boehlau.de
Alle Rechte vorbehalten
Druck und Bindung: Druckhaus „Thomas Müntzer" GmbH, Bad Langensalza
Gedruckt auf chlor- und säurefreiem Papier.
Printed in Germany
ISBN 3-412-03301-4

Inhalt

Geleitwort

Es ist für die Dresdener Fakultät und das Universitätsklinikum wie auch früher für die Medizinische Akademie eine vornehme Tradition geworden, rückschauend und den Geist der Zeit reflektierend sich historisch dem eigenen Krankenhaus, der eigenen Fakultät zu widmen. So sind im Laufe der Jahre immer wieder Schriften der Medizinischen Fakultät bzw. der früheren Akademie entstanden, die diesem Ziele dienten.

Ein rühriges Institut für Geschichte der Medizin unserer Fakultät hat es immer auch als eine spezielle Pflicht angesehen, die historischen Etappen zu markieren und zu dokumentieren. Schriften zum 5., 10., 20. und 30. Gründungsjahr der Medizinischen Akademie, zur Wende und Verarbeitung der vergangenen Jahre („Pro et contra tempora praeterita") und zuletzt im Jahre 2001 „Dresdener Medizin zwischen Krankenhaus und Fakultät" belegen dies und ermöglichen dem interessierten Leser die Geschichte – zumindest der letzten 50 Jahre – relativ lückenlos nachzuvollziehen.

Das Jahr 2001 ist ein großes Jubiläumsjahr für Fakultät und Klinikum, da sich die Gründung des Johannstädter Krankenhauses zum 100. Male jährt. 100 Jahre hat dieses Krankenhaus für die Betreuung der städtischen Bevölkerung zur Verfügung gestanden, nachdem der „Rath zu Dresden" am 22. November 1898 den Beschluß gefaßt hatte, ein weiteres städtisches Krankenhaus zu bauen, welches am 2. Dezember 1901 der Stadt übergeben wurde.

Marksteine wie die studentische Ausbildung, die Forschung und damit die Hochschulfunktion bis zur Gründung einer Medizinischen Fakultät haben noch nicht den Reifegrad erreicht wie das Krankenhaus selbst und doch findet sich in der Baulichkeit eines Teils des Campus der faßbare und sichtbare Beweis eines Kontinuums von Helfen und Heilen an diesem Orte. Fakultät und Klinikum fühlen sich eingebunden in diese Tradition, auch da, wo durch politische Fanatismen vielleicht zeitweilig die Konturen wissenschaftlichen Heilens und medizinischen Lehrens zu verschwimmen drohten.

Die neue Rechtsform des Krankenhauses als Universitätsklinikum neben der Fakultät soll besondere Veranlassung sein, den engen Zusammenhang beider Institutionen, das ineinander Verwobensein in Wissenschaft, Lehre, Weiterbildung, Betreuung und nicht zuletzt auch wirtschaftlichen Prozessen immer wieder herauszustellen. Die Darstellung der Entwicklung unseres Krankenhauses in der vorgelegten – und vom Institut für Geschichte der Medizin unter Leitung von Prof.Dr.med. Scholz wieder bearbeiteten – Schrift soll u.a. auch die gemeinsamen Wurzeln und die gemeinsamen zukünftigen Ziele von Fakultät und Klinikum unterstreichen.

Prof. Dr. med. Albrecht   Prof. Dr. med. Bach
Dekan   Medizinisches Vorstandsmitglied

Vorwort der Herausgeber

Die Krankenhausgeschichte Dresdens reicht mit der Gründung des städtischen „Pestilenz-Lazareths" 1569 als eigentliche Dresdener Krankenanstalt letztlich bis in das 16. Jahrhundert zurück. Mit der vor allem seit der 2. Hälfte des 18. Jahrhunderts einsetzenden grundlegend neuen Entwicklung der Medizin und den damit zugleich gestellten Anforderungen an ein staatlich geregeltes Medizinalwesen entstanden in Dresden sowohl ein nun den Namen verdienendes erstes Stadtkrankenhaus als auch mit dem Collegium medico-chirurgicum eine erste ärztliche Ausbildungsstätte, die zugleich über einen klinischen Bereich verfügte. Insbesondere die naturwissenschaftliche Fundierung der Medizin seit den 30er/40er Jahren des 19. Jahrhunderts und die hiermit einhergehende Fachspezialisierung stellten nicht nur neue Anforderungen an die ärztliche Ausbildung, sondern auch an die medizinisch-stationäre Versorgung der Bevölkerung. Neben dem 1849 in der Dresdener Friedrichstadt etablierten modernen Stadtkrankenhaus sowie kleineren konfessionellen bzw. durch Stiftungen unterhaltenen Krankenanstalten wurde 1901 ein zweites großes Stadtkrankenhaus in Dresden-Johannstadt begründet und eröffnet, das in seiner nun 100jährigen Geschichte die wohl tiefgreifendsten Wandlungen erfahren hat.

Die anläßlich dieses 100. Jubiläums des Stadtkrankenhauses Dresden-Johannstadt vorgelegte Chronik soll – bei aller durch den vorgegebenen Umfang der Monographie auferlegten Begrenzung – vor allem die wesentlichsten Entwicklungsetappen und –richtungen des Krankenhauses aufzeigen. Sie sind durch tiefgreifende politische und ökonomische Zäsuren – etwa den Ersten und Zweiten Weltkrieg, die Konsolidierung in den 20er Jahren, die Zeit des deutschen Faschismus und die Nachkriegszeit – ebenso beeinflußt und charakterisiert wie durch die Umstrukturierung des Krankenhauses etwa zum Zentrum der „Neuen deutschen Heilkunde" (1934 bis 1945) und vor allem durch die Zuweisung eines völlig neuen Aufgabenbereichs, nämlich als erste medizinische Hochschuleinrichtung in Dresden.

Die Würdigung gerade dieser letzten Etappe, seit Gründung der Medizinischen Akademie „Carl Gustav Carus" (1954) und der Medizinischen Fakultät (1993), die in der vorliegenden Darstellung vorerst nur anklingen kann, bleibt einer eigenständigen Reflexion aus Anlaß von 50 Jahren Hochschulmedizin in Dresden im Jahre 2004 vorbehalten.

Die Erstellung dieser Geschichte des Johannstädter Krankenhauses ist nicht zuletzt der uneigennützigen Unterstützung ehemaliger Mitarbeiter mit Berichten, Dokumenten und Bildmaterial zu danken. Uns ist es deshalb ein Bedürfnis, ihnen an dieser Stelle unseren besonderen Dank auszusprechen. Gleichermaßen gilt unser Dank den Mitarbeiterinnen des Institutes für Geschichte der Medizin, Frau Pukall und Frau Metzner, die uns bei der Vorbereitung und Bearbeitung des Buches umfassend, umsichtig und selbstlos unterstützt haben.

Prof. Dr. med. A. Scholz
Priv.-Doz. Dr. med. habil. C.-P. Heidel
Dr. phil. M. Lienert

1. Das medizinische Dresden

Heilkunde und medizinische Versorgung finden in Dresden ganz offensichtlich bereits seit dem 13. Jahrhundert ihre – wenn auch zunächst noch sehr bescheidene – Stellung und sogar Förderung im gesellschaftlichen Leben der Stadt.

Tatsächlich sind selbst in dem durch Kleinkrieg des Adels um Herrschaft und Lehen noch kaum wirtschaftliche Bedeutung erlangenden mittelalterlichen Dresden erste Hospitäler – etwa das 1286 gegründete St. Materni-Spital – nachweisbar, wenngleich diese nicht oder nur zum geringeren Teil Krankenhäuser im strengen Wortsinn waren[1]. Auch noch in das 13. Jahrhundert reicht die Geschichte des Bartholomäi-Hospitals, das als „Siechhaus" für Lepröse gegründet worden war, im 17. Jahrhundert jedoch den Charakter eines Leprosoriums verlor und zunehmend als Altersheim für Frauen genutzt wurde. Das 1455 erstmals urkundlich erwähnte, 1536 völlig neuerbaute St.-Jacobi-Hospital diente ursprünglich der Aufnahme (kranker) Reisender und der Pflege Bedürftiger und erhielt später den Charakter eines hospitale pauperum (Armenhaus)[2].

Inzwischen aber hatte mit dem Erwerb des Kurfürstentums Sachsen-Wittenberg 1423 durch die Wettiner und insbesondere unter der Regentschaft von Kurfürst August von Sachsen (1526–1553–1586) das zur Hauptstadt erkorene Dresden erstmals eine Entfaltung der Architektur, Kunst und Wissenschaft erlebt. Der offensichtlich gerade auch ärztlichen Problemen besonders aufgeschlossene Kurfürst August hatte letztlich sogar einen persönlichen Anteil an der Beförderung der medizinischen Versorgung der Dresdener Bevölkerung. Wohl insbesondere die verheerende Pestepidemie von 1566 war Anlaß für den Rat der Stadt, 1568 die Bewilligung von Kurfürst August von Sachsen einzuholen, „dass ein L a z a r e t h oder N o s o k o m i u m erbaut werden nachdem sich zu diesen unsern Zeiten ganz sorgliche Sterbensläufte begeben"[3]. Das im Bau noch im selben Jahr begonnene und 1569 fertiggestellte städtische „Pestilenz-Lazareth" war die tatsächlich erste eigentliche Krankenanstalt Dresdens. Vorerst mit 24 Krankenstuben für die Aufnahme von etwa einhundert (armen) Kranken ausgestattet, gab das Lazarett allerdings in der Folge immer wieder Anlaß zur Klage ob des katastrophalen hygienischen Zustandes sowie der mangelhaften Pflege der Kranken.

Die auch noch im 18. Jahrhundert – nicht nur für diese Krankenanstalt – zutreffende Situation in der Gesundheitspflege ging vor allem einher mit einer nach 1740 einsetzenden Stagnation der noch zu Beginn des 18. Jahrhunderts durch eine führende Position im Handel sowie aufstrebende Manufakturproduktion charakterisierten wirtschaftlichen Entwicklung Sachsens. Im Ergebnis der Schlesischen Kriege[4], durch die von Preußen geforderten Kontributionen sowie die Verschwendungssucht des Hofes befand sich der sächsische Staat nun kurz vor dem finanziellen Zusammenbruch[5]. Während und nach dem Krieg nahm man daher zu Steuererhöhungen Zuflucht, was nicht ohne Folgen auf die Wirtschaft, aber auch auf soziale und Bereiche des Gesundheitswesens bleiben konnte. Besonders gravierende Auswirkungen auf die medizinische Versorgung der Stadt waren nicht zuletzt nach der Kesselsdorfer Schlacht bei Dresden 1745 zu konstatieren, die etwa mit einem empfindlich spürbaren Mangel an Krankenräumen und geeignetem Pflegepersonal am Lazarett einhergingen.

Dennoch konnte sich Sachsen und vor allem auch Dresden relativ rasch wirtschaftlich wieder konsolidieren, was sich auch im Anwachsen der Dresdener Stadtbevölkerung auf fast 48.000 Einwohner[6] widerspiegelte. Und zu ihrer medizinischen Betreuung standen immerhin insgesamt 43 akademisch gebildete Ärzte zur Verfügung[7].

Problematischer hingegen war die Situation der medizinischen Versorgung auf dem Lande, in der Armee[8] und generell auf chirurgischem Gebiet. Die noch als Relikt hochmittelalterlicher Scholastik überkommene Trennung von sog. Schulmedizin und Chirurgie[9] wurde im 18. Jahrhundert nun durchaus als Hemmnis und Ursache qualitativ unzureichender wundärztlicher Versorgung empfunden und erkannt. Dies führte zwar noch nicht zu einer grundsätzlichen Aufhebung dieser Situation, aber zu ersten Regelungen zur schulmäßigen , elementaren medizinisch-wissenschaftlichen Bildung von Chirurgen (Wundärzten). Wesentlich befördert wurde diese Entwicklung insbesondere durch die Aufklärungsbewegung des 18. Jahrhunderts und deren Einfluß nicht zuletzt auch auf die Medizin. Die nun erhobenen Forderungen nach gesundheitsfördernden gesellschaftlichen Bedingungen einer öffentlichen Gesundheitspflege und die hierfür zu übernehmende Verantwortung durch den Staat wurden auch in Sachsen nachhaltig vertreten und führten tatsächlich auch zur Bildung einer eigenen Medizinalbehörde und zu ersten, die Berufsausübung und -ausbildung sowie generell die Organisation des Gesundheitswesens regelnden Medizinalgesetzen[10]. Nachdem bereits mit dem brandenburgischen Medizinaledikt von

1685 „der Grundstein einer dauerhaften und weithin wirkenden Medizinal-
pflege"[11] gelegt und nicht zuletzt durch die Gründung eines Collegium medicum ein „kräftige[r] Impuls für die Entwicklung der wahren Staatsarzneikun-
de"[12] erbracht worden war, regten in einem Rescript vom 28. Juli 1699 die kur-
fürstlich-sächsischen Leibärzte Johann Ernst Morgenstern und Ehrenfreund
Tittmann die Schaffung einer sächsischen Medizinalordnung sowie eines Collegium an, dem die Beratung der Landesregierung in gesundheitspolizeilichen
Angelegenheiten als auch eine Prüfungsfunktion zugedacht wurde[13]. Kurfürst
Friedrich August I. (reg. 1694–1733) wies noch im Januar 1700 den Rat zu Dresden an, die erste sächsische Medizinalordnung einschließlich einer Universal-
taxe zu erstellen[14], die im Entwurf auch bereits am 4. Februar 1701 vorgelegt
wurde, jedoch noch fast zehn Jahre ohne praktische Konsequenzen blieb[15]. Erst
als die Medici weiterhin die Mißstände sowie die fehlende Kontrolle im Medizinalwesen beklagten, erließ der Kurfürst am 18. Juni 1710 ein Dekret zur Begründung des Collegium medicum universale sowie am 14. Juli desselben Jahres das endgültige Generale[16]. Dennoch blieb die Situation gerade auf dem Gebiet der wundärztlich-chirurgischen Versorgung in Sachsen, vorrangig bedingt
durch eine fehlende, wissenschaftlichen und praktischen Ansprüchen genü-
genden Ausbildungsstätte für die noch der traditionellen Sonderstellung un-
terliegenden Chirurgen, eher prekär.

Erstmals 1736 bzw. 1740 wurden Überlegungen zur Einrichtung einer chirurgischen Lehranstalt zur geregelten klinisch-wundärztlichen Ausbildung angestellt, die – durch das Kriegsgeschehen (Schlesische Kriege) und dessen Folgen vorerst zurückgestellt – schließlich 1747 in einem Plan zur „wissenschaftlichen Ausbildung der Feldscher- und Barbiergesellen in Anatomie, Physiolo-
gie, Therapie und Chirurgie mittels eines zu gründenden Collegium
medico-chirurgicum" mündeten. Mit dem 1748 tatsächlich gegründeten Collegium medico-chirurgicum wurde die erste (wund)ärztliche Ausbildungsstätte
Dresdens errichtet, die durch den Anspruch der Vermittlung gediegenen wis-
senschaftlich-medizinischen Wissens bei gleichzeitiger praktisch-klinischer
Ausbildung beispielhaft für auch andere in dieser Zeit entstandene Chirurgen-
schulen in Deutschland war[17]. Auf die Gründung des Collegiums folgte nicht
einmal zwei Jahre später durch das Generale vom 7. April 1750 eine neue, wesentlich verbesserte Verordnung des Medizinalwesens[18]. Danach sollte „bey
dem Medicinal-Wesen kein Medicus zum Ambts- und Land- oder Stadt-Phy-
sico anzunehmen [sein] …, welcher nicht … durch beygebrachte hinlängliche
Attestata erweißlich gemacht, daß es den Cursum anatomicum und Cursum

operacionum chirurgicum, ingleichen die Medicinam forensem, Chymie, Physic und Pharmacie, auf Academien mit unausgesetzten Fleiße gehöret und absolviret"[19] und entsprechende Zeugnisse der Universitäten oder des Collegium medico-chirurgicum vorgelegt habe. Neben Anordnungen etwa zur Revision der Apotheken durch die Ortsobrigkeit mit Hinzuziehung der Physici und anderer Ärzte sowie dem Verbot des „Selbstdispensirens" bestimmte das Generale ferner, daß die „Unternehm- und Verrichtung innerlicher Curen" ausschließlich den promovierten, „examinirten und ad praxim sich zu legitimiren fähigen Medicis" überlassen bleibe[20]. Damit wurde allerdings die Trennung von Ärzten und Wundärzten (Chirurgen) nochmals sanktioniert, obwohl – wie der Medizinhistoriker Johann Ludwig Choulant (1791–1861) bemerkte – „die Wissenschaft einen Unterschied zwischen innerer und äußerer Heilkunde, zwischen Medicin und Chirurgie immer mehr verwarf und als nichtig erwieß … Man ordnete an, daß man bis zu einer gewissen Stufe ärztlicher Bildung nur äußerlich, von da an aber auch innerlich curiren dürfe, während Niemand die Grenze angab und angeben konnte, wo die äußere Heilkunst aufhöre und die innere beginne"[21].

Im Sommer 1756 fielen preußische Truppen in Sachsen ein, das der österreichisch-russisch-französischen Koalition gegen Brandenburg-Preußen beigetreten war, womit der Siebenjährige Krieg (1756–1763) begann[22]. Obwohl Sachsen – wie alle am Krieg beteiligten Mächte – bereits große Verluste an Menschen und Einbußen an Kriegsmaterial zu verzeichnen hatte, wurde ihm von Friedrich II. eine noch stärkere Belastung durch Kontributionen und Zwangsrekrutierungen aufgezwungen. Unter den Staaten, deren Bevölkerung am meisten gelitten hatte, nahm Sachsen einen der vordersten Plätze ein. Friedrich II. selbst schätzte die aus diesem Land erpreßten Kontributionen auf 40–50 Millionen Taler. Die Gesamtverluste waren jedoch weit höher und sollen die Kontributionsleistungen um das Doppelte überstiegen haben[23]. Unter diesen Voraussetzungen und Bedingungen konnte sich die Wirtschaft Sachsens nach Ende des Krieges nur allmählich erholen, wenngleich die Begründer des „sächsischen Retablissements" mit der vollständigen Neubesetzung und Umorganisation der Staatsämter sowie der Einrichtung einer „Landes-Ökonomie-, Manufaktur- und Commercien-Deputation" 1764 sowohl den progressiven Einfluß des Bürgertums verstärkten als auch dem Manufakturkapitalismus einen breiteren Spielraum eröffneten, als er in den meisten deutschen Territorien besaß[24].

Dresden, das unmittelbar von dem Kriegsgeschehen betroffen war, glich nach dem Krieg einem „Trümmerhaufen, der Wohlstand der Bürger [war] ver-

nichtet"[25]. 1758 waren die Pirnaer und Wilsdruffer Vorstadt, 1760 auch die In-
nenstadt niedergebrannt. Die Bevölkerungszahl Dresdens, die 1755 mit 63.209
Einwohnern ihr höchstes Niveau seit je erreichte[26], hatte sich nun auf 44.760
Einwohner vermindert. Die Nachkriegsjahre mit ihren drastischen Sparmaßnahmen und Teuerungen wirkten sich nicht zuletzt auf die gesundheitliche Lage der Bevölkerung[27] und deren ärztliche Versorgung aus. Der über Jahre relativ konstante Vorkriegsstand von 43 Ärzten hatte sich Anfang der 1770er Jahre um die Hälfte vermindert. 1773 meldete der Stadtphysikus in „seiner Pflicht-
schuldigst ergebenste[n] Anzeige" gerade noch 22 Ärzte.

Bereits im Jahr des Friedensvertrages und der Beendigung des Krieges –
1763 – hatten die Leibärzte ein Schreiben an den König gerichtet, in dem sie
die Notwendigkeit einer neu zu bildenden Zentralbehörde der Gesundheits-
polizei, eines Kontrolle und Aufsicht ausübenden „Ober-Collegium", begründeten, da ohne eine solche Zentralbehörde die Umsetzung der bisherigen Me-
dizinalordnungen nicht erreicht werden würde. Mit dem Mandat vom 13. September 1768[28] wurde fünf Jahre später das „Collegium Sanitatis" errichtet, das
gemeinschaftlich mit den medizinischen Fakultäten zu Leipzig und Wittenberg
an Verbesserungen des Medizinalwesens arbeiten und darüber die „Obsicht"
haben sollte. Vor allem bestand dessen Aufgabe in der medizinischen Beratung
der Regierung, einer Hygieneaufsicht – insbesondere bei Auftreten von Epidemien – und der Aufsicht der Berufsausübung von Ärzten, Chirurgen, Badern,
Hebammen und Apothekern. Dem Sanitätskollegium gehörten die kgl.
Leibärzte, der Generalstabsmedicus, der Lehrer der Anatomie, der Amts- und
Stadtphysikus, der erste Leibchirurg, der Hofapotheker sowie die jeweiligen
Dekane der beiden medizinischen Fakultäten zu Leipzig und Wittenberg an.
Seinen Sitz hatte die Medizinalbehörde im Kasernenkomplex in der Dresdener Neustadt, wo auch das Collegium medico-chirurgicum bereits seit 1748
sein Domizil bezogen hatte[29]. Abgesehen von der Gründung des Sanitätskol-
legiums beinhaltete das Mandat von 1768 auch nochmals die „mit Nachdruck"
durchzusetzenden Verfügungen der bereits 1750 erlassenen Medizinalverord-
nung sowie die Übertragung der Prüfungsfunktion zur Erlangung des Rechtes
der freien Ausübung der ärztlichen und wundärztlichen Praxis – die bislang
dem Collegium medico-chirurgicum oblag – auf das Collegium sanitatis[30]. Diese sächsische Medizinalverfassung behielt bis zur Aufhebung des Collegium sanitatis am 1. Juni 1824 ihre Wirksamkeit[31].

Von den nun vom Staat übernommenen und getragenen gesundheitspolitischen Regelungen und Maßnahmen einerseits, und der gezielten staatlichen

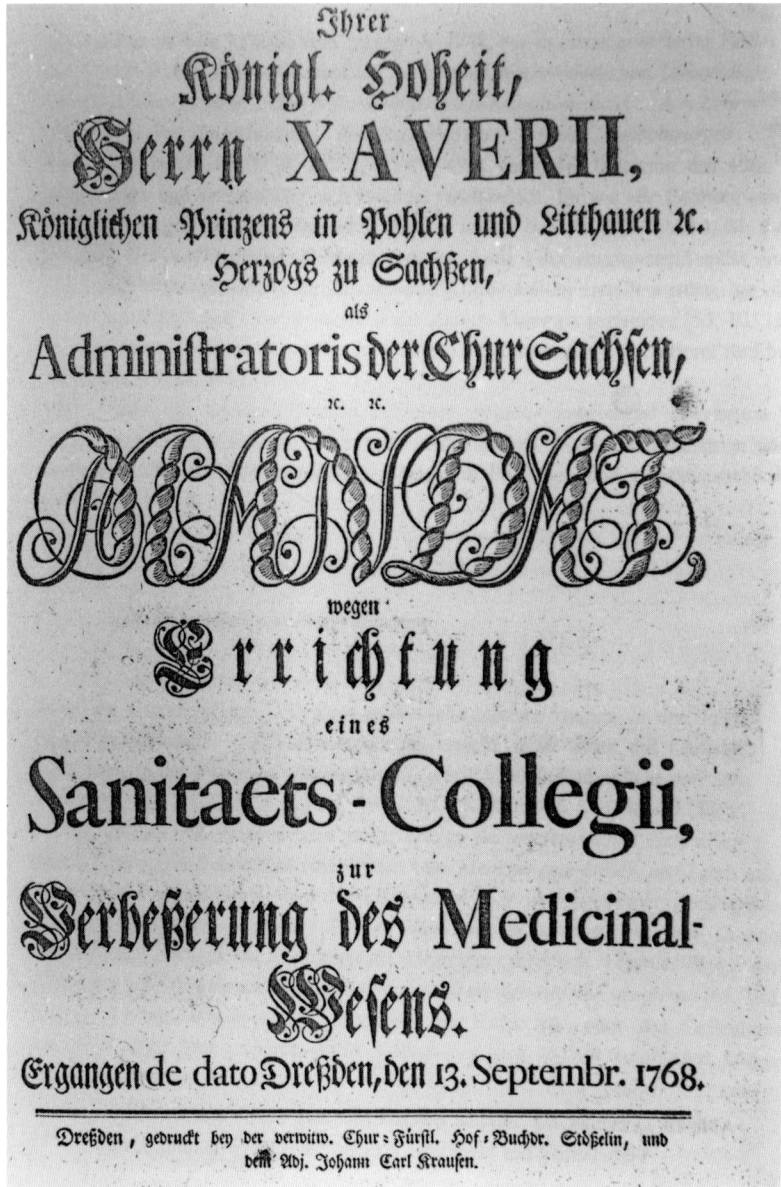

Ihrer

Königl. Hoheit,

Herrn XAVERII,

Königlichen Prinzens in Pohlen und Litthauen rc.
Herzogs zu Sachßen,

als

Administratoris der Chur Sachßen,

rc. rc.

wegen

Errichtung

eines

Sanitaets-Collegii,

zur

Verbeßerung des Medicinal-
Wesens.

Ergangen de dato Dreßden, den 13. Septembr. 1768.

Dreßden, gedruckt bey der verwitw. Chur-Fürstl. Hof-Buchdr. Stößelin, und
dem Adj. Johann Carl Krausen.

1   *Mandat zur Begründung des Sanitätskollegium und zur Verbesserung des Medizinalwesens vom 13. September 1768. Deckblatt*

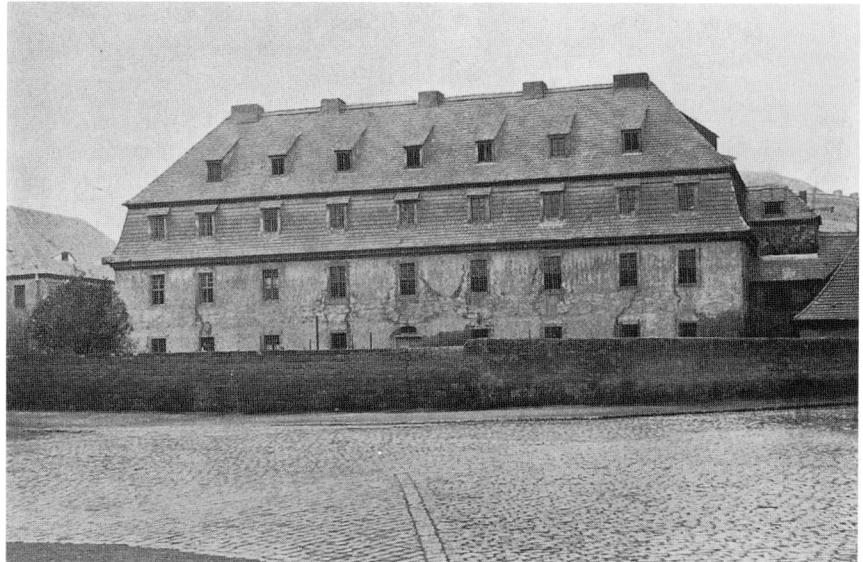

2   Das alte Stadtkrankenhaus in Dresden 1568–1849

Förderung von Wirtschaft, Verkehrswesen und Städtebau in Sachsen im letzten Drittel des 18. Jahrhunderts andererseits, hatte nicht zuletzt die Stadt Dresden partizipiert, was sich nachfolgend auch in der medizinischen Versorgung und im Krankenhausbau reflektieren sollte. Der erhöhte Kapazitätsbedarf [32] insbesondere auch an stationärer Betreuung wurde vor allem durch entsprechende An- und Neubauten ausgeglichen. Zunächst konnten etwa die leidvollen baulichen Zustände und die medizinische Betreuungssituation des Lazaretts verbessert werden. Um 1788 standen mit der Auszahlung der Zinsen der kurfürstlichen Stiftung Mittel für Lazarettbekleidung und Lagerstätten sowie den Neubau eines Gebäudeflügels mit 29 Krankenzimmern zur Verfügung. Die Einrichtung diente nun nicht mehr ausschließlich als Seuchenlazarett, sondern erhielt den Status eines allgemeinen Krankenhauses, was auch 1799 mit der Umbenennung in „Stadtkrankenhaus" amtlich vollzogen wurde[33].

Für Sachsen, das 1806 mit der Schlacht bei Jena – zwar ohne Bündnis, aber in treuer Gefolgschaft Preußens – genauso auf der Verliererseite stand, wie 1813 – nun als Verbündeter Napoleons – , war insbesondere der Zeitraum von 1806 bis 1813 durch eine stete Belastung infolge der französischen Fremdherrschaft gekennzeichnet. Dennoch konnten unter der Herrschaft des bonapartistischen Frankreichs die bürgerlichen Kräfte Sachsens[34] ihre ökonomische Position sogar ausbauen; hier vor allem infolge des mit der Kontinentalsperre erwirkten Wegfalls der englischen Konkurrenz. Unter diesen Voraussetzungen setzte sich – und das, obwohl mit der Restaurationspolitik nach 1815 die starr feudal geprägte politische Ordnung des Königreichs Sachsen nicht angetastet wurde – namentlich in der gewerblichen Wirtschaft zunehmend eine frühindustrielle Entwicklung durch[35]. Damit erlangte Sachsen nicht nur schon bald seinen Vorrang auf wirtschaftlichem Gebiet wieder, sondern entwickelte sich zum ersten deutschen Industriestaat[36]. Parallel dazu wurden nach 1815 auch bedeutende Leistungen auf dem Gebiet der Wissenschaft und Technik vollbracht, was einerseits zu einem wesentlich höheren Grad der Beherrschung der Naturkräfte, andererseits zugleich zu einer intensiven Beförderung der Naturwissenschaften und deren Nutzung führte. Der Erweiterung der neuen wissenschaftlichen Erkenntnisse und ihrer Anwendungsgebiete dienten die nach englischen und französischen Vorbildern entstandenen wissenschaftlichen Organisationen, neuartige technische Lehranstalten und naturwissenschaftliche Forschungsstätten. Nicht zuletzt in Dresden wurden vergleichsweise früh diesbezügliche Institutionen sowie Vereine und Gesellschaften – nicht selten initiiert von Ärzten – begründet[37].

Nachdem in den Wirren der Napoleonischen Kriege 1813 das Collegium medico-chirurgicum geschlossen worden war und auch die Landesuniversität Wittenberg mit ihrer traditionsreichen medizinischen Fakultät nicht mehr als ärztliche Ausbildungsstätte zur Verfügung stand[38], oblag die Ausbildung von Ärzten allein der Leipziger Universität, die ihrerseits auch nicht unberührt von den politischen Ereignissen geblieben war. Das sächsische Medizinalwesen war aber vor allem auch durch das Fehlen von Ärzten zweiter und dritter Klasse[39] sowohl im Militärwesen als auch insbesondere auf dem Lande[40] geschwächt worden. Aus vielen Gegenden Sachsens erreichten die Landesbehörden Klagen über den Mangel an Ärzten, Wundärzten und Hebammen sowie „die dringendsten Bitten, dass besonders das platte Land mit gediegener ärztlicher und wundärztlicher Pflege versorgt werden möge"[41]. Aus dieser Situation heraus „stellte sich das Bedürfnis der baldigen Wiedereröffnung des Collegii medicochirurgici von mehrern Seiten sehr dringend dar und wurde auch mit reger Theilnahme und mit dieser Ansicht von Männern, die für das Wohl des Landes eifrig bedacht waren, aufgefaßt"[42]. Doch sollte die neu einzurichtende Anstalt nicht nur ein Wiederaufleben des Collegium darstellen, sondern derzeit

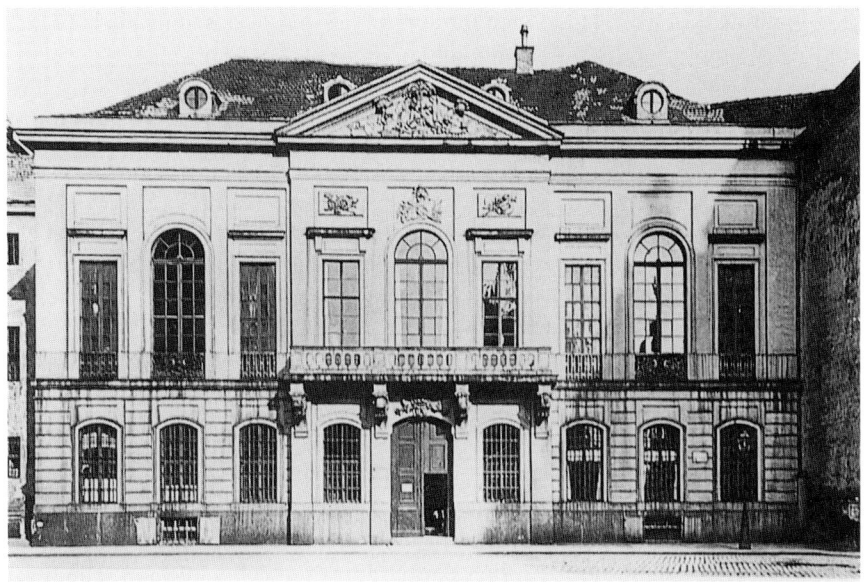

3   Das Kurländer Palais (Hauptfront), Sitz der Kgl. Sächs. Chirurgisch-medicinischen Akademie

modernen Bildungsanforderungen und -standards entsprechen. Der insbesondere von dem ehemaligen Wittenberger Professor und künftigen Rektor der
neuen ärztlichen Ausbildungsstätte Burkhard Wilhelm Seiler (1779–1843) ausgearbeitete Plan mit dem Regulativ für die Unterrichtsmethode sowie die Einrichtung der klinisch-praktischen Anstalten an der Schule wurde am 27. August 1814 von dem russischen Generalgouverneur Fürst Nikolai G. von Rep-
nin-Wolkonskij genehmigt. Ende desselben Jahres wurde eine interimistische
chirurgisch-medizinische Lehranstalt im Kurländer Palais eingerichtet[43]. Der
provisorischen Lehranstalt für Medizin und Chirurgie standen für die praktische Ausbildung der Ärzte ein anatomisches Theater sowie ein Entbindungsinstitut[44] im benachbarten Oberzeugwärterhaus zur Verfügung. Über eine innere und chirurgische Klinik verfügte sie allerdings noch nicht.

Im Oktober 1815 wurde die provisorische Ärzteschule durch König Friedrich August I. legitimiert und die Königlich-Sächsische Chirurgisch-medicinische Akademie im Kurländer Palais gestiftet[45]. Damit war sowohl der Fortbestand einer ärztlichen Bildungsstätte in Dresden längerfristig gesichert als auch

eine Institution entstanden, die für ein halbes Jahrhundert als eigentliches geistiges Zentrum der Dresdener Medizin fungierte.

Die Hauptbestimmung der Anstalt – so formulierte Seiler 1826 in seiner „Nachricht über die Wirksamkeit der chirurgisch-medicinischen Akademie …" – liege im „gründlichen Unterricht des gesamten ärztlichen und wundärztlichen Personals für die Königlich Sächsische Armee, von Aerzten und Wundärzten für das platte Land, von Geburtshelfern und Hebammen für einen beträchtlichen Teil des Königreiches"[46]. Nicht ohne Einfluß auf die medizinische Lehre und Ausbildung der Akademie blieben die auf dem Gebiet der medizinischen Wissenschaften seit der Jahrhundertwende sichtbaren Fortschritte, was sich vor allem an dem zunehmend erweiterten Spektrum der Vorlesungsfächer und Profilierung einzelner Fachrichtungen an der Akademie – besonders ausgeprägt mit der seit den 30er Jahren des 19. Jahrhunderts eingeleiteten naturwissenschaftlichen Fundierung der Medizin – ablesen läßt. Neben dem durchaus mit an mancher medizinischen Fakultät vergleichbaren theoretischen Unterricht zeichnete sich die Chirurgisch-medicinische Akademie auch durch die vorzüglichen praktischen Ausbildungsmöglichkeiten aus. Noch im laufenden Jahr 1816 wurden die für einen modernen, praktisch-klinischen Unterricht unverzichtbaren Kliniken[47] an der Akademie fertiggestellt und eröffnet – im Januar das chirurgische Klinikum, im Juni das „Klinikum zum Unterrichte der innern Heilkunde", im August das Poliklinikum für innere Krankheiten[48]. Zugleich stellten diese Kliniken eine wesentliche Grundlage der medizinisch-stationären Versorgung der Dresdener Bevölkerung dar[49], die nicht zuletzt auch gerade sozial schwächer gestellten Personen zugute kam.

Im Zusammenhang mit der Wirksamkeit der Akademie wurde zum 30. Januar 1819 das „Mandat d. Erlernung u. Ausübung d. Wundarznei- (u. Apotheker)kunst, sowie d. Ausübung der innern Heilkunde durch Wundärzte in hiesigen Landen betr." [50] erlassen, das die Ausbildung der Wundärzte und Medicinae practici sowie die Zulassungsvoraussetzungen[51] zum Studium an der Chirurgisch-medicinischen Akademie regelte. Mit dieser Verordnung war sowohl das zunftmäßig handwerkliche Erlernen der Chirurgie untersagt – womit zugleich der Berufsstand der Chirurgen zweiter Klasse[52] abgeschafft werden sollte – , als auch die für Wundärzte reguläre Ausbildungszeit von drei Jahren an der Akademie, der Universität Leipzig oder „auf einer ähnlichen Lehranstalt eines auswärtigen Staats"[53] festgelegt worden. Darüber hinaus wurde aber auch die Ausbildung der Medicinae practici verbindlicher geregelt, deren gesetzliche Stellung später noch mit dem Mandat vom 1. Juli 1824[54] gefestigt wurde. Danach mußte der Studierende eine mindestens vierjährige Ausbildung an der Akademie nachweisen, über alle Teile der inneren Heilkunde eine Prüfung ablegen sowie einen vierwöchigen Kurs der inneren Klinik absolvieren, in dem er zwei Patienten zu behandeln und ihre Krankengeschichten einzureichen hatte[55].

Diese eindeutigere gesetzliche Fixierung der Anforderungen an die Medicinae practici ist letztlich jedoch Ausdruck des gewachsenen Bedarfs an wissenschaftlich und praktisch gut ausgebildeten Landärzten. Sie nahmen gewissermaßen eine Mittelstellung zwischen den Wundärzten und den promovierten Ärzten ein; d.h. sie sollten die Vorzüge eines praktisch erfahrenen Chirurgen besitzen – was man von vielen „Promoti" nicht erwarten konnte –, mußten aber die Entbehrungen und das kärgliche Einkommen eines Landarztes fristen, was nur die wenigsten promovierten Ärzte auf sich nahmen. Zudem erhielten sie die amtliche Berechtigung zur Niederlassung nur für die Orte, wo es an promovierten Ärzten fehlte, waren den jeweiligen Bezirks-Physici unterstellt und diesen rechenschaftspflichtig. Diese Bestimmungen entsprachen wohl zwar der Notwendigkeit, auch entlegenere Ortschaften und ländliche Gebiete mit fähigen Ärzten zu versorgen, doch führten sie zu einer häufig sehr schlechten sozialen Lage dieser Ärzte – zumal seit etwa Ende der 1830er Jahre sowohl die Zahl der promovierten Ärzte als auch die der Medicinae practici beträchtlich angewachsen war und damit die Niederlassungsmöglichkeiten beschränkt wurden[56]. Eine eindrucksvolle Schilderung dieser Situation und ihrer Auswirkungen gab zum Beispiel 1848 der promovierte Arzt und Wundarzt Camillo Kreyss in seiner Schrift „Der Medicinae practicus", den er als einen „der Concurrenz ausgesetzten Erwerbsmann, der, in für sein Geschäft sterile Gegenden versetzt, alles Mögliche nothgedrungen aufsuchen muss, was nur einigermassen dürftigen Gewinn zur Erhaltung seiner Person und seiner Familie abwirft", kennzeichnete. „Jeder muß Alles anwenden, um sich den Vorrang zu verschaffen … man nimmt Zuflucht zu Verdächtigungen seiner Collegen; der Promotus setzt den Medicinae Practicus in den Augen des Publikums herab, stempelt ihn zum Halbwisser, Halbarzt; ein Medicinae Practicus setzt den andern herab … denn Jeder will practiciren, leben und auch womöglich als Arzt leben, wie er einst gehofft leben zu können, nicht aber als *ärztlicher Tagelöhner*, wie er es allerdings gezwungen ist"[57]. Diese Situation dürfte auch die Wundärzte, zum Teil sogar promovierte Ärzte betroffen haben, doch traf es den Medicinae practicus entsprechend der Niederlassungsbeschränkungen und weiterer Abhängigkeiten von einer zählebigen Medizinalgesetzgebung besonders hart. Um so anerken-

nenswerter ist die dennoch von der Mehrheit dieser Ärzte erbrachte unei-
gennützige Hilfe nach bestem Vermögen für die ärmere Landbevölkerung.

Mit dem Mandat vom 1. Januar 1824[58] wurde zudem auch das seit 1773 bestehende Sanitätskollegium aufgelöst, dessen Aufgaben – nämlich ihre Funktion als Prüfungsbehörde und Beratungsinstanz in Medizinalangelegenheiten für
die obersten Landesbehörden – nun die Chirurgisch-medicinische Akademie
mit übernahm. Allerdings sollte in der Folge auch die Notwendigkeit einer Einrichtung wie die Chirurgisch-medizinische Akademie nicht ohne Widerspruch
bleiben, da sowohl eine eigenständige chirurgisch-wissenschaftliche Ausbildung[59] als auch die einer zweiten Klasse von Ärzten von den Kritikern in Frage gestellt wurde. Diese Kontroverse widerspiegelte sich auch bereits in den
ersten Sitzungen des nach der Verfassung des Landes Sachsen von 1831 begründeten und sich 1833 konstituierenden Sächsischen Landtages.

Unter dem Einfluß der französischen Julirevolution 1830, die in Sachsen –
wie in den meisten deutschen Staaten – Unruhen auslösten, vollzogen sich hier
nachhaltige innen- und außenpolitische Veränderungen, die insbesondere auch
eine Reform der veralteten, nach mittelalterlichem Prinzip strukturierten, ständischen Verfassung Sachsens bewirkten. Mit der neuen, demokratischen Verfassung vom 4. September 1831 wurde die konstitutionelle Monarchie besie-
gelt und damit die Durchsetzung der bürgerlichen Umwälzung in Sachsen er-
möglicht[60]. Als Landesvertretung wurde der Sächsische Landtag mit seinen
zwei paritätischen Kammern benannt, der allerdings nicht Resultat einer mäch-
tigen Volksbewegung – wie in Frankreich – war. Vielmehr ist die durch die Verfassung von 1831 auferlegte Machtbeschränkung des Monarchen größtenteils
der Einsicht in die Notwendigkeit des Monarchen selbst zuzuschreiben[61]. Der
Landtag erhielt das Recht, den Staatshaushalt und die vom König vorgelegten
Gesetze oder Gesetzentwürfe zu beraten und zu bewilligen, durfte selbst jedoch keine Anträge einbringen. Zur Verabschiedung eines Gesetzes[62] war die
Zustimmung der Stände, d.h. ein übereinstimmendes Votum der beiden Kammern, notwendig[63].

Bereits in den Sitzungen des Sächsischen Landtages von 1833/34 sowie
noch verstärkt im darauffolgenden Landtag von 1836/37 wurde vor allem aus
finanziellen Erwägungen die Forderung an die Staatsregierung gestellt, die Notwendigkeit der Chirurgisch-medicinischen Akademie als Lehreinrichtung bzw.
eine Verschmelzung mit der Landesuniversität Leipzig zu überdenken[64]. Mit
der Begründung des derzeit bestehenden Ärzteklassensystems und damit der
notwendigen Ausbildung qualifizierter Ärzte auch für das Land und die Armee

4 *Studienplan der Kgl.-Sächs. Chirurgisch-medicinischen Akademie Dresden nach der Reform vom 1. September 1849*

sowie der Möglichkeit des ärztlichen Studiums auch für weniger begüterte Schichten[65] sprach sich aber sowohl die zweite Kammer als auch die Landesregierung für den Fortbestand der Einrichtung aus. Selbst mit der 1845 eingebrachten Gesetzesvorlage zur Reform des sächsischen Medizinalwesens sah die sächsische Staatsregierung keinen Anlaß, den eigenständigen Status der Chirurgisch-medicinischen Akademie als ärztliche Ausbildungsstätte aufzuheben.

Der Gesetzesvorlage waren bereits seit den 30er Jahren Forderungen der Ärzteschaft[66] nach einer Medizinalreform im Königreich Sachsen vorangegangen, die in den 40er Jahren ihren Höhepunkt erreichten. Eine der zentralen und als Aufgabe des Staates zugewiesenen Forderungen bestand in der

Schaffung eines ärztlichen Einheitsstandes und damit zugleich einer einheitlichen universitären medizinischen Ausbildung, damit die von einem wissenschaftlich und „vollkommen durchgebildeten" ärztlichen Personal getragene medizinische Versorgung „allen Klassen der Gesellschaft, und den auch in anderer Beziehung Armen und Hülfsbedürftigen insbesondere, überall gleichmässig zugänglich sei" [67].

Die Gesetzesvorlage von 1845, die unter anderem die Ausübung der Heilkunde allein durch universitär ausgebildete Ärzte sowie die Einführung einer an das Studium anschließenden praktischen Ausbildung an größeren Krankenanstalten beinhaltete[68], scheiterte letztlich an der damit verbundenen Konsequenz der Auflösung der Chirurgisch-medizinischen Akademie und der absehbaren Ausbildungsprobleme für die sächsischen Militärärzte[69]. Die Verhältnisse im sächsischen Medizinalwesen blieben somit im wesentlichen unverändert.

Von der weiteren Zukunft der Akademie unabhängig, sollten – und darin waren sich Staatsregierung und Parlament einig – sowohl das Entbindungsinstitut als auch die Innere und Chirurgische Klinik der Akademie weiterhin bestehen bleiben, da sie zum einen eine wesentliche Bereicherung in der praktischen ärztlichen Ausbildung darstellten. Zum anderen waren sie für die (kostenfreie) stationäre Behandlung v.a. finanziell unbemittelter Patienten dringend notwendig. Immerhin wurden am Entbindungsinstitut[70] allein im Zeitraum von 1846 bis 1848 etwas mehr als eintausend Patientinnen aus der Stadt Dresden und deren Umgebung behandelt. Für die Innere und die Chirurgische Klinik wurde jeweils eine jährliche Fallzahl von über 600 Patienten angegeben[71]. Tatsächlich blieben diese klinischen Einrichtungen bis zum Umbau und der Eröffnung des Stadtkrankenhauses in der Dresdener Friedrichstadt 1849 die wichtigsten und einzigen öffentlichen Krankenhausanstalten für Dresden und Umgebung, wo auch – im Gegensatz zum alten Stadtkrankenhaus – operative Eingriffe durchgeführt wurden[72]. Seit 1844 stand mit der in der Antonstadt in Dresden eröffneten Diakonissenanstalt[73] ein weiteres – wenngleich hinsichtlich seiner Kapazität kleineres – allgemeines Krankenhaus zur Verfügung. Neben der Aufgabe als reguläre Krankenanstalt – allein zwischen 1844 und 1850 wurden hier 979 Patienten behandelt[74] – erlangte die Diakonissenanstalt besondere Bedeutung bei der Ausbildung von Krankenpflegerinnen und zwar für das gesamte Königreich Sachsen. 1849 schließlich entstand mit dem im Marcolini-Palais eingerichteten und 300 Betten umfassenden Stadtkrankenhaus Dresden-Friedrichstadt das derzeit größte und modernste Krankenhaus Dresdens[75].

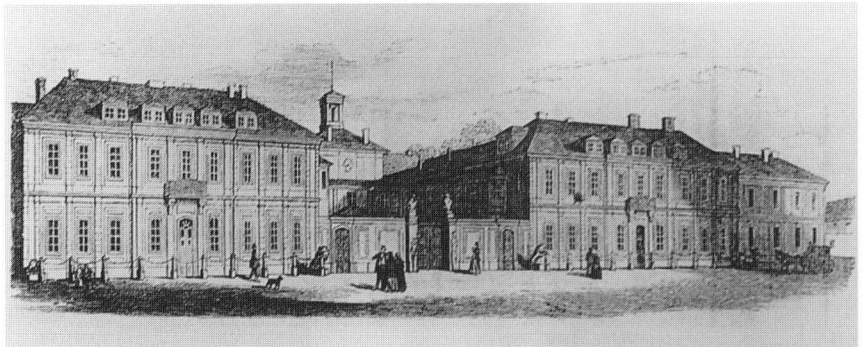

5   *Das 1849 im Marcolini-Palais eröffnete neue Stadtkrankenhaus Dresden-Friedrichstadt*

Nachdem die Reform des Medizinal- und Ausbildungswesens im Königreich Sachsen 1845 gescheitert war, waren von politischer Seite viele Jahre
keine diesbezüglichen Aktivitäten mehr zu beobachten. Wesentliche Ursachen
dafür dürften die politischen Auseinandersetzungen und Umwälzungen von
1848/49 gewesen sein. Ausgehend von der bürgerlich-demokratischen Revolution 1848 in Frankreich spitzte sich auch in Deutschland die Lage zu. In Sachsen wurde nach der erzwungenen Entlassung der Regierung Könneritz[76] am
13. März 1848 erstmals eine bürgerliche Regierung aus Mitgliedern der zweiten Kammer, das sog. „Märzministerium", gebildet. Die von der Regierung initiierten Veränderungen blieben jedoch hinter den Erwartungen zurück; eine
demokratische Verfassungsreform wurde von ihr sogar verhindert[77]. Aufgrund
der eskalierenden Auseinandersetzungen zwischen König und Parlament über
die liberale Verfassung der Nationalversammlung[78] wurde Ende April 1849 der
Sächsische Landtag durch den König aufgelöst. Nach der Niederschlagung der
unter Dresdener Maiaufstand bekannten Barrikadenkämpfe sowie der provisorischen Regierung[79] am 9. Mai 1849 erfolgte die Neubildung einer könig-
treuen Regierung unter Friedrich Ferdinand von Beust (1809–1886) [80]. Damit
war zugleich der Versuch einer weiteren Liberalisierung der Innenpolitik Sachsens gescheitert[81].
    Letztlich wurde erst 1857/58 erneut im Zusammenhang mit der Forderung
eines einheitlich universitär gebildeten Ärztestandes die Frage nach der Zweck-
mäßigkeit der Dresdener Chirurgisch-medicinischen Akademie zur Diskussion gestellt, wofür die sächsische Staatsregierung im Mai 1861 ein Dekret[82] vor-

6
„Grundzüge" einer Medizinalordnung nach dem Dekret Nr. 3 vom 27. Mai 1861

A.

Grundzüge

der künftigen Medicinalorganisation in besonderer Beziehung auf die
Berechtigung zur Ausübung der Heilkunde und die Einrichtung
des medicinischen Prüfungswesens.

1.

Von dem durch Verordnung zu bestimmenden Zeitpunkte an findet eine Ausbildung zur Ausübung der Heilkunde in der Eigenschaft als Arzt zweiter Classe
(medicinae practicus) oder bloßer Wundarzt nicht mehr statt.

Denjenigen, welche bis zu dem gedachten Zeitpunkte entweder auf der
chirurgisch-medicinischen Academie oder, ohne beigebrachtes Maturitätszeugniß, auf
der Universität Leipzig für das medicinische Studium bereits inscribirt worden
sein sollten, bleibt jedoch gestattet, dasselbe auf der nämlichen Anstalt und, soviel
die bei der chirurgisch-medicinischen Academie Inscribirten anlangt, nach erfolgter
Aufhebung dieser Anstalt auf der Universität Leipzig fortzusetzen und zu vollenden,
mit der Anwartschaft, künftig noch zur Prüfung als Arzt zweiter Classe oder
Wundarzt in Gemäßheit der zeitherigen gesetzlichen Bestimmungen zugelassen zu
werden.

2.

Wer, ohne in der nur erwähnten Ausnahmebestimmung begriffen zu sein,
von jetzt an die Berechtigung zur Ausübung der Heilkunde oder einzelner Zweige
derselben erlangen will, muß sich darüber ausweisen können, daß er nach bestan-
dener Maturitätsprüfung dem Studium der Heilwissenschaft auf der Landesuniversität oder auf einer auswärtigen Universität abgelegen und den durch die vor-
geschriebenen Prüfungserfordernisse bedingten theoretischen und practischen Unter-
richtscursus ordnungsmäßig absolvirt habe.

3.

Die, als nothwend' Vorbedingung für die Zulassung zur selbstständigen

legte. Danach sollte zur Ausübung der Heilkunde nur eine Klasse von an einer
Universität ausgebildeten Ärzten berechtigt sein, was den Abschluß an einem
Gymnasium voraussetzte, das Studium sei mit einem Rigorosum und einem Diplom abzuschließen, womit der Promotionszwang entfiel, und es sollte eine
ärztliche Aus- und Fortbildungsanstalt eingerichtet werden, um den jungen
Ärzten in den ersten Jahren nach dem Studium eine praktische Weiterbildung[83]
an einer größeren Kranken- und Heilanstalt zu gewähren[84]. Damit war zugleich
auch die Notwendigkeit zum Erhalt der Chirurgisch-medicinischen Akademie
nicht mehr gegeben, deren Auflösung für Frühjahr 1864 festgelegt wurde. Das
Parlament stimmte der Gesetzesvorlage grundsätzlich zu, forderte hierzu aber
noch ausführlichere bzw. konkretere Erörterungen, die von der Staatsregierung

mit dem Dekret vom Juli 1864[85] auch vorgelegt wurden. Ein auf dieser Grundlage verfaßtes Gesetz wurde jedoch – auch in den nachfolgenden Jahren – nicht erlassen, da die Regierung wegen vermeintlich mangelnder Verhandlungszeit im laufenden Landtag selbst ihre Vorschläge zur Konkretisierung der Medizinalreform zurücknahm. Mit der Auflösung der Chirurgisch-medicinischen Akademie 1864 war allerdings die Neueinrichtung einer Institution erforderlich, die der Akademie bislang auch obliegende Funktionen als Prüfungsbehörde, sachverständige Behörde für medizinische Obergutachten sowie medizinisch-technische Beratungsbehörde für das Ministerium des Innern übernehmen mußte. Mit der Bildung eines vorgeschlagenen sog. Medizinalkollegiums sollte zudem in der Hauptstadt des Königreiches Sachsen, dem Regierungssitz, eine „Vertretung der wissenschaftlichen Medicin und der medicinischen Interessen durch ein corporatives Organ"[86] erhalten bleiben. Die Gründung des sächsischen Landes-Medizinalkollegiums wurde per Gesetz am 12. April 1865 beschlossen[87]. Das zunächst im Kurländer Palais residierende Medizinalkollegium[88], dem nicht zuletzt namhafte Dresdener Ärzte angehörten[89], hatte letztlich bis zu seiner Auflösung in der nationalsozialistischen Diktatur – 1936 – die Tradition der Dresdener medizinischen Lehrstätte fortgeführt.

Außer Frage stand auch nach Schließung der Akademie der Erhalt ihrer großen Krankenanstalten und deren Nutzung nicht zuletzt für die künftige Fortbildung der jungen Ärzte, doch sollte die Finanzierung zum Teil durch die Stadt Dresden mit übernommen werden[90]. Die Stadt Dresden übernahm 1864 letztlich aber nur die poliklinischen Einrichtungen[91], die in der Folge ausgebaut und ergänzt wurden – 1867 durch die Poliklinik für Ohrenkranke, 1869 für Hautkrankheiten und Syphilis, 1872 für Augenkranke, 1875 für Nervenkrankheiten und Elektrotherapie sowie 1877 für Frauenkrankheiten[92]. Die klinischen Anstalten für Innere und Chirurgie jedoch wurden geschlossen, deren Versorgungsaufgaben nun vom Friedrichstädter Krankenhaus mit übernommen wurden. Das Entbindungsinstitut, das als „Staatsanstalt" weitergeführt und in Landesentbindungsschule umbenannte wurde, in seinem bisherigen Domizil im Oberzeugwärterhaus allerdings dem gestiegenen Behandlungsbedarf[93] nicht mehr gerecht werden konnte, erhielt 1869[94] einen Neubau mit 50 Betten[95] in Dresden-Friedrichstadt.

Entscheidend für die weitere Entwicklung des „medizinischen" Sachsens und damit auch Dresdens war der Preußisch-Österreichische Krieg von 1866, mit dessen Ende sowie dem Friedensvertrag vom 21. Oktober 1866 Sachsen

dem Norddeutschen Bund[96] und damit zugleich dessen Gewerbeordnung vom
21. Juni 1869 – die auch die Einzelheiten in der Medizinalordnung regelte – bei-
treten mußte.

Anmerkungen

1   Kleine-Natrop, H.E.: Das heilkundige Dresden. Dresden u. Leipzig 1964, S. 36, 38.
2   Ebenda, S. 39–42; vgl. auch Anonym: Not und Hilfe im alten Dresden. Dresdner
    Kunst und Leben 3 (1899), S. 413–414.
3   Zit .n. Blanckmeister, F.: Zur Geschichte des alten Stadtkrankenhauses in Dresden
    1568–1849. In: Festschrift zur Feier des fünfzigjährigen Bestehens des Stadtkran-
    kenhauses zu Dresden-Friedrichstadt. Dresden 1899, I. Theil, 2. Abschnitt, S. 3.
4   Mit den von den Territorialstaaten Bayern, Kursachsen und Brandenburg-Preußen
    erhobenen Ansprüchen auf das österreichische Erbe begannen – eingeleitet durch
    den militärischen Einfall Friedrich II. in Schlesien – im Dezember 1740 die sog.
    Schlesischen Kriege (1740–1742, 1744–1745), die vorerst mit dem am 25. Dezember
    1745 geschlossenen Friede zu Dresden beendet wurden.
5   Vgl. Mittenzwei, I.: Die kriegerischen Auseinandersetzungen zwischen Preußen und
    Österreich und ihre Auswirkungen (1740 bis 1763). In: Deutsche Geschichte in zwölf
    Bänden. Bd.3, Berlin 1989, S. 419–431.
6   Vgl. Blaschke, K.: Bevölkerungsgeschichte von Sachsen. Weimar 1967, S. 91.
7   Vgl. Klimpel, V.: Das Dresdner Collegium medico-chirurgicum. Frankfurt a.M. 1995,
    S. 22; Königl. Polnischer und Churfürstl. Sächsischer Hof- und Staats-Calender.
    Leipzig 1749, S. 9, 15.
8   Dies wurde als Problem insbesondere im 18. Jh. mit Bildung stehender Heere und
    v.a. mit den häufigen Kriegsereignissen und hohen Verlusten an Soldaten offen-
    sichtlich.
9   Mit Begründung der Universitäten in Westeuropa seit Mitte des 12. Jahrhunderts
    fand die bereits in den Werken mittelalterlicher Ärzte vertretene Scholastik auch in
    der ärztlichen Ausbildung ihre volle Ausprägung. Die Scholastik förderte zum ei-
    nen eine systematische, schulmäßige Vermittlung des rezipierten (hier: arabischen)
    medizinischen Wissens, führte andererseits aber die Medizin durch theologisch-
    theoretische Tendenzen von der Praxis weg, machte sie gewissermaßen zu einer „Bi-
    bliotheksmedizin". Damit wurde in der Folge zumindest indirekt die Abtrennung der
    (praktischen) Chirurgie von der Medizin gefördert und die Chirurgie zur zweitran-
    gigen handwerklichen Disziplin degradiert. Die eigentliche Ursache für diese Ent-
    wicklung ist aber die Proklamation der Kirche, wer den Tod eines Menschen ver-
    schuldet, ist nicht für das Priesteramt tauglich. Da die Ärzte fast ausschließlich dem
    Klerikerstand angehörten und bei operativen Eingriffen oftmals Todesfälle zu be-
    klagen waren, fürchtete die Kirche um den Klerikerstand. Mit dem Konzilbeschluß
    von 1215 (die Kirche vergießt kein Blut) war den dem Klerikerstand angehörigen
    Ärzten die blutige Operation verboten, die nun von einem sich herausbildenden

Stand rein handwerksmäßig gebildeter sog. niederer Chirurgen (Bader, Barbiere) übernommen wurde.

10 Bis zum ausgehenden 17. Jh. gab es – abgesehen von einigen Seuchenverordnungen bei Auftreten von Epidemien – keine eigentliche Medizinalgesetzgebung.

11 Zit. n. Fischer, A.: Geschichte des deutschen Gesundheitswesens. Bd. 1, Berlin 1933, Reprint Hildesheim 1965, S. 331; Wortlaut des „Kgl. Preußische(n) und churfürstlich brandenburgische(n) Medicinal-Edict(s) und Ordnung" siehe ebenda, S. 340–343.

12 Kleine-Natrop, H.E.: Das heilkundige Dresden. a.a.O., S. 57.

13 Vgl. Medicinal-Ordnung betr. Bedenken der Landes Regierung ... May 1700–1710. SHStA Loc. 30686, Bl. 3.

14 Medicinal-Ordnung betr. Bedenken der Landes Regierung... May 1700–1710. SHStA Loc. 30686, Bl. 9.

15 Siehe ausführlicher dazu: Heidel, C.-P.: Heilkunde und medizinische Versorgung in Dresden bis zum ausgehenden 18. Jahrhundert. In: Collegium medico-chirurgicum 1748–1813. Schriften der Med. Fakult. Carl Gustav Carus. N.F. Bd.2, Dresden 1998, S. 20–97, zit. S. 25–26.

16 Medicinal-Ordnung betr. Bedenken der Landes Regierung ... May 1700–1710. SHStA Loc. 30686, Bl. 54–55.

17 Ausführlich zur Geschichte des Dresdener Collegium medico-chirurgicum siehe: Collegium medico-chirurgicum in Dresden 1748–1813. Schriften der Med. Fakult. Carl Gustav Carus. N.F. Bd.2, Dresden 1998.

18 Vgl. Meyer, E.J.J.: Versuch einer medicinischen Topographie der Haupt- und Residenzstadt Dresden. Stolberg und Leipzig 1840, S. 191.

19 Medicinalia. SHStA Loc. 31086, Vol. I, Bl. 21.

20 a.a.O., Bl. 22–23.

21 Choulant, J.L.: Zweite Erörterung der Verhältnisse der chirurgisch-medicinischen Academie in Dresden zu dem Medicinal-Wesen des Königreichs Sachsen. Dresden 1833, S. 9.

22 Siehe dazu Mittenzwei, I.: Der Siebenjährige Krieg und seine Wirkung auf die gesellschaftliche Entwicklung (1756 bis 1763). In: Deutsche Geschichte in zwölf Bänden. Bd. 3, Berlin 1989, S. 446.

23 Mittenzwei, I.: Die Kämpfe der Volksmassen gegen die wirtschaftlichen und sozialen Folgen des Krieges... In: Deutsche Geschichte in zwölf Bänden. a.a.O., S. 460.

24 Mittenzwei, I.: Die Reformpolitik des Kurfürstentums Sachsen. In: Deutsche Geschichte ... a.a.O., S. 472.

25 Richter, O.: Aus der Geschichte der Stadt. In: Schäfer, F. (Hrsg.): Wissenschaftlicher Führer durch Dresden. Dresden 1907, S. 347.

26 Schumann, A.: Vollständiges Staats-, Post- und Zeitungs-Lexikon von Sachsen. Bd. 2, Zwickau 1815, S. 156.

27 Hinzu kam die noch große Abhängigkeit von Witterungsbedingungen und z.T. größeren Naturkatastrophen (etwa Überschwemmungen), sowie damit einhergehende Hungersnöte, die einem oft epidemischen Verlauf von Krankheiten Vorschub leisteten.

28 Die Einrichtung des Sanitaets-Collegii betr. SHStA Loc. 30665, Bl. 248–254. Vgl.
    auch Churfürstliches Hof- und Civil-Staatshandbuch für das Jahr 1805. Dresden o.J.,
    S. 198.
29 Vgl. Churfürstliches Hof- und Civil-Staatshandbuch für das Jahr 1805. Dresden o.J.,
    S. 198.
30 Medicinalia. SHStA Loc. 31086, Vol. I, Bl. 250–253.
31 Vgl. Meyer, E.E.J.: Versuch einer medicinischen Topographie der Haupt- und Resi-
    denzstadt Dresden. Stolberg und Leipzig 1840, S. 192.
32 Der erhöhte Bedarf resultierte letztlich auch aus der Tatsache, daß in den Lazaret-
    ten oder Krankenhäusern nicht selten Patienten mit chronischen Krankheiten
    („taubstumme, blinde, blödsinnige, epileptische und andere sieche Personen") auf
    Lebenszeit untergebracht wurden. Vgl. Murken, A.H.: Die bauliche Entwicklung des
    deutschen Allgemeinen Krankenhauses im 19. Jahrhundert. Göttingen 1979, S. 232.
33 Vgl. Blanckmeister, F.: Zur Geschichte des alten Stadtkrankenhauses in Dresden
    1568–1849. In: Festschrift zur Feier des fünfzigjährigen Bestehens des Stadtkran-
    kenhauses zu Dresden-Friedrichstadt. Dresden 1899, I. Theil, 2. Abschnitt, S. 3–12;
    Meisel, S.: Einrichtungen zur Aufnahme und Behandlung psychisch Kranker in
    Dresden vom frühen 19. Jahrhundert bis zur Gegenwart. Med. Diss. Dresden 1985,
    S. 6–8; Kunze, P.: Vom Adelspalais zum Städtischen Klinikum. Geschichte des Kran-
    kenhauses Dresden-Friedrichstadt. Dresden 1999, S. 15–17.
34 Vgl. dazu u.a. Müller, H.: Politische Restauration der Adelsherrschaft und kapitali-
    stischer Fortschritt (1815 bis 1830). In: Deutsche Geschichte in zwölf Bänden. Bd.
    4, Berlin 1984, S. 142–180, zit. S. 147.
35 Siehe Zemmrich, J.: Landeskunde von Sachsen. 2. Aufl. Berlin u. Leipzig 1923. Hg.v.
    K. Blaschke. Berlin 1991. Gerlach, S.(Hrsg.): Sachsen. Eine politische Landeskunde.
    Stuttgart, Berlin, Köln 1993.
36 Boelke, W.A.: Wirtschafts- und Sozialgeschichte Sachsens. In: Gerlach, S. (Hrsg.):
    Sachsen … a.a.O., S. 138.
37 Hierbei ist u.a. zu verweisen auf die 1816 als erster wissenschaftlicher Verein ge-
    gründete „Gesellschaft für Mineralogie", 1818 folgte die vor allem von Ärzten ge-
    tragene „Gesellschaft für Natur- und Heilkunde zu Dresden", 1824 entstand die er-
    ste Dresdener historische Gesellschaft („Königlich-sächsischer Verein für Erfor-
    schung und Erhaltung der vaterländischen Alterthümer"), 1833 konstituierten sich
    der „Ärztliche Verein der 12er" und die „Naturwissenschaftliche Gesellschaft Isis".
    1828 wurde – zur Förderung der sächsischen Wirtschaft – die „Königliche Techni-
    sche Bildungsanstalt in Dresden" geschaffen. Vgl. auch Zaunick, R.: Dresdens Bei-
    trag zur deutschen Naturforschung, Medizin und Technik. Die Medizinische Welt
    (1936), H. 38, S. 1–14 (Sonderdr.).
38 Die Wirksamkeit der 1502 gestifteten Wittenberger Universität war bereits durch
    die Besetzung und Verwüstung , die Wittenberg durch die französischen Heere er-
    dulden mußte, zunehmend paralysiert worden, was zu einer erheblichen Fluktuati-
    on von Professoren und Studenten führte. Besiegelt wurde ihr Schicksal dann end-
    gültig durch den Wiener Kongreß am 10. Februar 1815, der die Abtretung des Kur-

kreises Sachsen an Preußen verfügte. Damit gehörte die Universität Wittenberg nun zu Preußen und wurde am 20. Juli 1815 mit der Universität Halle (gegr. 1694) vereinigt.

39 Im sächsischen Medizinalwesen hatte sich am Ärzteklassenprinzip im wesentlichen nichts geändert. Noch bis Mitte des 19. Jahrhunderts waren Ärzte entsprechend ihrer Qualifikation in Klassen untergliedert. Ärzte erster Klasse waren die an einer Landesuniversität ausgebildeten, promovierten Ärzte, die – mit dem Recht zur Ausübung der ärztlichen Praxis ausgestattet – sich meist in den größeren Städten niederließen. Ärzte zweiter Klasse, medicinae practici, hatten in der Regel eine Ausbildung an einem Collegium medico-chirurgicum bzw. einer Chirurgisch-medizinischen Akademie absolviert und waren – unter strenger Kontrolle des beamteten Physicus – neben der wundärztlichen Tätigkeit auch zur Ausübung der inneren Praxis (Behandlung innerer Krankheiten) berechtigt, konnten wegen des fehlenden Hochschulabschlusses jedoch nicht promoviert werden. Zu den Ärzten dritter Klasse gehörten die Wundärzte (Chirurgen), die nur zur Behandlung sog. äußerer Erkrankungen berechtigt waren. Ärzten zweiter und dritter Klasse oblag die medizinische Betreuung v.a. der Landbevölkerung sowie des Heeres.

40 Nach Kleine-Natrop habe es zum Ende der Napoleonischen Kriege in Dresden von verwundeten und kranken Soldaten geradezu gewimmelt. 1813 wurden 5552 Einwohner und 21100 Militärpersonen beerdigt. Kleine-Natrop, H.E.: Das heilkundige Dresden. Dresden 1964, S. 155.

41 Seiler, B.W.: Geschichte und gegenwärtige Einrichtung der chirurgisch-medicinischen Akademie und der mit ihr vereinigten Thierarzneischule zu Dresden. Zschr. f. Natur- und Heilkunde 1(1820), S. 455.

42 Ebenda, S. 456.

43 Zur Vorgeschichte u. Geschichte der Chirurgisch-medicinischen Akademie einschl. provisorische Lehranstalt siehe ausführlich Prügner, K.: Die an der Dresdner Chirurgisch-medicinischen Akademie in den Jahren 1816 bis 1863 gehaltenen Vorlesungen. Med. Diss. Dresden 1982.

44 Zur Geschichte des Hebammen- bzw. Entbindungsinstitutes siehe Lienert, M.: „… als ohne welche practische Unterweisung der übrige Unterricht nur ein leeres Gewäsch bleiben würde." Von der Hebammenlehranstalt zur Klinik für Frauenheilkunde und Geburtshilfe der Medizinischen Fakultät Carl Gustav Carus. In: Collegium medico-chirurgicum in Dresden 1748–1813. Schriften der Med. Fakult. Carl Gustav Carus, N.F. Bd.2, Dresden 1998, S. 68–90.

45 Vgl. dazu Seiler, B.W.: Geschichte und gegenwärtige Einrichtung… a.a.O., S. 468–470.

46 Seiler, B.W.: Nachricht über die Wirksamkeit der chirurgisch-medicinischen Akademie und der Thierarzneischule zu Dresden während des ersten Jahrzehnts nach ihrer Erweiterung. Dresden 1828, S. 3.

47 Das Entbindungsinstitut, dessen Direktor zugleich auch Professor für Geburtshilfe an der Akademie war, hatte schon seit 1814 seine Tätigkeit aufgenommen.

48 Seiler, B.W.: Geschichte und gegenwärtige Einrichtung … a.a.O., S. 471–473.

49 Obwohl seit dem ausgehenden 18. Jh. als Stadtkrankenhaus bezeichnet, habe die
    Einrichtung jedoch die modernen Erwartungen an ein solches nicht hinreichend er-
    füllen können. Erst mit dem Umbau und der Eröffnung des Stadtkrankenhauses im
    ehem. Marcolini-Palais 1849 stand eine den modernen medizinischen Erfordernis-
    sen sowie dem Bedarf gerecht werdende Krankenanstalt zur Verfügung.
50 Mandat d. Erlernung u. Ausübung d. Wundarznei- (u. Apotheker)kunst, sowie d.
    Ausübung der innern Heilkunde durch Wundärzte in hiesigen Landen betr. v. 30.
    Jan. 1819. In: Funke, G.L.: Die Polizeigesetze und Verordnungen des Königreiches
    Sachsen mit Inbegriff der organischen und formellen Bestimmungen. Bd. III, Leip-
    zig 1847.
51 Siehe dazu Prügner, K.: Die an der Dresdner Chirurgisch-medicinischen Akademie
    in den Jahren 1816 bis 1863 gehaltenen Vorlesungen. Med. Diss. Dresden 1982, S.
    26–27.
52 Das heißt, daß Bader und Barbiere „keine Art der chirurgischen oder medicinischen
    Praxis" mehr betreiben durften.
53 Mandat d. Erlernung u. Ausübung d. Wundarznei- (u. Apotheker)kunst … In: Fun-
    ke, G.L.: Die Polizeigesetze und Verordnungen … Bd. III, Leipzig 1847, S. 76.
54 15. Mandat, die Ausübung der innern Heilkunde betreffend vom 1. Juni 1824. Ge-
    setzsammlung 1824, S. 73–81.
55 Mandat d. Erlernung u. Ausübung … In: Funke, G.L.: Die Polizeigesetze und Ver-
    ordnungen … a.a.O., S. 82.
56 Prügner, K.: Die an der Dresdner Chirurgisch-medicinischen Akademie in den Jah-
    ren 1816 bis 1863 gehaltenen Vorlesungen. Med. Diss. Dresden 1982, S. 27–29.
57 Zit. n. Prügner, K.: Die an der Dresdner Chirurgisch-medicinischen Akademie …
    Med. Diss. Dresden 1982, S. 29–30.
58 Mandat, die Aufhebung des Sanitäts-Collegii, und die in deren Folge, zur Besorgung
    der Medicinal-Polizei-Pflege im Lande getroffenen Einrichtungen betreffend vom
    1. Januar 1824. Gesetzsammlung 1824, S. 65–67.
59 Immerhin konnte darauf verwiesen werden, daß an der Landesuniversität Leipzig
    bereits seit 1799 der chirurgisch-klinische Unterricht eingeführt und 1810 auch ein
    chirurgisches Klinikum begründet worden war.
60 Vgl. u.a. Groß, R.: Die politische Geschichte Sachsens. In: Gerlach, S. (Hrsg.): Sach-
    sen … a.a.O., S. 109–110. Mit der Verfassungs- und Verwaltungsreform sowie den in
    den folgenden Jahren verabschiedeten Reformgesetzen ging insbesondere wirt-
    schaftliche Entwicklung Sachsens einher, die v.a. in den 30er und 40er Jahren ent-
    scheidende Fortschritte machte. Eine der Hauptursachen war die mit Gründung des
    „Deutschen Zollvereins" und damit Aufhebung innerdeutscher Grenzen mögliche
    „Bildung eines nationalen Marktes". Dies forcierte vor allem die industrielle Ent-
    wicklung, die eine Umgestaltung aller Bereiche des gesellschaftlichen Lebens und
    soziale Veränderungen zur Folge hatte. Vgl. u.a. Bleiber, H.: Fortschritte und Hemm-
    nisse in der Entwicklung des Kapitalismus während der dreißiger und vierziger Jah-
    re. Volle Entfaltung der industriellen Revolution. In: Deutsche Geschichte in zwölf
    Bänden. Bd. 4, Berlin 1984, S. 214–233.

61 Vgl. dazu Blaschke, K.: Verwaltungsgeschichte des Staates, Lehrbrief 3, Sächsische Verwaltungsgeschichte. Potsdam 1959, insbes. S. 80–86. Siehe auch Göppner, J.: Der sächsische Landtag von 1830 bis 1840. Diss. Meißen 1913; Zeise, R.: Die bürgerliche Umwälzung. Zentrum der proletarischen Parteibildung (1830–1871). In: Czok, K. (Hrsg.): Geschichte Sachsens. Weimar 1989, S. 337–341.

62 In Ausnahmesituationen hatte der König auch das Recht zur Verordnung ohne Zustimmung der Stände, wobei in diesem Falle die Unterzeichnung aller Minister erforderlich war.

63 Die Gesetzesvorlagen und die dazu gehörigen Begründungen („Motive"), die Protokolle zu Verhandlungen der Kammern und deren Deputationen, der Wortlaut der „Ständischen Schrift" (Voten der beiden Kammern) sowie die Debatten der Kammern wurden in den Landtagsakten festgehalten.

64 Zu den Landtagsdebatten und -beschlüssen auf dem Gebiet des Medizinalwesens einschl. der Chirurgisch-medicinischen Akademie siehe ausführlich Hauffe, E.: Das sächsische Medizinalwesen im Spiegel der Landtagsakten von 1833 bis 1870. Med. Diss. Dresden 2001.

65 Im Vergleich zur Landesuniversität Leipzig, wo der Medizinstudent allein für einen einjährigen Besuch des Klinikums 15 Thaler, für die Entbindungsschule 12 Thaler zuzüglich der Inskriptions- und Prüfungsgebühren entrichten mußte, waren die Gebühren an der Akademie relativ niedrig und betrugen insgesamt (einschließlich Inskriptions- und Prüfungsgebühren) ca. 15 Thaler pro Jahr. Eine Auflistung der Gebühren siehe in Hauffe, E.: Das sächsische Medizinalwesen … a.a.O., S. 34.

66 In besonderem Maße hatten sich hierbei Hermann Eberhard Richter (1808–1876), Carl Otto Seidenschnur (1818–1850) und Carl Ernst Bock (1809–1874) engagiert und in ihren Schriften Forderungen und Begründungen für eine notwendig erachtete rasche Änderung der bestehenden Verhältnisse vorgelegt. Richter war seit 1837 Professor für theoretische Heilkunde und Leiter der Inneren Poliklinik an der Chirurgisch-medicinischen Akademie und gehörte zu den frühen Vertretern einer naturwissenschaftlich fundierten Medizin. Sein sozialpolitisches Engagement hatte er über seine Beteiligung an der Medizinalreformbewegung in Sachsen und der Mitbegründung des „Ärztlichen Vereins zu Dresden" insbesondere nach 1850 auch auf ganz Deutschland ausgedehnt , das in der Gründung eines gesamtnationalen ärztlichen Vereins und ärztlichen Selbstverwaltung sowie der Herausgabe des Ärztevereinsblatts (Vorläufer des „Deutschen Ärzteblatts") gipfelte. Seidenschnur, Absolvent der Chirurgisch-medicinischen Akademie, hatte sich nach seinem Medizinstudium sowie Promotion an der Leipziger Universität 1843 in Dresden niedergelassen und gehörte – inzwischen Bezirksarzt in Dresden – zu den engsten Mitstreitern Richters. Bock hatte an der Leipziger Universität Medizin studiert, sich dort auch 1832 habilitiert, erhielt später eine Dozentur und wurde schließlich 1845 zum Professor für pathologische Anatomie in Leipzig berufen.

67 Carus, C.G.: Von den Forderungen der Zeit an die Reform des Medizinalwesens. Janus 2(1847), S. 156.

68 Vgl. SLUB Hist. Sax. K 121. „Grundzüge" der von der sächsischen Staatsregierung geplanten Medizinalreform im Königreich Sachsen nach dem Dekret Nr. 44 „Die chirurgisch-medicinische Akademie betreffend" vom 29. November 1845. Sächsische Landtagsakten 1845/46, I. Abt.,Bd.2, S. 504–506.

69 Vgl. dazu ausführlich Hauffe, E.: Das sächsische Medizinalwesen … a.a.O., S. 78–82.

70 Erster Direktor des Entbindungsinstitutes seit 1814 bis zu seiner Ernennung zum kgl. Leibarzt 1827 war Carl Gustav Carus (1789–1869); seine Nachfolge im Amt trat Carl Friedrich Haase (1788–1856) an. Ab 1847 stand Woldemar Ludwig Grenser (1812–1872) – wie Carus und Haase Schüler des Leipziger Professors Johann Christian Gottfried Joerg (1779–1856) – dem Dresdener Institut als Direktor vor.

71 SLUB Hist. Sax. K 121. Uebersicht über die Wirksamkeit der mit der chirurgisch-medicinischen Akademie verbundenen Anstalten. Sächs. Landtagsakten 1849/50, III. Abt., Bd. 2, S. 104–105.

72 Siehe hierzu auch Thiel, B. u. St. Thiel: Die Dresdner Medizin im 19. Jahrhundert im Spiegel der Organe der Gesellschaft für Natur- und Heilkunde zu Dresden. Med. Diss. Dresden 1990, S. 26.

73 Die Diakonissenanstalt stand in Trägerschaft eines gemeinnützigen Frauenvereins bzw. Stiftung. Durch die hohen Kauf- und Errichtungskosten von 16.700 Thalern war die Krankenanstalt zunächst in eine finanzielle Misere geraten und die Stiftung mit 10.850 Thalern verschuldet, wobei größere Einnahmen bei der Behandlung v.a. unbemittelter Kranker nicht zu erwarten waren. Diesbezüglich hatte sich die Einrichtung mit der Forderung um Zuwendung auch staatlicher Mittel in einer Petition von 1850 an die sächs. Staatsregierung gewandt. Um 1850 waren in der Krankenanstalt 9 Diakonissen, 9 Probepflegerinnen und 4 männliche Krankenpfleger beschäftigt.

74 SLUB Hist. Sax. K 121. Bericht der dritten Deputation der ersten Kammer, die Petition des Vorstandes der Diakonissenanstalt zu Dresden um Unterstützung ihrer Zwecke aus Staatsmitteln betreffend, vom 21. Oktober 1850. Sächs. Landtagsakten 1850/51, Beil. z. d. Protokollen der 1. Kammer, Bd. 1, S. 155–160, zit S. 157.

75 Die offizielle Eröffnung des Krankenhauses erfolgte am 27. November 1849 mit der Übernahme der Patienten aus dem alten Stadtkrankenhaus. Der erste leitende Oberarzt der inneren Abteilung war Hermann Walther (1815–1871), der später – 1864 – Präsident des Landes-Medizinalkollegiums sowie kgl. Leibarzt wurde. Als leitender Oberarzt der chirurgischen Abteilung wurde der gebürtige Dresdener Eduard Zeis (1807–1868) berufen, der seit 1844 Professor für Chirurgie in Marburg war.

76 Mit der Entlassung des „Reformministers" und Vorsitzenden des Gesamtministeriums Bernhard August von Lindenau (1779–1854) 1843 und der Ernennung des Konservativen Julius Traugott Jacob von Könneritz (1792–1866) im Amt hatten sich bereits die Konflikte zwischen Konservativen und Oppositionellen weiter verstärkt. Könneritz war bereits 1830–31 Kanzler der Landesregierung, 1831–46 Minister der Justiz sowie 1831–33 Minister des königlichen Hauses. Vorsitzender des Gesamtministeriums blieb Könneritz bis 1848.

77 Immerhin konnte der Sächsische Landtag am 15. November 1848 ein liberales Wahlgesetz verabschieden. Die Rechte der Volksvertretung, d.h. der beiden Kam-

mern des Sächs. Landtages, wurden damit allerdings nicht erweitert und einzige Legislative blieb weiterhin der König und die Staatsregierung.

78 Die Deutsche Nationalversammlung trat am 18. Mai 1848 in der Frankfurter Paulskirche zusammen. Die Frankfurter Nationalversammlung wurde jedoch vom sächs. König Friedrich August II. abgelehnt.

79 Aufgrund der zunehmenden Unruhen war Friedrich August II. Anfang Mai 1849 aus Dresden geflohen. Am 4. Mai 1849 konstituierte sich unter dem Einfluß der Linken eine provisorische Regierung unter Führung von Samuel Erdmann Tzschirner (1812–1865), deren Ziele mangels Unterstützung aus den bürgerlichen Reihen von Anfang an in Frage gestellt waren.

80 Das „Märzministerium" war bereits Anfang 1849 zurückgetreten und nachfolgend eine Regierung um F.F. von Beust gebildet worden. Beust war 1849–66 Minister im auswärtigen Dienst, 1849–53 Kultusminister, 1853–66 Minister des Innern und 1858–66 Vorsitzender des Gesamtministeriums.

81 Zu den Ereignissen von 1848/49 siehe Czok, K. (Hrsg.): Geschichte Sachsens. Weimar 1989, S. 348–367.

82 Aufgrund notwendiger „Verordnungs- und Verwaltungswege" sowie der Deckung erforderlicher Geldmittel sollte die Medizinalreform mit Beginn der nächsten Finanzperiode, d.h. 1864 bis 1867, eingeleitet werden.

83 Später wurde diese obligatorische Weiterbildungsform als hilfsärztliches Externat bezeichnet. Siehe dazu Formann, H.: Vorgeschichte und Geschichte der Dresdener „Akademie für Ärztliche Fortbildung". Med. Diss. Dresden 1986, S. 29–38.

84 Zu diesen und weiteren Festlegungen siehe Hauffe, E.: Das sächsische Medizinalwesen … a.a.O., S. 104–108.

85 Insbesondere enthielt dieses Dekret den Wortlaut des ärztlichen Diploms und des ärztlichen Pflichteides sowie ein ausführliches „Regulativ" für das sog. hilfsärztliche Externat und zur Einführung des hilfsärztlichen Personals. Das „Regulativ" über das hilfsärztliche Externat wurde mit dem Gesetz vom 12. April 1865 zur Schaffung des sächsischen Landes-Medizinalkollegiums erlassen.

86 Zit. n. Hauffe, E.: Das sächsische Medizinalwesen … a.a.O., S. 108.

87 Am 12. April 1865 wurde die „Verordnung Nr. 37" zur Errichtung eines Landes-Medizinalkollegiums vom sächsischen König Johann erlassen, in der mit dem „Geschäfts-Regulativ" die Aufgaben und Zusammensetzung dieses Gremiums festgelegt worden sind.

88 Das Landesmedizinalkollegium wurde 1912 mit der Kommission für Veterinärwesen zu einer neuen Körperschaft, dem Landesgesundheitsamt, vereinigt. Bis 1924 mit Sitz im Kurländer Palais, war das Landesgesundheitsamt vorrübergehend auf der Hospitalstraße untergebracht und siedelte 1925 in das Ministerialgebäude am Königsufer über.

89 Erster Präsident war Hermann Walther (1815–1871), seit 1849 Oberarzt der inneren Abteilung am Friedrichstädter Krankenhaus, später Leibarzt und Medizinalreferent im Innenministerium. Seine Nachfolge im Amt trat 1872 bis 1888 Hermann Reinhard (1816–1892) an, der wegbereitend für die Einrichtung einer Chemischen Zen-

tralstelle und die Medizinalstatistik wirkte. 1889 übernahm Rudolf Biedermann Günther (1828–1905), leitender Oberarzt der inneren Abteilung am Carola-Haus sowie Medizinalreferent im sächsischen Innenministerium, die Präsidentschaft und erwarb sich besondere Verdienste um die Choleraforschung und -bekämpfung. Sein Nachfolger Buschbeck (geb. 1840), zuvor mehrjährig als Amtsarzt in Annaberg, Frankenberg und Plauen tätig, war zugleich auch Mitglied des Reichsgesundheitsamtes in Berlin. Der letzte Präsident des Landesmedizinalkollegiums war Friedrich Georg Renk (1850–1928), erster Ordinarius für Hygiene in Halle/S. (1889) und seit 1894 Leiter der Dresdener „Zentralstelle für öffentliche Gesundheitspflege" sowie Professor für Hygiene und Begründer des Hygiene-Institutes an der Technischen Hochschule Dresden. Die letzten ordentlichen Mitglieder des Landesgesundheitsamtes Otto Rostoski, Albert Bernhard Fromme und Johann Alexander Vogelsang (siehe Personalia im Anhang) gehörten mit Gründung der Medizinischen Akademie Dresden 1954 zum Lehrkörper dieser neuen medizinischen Hochschule.

90 Die Regierung garantierte der Stadt Dresden eine staatliche Unterstützung von 3.000 bis 3.500 Thaler pro Jahr.

91 Gemeint ist die „ambulatorische Klinik für innere und chirurgische Kranke" der Chirurgisch-medicinischen Akademie.

92 Vgl. Weber, F.A.: Zwei Jahrhunderte Sächsisches Medizinalwesen. In: Veröffentlichungen aus dem Gebiete des Volksgesundheitsdienstes. Bd. XLVIII, Berlin 1937, H. 7, S. 118; Thiel, B. u. St. Thiel: Die Dresdner Medizin im 19. Jahrhundert im Spiegel der Organe der Gesellschaft für Natur- und Heilkunde zu Dresden. Med. Diss. Dresden 1990, S. 26.

93 Das Entbindungsinstitut war ursprünglich für 220 bis 230 Entbindungen im Jahr ausgelegt worden, nun aber – 1863 – war die Anzahl der Geburten bereits auf 763 angestiegen. Vgl. SLUB Hist. Sax K 121. Bericht der zweiten Deputation der zweiten Kammer über das Königliche Decret vom 19. Mai 1864, die Verlegung der Entbindungsanstalt betreffend, vom 4. August 1864. Sächs. Landtagsakten 1863/64, Beil. z. 3. Abt., Bd. 2, S. 915–923, zit. S. 917.

94 Durch die Staatsregierung und das Parlament war der Neubau bereits 1864 geplant und bestätigt bzw. beschlossen worden.

95 Konzipiert war eine Versorgungskapazität von 1000 Wöchnerinnen im Jahr.

96 Der durch 21 deutsche Staaten 1866 gebildete Länderbund – dem das Königreich Sachsen als letztes Mitgliedsland beitrat – war Ausgangspunkt des neuen Deutschen Reiches, das nach dem Deutsch-Französischen Krieg und den Novemberverträgen von 1870 gebildet wurde und das 26 deutsche Länder vereinigte. Grundlage für zahlreiche Regelungen im Deutschen Reich bildete die Gewerbeordnung des Norddeutschen Bundes von 1869, die seit 1. Januar 1873 – mit Ausnahme von Helgoland – für ganz Deutschland galt.

2. Gründung des Stadtkrankenhauses und Entwicklung bis 1918

2.1. Notwendigkeit und Voraussetzung zur Einrichtung eines zweiten Stadtkrankenhauses

Als 1864 die Chirurgisch-medicinische Akademie im Kurländer Palais (1814/15–1864) infolge der Medizinalreformbewegung und der Einführung des ärztlichen Einheitsstandes geschlossen worden war, wurden auch ihre Kliniken für Innere Medizin und Chirurgie aufgelöst. Das führte – bei der sich gleichzeitig durchsetzenden naturwissenschaftlichen Medizin und der damit einhergehenden Fachspezialisierung – zwar nicht zuletzt zu einem wesentlichen Bedeutungs- und Einflußgewinn des 1849 im Marcolini-Palais etablierten und immer wieder erweiterten, derzeit einzigen Dresdener Stadtkrankenhauses in der Friedrichstadt.[1] Andererseits aber ließ der auch durch das Friedrichstädter Krankenhaus sowie private und konfessionelle stationäre Einrichtungen[2] nicht zu kompensierende Bedarf an medizinischer Versorgung zumindest auf längere Sicht die Einrichtung eines zweiten Stadtkrankenhauses in Dresden notwendig erscheinen. Letztlich ausschlaggebend für bereits um 1889/90 nachhaltiger geäußerte Wünsche nach einem Krankenhausneubau waren neben dem durch die wirtschaftliche Entwicklung bedingten raschen Bevölkerungszuwachs in Dresden in der zweiten Hälfte des 19. Jahrhunderts[3] vor allem der gestiegene durchschnittliche Krankenbestand im Friedrichstädter Krankenhaus[4] sowie die große Influenza-Epidemie von 1889/90, was „auf den unter Umständen gefährlichen Platzmangel"[5] und die „Unzulänglichkeit des Friedrichstädter Krankenhauses"[6] hingewiesen habe.

Als geeigneter Standort für die Errichtung eines zweiten Stadtkrankenhauses war zunächst der Süden Dresdens bezeichnet worden, infolge dessen auch erste Kaufverhandlungen mit Grundstücksbesitzern in Räcknitz, Zschertnitz und Mockritz geführt wurden. Noch während dieser Verhandlungen regte das Stadtbauamt an, das Krankenhaus besser auf einem der Stadt bereits gehörenden Grundstück, und zwar im Osten der Stadt, im Birkenwäldchen in der Johannstadt zu errichten. Da allerdings ein Krankenhausneubau für den Osten als weniger dringlich als für die Südvorstadt[7] erachtet wurde, erwarb die Stadt 1892 schließlich das Stadtgut Räcknitz[8], was sich in der Folge aber für den

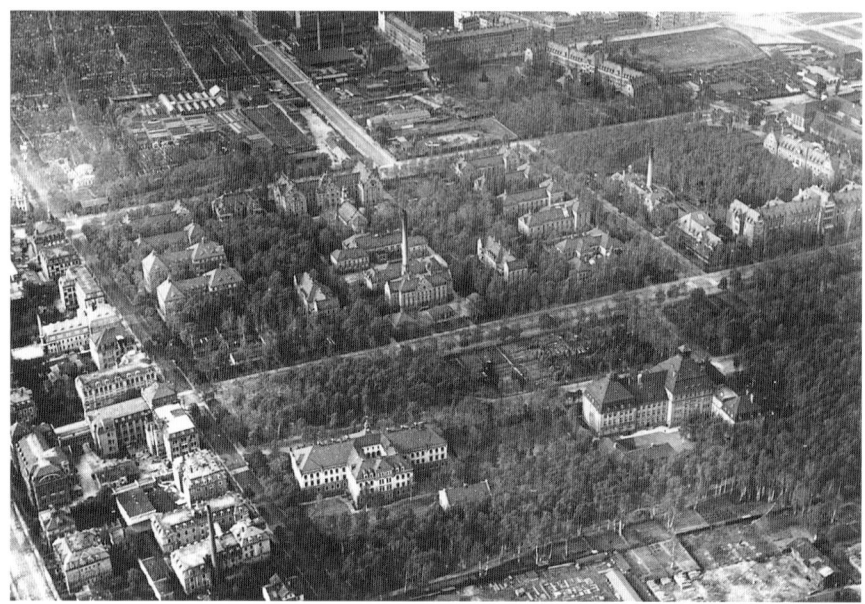

7   *Das Stadtkrankenhaus in der Dresdener Johannstadt (Bildmitte), die 1903 eröffnete Frauenklinik
(rechst) sowie im Vordergrund der Fiedlerplatz mit der Bürgerschule und dem König-Georg-
Gymnasium (rechts). Luftbildaufnahme um 1915/25*

Zweck der Errichtung eines Stadtkrankenhauses als ungünstig erwies.[9] Nun
wurde doch auf die Anregung des Stadtbauamtes zurückgegriffen und – durch
den Oberbürgermeister Gustav Otto Beutler (1853–1926)[10] vehement unterstützt – 1896 die Entscheidung getroffen, das Stadtkrankenhaus im Osten Dresdens zu errichten. Immerhin erlebte die Johannstadt seit Mitte der 70er Jahre
des 19. Jahrhunderts mit der Aufhebung des Bauverbotes und ihrer Ausweisung
zum reinen Wohnbezirk eine rege Bautätigkeit. Zudem hatte nicht zuletzt der
Bau der 1877 eingeweihten und nach König Albert benannten Sandsteinbo-
genbrücke über die Elbe, die die Neustadt (Antonstadt) mit der Johannstadt
verbindet, die Bedeutung dieses Stadtteiles noch wesentlich befördert. Bis zur
Jahrhundertwende hatte Johannstadt bereits die Größe einer mittleren Stadt erreicht und zählte etwa 61.000 Einwohner[11].

   Die Entscheidung , das zweite Stadtkrankenhaus auf dem bereits im städtischen Besitz befindlichen Areal im Birkenwäldchen, das von der Fürstenstraße[12] und dem Fiedlerplatz[13] sowie der Trinitatisstraße[14] und der verlänger-

ten Terscheckstraße[15] begrenzt war, zu errichten, wurde mit Beschluß der städtischen Kollegien 1897 sanktioniert. Der Bebauungsplan wurde von Stadtbaurat Edmund Bräter (1855–1925) [16] erarbeitet, auf dessen Grundlage noch im Juli 1898 „zum Zwecke alsbaldigen Baubeginnes" eine erste Rate in Höhe von einer Million Mark bewilligt wurde[17]. Die ersten Bauarbeiten begannen dann auch bereits am 20. September des Jahres, wenngleich der endgültige Plan erst im November bzw. Dezember 1898 vom Rat der Stadt sowie den Stadtverordneten genehmigt worden ist.

Von Anfang an, das heißt bereits bei den Planungsvorberatungen, sowie auch während der Bauausführung waren alle leitenden Oberärzte des Friedrichstädter Krankenhauses – Alfred Fiedler (1835–1921), Oskar Wilhelm Stelzner (1839–1901), Julius Otto Martini (1829–1909), Alexander Fischer (1848–1927) und Christian Georg Schmorl (1861–1932) [18] – und auch die für das neue Stadtkrankenhaus bereits ernannten leitenden Ärzte Benno Credé (1847–1929), Richard Schmaltz (1856–1935) und Hermann Becker (1854–1928) beratend hinzugezogen worden.

2.2. Baugeschichte

Geplant für 881 Krankenbetten wurde das Stadtkrankenhaus Dresden-Johannstadt auf einer Grundstücksfläche von 63.415 m² im derzeit für Krankenhausbauten bevorzugten sog. Pavillonstil gebaut.

Gerade in der durch den ökonomischen Aufstieg Deutschlands zu einem der führenden Industriestaaten charakterisierten Epoche nach Gründung des Deutschen Reiches, dem sog. zweiten Deutschen Kaiserreich, begann in Deutschland eine sowohl zahlenmäßig als auch in Typenvielfalt beachtliche Bautätigkeit von Krankenanstalten[19]. Dabei wurde insbesondere versucht, hygienische Vorstellungen, ärztliche Ansprüche und sozialpolitische Interessen miteinander zu verbinden. Das Krankenhaus wurde – mit den neuen Möglichkeiten der klinischen Medizin[20] – zu einem unverzichtbaren Bestandteil der Gesellschaftspolitik. Mit dem durch die aufstrebende Arbeiterbewegung geforderten und seit 1883 geschaffenen sozialen Versicherungssystem[21] auf der einen Seite und angesichts zunehmend schlechter Wohnverhältnisse der arbeitenden Bevölkerung auf der anderen Seite, kam als Möglichkeit und Notwendigkeit einer auch komplizierter werdenden Heilbehandlung letztlich nur das Krankenhaus in Frage. Dem sozialen Interesse der Krankenhausförderer ent-

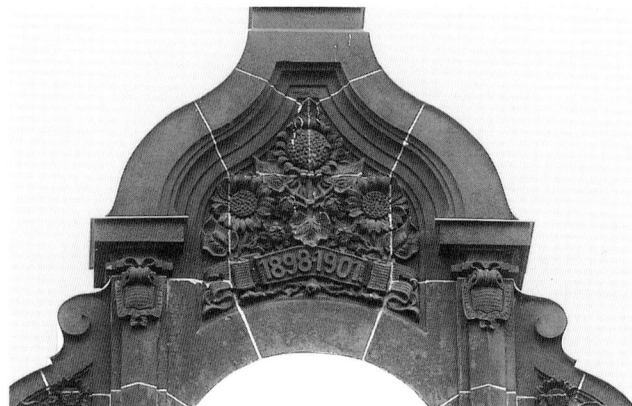

8
*Giebel am Verwal-
tungsgebäude des
Johannstädter
Krankenhauses mit
Inschrift der Bauzeit
des Krankenhauses
1898–1901*

sprechend sollte dem Kranken während seines stationären Aufenthaltes sowohl eine qualitative ärztliche und pflegerische Versorgung gewährleistet als
auch das entsprechende Milieu etwa hinsichtlich der Umgebung, der Einrichtung, der Hygiene und der Ernährung geschaffen werden. Diesen Wünschen
kam das Pavillonsystem offensichtlich am nächsten. Mit den Pavillonbauten
war insbesondere die Umschließung freier Räume, die als Gartenanlagen für
die Rekonvaleszenten genutzt werden sollten, möglich. Damit wurde dem im
ausgehenden 19. Jahrhundert wiederentdeckten Einfluß vor allem auch klimatischer Faktoren auf die Heilung[22] entsprochen. Darüber hinaus stand die Forderung nach Bekämpfung der „Luftinfektion"[23] – und das nicht zuletzt unterstützt durch die mit der Begründung der Bakteriologie[24] einhergehenden Entdeckung und dem Nachweis von Krankheitserregern (Bakterien) als Ursache
von Infektionskrankheiten – , was in kleineren Bettenhäusern und bei Nutzung
des natürlichen Klimas besser als in Hochbauten mit künstlicher Ventilation erreichbar schien.

   Mit den ersten Bauarbeiten wurde am 20. September 1898 begonnen und
noch bis Ende des Jahres konnte ein großer Teil der Gebäudegründungen
vollendet werden. Während des folgenden Jahres ist sowohl der alle Gebäude verbindende unterirdische Gang[25] sowie im Rohbau der überwiegende Teil
der Krankenpavillons und der Verwaltungs- und Wirtschaftsgebäude fertiggestellt worden. Hinsichtlich der Architektur hatte man sich „keiner bestimmten historischen Stilrichtung" verpflichtet. Vielmehr sei „durch die
Gruppirung der Grundrisse, die Ausbildung der Dächer und die Anordnung

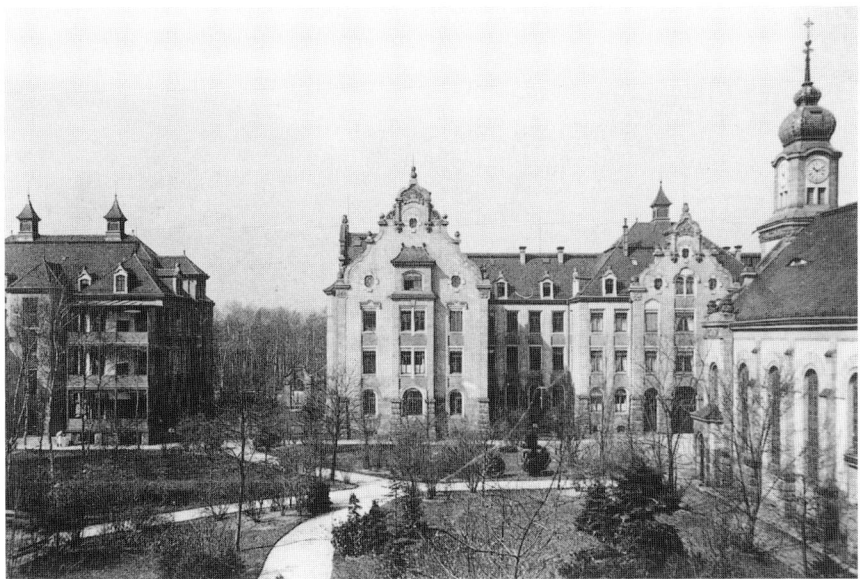

9   *Teil der Garten- und Wegeanlage mit Blick auf das Haus für Sonderkranke (links), das Ver-*
    waltungsgebäude (Mitte) und die Krankenhauskapelle

von Giebelaufbauten" eine „angenehme Silhouette" angestrebt worden[26].
Tatsächlich finden sich hier verschiedene Baustile – vom Barock bis Klassi-
zismus – , bei den Sandsteinornamenten sogar derzeit ganz moderne Ju-
gendstilelemente, vereint.

  1900 folgte der Bau der Krankenhauskapelle, des Desinfektions- und Stall-
gebäudes, der Kessel- und Heizanlagen. Im letzten Baujahr 1901 erfolgte der
gesamte Innenausbau sowie die Inneneinrichtung der Gebäude[27]. Zugleich
wurde die großzügige Garten- und Wegeanlage – unter weitgehendem Erhalt
des vorhandenen Birken- und Kiefernbestandes – fertiggestellt, wobei der Gartenteil nördlich der Kapelle der Männerabteilung, der südliche Teil der Frau-
enabteilung zugewiesen wurde. In jeden Gartenteil war zudem ein attraktiver
Springbrunnen eingefügt worden[28]. Die gesamte Garten- und Hofanlage nahm
immerhin mehr als 50.000 m^2 ein, das fast fünffache der bebauten Fläche. Die
Baukosten einschließlich der Investitionen für die Inneneinrichtung und das Inventar beliefen sich auf knapp sechs Millionen Mark, was umgerechnet Kosten
pro Bett von ca. zehntausend Mark entsprach.

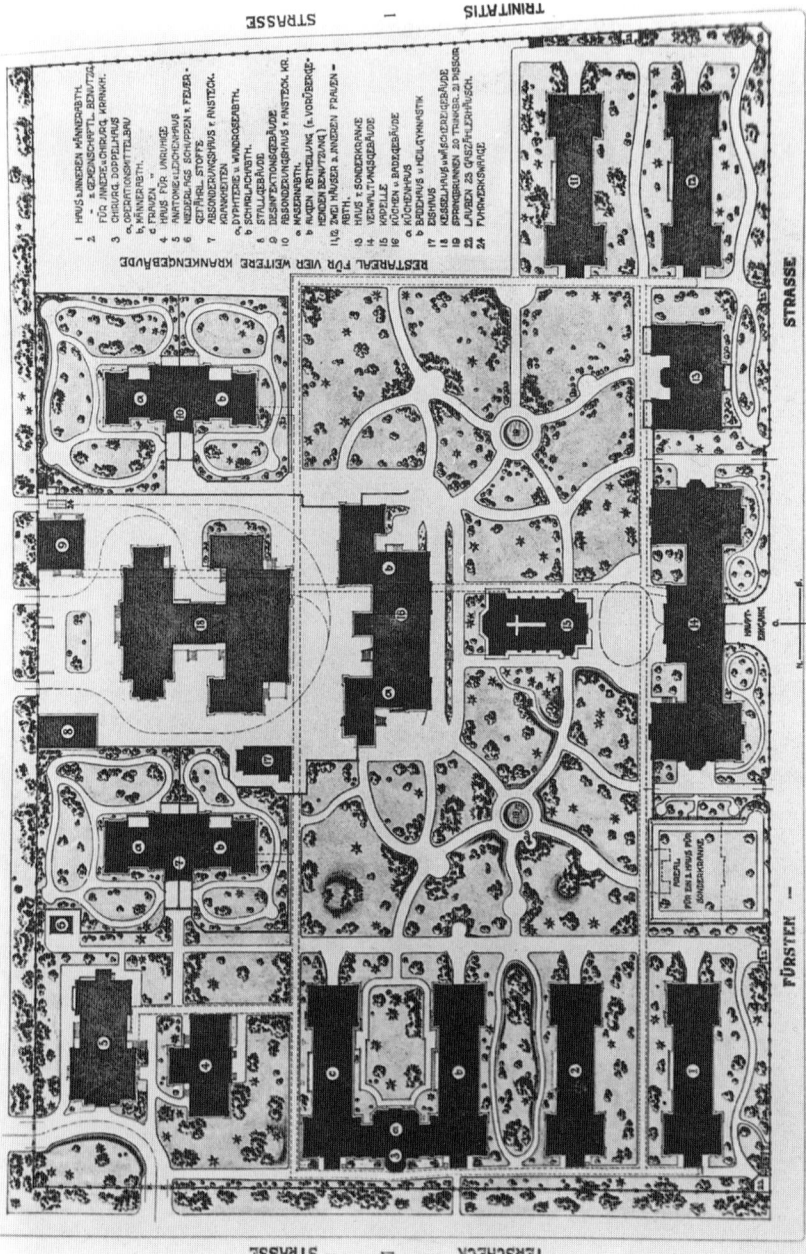

10 *Lageplan des Stadtkrankenhauses Johannstadt 1901*

Am 2. Dezember 1901 fand die feierliche Eröffnung des dem Krankenpflegeamt unterstellten Stadtkrankenhauses Dresden-Johannstadt statt, das mit
vollständiger Fertigstellung der Anlage 1902 über17 Häuser[29] verfügte. Bereits
von vornherein geplant war allerdings eine Erweiterung des Krankenhauses
um eigene Klinikgebäude für Lungenkrankheiten, für Hals-, Nasen- und Oh-
renheilkunde und für Augenheilkunde sowie einem zweiten Haus für Sonderkranke. Die zur Eröffnung des Krankenhauses bestehende Bettenkapazität von
581 Betten sollte mit den Erweiterungsbauten um 300 Betten erhöht werden[30].

Tatsächlich wurden erst 1913 und 1915 zwei weitere Krankengebäude (Haus
8 und 10) in dem noch freien Areal östlich der von der inneren Klinik belegten Häuser 11 und 12 an der Trinitatisstraße fertiggestellt[31].

Die zunächst vier *Krankenpavillons der Inneren*[32] und das sog. *Doppelhaus der
Chirurgischen Abteilung*[33] wurden beidseitig der Mittelachse der Gesamtanlage
symmetrisch sowie in Süd-Nord-Ausrichtung angelegt. Mit einer Grundfläche
von jeweils 589 m² bestanden die Gebäude aus zwei Stockwerken, in denen je
ein großer Saal für 30 Betten, zwei kleine Krankenzimmer für je zwei Betten[34],
das Schwesternzimmer sowie ein Badezimmer eingerichtet worden waren. Abgesehen von den Bädern mit einer feststehenden und einer fahrbaren Wanne

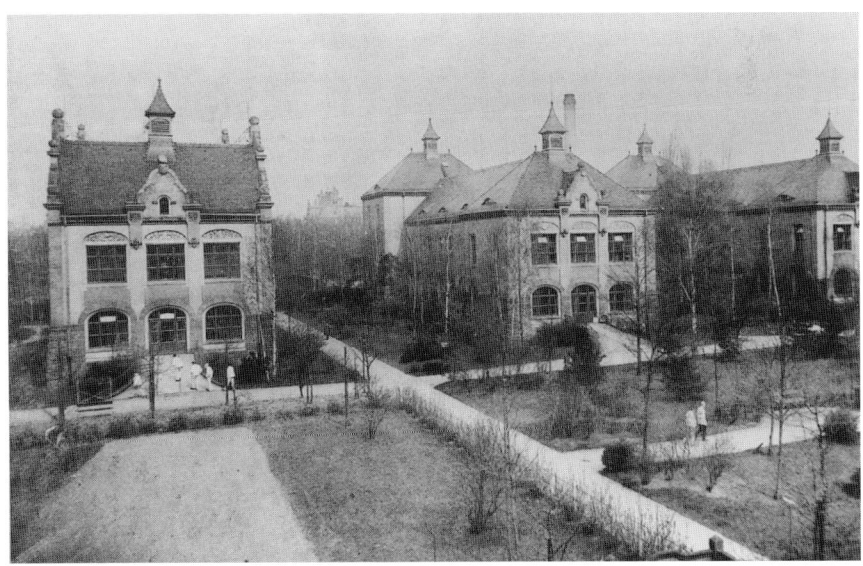

II *Die an der Terscheckstraße gelegenen Häuser der Inneren und Chirurgischen Abteilung*

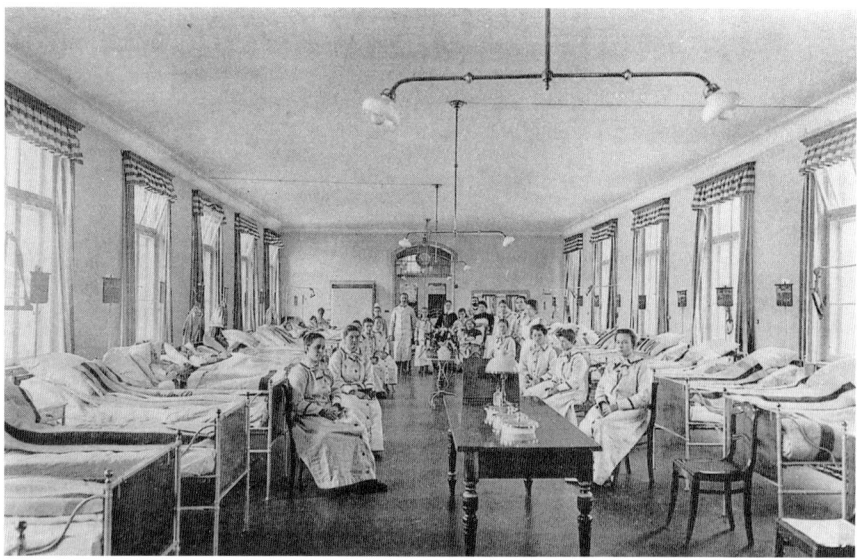

12   Krankensaal für 30 Betten der Inneren Abteilung

befanden sich die Wascheinrichtungen für die Patienten in den Krankenräumen
(vier Porzellanwaschtische im großen Krankensaal). Den Ansprüchen an ein
angenehmes Pflegemilieu und der Nutzung klimatischer Faktoren entsprechend, befand sich in jedem Stockwerk ein nach der Südseite gelegener und
mit großen Schiebefenstern ausgestatteter Tagesraum[35], von welchem im Erdgeschoß eine Rampe unmittelbar in die Gartenanlage führte und damit auch
für Patienten im Rollstuhl benutzbar war. Der nördliche Teil der Pavillons, der
sog. Kopfbau, besaß ein drittes Stockwerk, in dem die Wohnungen für Hilfsärzte und Zimmer für die Pflegekräfte – die in Anlehnung an den Mutterhausor-
den[36] in der Klinik wohnen mußten – untergebracht waren.
    Die Einrichtung der Krankensäle entsprach den derzeitigen Anforderungen
an die Krankenhaushygiene und war – wenngleich sowohl die moderne als
auch ansprechende Ausstattung hervorgehoben wurde – doch relativ einfach.
Die Betten waren entlang der beiden Fensterfronten – also zu beiden Seiten jeweils 15 Betten – aufgestellt. Neben jedem Bett stand ein eiserner Nachttisch
mit Schubkasten und Glasplatte sowie ein einfacher Lehnstuhl mit Rohrsitz.
In der Zimmermitte befanden sich zwei größere Tische mit Stühlen, an denen
die Patienten auch ihre Mahlzeiten einnahmen. Durch sog. Bettschirme (Pa-

ravents) konnte im Bedarfsfall wenigstens eine optische Abgrenzung zu den benachbarten Betten vorgenommen werden. Jeder Krankensaal war zudem mit einem Verbands- und Medizinschrank ausgestattet. Zum Inventar gehörten schließlich noch Spiegel, Blumentische, Wanduhr und Thermometer sowie Fenstervorhänge aus gestreiftem Stoff[37].

Etwas komfortabler waren die Krankenzimmer im *Haus für Sonderkranke* (Haus 2)[8] ausgestattet; denn dieses an der Fürstenstraße (heute Fetscherstraße) neben dem Verwaltungsgebäude des Krankenhauses gelegene Haus diente der Unterbringung der Patienten sog. I. und II. Klasse. Neben dem Krankenbett und einem Nachtschränkchen verfügte jedes (Einzel-)Zimmer über einen Kleiderschrank, Kommode, Sofa und Sofatisch und zum Teil auch einen Schreibtisch. Zudem standen den Patienten in jedem der drei Stockwerke ein größerer Versammlungs- und Tagesraum mit Balkon sowie nach Osten gelegene Veranden zum Aufenthalt zur Verfügung.

Für die Behandlung und Versorgung von Patienten mit *Infektionskrankheiten* wie Diphtherie, Wundrose[39], Scharlach und Masern wurden zwei gesonderte,

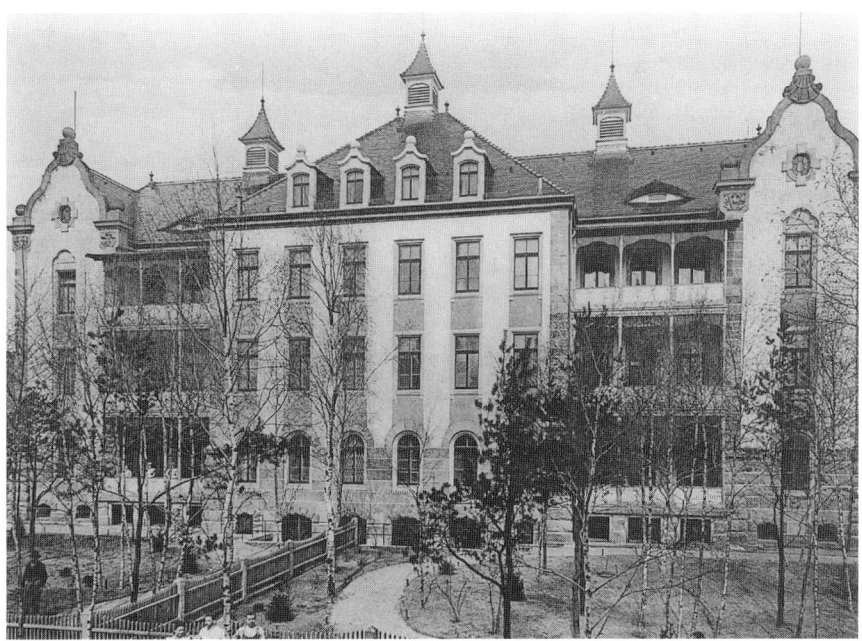

13   Das südlichere der beiden „Absonderungshäuser" mit eigenem Garten

dreistöckige Häuser (7 und 10[40]) mit einer jeweiligen Grundfläche von ca.
584 m² eingerichtet, die von einem eigenen Garten und einer niedrigen Ein-
zäunung umgeben waren. Diese „Absonderung"[41] sollte allerdings nicht den
Zweck einer „geschlossenen Anstalt" erfüllen, sondern diente der Vermeidung
der Übertragung von Infektionskrankheiten auf andere Patienten des Krankenhauses oder auch Besucher. Um auch die gefürchteten Doppel- oder sogar
Mehrfachinfektionen unter den Patienten zu verhindern, wurden die Häuser
durch eine Mittelmauer in zwei Flügel unterteilt, so daß getrennte Infektionsabteilungen eingerichtet werden konnten. Darüber hinaus wurden ebenfalls
zur Vorbeugung der Ansteckungsgefahr statt der großen Krankensäle in der inneren und chirurgischen Klinik nun kleinere Zimmer für ein bis maximal sieben Betten angelegt[42].

Da das Stadtkrankenhaus noch nicht über eine eigene Kinderklinik verfügte[43], Infektionskrankheiten wie Masern, Keuchhusten, Scharlach oder Diphtherie aber besonders gehäuft im Kindesalter auftraten, wurden auch Kinder in
die sog. *Absonderungshäuser* aufgenommen. Den Angehörigen, vor allem aus
entfernteren Gegenden, standen im Dachgeschoß eines jeden Gebäudeflügels
ausgebaute Zimmer zur Verfügung, so daß sie ihre Kinder während des Kran-
kenhausaufenthaltes mit betreuen und pflegen konnten.

Ursprünglich nur zur provisorischen Nutzung bis zum Bau einer eigenen Klinik war im westlichen Flügel von Haus 10 (bzw. später Haus 18) eine *Augenabteilung* eingerichtet worden, die von den Infektionsabteilungen (Masernab-
teilung) in allen Etagen vollständig getrennt und über einen gesonderten Eingang zu erreichen war. Die Augenabteilung verfügte – neben den Krankenräumen – über ein Untersuchungs- und ein Augenspiegelzimmer im
Erdgeschoß und im ersten Obergeschoß waren der Operationsraum sowie ein
Laboratorium untergebracht.

Durch die Innere Abteilung mit betreut wurde das *Haus für Unruhige*, d.h.
für psychiatrische Patienten, das sich östlich des chirurgischen Doppelhauses
befand. Das einstöckige und nach Männern und Frauen getrennte Gebäude
umfaßte in jedem Gebäudeflügel vier Krankenzimmer (Einzelzimmer), einen
Baderaum sowie ein Wärterzimmer. Die Einrichtung der Krankenzimmer, die
mit besonderen Sicherheitsvorkehrungen für Fenster und Türen ausgestattet
waren, bestand lediglich aus einem Bett und einem Stuhl. „Von der Anbringung
von Wandpolsterungen in den Zellen ist abgesehen worden" [44].

Das an der Ecke Fiedlerplatz und Terscheckstraße gelegene einstöckige[45] *Ana-
tomie- und Leichengebäude* diente einerseits als Prosektur mit einem größeren Sek-

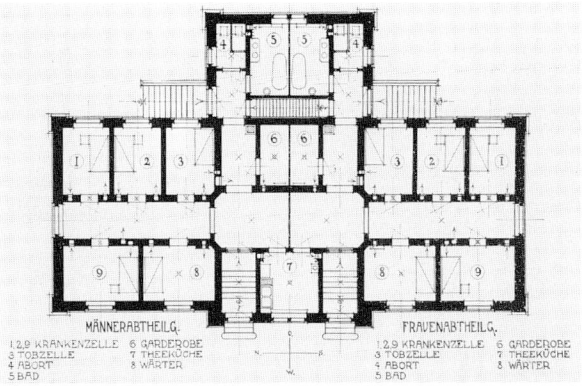

*14 Grundriß und Raum-
plan für das Haus für
Unruhige*

tionssaal, der für drei
drehbare Seziertische
ausgelegt war, einem
kleineren Sektionssaal
für gerichtsmedizini-
sche Untersuchungen,
einem 27 m² großen
Laboratorium, das als Mikroskopierzimmer ausgewiesen war, sowie einem kleineren bakteriologischen Untersuchungsraum. Im Kellergeschoß befanden sich
zudem der Leichenkeller und ein Raum zur Unterbringung von Versuchstieren.
Der nördliche Flügel des Gebäudes hingegen war zur Aufbahrung der Verstorbenen sowie der Andacht durch die Angehörigen eingerichtet. Hier befanden
sich insbesondere die große Parentationshalle mit einem „nach Monierart hergestellten Kuppelgewölbe" [46] und einem Wandaltar, der Aufbahrungsraum, von
dem ein direkter Zugang zum Sektionssaal bestand, sowie das Dienstzimmer der
Heimbürgin.

Der Haupteingang und zugleich einzige Zugang des durch Mauern und Zäu-
ne umschlossenen Krankenhauses für Patienten, Besucher und auch das Pflegepersonal war an der Fürstenstraße (heute Fetscherstraße) gelegen und zwar
im zentralen Teil des
Verwaltungsgebäudes[47].
In der attraktiv und
recht großzügig gestal-
teten Eingangshalle,
die letztlich auch die
Durchfahrtmöglichkeit
für Kutschen, später

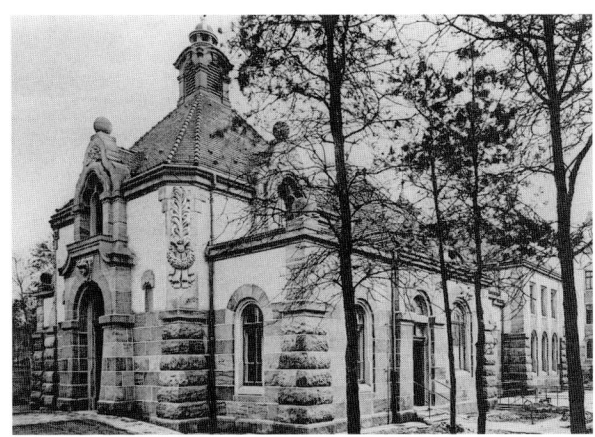

*15 Das Anatomie- und
Leichengebäude, Nord-
ansicht*

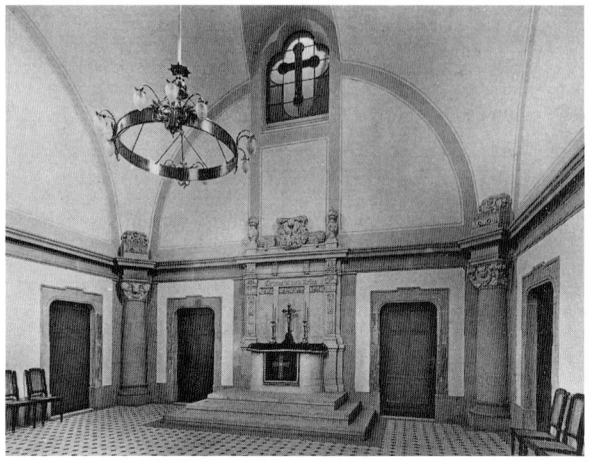

*16 Die Parentationshalle
im Anatomie- und
Leichengebäude*

motorisierte Kranken-
fahrzeuge gewährlei-
sten mußte, befanden
sich zu beiden Seiten je
eine Pförtnerloge, an
der sich übrigens auch
das Pflegepersonal bei
Verlassen des Klinik-
geländes zu melden
hatte. Die Ärzte und Beamten des Krankenhauses hingegen konnten die beidseitig neben dem Verwaltungsgebäude befindlichen gußeisernen Eingangs-
türen[48] benutzen, wofür nur ihnen ein Schlüssel zur Verfügung stand.

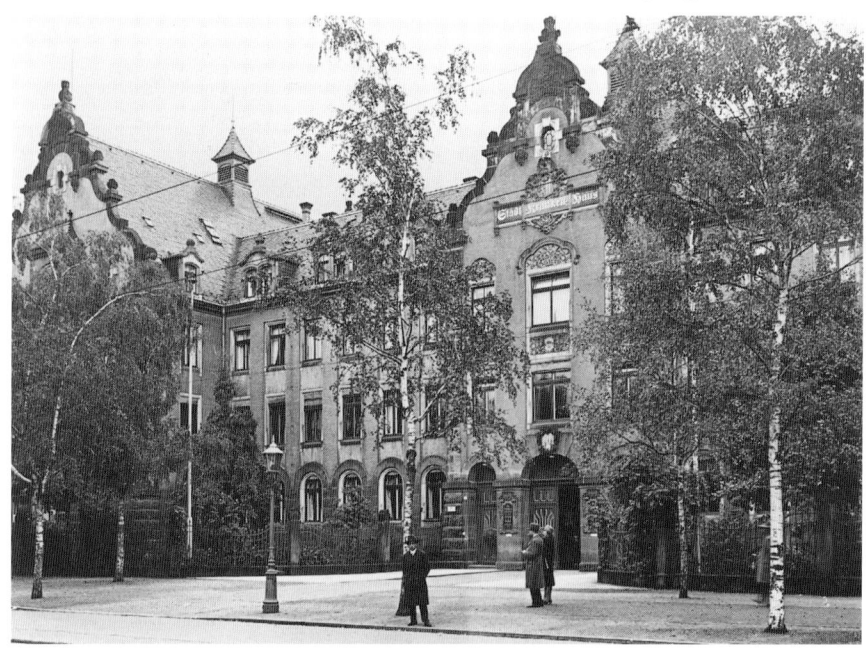

17   Das Verwaltungsgebäude mit Haupteingang und –zufahrt an der Fürstenstraße

Das Verwaltungs-
gebäude war – wie
der Name schon sagt
– Sitz der Kranken-
hausverwaltung,
diente zugleich aber
auch der Aufnahme
einschließlich erster
Untersuchung der
eingewiesenen Pati-
enten und als Wohn-
unterkunft der an der
Krankenanstalt täti-
gen Ärzte und Be-
amten. Es enthielt
dementsprechend
sowohl Dienstzim-

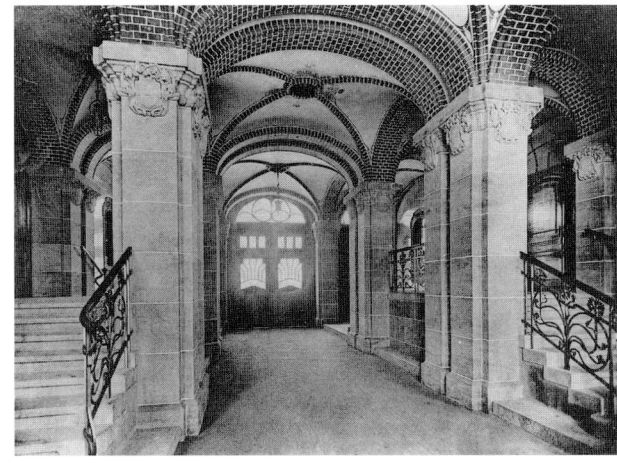

*18 Eingangshalle im Verwaltungsgebäude mit beiderseitigem Trep-
penaufgang zu den Pförtnerlogen sowie einer zentralen Fahr-
zeugdurchfahrt*

mer der Krankenhausverwaltung, Aufnahme- und Untersuchungszimmer, das
Laboratorium der Inneren Abteilung, die Apotheke[49], sowie eine Patienten-
und eine medizinische Bibliothek als auch – vor allem in der zweiten und dritten Etage – Wohnungen und Zimmer des Verwaltungspersonals (Beamte und
Angestellte) und der Ärzte, repräsentative Sitzungs- und Konferenzräume, sowie Speise- und Le-
sezimmer für die
Ärzte[50].

Gewissermaßen
einen eigenen Ge-
bäudekomplex stell-
ten die *Wirtschaftsge-
bäude* des Kranken-
hauses dar, die in der
zentralen Achse des
Krankenhausgelän-
des angeordnet wa-
ren und deren Zu-
fahrten dem Haupt-
eingang entgegenge-

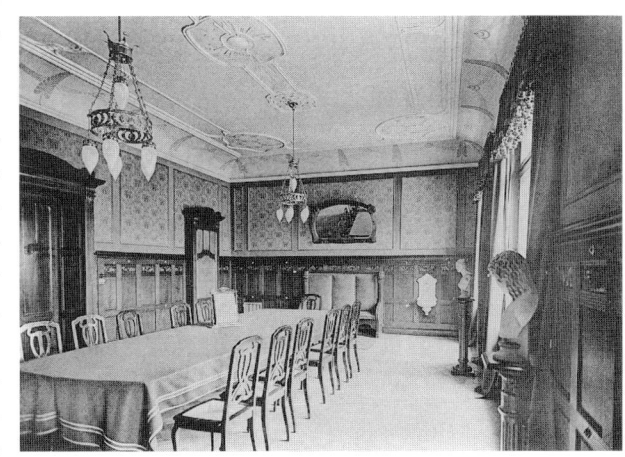

19 Konferenzzimmer im Verwaltungsgebäude

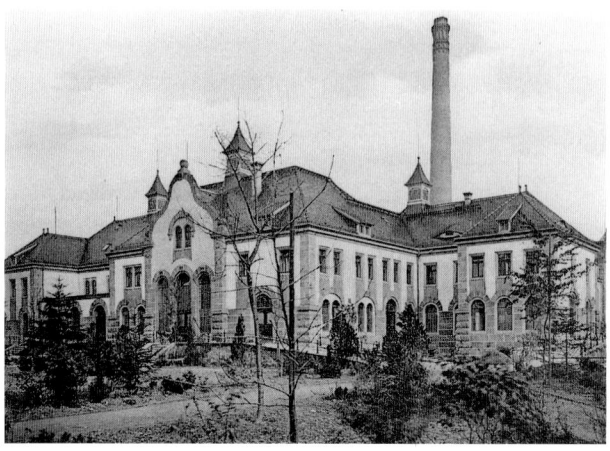

20 *Das Küchen- und Badegebäude, Westansicht, mit Blick auf den Badehausflügel (rechts)*

setzt, d.h. zum Fiedlerplatz, lagen. Zu diesem Wirtschaftsbereich gehörten das *Küchen- und Badegebäude*, das *Kesselhaus und Wäschereigebäude*, das *Desinfektionsgebäude*, ein sog. *Eishaus* mit einem Kühlraum für Nahrungsmittel (Fleisch, Milch und Butter) und Lagerräumen für Kühl- und Speiseseis, sowie ein *Stallgebäude*, in dem eine Stallung für vier Pferde und eine Wagenremise für zwei Krankenwagen untergebracht waren.

Das fast eintausend m² Grundfläche einnehmende, dreistöckige *Küchen- und Badegebäude* war in einen Küchenhaus- und einen Badehausflügel unterteilt. Neben großen Lager- und Vorratsräumen, die sich vor allem im Untergeschoß des Gebäudes befanden und durch einen Lastenaufzug mit den oberen Etagen

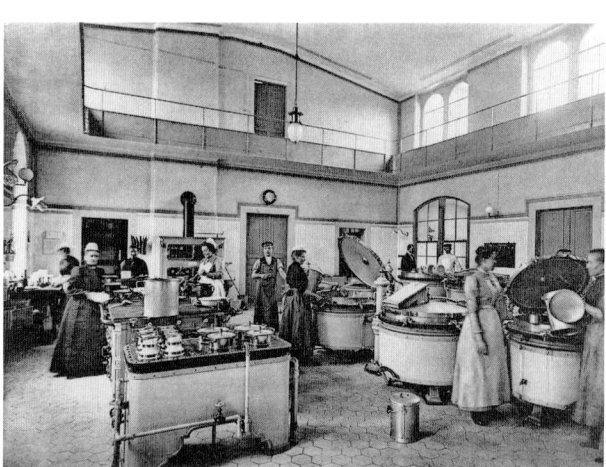

21 *Blick in die Dampfkochküche im Küchen- und Badegebäude*

verbunden waren, enthielt der Küchentrakt[51] die für die Verpflegung des gesamten Krankenhauses – d.h. sowohl der Patienten als auch der hier Beschäftigten – ausgerichtete große, sich über zwei Etagen erstreckende Haupt- bzw. Dampfkochküche mit zehn Dampfkochkesseln, zwei Bratherden[52]

sowie Wärmeeinrichtungen zum Warmhalten der Speisen, diverse Zuberei-
tungs- und Ausgaberäume einschließlich einer „Küchenfleischerei"[53] und eine
Spülküche. Darüber hinaus waren in dem Flügel auch die Speisezimmer für die
Schwestern sowie Wohnräume des Küchenpersonals untergebracht.

Mit dem Badehaus[54] stand dem Krankenhaus von Anfang an eine – auf den
Bedarf für etwa 700 Patienten des Krankenhauses ausgelegte – zentrale Einrichtung zur Anwendung von anerkannten und für die Heilung und Rekonva-
leszens als notwendig erachteten physiotherapeutischen Behandlungen zur
Verfügung. Hier erhielten die Patienten vor allem hydrotherapeutische und
heilgymnastische Behandlungen sowie Massagen, die aufgrund der spezifischen Anwendung und der räumlichen Anforderungen und Voraussetzungen
nicht auf den Krankenstationen durchgeführt werden konnten. Das Badehaus
verfügte aber nicht nur über die entsprechenden Räumlichkeiten und das Inventar, sondern auch über die notwendigen Apparaturen[55], um sowohl Koh-
lensäure- als auch Dampf-, Sand- und elektrische Bäder herstellen und anwenden zu können. Zudem befanden sich im Badehaus ein sog. „Doucheraum"
für Wechsel- und Sitzduschen, Massagezimmer, die u.a. auch mit Dampf- und

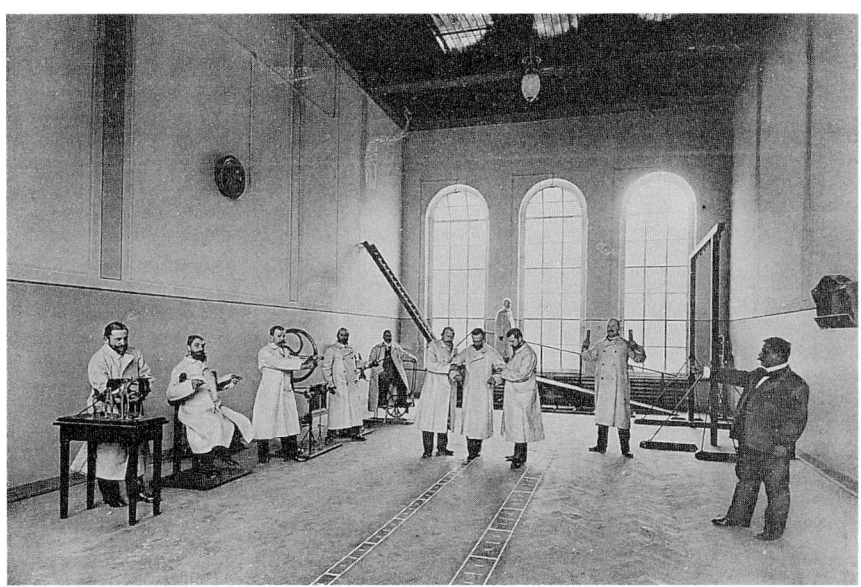

22 *Turnsaal im Erdgeschoß des Badehausflügels mit verschiedenen Geräten und Bewegungs-
apparaten*

Wasserduschen sowie einem Massageapparat ausgestattet waren, sowie ein heilgymnastischer Arbeitsraum, „um Genesenden … im Anschluss an die anderen Uebungen eine Bewegung des gesammten Körpers zu ermöglichen" [56]. Im Erdgeschoß des Flügels war auch ein großer, durch eine breite Fensterfront erhellter Turnsaal eingerichtet worden, der verschiedene, derzeit übliche Geräte und Apparate „für aktive und passive Uebungen bei Erkrankungen innerlicher und chirurgischer Art sowohl der Gliedmaassen als des Rumpfes" [57] enthielt. Dazu gehörten etwa der passive und aktive Apparat für Gelenkbewegungen nach Credé, ein Finger- und Handgelenkbeugeapparat, ein Tretapparat, schiefe Ebenen, Treppen, Lauf- und schräge Leitern, ein Streckapparat (für die Wirbelsäule), Hanteln, Keulen u.ä.

Das dem Küchen- und Badehaus vorgelagerte recht großzügig ausgelegte *Kesselhaus und Wäschereigebäude*[58] diente sowohl der zentralen Wärme- und Warmwasserversorgung[59] des Krankenhauses, wobei auch bereits der Bedarf für die vorgesehenen Erweiterungsbauten mit eingerechnet worden war, als auch der eigenen Versorgung des Krankenhauses mit Bett- und Patientenwäsche. Mit Ausnahme nur der Patienten 1. Klasse erhielten ansonsten alle Patienten vom Krankenhaus vollständig gestellte Bekleidung[60], die nicht nur regelmäßig gewechselt, sondern auch entsprechend der hygienischen Vorschriften gereinigt und gewaschen werden mußte. Für einen Kranken wurde pro Woche mit etwa 6 kg anfallender Wäsche gerechnet. In dem Wäschereigebäude befanden sich also vor allem eine große Hauptwaschküche mit Wasch- und Spülmaschinen, Handwaschtrögen und Trockenmaschinen, eine gesonderte und nur von außen zugängliche sog. Infektionswaschküche für die Wäsche der Patienten mit Infektionskrankheiten, ein Wäscheeinweichraum, Mangel- und Bügelzim-

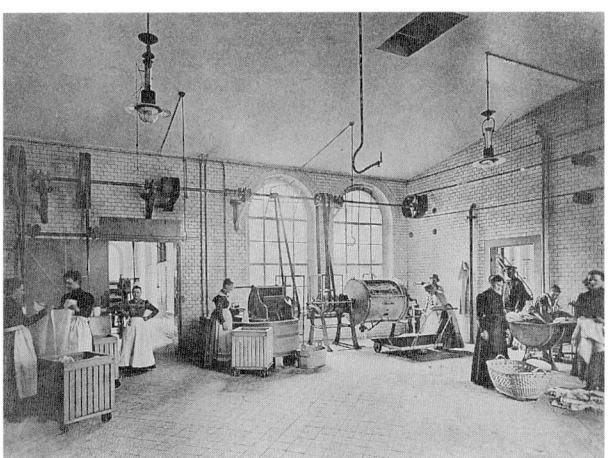

23 Großer Waschsaal mit Handwaschtrögen, Spül- und Trockenmaschinen

24 Kapellenschiff mit Blick auf die Altarnische

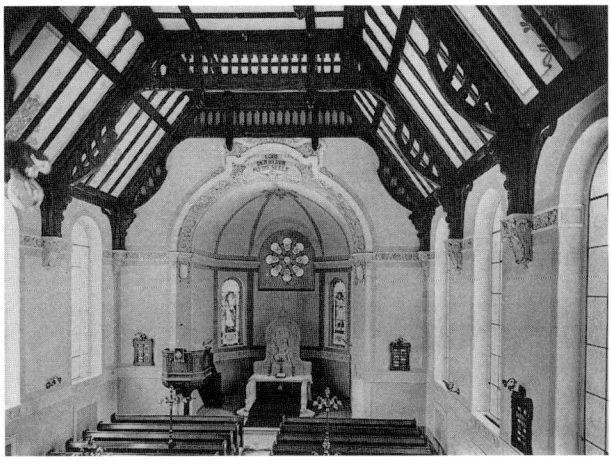

mer, Wäscheannahme- und Sortierräume sowie Räume „für Wäscheherstellung, Ausbesserung und Lagerung".

Zum Krankenhausbereich gehörte schließlich auch eine eigene *Kapelle*, die für 310 Personen Platz bot. Bemerkenswert ist vor allem, daß die Krankenhauskapelle auch in ihrer Bauweise tatsächlich auf die Bedürfnisse und den gesundheitlichen Zustand der Patienten ausgerichtet war. Denn stufenlose Seiteneingänge der Kirche ermöglichten auch Kranken im Rollstuhl und gehbehinderten Patienten den Zugang zur Kirche, und im Kapellenschiff waren zwei sog. Betstübchen, die Platz für jeweils fünf Rollstühle boten, eingerichtet worden. Die dekorativ mit Ornamenten und kirchlichen Motiven, Buntglasfenstern und Holzzierdecke ausgestattete und in elfenbeinfarben und grün gehaltene Kapelle enthielt zudem eine 12-Register-Orgel sowie einen Altar mit einem hier aus Cottaer Sandstein hergestellten „Relief ‚Christus am Oelberg' vom Professor Rassau … in neuzeitlicher Auffassung, einfach symbolisch verziert …"[61].

Bereits mit der Planung des Stadtkrankenhauses und noch in den ersten beiden Jahrzehnten seines Bestehens waren Projekte zur Erweiterung um neue Kliniken bzw. Klinikgebäude vorgesehen bzw. debattiert worden. Dabei standen der Neubau für die Augenabteilung, die Schaffung einer eigenständigen Hals-, Nasen-, Ohrenabteilung und die Gründung einer Krankenpflegeschule zur Ausbildung des Pflegepersonals im Vordergrund. Relativ kurzfristig reifte auch in der Stadt der Entschluß zur Gründung einer eigenen *Universität mit einer medizinischen Fakultät*[62], der wohl insbesondere aus dem 1912/13 geplanten, dann allerdings erst 1923 vollzogenen Zusammenschluß der Tierärztlichen Hochschule mit der Universität Leipzig erwachsen war. Zudem hatten – angesichts der zunehmend prekären, durch eine die Kapazität und den Etat der Landesuniversitäten übersteigende Studienfrequenz gekennzeichnete Hochschulsituation in Deutschland – die städtischen Universitätsgründungen in Frankfurt und Hamburg beispielgebend gewirkt. Ähnliche Absichten wie in Dresden wurden gleichzeitig in Danzig, Bromberg und Posen laut. Im zeitlichen Zusammenhang mit einem unter dem Titel „Eine Dresdner Universität" veröffentlichten Zeitungsbericht vom 9. Juni 1912 trat der Dresdener Oberbürgermeister Beutler als vehementer Befürworter einer solchen Einrichtung auf, was nachfolgend zu vielfältigen einschlägigen Diskussionen und Meinungsäußerungen auch in der ärztlichen Standespresse führte[63]. Als der Gründungsplan schließlich gefaßt und auch bereits das Projekt eines großen Universitätskrankenhauses von dem Architekten und Dresdener Stadtbaurat Hans Erlwein (1872–1914) vorgelegt worden war, machte der Ausbruch des I. Weltkrieges dessen Realisierung zunichte.

Noch kurz vor (1913) bzw. Anfang des I. Weltkrieges (1915) konnten wenigstens zwei der ursprünglich geplanten Erweiterungsbauten des Krankenhauses fertiggestellt werden.

Die nach den Plänen Erlweins erbauten *Häuser 8 und 10*, die von der *Inneren und der HNO-Abteilung* genutzt wurden, zeichneten sich in ihrer Gestaltung durch eine seiner Architektur generell zugeschriebene Einordnung in die Umgebung und Anlehnung an die örtliche Bautradition[64] aus. Sie waren also den anderen Krankengebäuden analog gestaltet worden, besaßen aber ein Stockwerk mehr und wichen auch im Innenausbau von dem der anderen Bettenhäuser ab. Statt der großen Krankensäle wurden nun im sog. Korridorsystem mehrere von einem zentralen Gang ausgehende kleinere Krankenzimmer für drei bis sieben Betten sowie ein Krankensaal mit 16 bis 20 Betten eingerichtet[65].

2.3. Kliniken und Abteilungen

2.3.1. Medizinische Klinik mit Bäderhaus und Röntgeninstitut

Die Innere Klinik war die größte Abteilung des Johannstädter Krankenhauses und belegte seit dessen Eröffnung zunächst vier Pavillons. Von den zur Eröffnung des Krankenhauses vorhandenen 581 Betten verfügte die Innere Abteilung allein über 350 Betten. Darüber hinaus betreute sie auch die beiden Ab-

sonderungshäuser für ansteckende
Krankheiten und das Haus für „Unruhige". Mit den 1913 und 1915 fertiggestellten Häusern 8 und 10 erhielt die
Innere Abteilung noch eine zusätzliche räumliche Erweiterung, so daß sie
– zumindest vorübergehend – eine
Belegungskapazität von 518 Betten erreichte. Durch die Abgabe von Stationen an die Chirurgische Abteilung
und das Säuglingsheim (siehe Kap.
2.3.2. u. 2.3.4.) verminderte sich allerdings in den Kriegsjahren die Bettenzahl der Inneren Abteilung auf 409[66].
Als ärztlicher Leiter der Inneren
Abteilung wurde 1901 der ehedem am
Friedrichstädter Stadtkrankenhaus sowie an der Diakonissenanstalt Dresden tätige Richard Schmaltz (1856–
1935) berufen. Auf wissenschaftli-

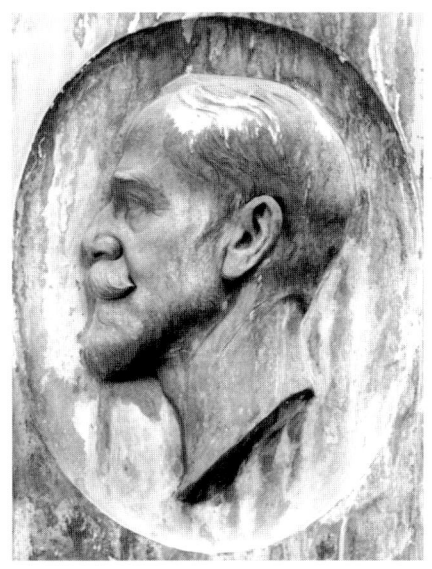

25 *Richard Schmaltz (1856–1935), leitender Oberarzt der Inneren Abteilung am Johannstädter Krankenhaus von 1901 bis 1910*

chem Gebiet zeichnete er sich insbesondere durch seine hämatologischen
Arbeiten, etwa über das spezifische Gewicht des Blutes, zur Pathologie des Blutes, der Beschreibung und Therapie von Blutkrankheiten, sowie seine Untersuchungen zu Herzstörungen bei Diphtherie aus. Damit folgte Schmaltz letztlich den Bemühungen um die klinisch-diagnostische Verwertung des Blutbil-
des, wie sie vor allem am derzeit führenden Zentrum moderner Diagnostik in
Deutschland, der II. Medizinischen Klinik der Charité in Berlin, verfolgt und
gefördert wurden.

Schmaltz gehörte zudem – neben Benno Credé (1847–1929), Christian Gerhard Leopold (1846–1911)[67] und Christian Georg Schmorl (1861–1932)[68] – zu
den Mitbegründern des 1901 in Dresden gebildeten „Vereins für Ärztekurse",
der dem mit der weiteren Spezialisierung in der Medizin einhergehenden hohen Bedürfnis nach fachlicher Weiterbildung der Ärzte entgegen kam (vgl. Kap.
2.4.).

Für den ärztlichen Dienst standen ihm vorerst zwei sog. Hilfsärzte zur Seite, wobei einer dieser Assistenzärzte die Funktion des stellvertretenden Oberarztes einnahm. Darüber hinaus waren auch sog. externe Hilfsärzte, die nach

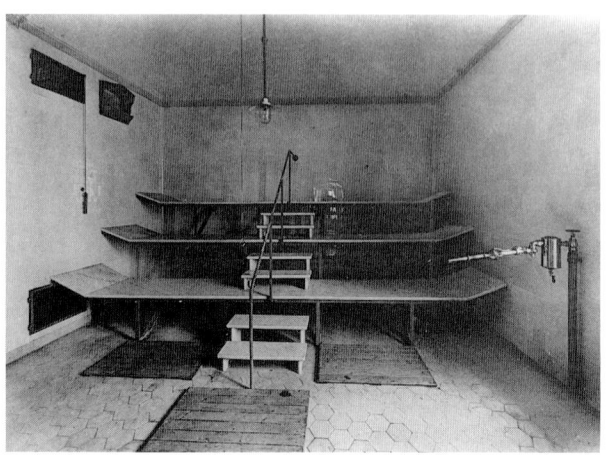

*26 Dampfbad im Badegebäude zur physiotherapeutischen Behand-
lung der Patienten der Inneren und Chirurgischen Abteilung*

dem Studium ihre unentgeltliche praktische Weiterbildung an einer größeren Krankenanstalt Sachsens absolvierten, an der Inneren Abteilung beschäftigt[69]. Außer dem leitenden Oberarzt, der außerhalb des Krankenhauses wohnte, wurde den Ärzten eine kostenfreie Unterkunft im Krankenhaus selbst, in der Regel eine Wohnung im Verwaltungsgebäude, zur Verfügung gestellt[70].

Untersuchungen und Behandlungen der Patienten – unter anderem auch elektrische Bettschwitzbäder – erfolgten zum großen Teil im Krankensaal. Recht breite Anwendung fanden aber vor allem auch physiotherapeutische Behandlungen, die im zentral gelegenen Badehaus durchgeführt wurden.

Neben allen zum Teil großartigen therapeutischen Erfolgen, der Entwicklung vieler neuer und spezifisch wirksamer Medikamente durch die sich seit den 40er Jahren des 19. Jahrhunderts etablierende naturwissenschaftliche Medizin, blieb dennoch ein weites Feld von Zuständen und Krankheiten, bei denen die wissenschaftliche Therapie versagte. In der Praxis griffen die Ärzte dementsprechend durchaus weiterhin auf jahrhundertelanger ärztlicher Erfahrung entstammende Methoden wie die diätetisch-physikalische Therapie zurück[71] – auch wenn die Therapiehinweise in den Lehrbüchern der zweiten Hälfte des 19. Jahrhunderts den Eindruck vermitteln, daß die in ihrer Wirkung nicht exakt naturwissenschaftlich-experimentell nachgewiesenen Methoden vernachlässigt worden seien. Tatsächlich gewannen vor allem die diätetischen Heilmethoden, hydrotherapeutischen Maßnahmen sowie die Heilgymnastik und Massage durch ihre naturwissenschaftliche (v.a. physiologische) Untermauerung neues Ansehen und verloren zunehmend ihren früheren empirischen Charakter[72]. Als das zweite Dresdener Stadtkrankenhaus geplant wurde, waren diese nun wissenschaftlich fundierten Heilmethoden allgemein in der Medizin anerkannt und gehörten ganz selbstverständlich zum therapeutischen Repertoire auch einer Krankenanstalt.

Im Badehaus waren bereits mit Eröffnung des Krankenhauses speziell ausgestattete Bade- und Gymnastikräume eingerichtet worden, die die Anwendung von kohlesauren, elektrischen, Sand- und Dampfbädern ebenso gestatteten wie Massagen, Heilgymnastik sowie aktive und passive Bewegungsübungen.

Zur Durchführung klinisch-diagnostischer Untersuchungen verfügte die Innere Abteilung zudem über ein eigenes Laboratorium, das im Erdgeschoß des Verwaltungsgebäudes eingerichtet war. Ausgestattet etwa mit einem Bakterienbrutschrank, Heißluftsterilisator, Paraffinofen, einer chemisch-analytischen Waage und Mikroskopen konnten neben chemischen Analysen vor allem auch mikroskopische und – derzeit von großer praktischer Bedeutung – bakteriologische Untersuchungen durchgeführt werden.

Als Schmaltz 1910 in den Ruhestand trat, übernahm Otto Rostoski (1872–1962)[73] die Innere Abteilung in Johannstadt. Der an der Würzburger Universität habilitierte und hier noch 1907 zum außerordentlichen Professor ernannte Rostoski hatte im selben Jahr seine Tätigkeit als leitender Oberarzt an der II. Inneren Klinik des Friedrichstädter Krankenhauses angetreten. Nur drei Jahre später – also 1910 – wurde ihm die Leitung der zwar nicht so traditionsreichen, aber weitaus moderneren Johannstädter Inneren Klinik angetragen. Daß der gerade 38jährige Rostoski bereits ein – auch über Dresden hinaus – gefragter Internist war, widerspiegelt sich nicht zuletzt auch darin, daß er als Autor zweier Beiträge für das Handbuch der Inneren Medizin (1911) ersucht worden ist. Sein besonderes wissenschaftliches Interesse galt der Stoffwechselpa-

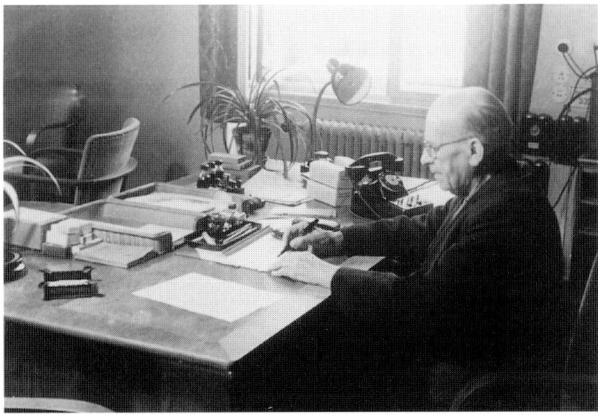

27 *Otto Rostoski (1872–1962), langjähriger Leiter der Inneren Abteilung in Johannstadt und international bekannter Wissenschaftler v.a. auf dem Gebiet der Krebs- und Diabetesforschung*

thologie und hierbei vor allem dem Diabetes, was Anfang der 20er Jahre im Aufbau einer europaweit ersten Diabetikerambulanz an seiner Klinik münden sollte (vgl. Kap. 3.3.1.).

Gegenüber neuesten wissenschaftlichen Entwicklungen und Fortschritten offen, hatte Rostoski schon sehr früh nicht nur den diagnostischen Nutzen der 1895 durch Wilhelm Conrad Röntgen entdeckten X-Strahlen, sondern auch eine hieraus resultierende Entwicklungsmöglichkeit für die Röntgentherapie erkannt.

Nach ersten, aufgrund fehlender Kenntnisse über die Strahlungsdosierung aber häufig mißglückten, therapeutischen Versuchen seit dem ausgehenden 19. Jahrhundert und der fast gleichzeitigen Entdeckung der Radioaktivität wurde erstmals 1903 in Deutschland die Röntgentiefentherapiebestrahlung durchgeführt. Mit der technischen Entwicklung der Röntgenapparaturen, der methodischen Ausbildung von Bestrahlungstechniken und den Untersuchungen zur Strahlenqualität und ihrer Wirkung auf den Organismus erfuhr die Röntgentherapie schon bald einen spürbaren Aufschwung. Auch in Dresden waren die Voraussetzungen für die Einführung und Anwendung der Röntgentherapie durchaus günstig[74]. Bereits 1897 verfügte das pathologische Institut des Friedrichstädter Krankenhauses unter Schmorl über den für Dresden ersten Röntgenapparat, der für anatomische Studien genutzt wurde. Nur ein Jahr später –1898 – waren bereits zehn Röntgeneinrichtungen „zur Durchleuchtung des Körpers" in Dresden in Betrieb. Und seit Anfang des 20. Jahrhunderts wurden von Dresdener Ärzten – u.a. von Schmorl, dem Dermatologen Johannes Werther (1865–1936) sowie dem späteren Direktor der Dresdener Frauenklinik Kurt Warnekros (1882–1949) – auch Untersuchungen zur therapeutischen Anwendung der Röntgenstrahlen durchgeführt.

Von dieser Entwicklung beeinflußt, richtete Rostoski noch zu Beginn des I. Weltkrieges – 1915 – eine eigene Röntgenstation an der Inneren Abteilung[75] ein. Aus Überzeugung, daß Röntgenuntersuchungen grundsätzlich von einem Arzt vorzunehmen seien, hatte Rostoski seinem jungen Assistenzarzt Paul Erich Saupe (1893–1943) nahegelegt, sich zum Röntgenarzt ausbilden zu lassen und übertrug ihm dann auch 1919 die Leitung des Röntgenkabinetts. Von der Röntgenabteilung wurden schließlich auch die diagnostischen Arbeiten für die übrigen Abteilungen (außer Chirurgie) übernommen . Mit der Einrichtung sowie dem forcierten Ausbau der Röntgenstation seit 1920 auch für die therapeutische Strahlenanwendung hatte Rostoski zugleich eine entscheidende Grundlage für die weitere Entwicklung der Röntgenologie und Strahlentherapie zum eigenständigen Fachgebiet am Johannstädter Krankenhaus geschaffen (siehe Kap. 3.3.1.).

Der Erste Weltkrieg vereitelte vorerst alle Pläne zum weiteren, der medizinischen Entwicklung entsprechenden Ausbau des Krankenhauses und damit auch der Inneren Abteilung. Zwar hatte die Abteilung durch die 1914 vergrößerte Quarantänestation in Haus 11 (bzw. Hs. 6) und den noch 1915 fertiggestellten Neubau von Haus 10 ihre Belegungskapazität vorübergehend erweitern können, doch mußte sie wenig später aufgrund der vielen Kriegsverletzten dringend erforderliche Räume an die Chirurgische Abteilung abgeben. Gleichzeitig wurde ihr die Aufgabe zugewiesen, die befürchtete größere Zahl von Patienten mit epidemisch auftretenden Infektionskrankheiten aufzunehmen. In den ersten Kriegsjahren hatten entsprechende Vorbeugungsmaßnahmen eine größere Ausdehnung von Epidemien wohl verhindern können[76]. Doch 1918/19 traten in Dresden Fleckfieber- und Pockenerkrankungen epidemisch auf, die die Bereitstellung zusätzlicher Betten unbedingt notwendig machten. Aus dieser Notlage heraus wurden 1919 als „Erweiterungsbauten" der Inneren Abteilung sechs Baracken mit je 12 Betten errichtet. Darüber hinaus mußte die Innere Abteilung im Haus 11 eine Entlausungsstation einrichten, um der Übertragung von Fleckfieber vorzubeugen. 71 Fleckfieberkranke waren 1919 am Stadtkrankenhaus aufgenommen und behandelt worden. Von den 865 Pockenkranken Dresdens wurden allein 770 Patienten in der Johannstädter Klinik medizinisch versorgt. Die Sterblichkeit betrug fast 13 Prozent, was im Vergleich zu früheren Jahren allerdings als relativ gering eingeschätzt wurde[77]. Dennoch bedeutete dies, daß während der Pockenepidemie von November 1918 bis Juli 1919 am Johannstädter Krankenhaus 99 Menschen verstarben.

2.3.2. Chirurgische Klinik

Unmittelbar nach der feierlichen Eröffnung des Krankenhauses begann auch die chirurgische Abteilung am 3. Dezember 1901 ihre Tätigkeit – mit den ersten sieben in die Klinik aufgenommenen Patienten. Der Abteilung stand der nicht zuletzt auch militärärztlich qualifizierte und als Lehrer für klinische Chirurgie ausgewiesene Benno Credé (1847–1929), bislang Chefarzt des Carola-Hauses in Dresden, als leitender Oberarzt vor[78]. Seine seit Anfang der 70er Jahre des 19. Jahrhunderts durchaus zahlreich erschienenen Veröffentlichungen weisen Credé als nicht allein nur auf klinisch-chirurgischem Gebiet[79] originären

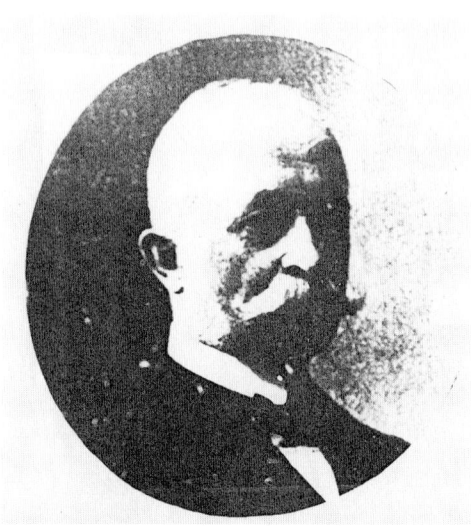

28 *Der leitende Oberarzt der Chirurgischen Abteilung
am Johannstädter Krankenhaus, Benno Credé
(1847–1929)*

Wissenschaftler aus. Hervorzuheben sind vielmehr auch seine
Untersuchungen etwa zur Ventilation des Parlamentsgebäu-
des (1874), über die Heilgymnastik in Krankenhäusern (1895)
oder die Nutzung von Silber
und Silbersalzen als Antiseptika
(1896) sowie die Einführung des
kolloidalen Silbers (Collargol),
womit er als einer der ersten
„den Boden der modernen
Reizkörpertherapie[80] betre-
ten"[81] habe.

Mit der seit den 80er Jahren
des 19. Jahrhunderts einsetzenden Blütezeit der Bakteriologie
und Serologie hatten sich zugleich neue Möglichkeiten ei-
ner wirksamen ätiologischen Behandlung von Infektionskrankheiten eröffnet[82].
Der Versuch lag nahe, die in den Körper eingedrungenen pathogenen Bakterien analog der Methode der Antisepsis durch eine „innere Desinfektion" zu
vernichten, die entsprechenden Medikamente direkt in die Blutbahn einzu-
bringen. Besondere Anregung dazu gab der Chirurg Albert Landerer
(1854–1904) mit seinen auf Tierexperimenten gestützten Versuchen zur intra-
venösen pharmakotherapeutischen Infusion etwa bei Drüsen-, Knochen- und
Gelenktuberkulose (um 1881/82) und seinem in Virchows Archiv 1886 veröffentlichten Aufruf an andere Forscher zur Nachprüfung dieses Verfahrens. So
wurde 1892 z.B. von dem italienischen Mediziner Guido Baccelli (1832–1916)
das Sublimat und 1897 von dem Dermatologen Karl Herxheimer (1861–1942)
die arsenige Säure verwendet. Und seit 1896 hatte Benno Credé das kolloida-
le Silber, wenn auch in offensichtlich recht rigoroser Form[83], für die „allgemeine Körperdesinfektion", wie sich Credé ausdrückte, angewendet. Dieses Heilverfahren fand übrigens durchaus seine Anhängerschaft, und nicht nur in
Deutschland.

Diese sowohl derzeit aktuelle Problemstellungen tangierenden als auch insbesondere für Krankenanstalten relevanten Studien dürften Credé als diesbe-

züglich Sachkundi-
gen ausgewiesen ha-
ben, weshalb er auch
von vornherein in
die Planung und
während der Bau-
ausführung des Jo-
hannstädter Kran-
kenhauses beratend
einbezogen worden
ist.

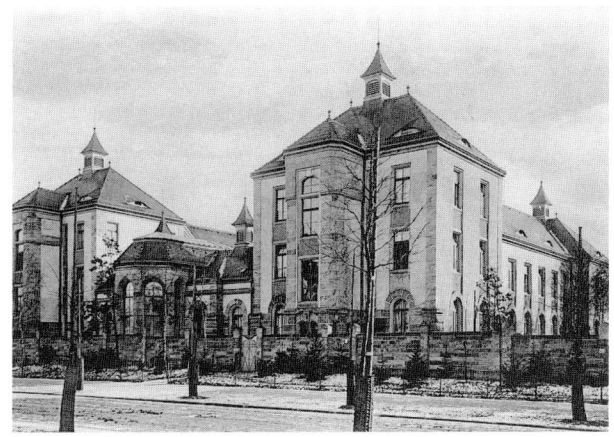

Neben dem lei-
tenden Oberarzt wa-
ren als ärztliches
Personal an der chir-
urgischen Abteilung

*29 Doppelhaus der Chirurgischen Abteilung mit dem Operationstrakt.
Ansicht nach der Terscheckstraße*

ein als „zweiter Arzt" und Vertreter des Oberarztes benannter sog. ständiger
Hilfsarzt, ein weiterer Assistenzarzt sowie zwei vom Kgl.-Sächsischen Kriegs-
ministerium zur Dienstleistung am Krankenhaus kommandierte Oberärzte des
Sanitätsoffizizierskorps tätig[84].

Das Zentrum der
chirurgischen Klinik
bildete das Doppel-
haus mit dem Ope-
rationsmittelbau[85].
Die den der inneren
Abteilung analogen
beiden Krankenge-
bäude – der östliche
Flügel wurde mit
Frauen, der westli-
che mit Männern be-
legt – waren durch
einen nur erdge-
schoßhohen Zwi-
schenbau, dem Ope-
rationstrakt, verbun-

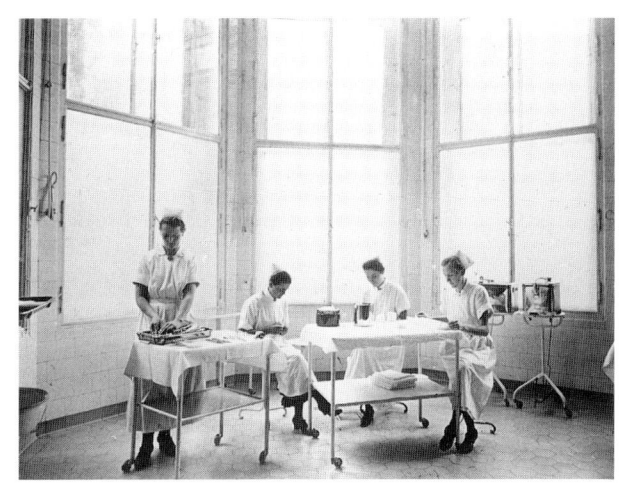

*30 Schwestern der Chirurgischen Abteilung in dem nach Süden gele-
genen Operationssaal bei der Herstellung von Tupfern und Vorbereitung des Operationsinstrumentariums*

den. Dieser Mittelbau enthielt neben Vorbereitungs- und Untersuchungsräumen sowie einem Sterilisierzimmer und einem Laboratorium vor allem einen großen aseptischen[86] und einen kleineren septischen Operationssaal. 1911 wurde der Operationstrakt noch um einen nach Süden gelegenen dritten Operationssaal erweitert.

Insbesondere aus den Veröffentlichungen Credés ist zu schließen, daß – abgesehen von den über viele Jahre betriebenen wissenschaftlichen Untersuchung zur Einführung und Anwendung neuer antiseptischer Präparate in der Wundchirurgie und Prophylaxe[87] – durchaus moderne Operationsmethoden und auch größere bauchchirurgische Eingriffe[88] an der Abteilung durchgeführt wurden[89]. Hierbei überwogen Operationen wie die Beseitigung der Leisten- und Schenkelhernie und die Appendektomie, die aber noch Anfang des 20. Jahrhunderts keineswegs Routineeingriffe darstellten. Immerhin waren erst in den 80er/90er Jahren des 19. Jahrhunderts diesbezüglich neue Verfahren und Methoden entwickelt worden, die einen erfolgreichen Ausgang dieser Operationen ermöglichten[90]. Daß sich vor allem das aktive, operative Vorgehen bei der relativ häufig auftretenden Appendizitis im 20. Jahrhundert durchsetzte, ist insbesondere der seit Anfang der 1890er Jahre gewonnenen Erkenntnis vom Wesen und den Gefahren der Appendizitis[91], zur prophylaktischen Appendektomie und Exstirpation des Wurmfortsatzes im Frühstadium der Erkrankung, zu verdanken. Darüber hinaus wurden am Johannstädter Krankenhaus – wenn auch seltener – auch heute noch die Bezeichnung „große Operationen" verdienende Eingriffe vorgenommen, wie Operationen am Magen und am Darm (Rektumamputation) und wohl auch die noch um die Jahrhundertwende mit einer recht hohen Mortalität einhergehende Milzexstirpation und die Nephrektomie[92].

Bereits mit Eröffnung des Krankenhauses verfügte die Chirurgische Abteilung sowohl über ein Laboratorium für chemische, mikroskopische und bakteriologische Untersuchungen als auch ein im Dachgeschoß des östlichen Flügels (Haus 9) des chirurgischen Doppelhauses eingerichtetes Fotolabor[93] sowie ein Röntgenkabinett. Der hier installierte erste Röntgenapparat der Firma Hirschmann (Berlin) diente zunächst vorrangig wissenschaftlichen Zwecken und stand bis zur Einrichtung eines Röntgenzimmers in der Inneren Abteilung 1915 (vgl. Kap. 2.3.1.) allen Krankenabteilungen, später der Chirurgischen Klinik allein zur Verfügung[94].

Im I. Weltkrieg, der generell das Krankenhaus vor organisatorische, finanzielle und Versorgungsprobleme stellte, mußte sich nicht zuletzt auch die chirurgische Abteilung einer Mehrbelastung – bei verminderter Zahl an ärztlichem und Pflegepersonal – stellen. Auf Beschluß und Weisung des Rates der Stadt Dresden hatte das Stadtkrankenhaus 200 Betten für ein Vereinslazarett für verwundete und kranke Soldaten zur Verfügung zu stellen. Zum Ausgleich für die damit der allgemeinen stationären Versorgung fehlende Bettenkapazität wurde das in unmittelbarer Nähe zum Krankenhaus liegende König-Georg-Gymnasium genutzt, in dessen Räumen vor allem auch für die chirurgische Abteilung eine behelfsmäßige Unterbringung geschaffen werden mußte. Darüber hinaus war der Leiter der chirurgischen Klinik, Benno Credé, mit der Einrichtung eines weiteren Vereinslazaretts mit immerhin 800 Betten in der Lennéstraße beauftragt worden. Dennoch, und obgleich die Traumatologie und Wundchirurgie im Vordergrund gestanden haben dürften, wurden – so widerspiegelt es ein Resümee des 1918 die Nachfolge Credés antretenden Hans Seidel (1875–1945) – selbst unter diesen widrigen Bedingungen in den Kriegsjahren durchschnittlich mehr größere Operationen an Gallenblase, Magen, Niere, Harnleiter und -blase durchgeführt als in den Jahren 1903 bis 1913[95].

2.3.3. Weitere Abteilungen (Augenabteilung, Haus für Unruhige, Pathologisch-anatomische Abteilung, HNO-Abteilung)

Um der Spezialisierung in der Medizin einerseits und dem wachsenden Bedarf an medizinischer Versorgung bei zunehmender Bevölkerungszahl insbesondere in den Großstädten andererseits gerecht zu werden, wurden am Johannstädter Krankenhaus neben den beiden großen klinischen Abteilungen für innere und chirurgische Medizin von Anfang an auch spezielle Fachabteilungen, nämlich für Augenkrankheiten sowie psychisch Kranke und eine für die klinische und wissenschaftliche Arbeit unverzichtbare pathologisch-anatomische Abteilung eingerichtet.

Die am Johannstädter Krankenhaus begründete *Augenabteilung* war die erste stationäre staatliche Einrichtung ihrer Art in Dresden; das bereits ein halbes Jahrhundert länger bestehende Stadtkrankenhaus Dresden-Friedrichstadt erhielt erst 1945 eine diesbezügliche Klinik[96]. Ursprünglich geplant war ein eigenes Gebäude für die Augenabteilung, das in einem avisierten zweiten Bauabschnitt kurz nach Eröffnung des Johannstädter Krankenhauses erstellt werden sollte. Als Interimslösung wurde der Augenabteilung ein Flügel in dem

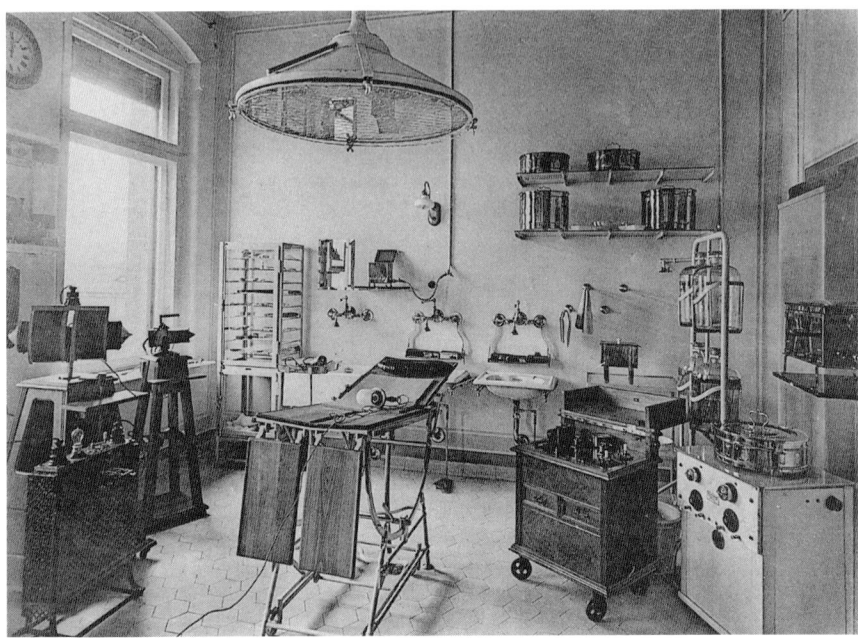

31 Operationszimmer der Augenabteilung

südlichen der beiden Absonderungshäuser für ansteckende Krankheiten zugewiesen, wobei sich noch einige bauliche Veränderungen[97] notwendig machten,
um etwa ein Operations- und ein Augenspiegelzimmer zu installieren. Dieses
Provisorium sollte allerdings – offensichtlich aufgrund fehlender finanzieller
Mittel – noch für längere Zeit zur Dauerlösung werden. Als Oberarzt der Augenabteilung wurde Hermann Johann Heinrich Theodor Becker (1854–1928)[98]
berufen, der seit 1900 in einer Gemeinschaftsklinik für Chirurgie, Orthopädie und Ophthalmologie tätig war und – wie auch die Oberärzte der anderen
klinischen Abteilungen – bereits bei der Planung des Stadtkrankenhauses mitgewirkt hatte. Die Johannstädter Augenabteilung stand bis 1923 unter seiner
Leitung.

  An der seit ihrer Eröffnung bis zum Ende des I. Weltkrieges über fast konstant 40 Betten verfügenden Augenabteilung wurden jährlich im Durchschnitt
etwas mehr als 280 Patienten behandelt, wobei es in den Kriegsjahren zu einer
merklichen Erhöhung der Patientenzahl kam, die 1917 einen Höchststand von
365 Patienten erreichte[99]. Daß die Klinik auch unter den letztlich nur als Pro-

visorium gedachten räumlichen Bedingungen „trotzdem ihren Aufgaben gerecht werden konnte", begründete Hans Seidel in seiner Festschrift anläßlich des 25jährigen Bestehens des Stadtkrankenhauses Dresden-Johannstadt mit den ihr zur Verfügung gestellten „notwendigen Mitteln für die Aufrechterhaltung eines geordneten augenärztlichen Betriebes"[100]. Tatsächlich war die Augenabteilung vor allem mit derzeit modernen ophthalmologischen Untersuchungsgeräten ausgestattet, etwa einem „stereoskopischen, binoculären" Hornhautmikroskop nach Siegfried Czapski, das für viele Jahre zum Standardgerät in der Augenheilkunde werden sollte[101], sowie zwei weiterentwickelten Förster-Bogenperimetern zur Diagnostik des Gesichtsfeldes[102]. Entsprechend der gerade zu Beginn des 20. Jahrhunderts den sinnesphysiologischen Untersuchungen beigemessenen Bedeutung wurden auch an der Dresdener Abteilung neue Prüfverfahren und –methoden, etwa noch heute verwendete „pseudoisochromatische Tafeln nach Stilling" zur Prüfung des Farbsehens sowie Ophthalmometer nach Javal und Schiötz[103], genutzt.

Zu den ersten Einrichtungen des neuen Dresdener Stadtkrankenhauses gehörte auch eine eigene *Prosektur*[104], was vor allem auch Ausdruck der eng verknüpften Entwicklung von pathologischer Anatomie und klinischer Medizin in der zweiten Hälfte des 19. Jahrhunderts war und in Dresden repräsentiert wurde durch die gedeihliche Zusammenarbeit zwischen so namhaften Pathologen wie Friedrich Albert Zenker (1825–1898) [105], Felix Viktor Birch-Hirschfeld (geb. 1842) [106] sowie Friedrich Karl Adolf Neelsen (1854–1894)[107] und den Klinikern wie Hermann Walther (1815–1871) [108], Carl Ludwig Alfred Fiedler , Eduard Zeis (1807– 1868) [109] und Ferdinand Constanz Leonhardi (geb. 1821). Da an der Bauplanung des Johannstädter Krankenhauses sowohl Fiedler als auch der junge Georg Schmorl, der wenige Jahre zuvor als Prosektor am Friedrichstädter Krankenhaus selbst ein neues Institut in Betrieb genommen hatte, maßgeblich beteiligt wa-

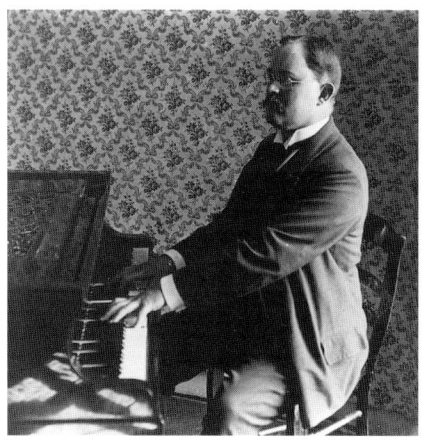

32 Paul Rudolf Geipel (1869–1956), seit 1901 Prosektor am Johannstädter Krankenhaus, dessen Name mit seinen Forschungen und Entdeckungen zur Pathologie des Herzens in die Geschichte einging

ren, konnten deren Erfahrungen insbesondere auch für das Projekt einer neu
zu begründenden Johannstädter Prosektur optimal genutzt werden. Mit dem
Amt des Prosektors wurde mit Eröffnung des Klinikums der erst 33jährige Paul
Rudolf Geipel (1869–1956), selbst Schüler Schmorls[110], betraut, das er drei
Jahrzehnte lang ausüben sollte[111]. Für den stetig wachsenden Arbeitsumfang
standen Geipel ein bis zwei angestellte Assistenzärzte sowie mehrere Medi-
zinalpraktikanten und Volontärassistenten zur Seite. Die Zahl der Obduktionen am Johannstädter Krankenhaus hatte sich im Jahresdurchschnitt während
des ersten Jahrzehnts verdoppelt und lag in den 1920er Jahren bei etwa sechs-
bis achthundert[112]. Neben zahlreichen wissenschaftlichen Studien und Veröffentlichungen zum Beispiel zu klinisch-pathologischen Problemen – vor allem
der Tuberkulose – , zur Pathologie des Gefäßsystems, gynäkologischen Fragen
sowie Beobachtungen über einen seltenen gutartigen Bronchialtumor, erlangte Geipel in Zusammenarbeit mit dem Freiburger Ordinarius Ludwig Aschoff
(1866–1942) vor allem auch internationale Anerkennung durch seine Forschungen zur Pathologie des Herzens. Insbesondere konnte er in den 1906 und

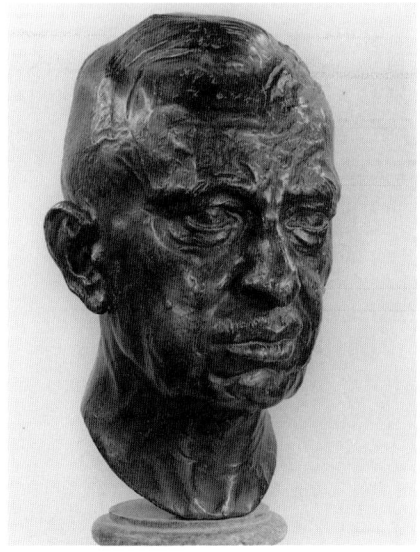

1909 veröffentlichten Untersuchun-
gen die mikroskopisch erkennbaren
Granulome des Myokards als Aus-
druck eines floriden rheumatischen
Prozesses und damit einen Zusam-
menhang zwischen Myokarditis und
Rheumatismus nachweisen. Seitdem
werden diese Granulome als
„Aschoff-Geipelsche Knötchen" be-
zeichnet. 1911 – nach zehnjähriger
Amts- und wissenschaftlicher Tätig-
keit als Prosektor des Johannstädter
Krankenhauses – wurde Paul Rudolf
Geipel zum Professor ernannt.

33 *Richard Hoffmann (1863–1939), Leiter der
Abteilung für Ohren-, Nasen- und Halskrankheiten in Johannstadt und engagierter
Vertreter der Verselbständigung des Fachgebietes*

Für die Behandlung von Hals-, Na-
sen- und Ohrenkrankheiten war zwar
bereits mit dem Bau des zweiten
Stadtkrankenhauses eine eigenständige klinische Einrichtung geplant worden, doch konnte erst 1904 überhaupt
eine erste Ohrenambulanz sowie eine

diesbezügliche stationäre Behandlungsmöglichkeit unter Verwendung von zwölf Betten der Chirurgischen Abteilung geschaffen werden. Die Entwicklung der *Abteilung für Ohren-, Nasen-und Halskrankheiten* am Johannstädter Krankenhaus[113] ging letztlich fast parallel mit der der Hals-Nasen-Ohren-Klinik am Friedrichstädter Klinikum. Auch hier war 1904 eine Einrichtung zur ambulanten und – unter Nutzung einiger Betten der Chirurgischen Abteilung – stationären Behandlung von Hals-, Nasen-, Ohrenkrankheiten installiert worden, die sich erst 1909 als Sonderabteilung von der chirurgischen Abteilung abgrenzte[114]. Die Johannstädter Abteilung stand bis 1930 unter Leitung von Richard Hoffmann (1863–1939), der nach seinem Medizinstudium eine otorhino-laryngologische Spezialausbildung in Berlin absolviert und sich 1904 in Dresden niedergelassen hatte. Sein Engagement für die Verselbständigung der Hals-Nasen-Ohren-Heilkunde sollte nicht zuletzt für seine eigene Einrichtung Auswirkungen haben, denn sie erhielt schließlich 1911 den Charakter einer selbständigen Abteilung. Nach dem 1913 beendeten Bau von Haus 8 wurden der Klinik hier eigene Räume mit 62 Krankenbetten und modernen Operations- und Behandlungsräumen zur Verfügung gestellt. Wie Hans Seidel in seiner Festrede zum 25jährigen Jubiläum des Stadtkrankenhauses berichtet, habe ein belgischer Arzt, "welcher die Abteilung auf einer Rundreise zur Besichtigung der verschiedenen Ohren- und Halskliniken der Universitäten und größeren Städte Deutschlands und Österreichs im Jahre 1913 besuchte", folgendes Urteil über die Johannstädter Abteilung gegeben: „Diese Einrichtung verwirklicht den wahrhaft praktischen Typus der modernen Ohren-Hals-Kliniken und verdient unter diesem Gesichtspunkt als Muster angeführt zu werden"[115].

2.4. Säuglingsheim

Am 1. März 1894 eröffnete der gerade ein halbes Jahr zuvor von Berlin nach Dresden zurückgekehrte Kinderarzt Arthur Schloßmann (1867–1932)[116] in seiner kinderärztlichen Praxis in der Pfotenhauer Straße 26 eine private „Poliklinik für Säuglinge und Kinder". Eine solche Kinderpoliklinik, die „armen kranken Kindern unentgeltlich ärztliche Behandlung, im Falle der Noth auch freie Arzneien und Heilmittel" gewährte[117], war einmalig in Dresden und zeugte insbesondere vom sozialen Engagement Schloßmanns. Gemeinsam mit anderen Ärzten und Dresdener Bürgern[118] gründete Schloßmann nur drei Jahre später – am 20. Dezember 1897 – den „Verein Kinderpoliklinik mit Säuglingsheim in

der Johannstadt"[119]. Durch den Verein wurde nicht nur die Einrichtung auf der
Pfotenhauer Straße weitergeführt, sondern am 1. August 1898 die weltweit erste stationäre Behandlungsstätte für erkrankte Säuglinge im ersten Stock der
Arnoldstraße 1 eröffnet[120]. Die Aufgaben und Ziele, die der Verein mit dieser
Einrichtung verfolgte, formulierte er in einem 1899 an den Rat der Stadt Dresden gerichteten Schreiben. Im Vordergrund standen die unentgeltliche Behandlung armer und kranker Kinder, insbesondere die Pflege kranker Säuglinge, die Ausbildung von Säuglingspflegerinnen sowie die Kinder- und Säuglingssterblichkeit „durch Belehrung und Hülfe mit Rath und That … herabzu-
setzen suchen"[121]. Die Säuglingsklinik begann ihre Arbeit 1898 zunächst mit
einer Kapazität von fünf Betten und konnte noch in demselben Jahr 89 Kinder
behandeln. Bereits im folgenden Jahr erhöhte sich der Betreuungsumfang der
Klinik – bei einer Erweiterung auf 18 Betten – um fast das Doppelte und 1900
waren hier 264 Kinder medizinisch betreut worden[122]. Auch die ebenfalls 1898
auf die Arnoldstraße verlagerte Kinderpoliklinik erfuhr eine Erweiterung um
Sprechstunden für Nasen-Ohren-Krankheiten und für Hauterkrankungen[123].
Die Kinderpoliklinik mit Säuglingsheim wurde vorerst als rein soziale Einrichtung durch Spenden finanziert.

Aufgrund zunehmenden Platzmangels und stetig steigender Patientenzahlen bemühte sich der Verein Kinderpoliklinik mit Säuglingsheim bereits 1901
in einem Gesuch an die Stadt Dresden um einen Neubau und traf schon diesbezüglich weitreichende Vorbereitungen. Neben der Finanzierung des Baus
durch Spenden hatte der Verein auch den zukünftigen Standort bedacht und
eine entsprechende Baustelle an der Ecke Fürstenstraße / Pfotenhauerstraße
erworben. Damit hätte die geplante Klinik in unmittelbarer Nähe zum Johannstädter Stadtkrankenhaus und der gerade im Bau befindlichen Kgl. Frauenklinik gelegen. Dennoch – und obwohl die Erfolge der Säuglingsklinik gemessen auch an der niedrigen Säuglingssterblichkeit offensichtlich waren[124] –
lehnten die Stadtverordneten von Dresden am 20. November 1902 den Neubau ab, was unter anderem mit einer zu großen Ansteckungsgefahr in derartigen Einrichtungen, der Trennung von Kind und Eltern, der Gefahr der Verwendung der Kinder als Versuchsobjekte und schließlich finanziellen Schwierigkeiten begründet wurde[125].

Eine 1903 nochmals erfolgte Erweiterung der Kapazität im Säuglingsheim
auf 23 Betten konnte allerdings weder den Bedarf nach Behandlungsplätzen
decken, noch die Einrichtung vor einer stetigen Überbelegung[126] bewahren,
was bereits zur Ankündigung des Vereinsvorstandes gegenüber dem Rat zu

Dresden zur Einstellung
der Vereinstätigkeit ge-
führt hatte. Unverhoffte
Hilfe brachte in dieser
Situation eine vom
Deutschen Reichstag
initiierte Revision der
Krankenhäuser, bei der
auch das Säuglingsheim
beurteilt wurde. Auf-
grund des hierbei sozu-
sagen amtlich festge-
stellten gravierenden
Platzmangels und der
daraus folgenden Hy-
gienemängel wurde
vom Rat der Stadt 1903
schließlich die Bewilli-

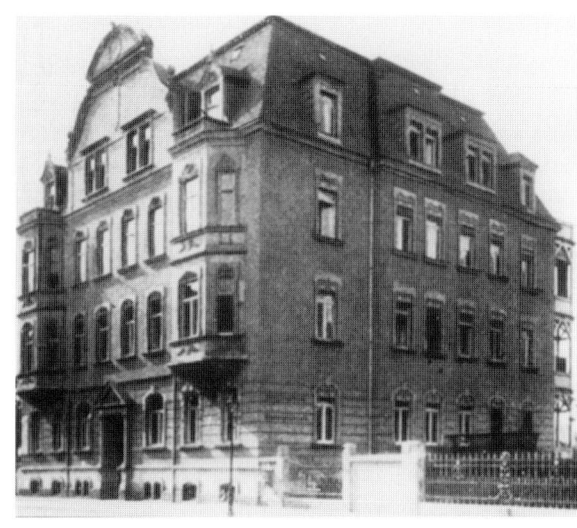

34 Mehrfamilienhaus in der Wormser Straße 4, seit 1904 Sitz der Kinderpoliklinik mit Säuglingsheim

gung zum Anmieten eines Grundstückes erteilt. Die Kinderpoliklinik mit Säuglingsheim setzte am 1. Januar 1904 ihre Tätigkeit in der Johannstadt, in dem
Mehrfamilienhaus Wormser Straße 4, fort, wo der Säuglingsklinik nun 50 Betten zur Verfügung standen. Ab 1905 unterhielt das Säuglingsheim noch eine
Waldstation im Albert-Park der Dresdener Heide, wo insbesondere chronisch
kranke Kinder betreut wurden. Die erheblichen Kosten für die Miete des Gebäudes Wormser Straße und die laufenden Betriebskosten konnten durch die
Einnahmen des Säuglingsheims, die freiwilligen Spenden sowie die seit 1904
erfolgte jährliche finanzielle Unterstützung der Stadt jedoch auf Dauer nicht ge-
deckt werden. Um die Fortführung vor allem des Säuglingsheimes zu gewährleisten, übernahm zum 1. Januar 1907 die Stadt Dresden die Anstalt mit Ausnahme der Poliklinik[127] und gliederte sie organisatorisch und verwaltungs-
mäßig dem Stadtkrankenhaus Johannstadt an. Mit der Berufung Schloßmanns
nach Düsseldorf fungierte seit 1906 Hans Rietschel (1878–1970) als ärztlicher
Leiter des Säuglingsheims, der dieses ganz im Sinne Schloßmanns weiterführte. Rietschel hatte in seiner Dresdener Zeit insbesondere zu derzeit hochaktu-
ellen, da häufig auftretenden, Problemen der Syphilis wissenschaftlich gearbeitet. In Würdigung seiner Arbeit wurde ihm 1911 der Professorentitel verliehen. 1917 folgte er einem Ruf als Direktor der Würzburger Universitätskin-

derklinik. Seine Nachfolge in Dresden trat der durch eine rege wissenschaft-
lich-literarische Tätigkeit ausgewiesene Oberarzt am Berliner Auguste-Victo-
ria-Haus, Hans Robert Bahrdt (1877–1953), an. Allerdings übernahm er die Leitung des Säuglingsheimes gerade in einer schwierigen Zeit, die von einer zunehmenden Erkrankungshäufigkeit der Kinder während der Kriegsjahre und
damit einhergehenden Überbelegung der Klinik gekennzeichnet war. Da die
Räume in der Wormser Straße keinen ausreichenden Platz mehr boten, mußte das Säuglingsheim bereits um 1917 einige Stationen der Inneren Abteilung
am Johannstädter Krankenhaus belegen[128].

2.5. Ärztliche Fortbildung

Bereits durch die im frühen 19. Jahrhundert in Dresden gegründeten medizinisch-wissenschaftlichen Gesellschaften – insbesondere die Gesellschaft für
Natur- und Heilkunde (gegr. 1818) und die naturwissenschaftliche Gesellschaft
„Isis" (gegr. 1833)[129] – wurde die ärztliche Weiterbildung nicht allein nur als generelle Notwendigkeit erkannt, sondern durchaus auch als eine ihrer ureigen-
sten Aufgaben verstanden und praktisch vor allem durch allen Ärzten zugängliche wissenschaftliche Tagungen und eine rege Vortragstätigkeit umgesetzt. Die rasche Entwicklung der wissenschaftlichen Medizin in der zweiten
Hälfte des 19. Jahrhunderts, die neben einem enormen Wissens- und Erkennt-
nisgewinn zugleich auch mit einer zunehmenden Spezialisierung einher ging,
führte um die Jahrhundertwende sowohl zu einem großen Interesse der Ärzte
nach fachlicher Weiterbildung, als auch zur Erkenntnis, hierfür einheitliche Regelungen und ausreichende Möglichkeiten zu schaffen.

Zunächst war mit der 1901 für das gesamte Deutsche Reich verbindlichen
ärztlichen Prüfungsordnung auch das Medizinalpraktikantenjahr eingeführt
worden, um damit vor allem die klinisch-praktischen Fähigkeiten der jungen
Ärzte nach dem Studium auszubilden. In diesem Zusammenhang wurden in
einigen Städten, etwa in Köln und Düsseldorf, Akademien für praktische Medizin als spezifische Aus- und Weiterbildungsstätten für die Praktikanten begründet.

Um dem großen Weiterbildungsbedürfnis gerecht werden zu können, entstanden überall in Deutschland Fortbildungseinrichtungen, die diesbezügliche
Kurse anboten. Dabei waren nicht zuletzt die größeren Krankenanstalten mit
ihren fähigen Wissenschaftlern Träger dieser Weiterbildungsveranstaltungen.

So wurden in Dresden[130] etwa von den Direktoren und Oberärzten der Königlichen bzw. Staatlichen Frauenklinik im Frühjahr und Herbst regelmäßig vierwöchige Fortbildungskurse sowie Kurse in Spezialgebieten der Frauenheilkunde abgehalten. Auch das Pathologische Institut des Friedrichstädter Stadtkrankenhauses hatte sich bereits seit seiner Gründung 1850 um die ärztliche Aus- und Weiterbildung verdient gemacht und noch bis in die 1930er Jahre wöchentlich klinisch-pathologische Demonstrationen für die praktischen Ärzte der Stadt und die Krankenhausärzte angeboten.

So erfolgreich diese der Privatinitiative und dem Engagement der leitenden Ärzte der Dresdener Krankenanstalten zu dankenden Bemühungen auch waren, konnten sie den Bedarf an Fortbildungsmaßnahmen und den Anspruch auf eine geregelte und einheitliche Durchführung sowie Organisationsform nicht abdecken.

Anfang 1901 hatte sich in Dresden eine größere Zahl von Ärzten zum „Verein für Ärztekurse" [131] zusammengeschlossen. Die Initiative für die Gründung einer solchen Fortbildungseinrichtung ging von den Chefärzten der beiden Dresdener Stadtkrankenhäuser sowie der Kgl. Frauenklinik – Benno Credé, Richard Georg Schmaltz, Christian Georg Schmorl und Christian Gerhard Leopold – aus, die bereits beispielhaft um die ärztliche Fortbildung in Dresden bemüht waren und über entsprechende Erfahrungen verfügten. Der Verein für Ärztekurse hatte sich zur Aufgabe gestellt, zweimal jährlich Fortbildungskurse für praktische Ärzte an allen größeren – auch privaten – Krankenanstalten sowie wissenschaftlichen Instituten Dresdens durchzuführen. Dies stellte eine qualitativ neue Form sowohl gegenüber dem hilfsärztlichen Externat[132] dar, das aus Zeitgründen nicht allen Ärzten zugänglich war bzw. von ihnen genutzt werden konnte, als auch gegenüber den nur Spezialdisziplinen berücksichtigenden Fortbildungsveranstaltungen der Friedrichstädter Prosektur oder der Frauenklinik. Mit der Gründung des Vereins wurde nun in Dresden eine umfassende Fortbildungstätigkeit möglich, wobei die Kurse so organisiert werden mußten, daß für möglichst viele Ärzte – ohne große Opfer an Zeit und Geld – die Teilnahme gewährleistet war. Der „Verein für Ärztekurse", dessen Geschäftsstelle im Landesmedizinalkollegium (ab 1912 Landesgesundheitsamt) eingerichtet wurde, hatte den ersten weitgehend gebührenfreien, dreiwöchigen Fortbildungskurs bereits vom 7. bis 26. Oktober 1901 organisiert. Aufgrund der großen Nachfrage wurde dieser Kurs nochmals im Mai des folgenden Jahres wiederholt. In den ersten beiden Jahren fanden die Kurse im Oktober und Mai , später nur noch im Oktober und auf zwei Wochen begrenzt statt. Als Do-

Aerztliche Fortbildungskurse in Dresden.
XIV. Kurs vom 6. bis 18. Oktober 1913.

Vorlesungsverzeichnis: 1. Geheimrat Schmorl: **Pathologisch-anatomische Demonstrationen.** 2. Prof. Arnsperger: **Innere Medizin (ausschließlich Nervenkrankheiten).** 3. Geheimrat Lindner: **Chirurgie.** 4. Dirig.
Arzt Dr. Albert: **Geburtshilfe und Gynäkologie des praktischen Arztes.**
5. Geheimrat Ganser: **Psychiatrische Klinik.** 6. Prof. Päßler: **Nervenkrankheiten.**
7. San.-Rat Brückner: **Kinderheilkunde.** 8. Prof. Werther: **Diagnose und
Behandlung der Syphilis.** 9. Geheimrat Chalybäus: **Gewinnung und Ver-
wendung der animalen Schutzpockenlymphe mit Demonstrationen.** 10. San.-
Rat Mann: **Klinik der Nase und des Nasenrachenraumes.** 11. Prof. Rostoski
Grundlagen der Infektion und Immunität. 12. Prof. Rietschel: **Syphilis und
Tuberkulose im Säuglingsalter und frühen Kindesalter.** 13. San.-Rat F. Schanz
Aeußere Augenkrankheiten. 14. San.-Rat Becker: **Augenspiegelkurs und
Brillenbestimmung.** 15. Prof. Galewsky: **Therapie der Gonorrhoe.** 16. Oberarzt Dr. Hartung: **Röntgenologie.** 17. San.-Rat A. Schanz: **Orthopädie.**
18. Dr. Stegmann: **Suggestion und Hypnose.** 19. Prof. Oberländer: **Zysto-
skopische Untersuchungen: Anleitung, Demonstrationen am Phantom und
am Patienten.** 20. Prof. Conradi: **Klinische Bakteriologie und Serologie.**
Der Besuch der Kurse ist honorarfrei. Einschreibegebühr 20 Mk., bei Teilnahme an nur 3 Kursen 10 Mk. Genaues Programm und nähere Auskünfte
durch den derzeitigen Geschäftsführer Prof. Dr. Päßler, Dresden-A., Sidonien-
straße 10 b.

*35   Ankündigung von Fortbildungskursen durch den „Verein für Ärztekurse" im Korrespondenzblatt
der ärztlichen Kreis- und Bezirksvereine*

zenten konnten die leitenden Ärzte der Dresdener Krankenanstalten und Institute gewonnen werden, deren Vorträge sich durch ihre Praxisbezogenheit
und Aktualität sowie Berücksichtigung aller derzeit vertretenen Fachdisziplinen auszeichneten und durch Demonstrationen und Übungen ergänzt wurden.
Dies erklärt auch die große Resonanz, die diese Fortbildungskurse hatten[133].

2.6.   Schwesternschule

Der Ausbildung von Pflegekräften – ursprünglich für den Kriegssanitätsdienst
– hatten sich in der 2. Hälfte des 19. Jahrhunderts insbesondere Stiftungen und
karitative Einrichtungen angenommen. In Dresden erlangten diesbezüglich die
1844 eröffnete Diakonissenanstalt an der Bautzner Straße sowie der 1867 in
Dresden gegründete „Albertverein", der seit 1878 mit dem Carola-Haus[134] über
ein eigenes Krankenhaus zur Ausbildung sowie ein Mutterhaus der Albertinerinnen verfügte, besondere Bedeutung. Die gut ausgebildeten Krankenpflege-

rinnen wurden auch gerne von anderen Krankenanstalten, z.B. auch vom ersten Stadtkrankenhaus in der Friedrichstadt, übernommen.

Entsprechend der lokalen Möglichkeiten und Erfahrungen begann das Stadtkrankenhaus Dresden-Johannstadt mit seiner Eröffnung zunächst mit 13 Krankenschwestern – davon sieben Albertinerinnen und sechs Diakonissen – und 20 Pflegerinnen[135]. Daß einer gewissenhaften und qualifizierten Krankenpflege und damit auch einer entsprechenden Ausbildung der Pflegekräfte eine große Bedeutung beigemessen wurde, verdeutlichen die bereits seit 1902 – also noch vor der 1909 erlassenen ministeriellen Verfügung zur staatlichen Prüfung und Anerkennung aller Pflegekräfte in Sachsen – am Johannstädter Krankenhaus eingeführten Pflegerinnenkurse. Wie der Internist und spätere langjährige Leiter der Schwesternschule in Johannstadt, Otto Rostoski, in einem „Rückblick" berichtete, seien die Pflegerinnen „in den Stadtkrankenhäusern selbst in der Pflege praktisch von den Schwestern und Ärzten unterwiesen [worden] und erhielten auch von den Ärzten theoretischen Unterricht, der mit einer Prüfung abschloß"[136]. Diese durften sich dann „Pflegerinnen beim Stadtkrankenhaus Johannstadt" nennen. Dennoch blieb offensichtlich ein auch qualitativer Unterschied zwischen den Pflegerinnen und den Schwestern der Mutterhausverbände bestehen, denn – so Rostoski – „es muß bemerkt werden, daß die Stellen der Stationsleiterinnen nie mit städtischen Pflegerinnen besetzt wurden, sondern den Diakonissen und Albertinerinnen vorbehalten waren. ‚Schwestern' und ‚Pflegerinnen' waren also ziemlich scharf voneinander unterschieden"[137].

Mit der Verordnung zur Einführung eines Examens für „Krankenpflegepersonen" war schließlich die gesetzliche Voraussetzung für eine staatlich geregelte Krankenpflegeausbildung in Sachsen geschaffen worden. Hierfür mußte die Stadt Dresden zunächst allerdings gewisse materielle und organisatorische Bedingungen gewährleisten, so daß erst drei Jahre später – am 1. April 1912 – in Johannstadt die erste Krankenpflegeschule an einem Dresdener städtischen Krankenhaus eröffnet wurde, die zugleich auch die Schwesternausbildung für das Friedrichstädter Stadtkrankenhaus übernehmen sollte. Als Domizil diente ein mit relativ geringen Kosten auf dem Gelände des Johannstädter Krankenhauses aufgebautes, zuvor in Kaditz stehendes, barackenartiges Gebäude. Anfangs auch noch zu Unterrichtszwecken, wurde es vor allem als Speise-, Versammlungs- und Festsaal genutzt. Eine besondere Aufgabe und Anforderung bestand für den zum Leiter der Schwesternschule ernannten Otto Rostoski zunächst darin, daß man „den bisher gegebenen Unterricht den gesetzlichen

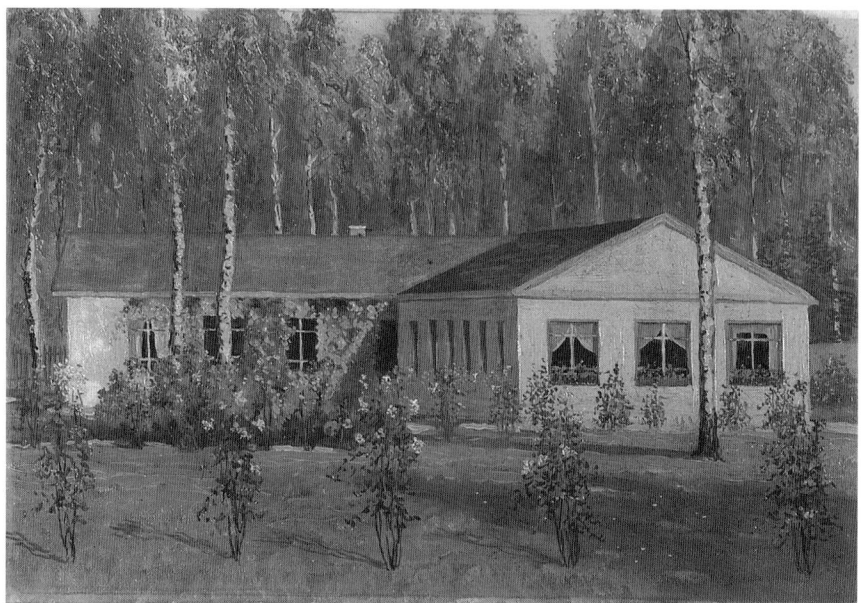

36   Gebäude der 1912 am Johannstädter Krankenhaus eröffneten Krankenpflegeschule. Ölgemälde

Bestimmungen anpassen und ein staatliches Examen einführen mußte. Man
wußte aber auch aus den gemachten Erfahrungen, daß ein Jahr, wie es der Staat
forderte, zur Erlernung der Krankenpflege nicht ausreichen würde und nahm
daher nur junge Mädchen in den Lehrgang auf, die schon zwei Jahre vorher
auf Krankenstationen tätig gewesen waren, so daß wir in Dresden von Anfang
an tatsächlich eine dreijährige Ausbildungszeit hatten" [138]. Der Unterricht war
insbesondere auf die Erfordernisse der Praxis ausgerichtet und umfaßte nach
Novellierung der staatlichen Verordnung 200 Stunden theoretische Ausbildung. Neben hauswirtschaftlichen Fertigkeiten wurden vor allem anatomische,
physiologische und pathologische Kenntnisse sowie Grundlagen der Prävention, Diagnostik und Therapie von Krankheiten und die hieraus folgenden Anforderungen an die Krankenpflege vermittelt[139].
    Die derzeitige Krankenpflegepraxis auch an den städtischen Krankenhäu-
sern war insgesamt an den Reglementierungen der Mutterhausverbände orientiert, was sich sowohl in der Diensteinteilung und den Festlegungen zur spärlich bemessenen Freizeit widerspiegelte, als auch darin, daß die Pflegerinnen
ausnahmslos in den Kliniken untergebracht waren und unverheiratet bleiben

mußten. Über den Dienst- und Tagesablauf der Pflegerinnen, wie er auch am Johannstädter Krankenhaus üblich gewesen sein dürfte, gibt eindrucksvoll eine Darstellung des Direktors der 1903 in unmittelbarer Nähe zum Johannstädter Stadtkrankenhaus eröffneten Neuen Königlichen Frauenklinik, Christian Gerhard Leopold (1846–1911), Auskunft[140]. Die tägliche Dienstzeit der Pflegerinnen begann 5 Uhr morgens und endete – nur durch kurze Essenspausen unterbrochen – abends 20 Uhr. In der Regel einmal wöchentlich hatte die Pflegerin Nachtwache zu halten, wobei nachfolgend auch der normale Tagesdienst zu versehen war. Das sog. Privatleben bestand darin, daß der Pflegerin erlaubt war, mittwochs und sonntags Nachmittag für zwei Stunden (14–16 Uhr) Besuch im allgemeinen Besucherzimmer der Klinik zu empfangen. Aller vierzehn Tage erhielt sie einen freien Nachmittag (14–20 Uhr) und durfte jeden zweiten Sonntag den Gottesdienst in der Kirche besuchen. Und ihr stand im Jahr ein Urlaub von vierzehn Tagen zu. Die Mahlzeiten nahmen die Pflegerinnen des Stadtkrankenhauses gemeinschaftlich in den Speiseräumen im Küchen- und Badegebäude ein, wodurch „sie genötigt [sind], fünfmal täglich durch den Garten in die frische Luft zu kommen"[141].

Die im Zuge der Novemberrevolution eingeleiteten sozialen Veränderungen, insbesondere der 1918 eingeführte 8-Stunden-Tag, sollten nach Forderung der Gewerkschaften natürlich auch auf die Arbeits- und Lebensbedingungen der Schwestern Einfluß gewinnen. In der Praxis allerdings fanden die bisherigen Dienstregelungen für die Pflegerinnen noch keine grundsätzliche Änderung, so daß der weit über acht Stunden hinausgehende Dienst auch weiterhin üblich war.

Anmerkungen

1   Zur Geschichte des Dresdener Stadtkrankenhauses (Stadtkrankenhaus Dresden Friedrichstadt) siehe insbes. Kunze, P.: Vom Adelspalais zum Städtischen Klinikum. Dresden 1999. Siehe auch: Die Bauten technischen und industriellen Anlagen von Dresden. (hrsg. v. Sächs. Ingenieur- u. Architekten-Verein u. Dresdener Architekten-Verein.) Dresden 1878, S. 230-241.

2   Neben dem Stadtkrankenhaus Dresden-Friedrichstadt bestanden vor der Jahrhundertwende noch folgende städtische Heilanstalten für Erwachsene : das 1748 eröffnete kgl. (nach 1918 staatliches) Krankenstift in der Friedrichstadt (1945 zerstört); das 1844 bis 1848 gegründete Hospital der Diakonissenanstalt an der Bautzner Straße; das seit 1878 vom Albert-Verein unterhaltene Carola-Haus, seit 1920 Stadtkrankenhaus, zwischen Gerok- und Stephanienstraße (1945 zerstört).

3   1875 wurden für Dresden ca. 200.000 Einwohner registriert. Bis um die Jahrhun-
     dertwende war die Bevölkerungszahl um mehr als das Doppelte auf etwa eine hal-
     be Million angewachsen.
4   Nach den Angaben des Rates der Stadt sei der Krankenbestand im Friedrichstädter
     Krankenhaus von 441 im Jahr 1883 auf 549 im Jahr 1889 gestiegen. Vgl. dazu: Das
     Stadtkrankenhaus Johannstadt in Dresden. (hrsg. v. Rath zu Dresden.) Dresden
     1902, S. 3; Seidel, H.: Festrede zur Feier des 25jährigen Bestehens des Stadtkran-
     kenhauses Dresden-Johannstadt. Dresden 1926, S. 9.
5   Seidel, H.: Festrede zur Feier … a.a.O., S. 9.
6   Das Stadtkrankenhaus Johannstadt … a.a.O., S. 3.
7   Hintergrund hierfür war die angestrebte und 1892 vollzogene Eingemeindung
     Strehlens nach Dresden. Vgl. Das Stadtkrankenhaus Johannstadt … a.a.O., S. 3;
     Stadtlexikon Dresden A-Z. Dresden-Basel 1994, S. 414.
8   Siehe dazu Stadtlexikon Dresden A-Z. a.a.O., S. 332.
9   Zum einen habe es Probleme mit der Wasserversorgung des Grundstückes gegeben,
     zum anderen sei das Projekt bei den Bewohnern im Süden der Stadt (insbesonde-
     re Strehlen hatte sich seit Mitte des 19. Jh. zum bevorzugten Wohnort wohlhaben-
     derer Schichten entwickelt) auf wenig Interesse gestoßen. Vgl. Das Stadtkranken-
     haus Johannstadt … a.a.O., S. 3–4.
10 Beutler, der 1894 zum 2. Bürgermeister und im Februar 1895 in Nachfolge von Al-
     fred Stübel (1827–1895) von den Stadtverordneten zum Oberbürgermeister Dres-
     dens gewählt sowie zwei Jahre später in diesem Amt auf Lebenszeit bestimmt wor-
     den war, hatte maßgeblich den weiteren Ausbau Dresdens als Großstadt befördert.
11 Zur Geschichte Dresden-Johannstadts siehe Dubbers, A. u. J. Dubbers: Johannstadt.
     Aus der Geschichte eines Dresdner Stadtteils. Dresden 1999; auch Stadtlexikon
     Dresden … a.a.O., S. 205-207.
12 Die ehem. Fürstenstraße ist heute die Fetscherstraße.
13 Der Fiedlerplatz mit der Fiedler-Schule (1945 zerstört) existiert in dem Sinne nicht
     mehr; auf diesem Areal befindet sich heute das Dekanatsgebäude der Medizinischen
     Fakultät.
14 heute Fiedlerstraße.
15 Die ehem. Terscheckstraße, letztlich „Trennlinie" zwischen dem Gelände des Jo-
     hannstädter Krankenhauses und der 1903 eröffneten Kgl. Frauenklinik, befindet sich
     heute innerhalb des Territoriums des Universitätsklinikums.
16 Von dem Architekten und 1891 zum Stadtbaurat ernannten Bräter stammen auch
     die Pläne z.B. für den Städtischen Ausstellungspalast (1894/96), die Neustädter
     Markthalle (1899), das Güntzbad (1906) sowie - zusammen mit Karl Roth (1875–
     1932) – das Neue Rathaus (1905/10).
17 Das Stadtkrankenhaus Johannstadt … a.a.O., S. 4.
18 Zur Biographie und dem Wirken der Friedrichstädter Ärzte siehe: Kunze, P.: Vom
     Adelspalais zum Städtischen Klinikum. Dresden 1999; Kleine-Natrop, H.E.: Das
     heilkundige Dresden. Dresden u. Leipzig 1964, S. 230-237; Klimpel, V.: Dresdner
     Ärzte. Historisch-biographisches Lexikon. Dresden 1998.

19 Zur Entwicklung des Krankenhauses und der Krankenhausbauten siehe Murken,
    A.H.: Vom Armenhospital zum Großklinikum. Die Geschichte des Krankenhauses
    vom 18. Jahrhundert bis zur Gegenwart. Köln 1988, zit. S. 141–143. Vgl. auch Grober,
    J. (Hrsg.): Das deutsche Krankenhaus. Handbuch für Bau, Entwicklung und Betrieb
    der Krankenanstalten. Jena 1911; Ruppel, F.: Deutsche und ausländische Kranken-
    anstalten der Neuzeit. Leipzig 1909.

20 Mit der naturwissenschaftlichen Fundierung der Medizin seit den 1830er/40er Jah-
    ren erweiterte sich das diagnostische und therapeutische Repertoire sprunghaft, was
    nicht zuletzt auch zur Herausbildung einer Vielzahl klinischer Spezialgebiete seit der
    zweiten Hälfte des 19. Jh. geführt hat.

21 1883 trat das Gesetz der Krankenversicherung in Kraft, 1884 das Unfallversiche-
    rungsgesetz, 1889 das Invaliditäts- und Altersversicherungsgesetz.

22 Zur Bedeutung der Klimatotherapie, den Bestrebungen der Physiologen in der 2.
    Hälfte des 19. Jh., den Einfluß des Klimas auf den Menschen wissenschaftlich zu stu-
    dieren und die praktische Anwendung der Erkenntnisse vom Einfluß eines günsti-
    gen Klimas v.a. auf die Lungentuberkulose siehe u.a. Diepgen, P.: Geschichte der
    Medizin. Bd. 2, 2. Hälfte, Berlin 1955, S. 193–195.

23 Bereits im 16. Jh. wurde von dem Arzt Gerolamo Fracastoro (1478–1553) das Auf-
    treten von Epidemien nicht mehr nur auf Klima, Witterung und Jahreszeit zurück-
    geführt, sondern auf einen lebendigen Ansteckungsstoff (in der Luft) - ein „conta-
    gium vivum" - , der durch bestimmte Eintrittsporten in den Organismus gelangt,
    sich dort vermehrt und auch auf andere übertragbar sein kann. Diese Auffassung,
    die auch im 17. und 18. Jh. seine Anhänger fand, hatte letzlich bereits der moder-
    nen Bakteriologie einiges vorweggenommen

24 Als Anhänger der Kontagienlehre hatte bereits 1840 der Göttinger Anatom Jakob
    Henle (1809–1885) seine Postulate zur Definition und dem Nachweis von Krank-
    heitserregern formuliert, die später - in den 60er u. 70er Jahren des 19. Jh. - v.a. durch
    den französischen Chemiker Louis Pasteur (1822–1895) und den deutschen Arzt
    Robert Koch (1843–1910) tatsächlich naturwissenschaftlich-experimentell begrün-
    det werden konnten. Damit konnte sich die Bakteriologie als selbständige Wissen-
    schaft mit eigenen Arbeitsmethoden herausbilden, deren eigentliche Blütezeit um
    1880 mit der Entdeckung immer neuer Krankheitserreger begann.

25 Dieser Verbindungsgang enthielt die unterirdischen Rohrleitungen für die Wasser-
    und Abwasseranschlüsse, die Heizungs- und Lüftungsanlagen sowie die Elektro-
    und Telefonleitungen und diente zugleich als unterirdischer Gang für den Kranken-
    und Leichentransport.

26 Das Stadtkrankenhaus Johannstadt … Dresden 1902, S. 13.

27 Siehe dazu ausführlich ebenda, S. 7–39.

28 Ebenda, S. 72–73.

29 Das chirurgische Doppelhaus wurde dabei als ein Gebäude gezählt.

30 Das Stadtkrankenhaus Johannstadt … a.a.O., S. 6.

31 Die Bezifferung der Häuser wurde mit dem Neubau der zwei weiteren Pavillons für
    die Innere und HNO- Abteilung 1913 bzw. 1915 (Hs. 8 u. 10) geändert. Lt. Plan von

1901 gehörten zur Inneren Abteilung die Häuser 1 und 2 (später Hs. 3 u. 5), wobei das Haus 2 gemeinsam mit der chirurgischen Abteilung belegt wurde, sowie Haus 11 und 12 (später Hs. 6 u. 4).

32 Ein Gebäude diente dabei der gemeinschaftlichen Nutzung von innerer und chirurgischer Abteilung.

33 Zu dem die beiden Häuser der chirurgischen Abteilung verbindenden Operationsmittelbau siehe unter Kap. 2.3.2.

34 Einer der Räume diente dabei als Isolierzimmer.

35 Die Tagesräume hatten eine jeweilige Fläche von 56 m².

36 siehe dazu unter Kap. 2.5.

37 Das Stadtkrankenhaus Johannstadt … a.a.O., S. 36.

38 Dieses Haus mit einer Grundfläche von 560 m² bestand aus einem Keller-, Erd- und zwei Obergeschossen sowie einem ausgebauten Dachgeschoß, in denen sich 4 Zimmer für das Pflegepersonal, eine Kleider- und Kofferkammer sowie drei größere Wäschelagerräume befanden. Das Erd- sowie die beiden Obergeschosse enthielten jeweils 9 Krankenzimmer, ein Verbandszimmer, zwei Schwesternzimmer eine Teeküche sowie ein Bad. Das Haus verfügte auch über einen elektrischen Personenfahrstuhl.

39 Wundrose (Erysipel) = endemisch, durch Kontakt übertragbare lokale Streptokokkeninfektion; war, solange keine Antibiotika zur Verfügung standen, eine sehr gefürchtete Infektionserkrankung.

40 Nach Umstellung der Bezifferung der Gebäude erhielten die beiden sog. Absonderungshäuser die Nummern 15 und 18.

41 Die beiden Klinikgebäude wurden tatsächlich auch als Absonderungshäuser für ansteckende Krankheiten bezeichnet.

42 Vgl. Das Stadtkrankenhaus Johannstadt … a.a.O., S. 47.

43 Bereits seit der späten Biedermeierzeit waren zunächst v.a. auf private Initiative oder mit Stiftungen durch konfessionelle und bürgerliche Trägervereine erste Fachkliniken für Pädiatrie gegründet worden. Allerdings blieb die Kinderheilkunde in ihrer Entwicklung zum modernen Spezialfach der inneren Medizin besonders eng verbunden, so daß die insbesondere auch stationäre Behandlung von Kindern bis in das frühe 20. Jh. noch weitgehend von Internisten bzw. an Inneren Abteilungen/ Kliniken durchgeführt wurde. Aus Furcht vor den großen Infektionsgefahren hatten diese ersten Kinderkrankenhäuser die Aufnahme von Kindern mit ansteckenden Krankheiten abgelehnt. Diese Aufnahmebeschränkungen lockerten sich erst mit den nach 1876 entstandenen neuen Kinderkrankenhäusern, die von vornherein mit Isolierabteilungen bzw. eigenen, vom übrigen Krankenhausbetrieb isolierten Gebäuden, ausgestattet wurden. Vgl. dazu Murken, A. H.: Vom Armenhospital zum Großklinikum. Die Geschichte des Krankenhauses vom 18. Jahrhundert bis zur Gegenwart. Köln 1988, S. 98–102,196–199.

44 Das Stadtkrankenhaus Johannstadt … a.a.O., S. 52.

45 Lediglich der südliche Teil des Gebäudes, der sog. Kopfbau, verfügte noch über ein 1. Obergeschoß. Hierin waren eine Wohnung für einen verheirateten Sektionswär-

ter, ein Zimmer für den Sektionsgehilfen, ein als Lager für Reservegerätschaften dienender Raum sowie eine Dunkelkammer (Fotolabor) untergebracht.

46 Das Stadtkrankenhaus Johannstadt … a.a.O., S. 56.

47 Zur Gestaltung des Verwaltungsgebäudes siehe ausführlich ebenda, S. 39–41.

48 Noch heute sind die in die Metalltüren eingegossenen Schriftzüge „nur für Ärzte" und „nur für Beamte" erhalten.

49 Zur Apotheke gehörten ein sog. Ausgabezimmer, ein Rezepturzimmer, zwei Laboratorien und zwei Vorrats- bzw. Lagerräume. Zusätzliche Arbeitsräume für die Apotheke befanden sich auch im Kellergeschoß des Verwaltungsgebäudes. Schließlich waren im Verwaltungsgebäude zudem die Wohnung des Apothekenverwalters, eine Apothekengehilfenwohnung und ein Zimmer für den Apothekenarbeiter untergebracht.

50 Eine genaue Aufteilung und Bezeichnung der Funktions- und Wohnräume ist aufgeführt in: Das Stadtkrankenhaus Johannstadt … a.a.O., S. 39–41.

51 Vgl. dazu ebenda, S. 57–60.

52 Einer der Bratherde maß immerhin eine Länge von 3,7 m und enthielt drei Bratröhren.

53 Von der Fleischerei wurde – unter besonderen hygienischen Bedingungen – sowohl das angelieferte Fleisch zerkleinert und kochfertig vorbereitet als auch die Wurst selbst hergestellt.

54 Siehe zur Ausstattung ausführlich Das Stadtkrankenhaus Johannstadt … a.a.O., S. 60–63.

55 z.B. ein nach dem System Keller konstruierter Apparat zur Herstellung des mit Kohlensäure gemischten Wassers, ein Sandtrocken-, Wärme- und Sterilisierapparat, Induktionsapparate, Galvanometer usw. für elektrische Wannenbäder.

56 Das Stadtkrankenhaus Johannstadt … a.a.O., S. 63. Der Raum war ausgestattet mit Hackklötzen und zwei Sägeböcken sowie verschiedenen Beilen und Sägen.

57 Ebenda, S. 62.

58 Zur Gliederung und Einrichtung des Gebäudes siehe ausführlich ebenda, S. 64–68.

59 Darüber hinaus diente das Kesselhaus auch der Vernichtung (Verbrennung) sog. Krankenhausabfälle, d.h. vor allem von Verbandsstoffen.

60 Hierzu gehörten neben Schlafanzügen und Hemden z.B. auch Unterwäsche. Vgl. dazu auch StAD Rat der Stadt Dresden, Krankenpflege und Stiftsamt Sign. 2.3.24 . Allgemeine Sparmaßnahmen in den städtischen Krankenanstalten. Nr. 312. Direktorenbesprechung vom 3. Januar 1924 (auszugsw. Abschr.),Bl. 23.

61 Das Stadtkrankenhaus Johannstadt … a.a.O., S. 70.

62 Vgl. dazu Kleine-Natrop, H. E.: Das heilkundige Dresden. Dresden u. Leipzig 1964, S. 244 f.

63 Hinzuweisen ist insbesondere auf eine ausführlich befürwortende, unter dem Pseudonym „Philacademicus" erschienene Diskussionsschrift „Zur Frage der Errichtung einer Universität in Dresden" (Dresden 1912) sowie Waentig, H.: Zur Reform der deutschen Universitäten. Berlin 1911. Öffentliche Diskussionsbeiträge zur Gründung einer Dresdener Universität wurden im Korrespondenzblatt der ärztli-

chen Kreis- und Bezirksvereine im Königreich Sachsen (Bd. 84, Jg. 1913) veröffentlicht. Siehe Kleine-Natrop, H. E.: Das heilkundige Dresden. Dresden u. Leipzig
1964, S. 244 f., S. 379 f. (Anm. 339, 340).

64 Vgl. Stadtlexikon Dresden A-Z. Dresden-Basel 1994, S. 126.

65 Ihle, A.: Die Entwicklung der Medizinischen Klinik am Stadtkrankenhaus Johannstadt von 1901–1945. Zahnmed. Dipl. Arb. Dresden 1983, S. 16.

66 Seidel, H.: Festrede zur Feier des 25jährigen Bestehens des Stadtkrankenhauses
Dresden-Johannstadt. Dresden 1926, S. 12.

67 Der an der Leipziger Universität promovierte und habilitierte Leopold war einer der
bedeutendsten Frauenärzte seiner Zeit mit grundlegenden wissenschaftlichen Arbeiten zur Geburtshilfe und ist noch heute bekannt durch die von ihm entwickelten Un-
tersuchungsmethoden bei Schwangeren (Leopoldsche Handgriffe). 1883 wurde er
zum Direktor des kgl. Landesentbindungsinstitutes Dresden und als a.o. Professor berufen. Unter seiner Leitung und Initiative wurde nicht nur die Frauenklinik entsprechend der gestiegenen Anforderungen weiter ausgebaut, sondern erhielt in der Dresdener Johannstadt einen großzügigen Neubau. 1903 wurde die Kgl. Frauenklinik in
unmittelbarer Nähe zum Stadtkrankenhaus Dresden-Johannstadt eröffnet und entwickelte sich unter Leopold zu einer der größten ihrer Art in Deutschland.

68 Als Assistent des Pathologen und Gerichtsmediziners Felix Victor Birch-Hirschfeld
(1842–1899) erhielt Schmorl seine fachliche Ausbildung am Leipziger Universitäts-
institut für allgemeine Pathologie, wo er sich auch habilitierte. 1894 trat er die Nachfolge des früh verstorbenen Leiters der Prosektur am Friedrichstädter Stadtkrankenhaus, Friedrich Carl Adolf Neelsen (1854–1894), an. Durch den wissenschaftlich
begabten Schmorl, der sich insbesondere auch der Wirbelsäulenforschung widmete und nach dem die knorpeligen Veränderungen an der Wirbelsäule benannt worden sind („Schmorlsche Knötchen"), erfuhr das pathologische Institut eine sowohl
wissenschaftliche als auch räumliche wesentliche Erweiterung. Schmorl war übrigens auch an der Bauplanung des Johannstädter Stadtkrankenhauses aktiv beteiligt.
Vgl. Schönherr, W.: Geschichte der pathologischen Anatomie in Dresden. Med.
Diss. Dresden 1988, S. 52–66.

69 Über die Zahl der Ärzte, die am Krankenhaus und speziell an der Inneren Abteilung das nur für Sachsen typische hilfsärztliche Externat, d.h. die geforderte 1-2jähri-
ge praktische Weiterbildung an einer Krankenanstalt nach dem Medizinstudium, absolvierten, gibt es keinen Nachweis.

70 Vgl. Das Stadtkrankenhaus Johannstadt in Dresden. Dresden 1902, S. 73 f.

71 Der Begriff „Diät" bezog sich dabei nicht allein auf die Ernährung, sondern wurde
im weitesten Wortsinn für eine generelle Regelung der Lebensweise verwandt.

72 Siehe dazu u.a. Diepgen, P.: Geschichte der Medizin. Bd. 2, 2. Hälfte, Berlin 1955,
S. 185–199; Křižek, V.: Kulturgeschichte des Heilbades. Leipzig 1990; Keine, H.:
Komplementärmedizin – Schulmedizin: der Wissenschaftsstreit am Ende des 20.
Jahrhunderts. Stuttgart-New York 1994; Dieckhöfer, K.: Kleine Geschichte der Na-
turheilkunde. Stuttgart 1985; Rothschuh, K.E.: Naturheilbewegung, Reformbewe-
gung, Alternativbewegung. Stuttgart 1983.

73 Zur Biographie Rostoskis siehe ausführlich Lienert, M.: „Ich glaube aber, bei der Klinik bleiben zu sollen." Der Dresdner Internist Otto Rostoski (1872–1962). In: Beiträge zur Dresdener Hochschulmedizin. Schriften der Med. Fakult. Carl Gustav Carus. N.F. Bd. 3, Dresden 1999, S. 70-78.

74 Zur Vorgeschichte und Geschichte der Röntgenologie in Dresden siehe Weiß, S.: Die Geschichte der Strahlentherapie an der Medizinischen Akademie „Carl Gustav Carus" Dresden. Med. Diss. Dresden 1990.

75 Die Röntgenstation (bzw. zunächst Röntgenzimmer) war im Erdgeschoß des gerade fertiggestellten Haus 10 untergebracht.

76 Vgl. Seidel, H.: Festrede zur Feier des 25jährigen Bestehens des Stadtkrankenhauses Dresden-Johannstadt. Dresden 1926, S. 12f.

77 Ebenda, S. 13.

78 Siehe unter Personalia im Anhang; auch Hirsch, A.(Hrsg.): Biographisches Lexikon der hervorragenden Ärzte aller Zeiten und Völker. Bd. 2, 2. Aufl. Berlin-Wien 1930, S. 140–141.

79 Insbesondere widmete er sich der Operationsmethodik und -technik zur Totalexstirpation des Uterus, der Milz, des Kropfes und zur Nephrektomie.

80 Reizkörpertherapie bezeichnet Maßnahmen zur vegetativen Umstimmung oder Anregung der Immunresistenz (z.B Injektion von Eigenblut, Milch, Vakzinen u.ä.).

81 Seidel, H.: Festrede … a.a.O., S. 13.

82 Vgl. dazu Diepgen, P.: Geschichte der Medizin. Bd. 2, 2. Hälfte, Berlin 1955, S. 177, 182–185.

83 Seidel, H.: Festrede … a.a.O., S. 13.

84 Vgl. Schmaltz, R.: Das Stadtkrankenhaus Johannstadt. In: Schäfer, F.(Hrsg.): Wissenschaftlicher Führer durch Dresden. Dresden 1907, S. 274-282, zit. S. 281. Das Stadtkrankenhaus Johannstadt in Dresden. Dresden 1902, S. 73. Die beiden Militärärzte waren allerdings nicht ausschließlich an der Chirurgischen Abteilung tätig, sondern hatten alternierend auch an der Inneren Abteilung ärztlichen Dienst. Über die Zahl der Ärzte, die am Krankenhaus und speziell an der Chirurgischen Abteilung das nur für Sachsen typische hilfsärztliche Externat absolvierten, gibt es keinen Nachweis.

85 Zum Bau und Einrichtung siehe ausführlich: Das Stadtkrankenhaus Johannstadt … a.a.O., S 43–46.

86 Der nach Norden ausgerichtete große Operationssaal hatte eine Abmessung von 44,5 m² Grundfläche und 6 m Höhe.

87 Insbesondere setzte sich Credé für die Anwendung des Collargols als Antiseptikum z.B. zum Auswaschen septischer Wunden, zur Spülung der Blase, Gelenke und Bauchhöhle und zur Prophylaxe des Puerperalfiebers (Wochenbettfieber) ein.

88 Die chirurgische Behandlung von Bauchorganen wurde erst in der 2. Hälfte des 19. Jahrhunderts vor allem mit Einführung der Anti- und Asepsis (Verhütung der Wundinfektion, keimfreies Operieren), der Methoden zur Schmerzausschaltung und der Blutstillung möglich.

89 Vgl. dazu die bibliographischen Angaben und Rezensionen der Veröffentlichungen Credés in: Virchows Jahresbericht über die Leistungen und Fortschritte in der gesammten Medicin. Bd. 1 u. 2, 36. Jg. (1901) - 49. Jg. (1914), Berlin 1902–1915. Siehe auch Mai, J.: Die Geschichte der Chirurgie in Dresden. Med. Diss. Dresden 1958, S. 120–121.

90 Vgl. u.a. Diepgen, P.: Geschichte der Medizin. a.a.O., S. 224- 226.

91 Hierzu trug die bessere Erkenntnis der Einzelheiten des lokalen Prozesses durch die pathologische Anatomie und des klinischen Verlaufs durch die ärztliche Erfahrung seit Mitte der 80er Jahre des 19. Jh. bei. Durch eine frühe Diagnosestellung (etwa anhand der entdeckten Druckempfindlichkeit, charakteristischen Spannung der Bauchmuskulatur und Hauthyperästhesie) konnte v.a. die Perforation des Blinddarms, die trotz Operation überwiegend zum Tode führte, vermieden werden.

92 Die operative Milzentfernung gelang erstmals in den 60er Jahren des 19. Jh. Zwar mehrten sich mit Einführung der Asepsis die Erfolge, doch blieb die Operation riskant und forderte einen relativ hohen Prozentsatz von Opfern. 1900 betrug die Mortalität (Sterblichkeit) noch 38%. Die erste erfolgreiche Exstirpation (vollständige Entfernung) der Niere wurde 1869 durchgeführt. Die Nierenchirurgie erfuhr insbesondere seit dem ausgehenden 19. Jh. mit der Entwicklung neuartiger diagnostischer Methoden und Instrumentarien (Zystoskop) einen nachhaltigen Aufschwung. Vgl. Diepgen, P.: Geschichte der Medizin. a.a.O., S. 226; Toellner, R. (Hrsg.): Illustrierte Geschichte der Medizin. Bd. 5, Salzburg 1990, S. 2507-2518.

93 Der „photographische Aufnahmeraum" nahm die Breite des Gebäudeflügels ein und war 32 m² groß. Hierin befanden sich ein großer und zwei kleinere Fotoapparate, wobei einer stereoskopischen Aufnahmen diente, sowie ein Stativ mit Bogenlicht. Zu dem Fotolabor gehörte zudem eine Dunkelkammer und ein Materialien- und Arbeitszimmer.

94 Das Stadtkrankenhaus Johannstadt … a.a.O., S. 45 f.; Weiß, S.: Die Geschichte der Strahlentherapie an der Medizinischen Akademie „Carl Gustav Carus" Dresden. Med. Diss. Dresden 1990, S. 9 f.

95 Nach Seidel wären 1903 bis 1913 im Jahresdurchschnitt 19 große Operationen an Gallenblase, Magen, Niere, Harnleiter, Harnblase und Vorsteherdrüse durchgeführt worden, zwischen 1914 und 1918 bereits 27 diesbezügliche operative Eingriffe pro Jahr. Dabei blieb die Zahl der „zahlreichen anderen großen Operationen" unberücksichtigt. Seidel, H.: Festrede … a.a.O., S. 14.

96 Allerdings bestanden 1900 in Dresden 7 private Augenkliniken (davon fünf Kliniken mit mehr als 10 Betten), deren Zahl bis 1910/11 relativ konstant blieb. Stationäre augenärztliche Behandlung erfolgte auch in der Diakonissenanstalt. 1900 waren für Dresden fünf niedergelassene Augenärzte registriert. Deren Zahl stieg bis 1910 kontinuierlich auf 18 Ärzte an. Vgl. dazu Berger, H.: Die augenärztliche Versorgung in Dresden von 1900 bis zum Ende des Zweiten Weltkrieges. Med. Diss. Dresden 1998, S. 26–32. Zur Geschichte und Vorgeschichte der Augenklinik am Friedrichstädter Krankenhaus siehe Kunze, P.: Vom Adelspalais zum Städtischen Klinikum. a.a.O., S. 136–141.

97 Diese bestanden v.a. in der Teilung der größeren Krankenzimmer im Erd- und 1.
Obergeschoß, so daß dadurch die notwendigen Operations-, Untersuchungs- und
Funktionsräume geschaffen werden konnten. Um helle und dunkle Krankenzimmer zu erhalten, wurden darüber hinaus durch Einziehen leichter Wände in den
Krankensälen je zwei Krankenräume in den ersten beiden Etagen und drei Krankenzimmer in der 3. Etage eingerichtet. Das Stadtkrankenhaus Johannstadt ...
a.a.O., S. 48.
98 Zur Biographie Beckers siehe Berger, H.: Die augenärztliche Versorgung ... a.a.O.,
S. 144–145 (Anlage 1).
99 Die merkliche Erhöhung der Patientenzahl im Zeitraum 1914–1917 kann Berger nur
allgemein als kriegsbedingt erklären, wenngleich kriegstypische Verletzungen nicht
nachweisbar seien; die Zahl der Verletzungen des Augapfels blieb von 1904 bis 1917
relativ konstant. Berger, H.: Die augenärztliche Versorgung ... a.a.O., S. 48 f.
100 Seidel, H.: Festrede ... a.a.O., S. 14 f.
101 Vgl. Haugwitz, T. v.: Augenheilkunde im 20. Jahrhundert. Ergebnisse und Ereignisse
im deutschsprachigen Raum. Stuttgart 1964, S. 44.
102 Das in den 60er Jahren des 19. Jh. entwickelte Bogenperimeter wurde schon sehr
bald routienemäßig in der Augenheilkunde eingesetzt. Vgl. Berger, H.: Die augenärztliche Versorgung in Dresden von 1900 bis zum Ende des Zweiten Weltkrieges. Med. Diss. Dresden 1998, S. 47.
103 Siehe dazu u.a. Hirschberg, J.: Geschichte der Augenheilkunde. Berlin 1918. Nach-
dr. Hildesheim New York 1977, S. 46–49.
104 Vgl dazu Schönherr, W.: Geschichte der Pathologischen Anatomie in Dresden.
Med. Diss. Dresden 1988, S. 67-71.
105 Zenker war – 1853 berufen - der erste Vertreter der Pathologischen Anatomie an
der Chirurgisch-medicinischen Akademie und bereits zuvor seit 1851 Prosektor am
Stadtkrankenhaus Dresden-Friedrichstadt. 1862 folgte er dem Ruf auf den Lehrstuhl in Erlangen.
106 Birch-Hirschfeld war von 1870 bis 1885 Prosektor und zugleich Leiter der 1881 gebildeten Abteilung für Geisteskranke (Irren-Beobachtungsabteilung) am Friedrichstädter Krankenhaus. 1885 erhielt er eine Berufung als Nachfolger Julius Cohn-
heims (1839–1884) nach Leipzig.
107 Neelsen leitete die Prosektur am Friedrichstädter Krankenhaus seit 1885 bis zu seinem Tod 1894. Sein Name ist u.a. mit der Entwicklung einer Färbemethode zum
Nachweis des Mycobacterium tuberculosis, der Ziehl-Neelsen-Färbung, verbunden.
108 Mit Gründung des neuen Stadtkrankenhauses in der Friedrichstadt 1849 übernahm
Walther die Leitung (leitender Oberarzt) der Inneren Abteilung, dessen Nachfolge von 1869 bis 1901 sein ehemaliger Assistent Carl Ludwig Alfred Fiedler antrat.
Fiedler hatte übrigens 1862 in Nachfolge Zenkers die Leitung der Prosektur übernommen, bis er sich 1869 endgültig für die innere Medizin entschied. Fiedlers besonderes Engagement galt auch dem Aufbau des Heilstättenwesens in Sachsen sowie dem medizinischen Volksschulunterricht. Nach ihm wurde 1899 der Fiedlerplatz in der Johannstadt sowie die dortige Bürgerschule (Fiedler-Schule) benannt.

109 Zeis, der sich 1832 als praktischer Arzt in seiner Geburtsstadt Dresden niederließ, erhielt 1844 einen Ruf als Ordinarius für Chirurgie nach Marburg und 1849 als leitender Oberarzt der Chirurgischen Abteilung am Friedrichstädter Krankenhaus. Seine besondere Leidenschaft galt der plastischen Chirurgie, die er praktisch und theoretisch förderte und sogar geschichtlich bearbeitete. Sein Nachfolger war bis 1880 F. C. Leonhardi, der zuvor fünfzehn Jahre lang als Chirurg an der Diakonissenanstalt tätig war.

110 Geipel hatte seit 1897 eine 2 - jährige pathologisch-anatomische Ausbildung an der Friedrichstädter Prosektur unter Schmorl absolviert.

111 Vgl. Kurzbiographie im Anhang.

112 Die Zahl der Sektionen ist anhand der Sektionsbücher der Johannstädter Krankenhausprosektur bzw. des Pathologischen Instituts der Medizinischen Akademie Dresden , Jahrgänge 1901 bis 1984 (Archiv des Patholog. Institutes), ermittelt worden. Vgl. Schönherr, W.: Geschichte der Pathologischen Anatomie … a.a.O., S. 194, Anm. 108. Hinzu kamen noch die Außensektionen am Carola-Haus in Dresden sowie an der Staatlichen Frauenklinik.

113 Vgl. dazu Seidel, H.: Festrede … a.a.O., S. 15; Kleine-Natrop, H. E.: Das heilkundige Dresden. a.a.O., S. 278 f.

114 Vgl. Kunze, P.: Vom Adelspalais zum Städtischen Klinikum. a.a.O., S. 66.

115 Seidel, H.: Festrede … a.a.O., S. 15.

116 Schloßmann hatte in Dresden seine Kindheit und Jugendjahre verlebt.

117 Wohnungs- und Geschäftshandbuch der Kgl. Residenz- und Hauptstadt Dresden für das Jahr1895. 2. Theil, V. Abschnitt, Dresden 1895, S. 149.

118 Hierzu gehörte auch der inzwischen zu einem bedeutenden Unternehmer avancierte Karl August Lingner (1861–1916), der auch gemeinnützig - insbesondere auf dem Gebiet der Gesundheitspflege und medizinischen Volksaufklärung - durch Stiftungen, private Geldspenden bzw. durch eigene oder von ihm initiierte Gründungen von Institutionen zum Gemeinwohl wirkte. Eine ausführliche Bioergographie liegt durch die Dissertation von Funke, U.-N.: Der Dresdner Großindustrielle Karl August Lingner (1861–1916) und sein gemeinnütziges Wirken. Med. Diss. Dresden 1993, vor.

119 Zur Kinderpoliklinik mit Säuglingsheim siehe Funke, U.-N.: Der Dresdner Großindustrielle Karl August Lingner (1861–1916) … a.a.O., insbes. S. 65-77.

120 StAD. Rat der Stadt Restarchiv B XII 168. Brief des Vereins Kinderpoliklinik mit Säuglingsheim in der Johannstadt an den Rat zu Dresden vom 21.11.1899. S. 2.

121 Ebenda, S. 2.

122 Rietschel, H. : Das städtische Säuglingsheim. In: Schäfer, F. (Hrsg.): Wissenschaftlicher Führer durch Dresden. Dresden 1907, S. 290.

123 Eine innere und chirurgische Sprechstunde sowie für Zahn- und Mundkrankheiten war bereits seit 1897 eingerichtet worden. Zu den Aufgaben des Vereins gehörte übrigens auch die Ausbildung von Säuglingsschwestern in einem einjährigen Lehrgang. 1899 wurden fünf junge Mädchen ausgebildet, 1912 waren es bereits 14 Schülerinnen. Der Verein widmete sich auch wissenschaftlichen Fragestellungen,

nicht zuletzt dem Zusammenhang von hoher Säuglingssterblichkeit und Ernährung. Diesbezüglich wurde bereits 1897 ein chemisch-bakteriologisches Laboratorium eingerichtet.

124 1902 erreichte das Säuglingsheim - bezogen auf 406 erkrankte Säuglinge - eine vergleichsweise geringe Sterblichkeit von 25,6%. Demgegenüber betrug die Säuglingssterblichkeit an der Charité 74,7% und am Kinderkrankenhaus Leipzig 64,6%.

125 Vgl. Funke, U.-N.: Der Dresdner Großindustrielle … a.a.O., S. 72.

126 Über 40 Kinder wurden hier bei nur 23 vorhandenen Betten stationär behandelt.

127 Dementsprechend, und um die Poliklinik weiterhin fortzuführen, hatte sich der
Verein in „Verein Kinderpoliklinik in der Johannstadt" umbenannt.

128 Vgl. u.a. Lienert, M. u. C.-P. Heidel: Vom Collegium medico-chirurgicum zur Medizinischen Fakultät. Wiss. Z. Techn. Univ. Dresden 42 (1993), H. 3, S. 74-87, zit.
S. 77; Seidel, H.: Festrede zum 25 jährigen … a.a.O., S. 12.

129 Siehe dazu u.a. Heidel, C.-P.: Zur Gründungsgeschichte der Gesellschaft für Na-
tur- und Heilkunde zu Dresden (gegr. 1818). In: Gelehrte Gesellschaften im mitteldeutschen Raum 1650–1820. Teil II. im Druck.

130 Zur Geschichte der ärztlichen Fortbildung in Dresden seit Mitte des 19. Jh. siehe
Formann, H.: Vorgeschichte und Geschichte der Dresdener „Akademie für Ärztliche Fortbildung". Med. Diss. Dresden 1986.

131 Ebenda, S. 55–63.

132 Zu der nur auf Sachsen beschränkten frühen Form institutionalisierter ärztlicher
Fortbildung siehe ausführlich Formann, H.: Vorgeschichte und Geschichte der
Dresdener „Akademie für Ärztliche Fortbildung". Med. Diss. Dresden 1986, S.
29–38.

133 Die Veranstaltungen des Vereins für Ärztekurse wurden im Korrespondenzblatt der
ärztlichen Kreis- und Bezirksvereine sowie – überregional – in der 1904 begründeten Zeitschrift für ärztliche Fortbildung angekündigt.

134 Das Carola-Haus befand sich im Bereich zwischen Gerok- und Stephanienstraße
und wurde 1945 kriegszerstört.

135 Vgl. Das Stadtkrankenhaus Johannstadt … a.a.O., S. 75. Übrigens durften die angestellten 20 Pflegerinnen die Berufsbezeichnung Krankenschwester nicht führen,
da diese den Pflegekräften der Mutterhausverbände vorbehalten war.

136 Rostoski, O.: Ein Rückblick. In: Für unsere Schwestern 9 (1932/33) 1, S. 3. Zit. n.
Lienert, M. u. S. Langhans: Die Geschichte der Medizinischen Berufsfachschule in
Dresden-Johannstadt. In: Dresdener Medizin zwischen Krankenhaus und Fakultät.
Schriften der Med. Fakult. N.F. Bd. 4, Dresden 2000, S. 58.

137 Ebenda, S. 58.

138 Ebenda, S. 58.

139 Wolff, L.: Geschichte des Stadtkrankenhauses Dresden-Johannstadt. Med. Diss.
Dresden 1951, S. 10.

140 Zur „Diensteinteilung der Pflegerinnen der Krankenstation" siehe Leopold, C. G. u.
O. Reichelt: Die Neue Königliche Frauenklinik in Dresden. Leipzig 1906, S. 35–36.

141 Ebenda, S. 36.

3. Das Stadtkrankenhaus von 1919 bis 1932

3.1. Gesundheitspolitik der Zwanziger Jahre

Mit dem I. Weltkrieg fand eine Periode der Stadtentwicklung ein Ende, die durch eine dynamische evolutionäre Entwicklung, aber auch durch Stagnation gekennzeichnet war[1]. Die innen- und außenpolitischen Folgen des verlorenen Krieges hinterließen sichtbare Spuren in den tagespolitischen Kontroversen der Parteien, aber auch im existentiellen Überlebenskampf großer Bevölkerungsteile. In diesem Spannungsfeld polarisierten sich die politischen Kräfte, was sich auch in dem zur Landeshauptstadt des Freistaates Sachsen erhobenen Dresden widerspiegelte. Bei den Stadtverordnetenwahlen vom 9. Februar 1919, die erstmals in der Dresdener Geschichte nach einem demokratischen Wahlrecht durchgeführt wurden, errangen die sozialdemokratischen Parteien (SPD und USPD) eine knappe Mehrheit. Zumindest in einigen gesellschaftlichen Teilbereichen, unter anderem auch im Gesundheitswesen, gelang es ihnen, demokratische Zielvorstellungen durchzusetzen oder wenigstens anzubahnen. Insbesondere die Erkenntnis, daß nicht zuletzt die soziale Lage des Menschen bzw. der Bevölkerung von großem Einfluß auf Gesundheit und Krankheit ist, hatte zu Beginn der Weimarer Republik zu einem differenzierten System der Kranken-, Unfall- und Rentenversicherung, zur zunehmenden Zahl von Einrichtungen der Sozialversicherung (z.B. Kassenambulatorien/-polikliniken)[2], von kommunalen und betrieblichen Kliniken und Krankenhäusern sowie Hygieneinstitutionen unter kommunaler und Landesverwaltung geführt. Die staatlichen und kommunalen Aufwendungen für das Gesundheits- und Sozialwesen reichten in den Jahren der mit der Stabilisierung der kapitalistischen Herrschaft einhergehenden Nachkriegskrise jedoch bei weitem nicht aus, um den Betreuungserfordernissen zu entsprechen und vor allem auch den Aufbau einer prophylaktisch orientierten Gesundheitsfürsorge zu forcieren. Die von der Bevölkerung selbst aufgebrachten Mittel der Sozialversicherung waren durch den Krieg und die Inflation derart begrenzt, daß Erweiterungen der Betreuungsleistungen damit zunächst nicht oder kaum finanzierbar waren. Erst in den Jahren der relativen Stabilisierung der Wirtschaft und des ökonomischen Aufschwungs, d.h. im Zeitraum von etwa 1924 bis 1929, gelang es, einige bedeutsame Fortschritte auch bei der Erweiterung der medizinischen und sozialen Versorgung durchzusetzen. In dieser Zeit mußte jedoch jede Erhöhung der finanziellen Fonds, die von der Reichsregierung, den Ländern oder Kommunen für das Gesundheitswesen bereitgestellt worden sind, und jede Neuerung in der Medizinalorganisation in harten Auseinandersetzungen mit den konservativen Parteien und zum Teil auch gegen den Widerstand der ärztlichen Standesorganisationen[3] erkämpft werden. Zugleich engten die prekäre wirtschaftliche Lage in der Anfangs- und Endzeit der Weimarer Republik sowie neue Finanzreformen und -vorschriften (seit 1927 Gewährung nur noch kurzfristiger Inlandsanleihen) die Handlungsfreiheit der Städte und Kommunen – die ohnehin durch die verstärkte Zentralisierung des Staatswesens einen Bedeutungsverlust erlitten hatten – weiter ein. Dennoch, durch die politischen und sozialen Veränderungen in den 20er Jahren erlebte gerade in Dresden nicht nur insbesondere das Kunst- und Kulturleben eine neue Blüte[4], sondern auch der soziale und Bereich der Volksgesundheit hatte eine spürbare Entwicklung erfahren. Hierzu gehören etwa Bauten wie das Arnold- und Sachsenbad, das Altersheim in Trachau und zahlreiche Schulbauten sowie auch die Neueinrichtung und Erweiterung medizinischer Versorgungsleistungen wie die schulärztliche und -zahnärztliche Betreuung, aber auch die besonders geförderte gesundheitliche Volksaufklärung, die vor allem in den beiden Internationalen Hygiene-Ausstellungen (1911 und 1930) und der Gründung des Deutschen Hygiene-Museums in Dresden (1913) ihren Niederschlag fand. Nach späterer eigener Einschätzung des Dresdener Finanzdezernenten sei man in den Jahren 1925 bis 1929, insbesondere was die Baumaßnahmen anbetraf, allerdings „zu sehr in das Volle gegangen, als wir es hätten tun sollen". Es sei nicht einfach und rentabel genug gebaut worden, auch „Verkehrs-, Wirtschafts- und Kulturprobleme" hätten billiger gelöst werden müssen[5].

Die hereinbrechende Weltwirtschaftskrise 1929 traf eine Kommune, die finanziell bereits durch die hohen Zins- und Tilgungsraten der kurzfristigen Kredite stark belastet war und wo Exportindustrie, Bau, Handel und Dienstleistungssektor überragende Bedeutung besaßen, besonders hart. Anstelle der Finanzierung von Arbeit mußte nun – bei einer bis Anfang 1933 erreichten Erwerbslosenzahl Dresdens von 93.600 – in steigendem Maße die Arbeitslosigkeit, Wohlfahrt und Fürsorge bezahlt werden[6]. Dies führte nicht nur zur Einschränkung oder Zurückstellung bereits geplanter Neu- und Erweiterungsbauten auch im Gesundheitswesen, sondern auch zu unpopulären Sparmaßnahmen wie die Schließung des Stadtkrankenhauses Dresden- Johannstadt 1932.

3.2. Kliniken und Abteilungen

3.2.1. Medizinische Klinik

Die während des Krieges an die Chirurgische Abteilung zeitweilig abgegebenen Betten wurden nach Kriegsende nicht wieder der Inneren Abteilung zur Verfügung gestellt. Als 1919 in Dresden eine Fleckfieberepidemie und eine Pockenepidemie (November 1918 / Juli 1919) ausbrachen[7], erhielt die Innere Abteilung daher vermutlich einen Großteil der Betten, die in sechs neu errichteten Baracken „für Notfälle" insgesamt 72 Patienten Platz boten[8].

Trotz der großen Anforderungen, welche die Nachkriegsjahre an die Leistungsfähigkeit des Klinikums stellten, vervollkommnete Rostoski die diagnostischen und therapeutischen Möglichkeiten der Klinik und suchte vor allem die neuesten wissenschaftlichen Erkenntnisse an seiner Abteilung in die Praxis umzusetzen. Bereits während des Krieges, als er 1917/18 in Straßburg stationiert war, holte er sich dafür neue Anregungen: „Wenn ich gerade nichts zu tun hatte, suchte ich die Röntgenabteilung der Medizinischen Universitätsklinik [Straßburg] auf, um mich in der Röntgenologie weiterzubilden, wozu ich bisher wenig Gelegenheit gehabt hatte. In Dresden musste ich aber bald erkennen, dass der Leiter einer grossen Krankenabteilung sich nicht speziell um die Röntgenuntersuchungen oder gar die Röntgentherapie kümmern konnte, sondern dass ein eigener Röntgenologe angestellt werden musste"[9]. Daher übertrug er im Jahre 1919 die Röntgenuntersuchungen einem seiner fähigsten Assistenten, Erich Saupe. Dieser hatte schon 1917 am Stadtkrankenhaus Dresden-Johannstadt hospitiert. Nach seiner Promotion 1918 in Leipzig und Ableistung der Medizinalpraktikantenzeit war er Assistenzarzt und seit 1922 Oberarzt und

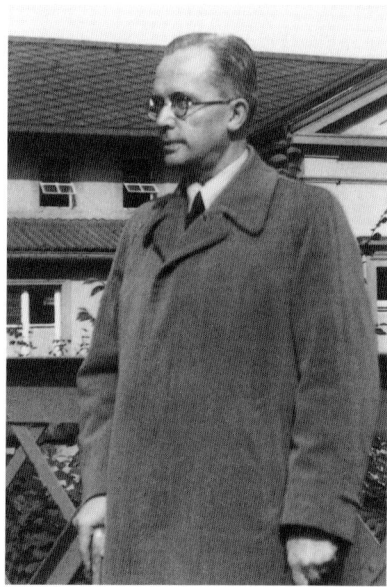

37 *Erich Saupe (1893–1943), Leiter der zum eigenständigen Institut ausgebauten Röntgenstation am Johannstädter Krankenhaus*

Leiter der Röntgenabteilung der Inneren Abteilung. Hospitationen in Hamburg, Wien, Berlin, Paris und Erlangen dienten seiner Weiterbildung.

Nachdem sich das „Röntgenzimmer" der Inneren Abteilung als zu klein erwiesen hatte, erfolgte im Jahre 1920 ein Umbau, der neben diagnostischen auch therapeutische Maßnahmen (seit 1922) ermöglichte[10]. Doch die rasche Entwicklung der Röntgenologie und die ständig wachsende Patientenzahl erforderten schon bald den Ausbau der vorhandenen Möglichkeiten. So wurde beschlossen, die Röntgenstation der Chirurgischen und der Inneren Abteilung zu einem Röntgeninstitut für das gesamte Klinikum zu vereinigen. Im September 1923 nahm dieses Institut im Erdgeschoß des Hauses 9 seine Arbeit auf[11]. Im folgenden Jahr habilitierte sich Saupe an der TH Dresden und führte – neben der Ausbildung von Assistenzärzten – seit 1926 regelmäßig Praktika für Studenten der TH Dresden durch.

Aber nicht nur die wissenschaftlich-technische Zusammenarbeit mit der TH Dresden suchte Saupe. Seit 1921 wurden die neuen röntgendiagnostischen Möglichkeiten für gewerbemedizinische Untersuchungen der verschiedensten Berufsgruppen genutzt. Im folgenden Jahr wurden Rostoski und Saupe gemeinsam mit dem Friedrichstädter Pathologen Schmorl vom Sächsischen Landesausschuß zur Erforschung und Bekämpfung der Krebskrankheit mit einer „eingehenden Untersuchung der Belegschaft des Schneeberger Grubenreviers" betraut. Nach vierjähriger Arbeit veröffentlichten sie die international aufsehenerregenden Ergebnisse und führten darin als erste den schlüssigen Nachweis, dass der „Schneeberger Lungenkrebs" durch die Einatmung von Radiumemanation unter Tage induziert wurde[12].

Ebenfalls internationales Ansehen errang Rostoski, als er 1924 – nur drei Jahre nach der Entdeckung des Insulins durch Joslin in Boston – die europaweit (vermutlich weltweit) erste Diabetikerambulanz eröffnete. Er selbst beschrieb seine Motivation später in der ihm eigenen bescheidenen Weise: „In der Erkenntnis, dass Verschlechterungen und Besserungen der Stoffwechsellage des Diabetikers nicht selten sind und auch ziemlich schnell auftreten können, habe ich zur Durchführung einer ständigen Kontrolle […] ein Ambulatorium für Zuckerkranke eingerichtet, dem 1927 eine eigene Diabetikerstation folgte. […] Es erscheint zweckmäßig, dass das Ambulatorium, das der Kranke regelmäßig aufsucht, an die Klinik, in die er nötigenfalls aufgenommen werden muss, angeschlossen ist, damit er in der Betreuung desselben ärztlichen und Pflegepersonals bleibt. […] In der ersten Zeit hat die Einrichtung dieses Ambulatoriums einigen anderen im In- und Auslande als Vorbild gedient"[13].

Rostoski konnte in den zwanziger Jahren seine Abteilung auf hohem wissenschaftlichem Niveau leiten, selbst durch die praktische Umsetzung modernster medizinischer Erkenntnisse internationales Ansehen erringen und in interdisziplinärer Zusammenarbeit mit anderen Ärzten bedeutsame Forschungsergebnisse erzielen. Er förderte die Entwicklung des „Röntgenzimmers" zu einem eigenständigen Röntgeninstitut, das unter der Leitung von Saupe Aufgaben für das gesamte Klinikum und zu wissenschaftlichen Zwecken zu erfüllen hatte.

3.2.2. Chirurgische Klinik

Benno Credé, der seit Gründung des Klinikums der Chirurgischen Abteilung vorgestanden hatte, trat im Dezember 1918, nunmehr 71 Jahre alt, in den Ruhestand. Als leitender Oberarzt wurde Ernst Seidel (1875–1945) berufen. Er war bereits seit 1910 Oberarzt an der Chirurgischen Abteilung des Stadtkrankenhauses Dresden-Friedrichstadt gewesen und hatte u.a. zur chirurgischen Frühbehandlung der Tuberkulose und zum Pneumothoraxproblem wissenschaftlich gearbeitet. Als er anläßlich des 25jährigen Bestehens des Johannstädter Klinikums eine Festrede hielt, resümierte er die Entwicklung nach dem Krieg: „Schwerer fast noch war die Tätigkeit unmittelbar nach dem Kriege, als es galt, den armen, irrenden Volksgenossen, die nicht vor

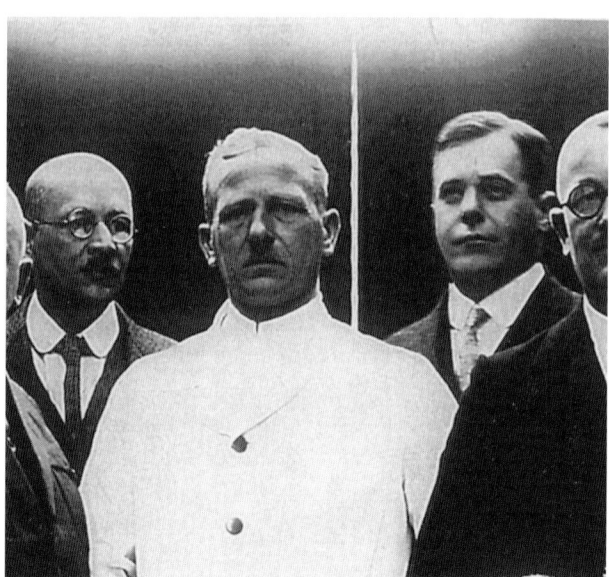

38 Ernst Seidel (1875-1945), in Nachfolge Credés leitender Arzt der Chirurgischen Abteilung von 1918 bis 1934, bei der Visite (Bildmitte)

dem Feinde, sondern in den Straßenkämpfen [der Revolutionstage] verwundet worden waren, zu helfen"[14]. Die Chirurgische Abteilung hatte, gemessen an der Vorkriegszeit, wesentlich höhere Patientenzahlen zu verzeichnen. Sie gab die Ausweichräume im König-Georg-Gymnasium zwar wieder ab, behielt aber dauernd die von der Inneren Abteilung während des Krieges abgetretenen Betten und erweiterte damit deren Zahl auf 261[15]. Mit dem Zusammenschluss der röntgenologischen Einrichtungen beider großen Abteilungen des Stadtkrankenhauses und Gründung des Röntgeninstituts konnten die diagnostischen Möglichkeiten deutlich verbessert werden. Dies war wiederum eine Voraussetzung dafür, daß die Zahl der Operationen, insbesondere der sogenannten „großen Operationen", unter Seidel stark anstieg[16]. Seidels besonderes wissenschaftliches Interesse galt nun der Operation bei Gallenblasenentzündungen[17] und der Therapie des Pylorusspasmus des Säuglings[18].

3.2.3   Die Entwicklung, Planung und Neugründung weiterer Abteilungen

Durch die Kriegs- und Nachkriegsjahre und insbesondere mit den durch die verheerende Inflation 1923 ausgelösten gravierenden Sparmaßnahmen im öffentlichen Sektor, wovon auch die städtischen Krankenanstalten Dresdens betroffen waren, verhindert, wurden erst mit der seit 1924 wieder spürbaren wirtschaftlichen Konsolidierung die schon seit längerem bestehenden Planungen von Erweiterungs- und Neubauten des Johannstädter Krankenhauses erneut aufgegriffen. Dies betraf insbesondere den Neubau für eine Augen- und Ohrenabteilung, die Errichtung eines Infektionshauses sowie einer II. Inneren Abteilung und den Neubau einer Kinderklinik sowie Kranken- und Säuglingspflegeschule.

Nach dem Krieg hatten sich an der *Augenabteilung*, die weiterhin unter der Leitung Hermann Beckers stand, weder hinsichtlich der Bettenzahl noch der Ausstattung wesentliche Veränderungen ergeben. Eine neue Situation entstand aber mit den für alle städtischen Krankenanstalten einschneidenden Sparmaßnahmen 1923. Das seit 1920 als städtische Einrichtung übernommene Carola-Haus verfügte auch über eine Augenabteilung, die – unter Berücksichtigung der unmittelbaren Nähe zum Johannstädter Krankenhaus – bei der angespannten Finanzlage nicht mehr finanzierbar schien und geschlossen werden sollte[19]. Die Wahl des leitenden Oberarztes für die weiter bestehende Johannstädter Augenabteilung war zugunsten des als ausgezeichneter Operateur

geltenden bisherigen leitenden Oberarztes am Carola-Haus, Waldemar Lothar
Meyer (1872–1948)[20], ausgefallen. Mit Schließung der Augenabteilung im Carola-Haus am 1. November 1923 übernahm Meyer die Johannstädter Abteilung, womit offensichtlich zugleich der derzeit 69jährige bisherige Oberarzt
Hermann Becker in den Ruhestand trat.

Mit der „Konsolidierung" vor allem auch der finanziellen Situation der Stadt
Dresden wurde in der Stadtverordnetensitzung vom Dezember 1926 eine im
Vormonat vom Rat der Stadt eingebrachte Vorlage zum Ausbau des Johannstädter Krankenhauses zu einem „Vollkrankenhaus" debattiert und beschlossen,
die u.a. auch den Neubau einer Ohren- und Augenabteilung mit einem großen
ambulanten Bereich vorsah[21]. Nach der Empfehlung des Johannstädter Ärztekollegiums sollte der Neubau allerdings erst nach der gleichermaßen vorgesehenen Errichtung der Kinderklinik, des Mütter- und Säuglingsheimes und der
Schwesternschule erfolgen. Zudem wurde vorgeschlagen, zunächst den leitenden Oberarzt der Augenabteilung mit der – in Absprache mit dem Hochbau-
amt und dem Ärztekollegium – Erarbeitung eines Bau- und Raumbedarfsplans
zu beauftragen[22], den Meyer schließlich im Oktober 1928 auch vorlegte[23]. Über-

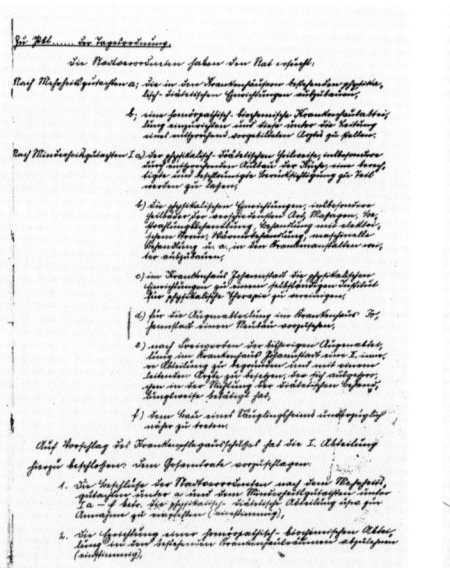
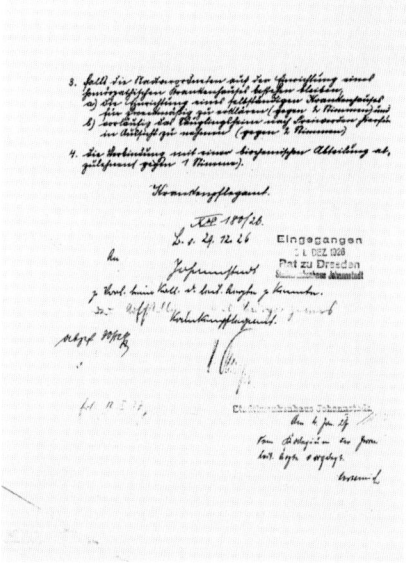

39 a+b Beschluß der Stadtverordneten über den Ausbau des Johannstädter Stadtkrankenhauses zu
einem „Vollkrankenhaus" vom 29. Dezember 1926

einstimmung gab es dabei mit der Planung eines von der Augen- und der Ohrenabteilung gemeinsam zu nutzenden Gebäudes, „die Anlage eines Ostwest-
mittelteiles mit einseitiger Südkrankenzimmerlage und 2 Nordsüdflügelbauten
mit Mittelkorridor und beiderseitigen Krankenräumen, großen Tagesräumen an
der Südseite der Flügel, Poliklinik und Ambulatorium an derselben Seite, Operationsräume an der Nordseite des Flügels, die Räume für besonders empfind-
liche Kranke ebenfalls dort, gemeinsamer Hörsaal für Ohren- und Augenabteilung, Ohrenabteilung in dem Westflügel und dem größeren Teile des Mittelteiles, gemeinsamer Eingang für die Polikliniken und Ambulatorien an der Trinitatisstraße"[24]. Als problematischer hingegen sollte sich die Forderung Meyers
nach der stationären Behandlung auch von Kindern an der Augenabteilung gestalten, wofür im Neubau 14 Betten für Kinder und sechs Körbchen für Säuglinge vorzusehen seien. Dazu richtete das Krankenpflegeamt zunächst eine An-
frage an Otto Rostoski sowie an Hans Bahrdt als Leiter des Säuglingsheims, „in-
wieweit diese Vorschläge mit der Zusammenfassung der Kinder in der Kinderabteilung und der Infektionsfälle im Infektionshause übereinstimmen"[25].
Allerdings hatte auch der leitende Arzt der Abteilung für Ohren-, Nasen- und
Halskrankheiten, Richard Hoffmann, bei einer Besprechung im Dezember 1928
über das Bauprogramm für die neue Ohrenabteilung den ausdrücklichen
Wunsch geäußert, sowohl „die Ohrenkinder […] in vollem Umfange bei der
Fachabteilung zu behalten" als auch „die Infektions-Ohrenkinder, die zurzeit in
der allgemeinen Infektionsabteilung des Krankenhauses liegen, […] allerdings
isoliert, im neuen Ohrenhause zu haben"[26]. Da damit „eine grundsätzliche Frage" aufgeworfen würde, die sich auch „später einmal bei den hautkranken und
den chirurgischen Kindern wiederholen" könnte, nahm Bahrdt hierzu in einem
Schreiben vom Februar 1929 ausführlich Stellung[27]. Unter Berücksichtigung der
besonderen Erfordernisse in Behandlung, Pflege, Ernährung, Stationshygiene,
Epidemieverhütung sowie Beschäftigung und Erziehung der Kinder sei es – so
sein Fazit – „also für die meisten augen- und ohrenkranken Kinder, soweit sie
nicht an Verletzungen und rein operativ behandelt werden, sicherlich besser sie
in der Kinderklinik unterzubringen und zu behandeln"[28]. Ein Konsens wurde
schließlich dahingehend erzielt, daß „augen- und ohrenkranke Kinder, die nur
wegen ihres Augen- bzw. Ohrenleidens das Krankenhaus aufsuchen, […] ohne weiteres auf die Augen- bzw. Ohrenabteilung [gehören]. Um Infektionen
der aufgenommenen Kinder von Seiten der Besucher und solche von Kind zu
Kind zu verhüten, ferner um die Pflegebedürfnisse der besonderen Kinderpfle-
ge voll erfüllen zu können, müssen beim Neubau Einrichtungen geschaffen wer-

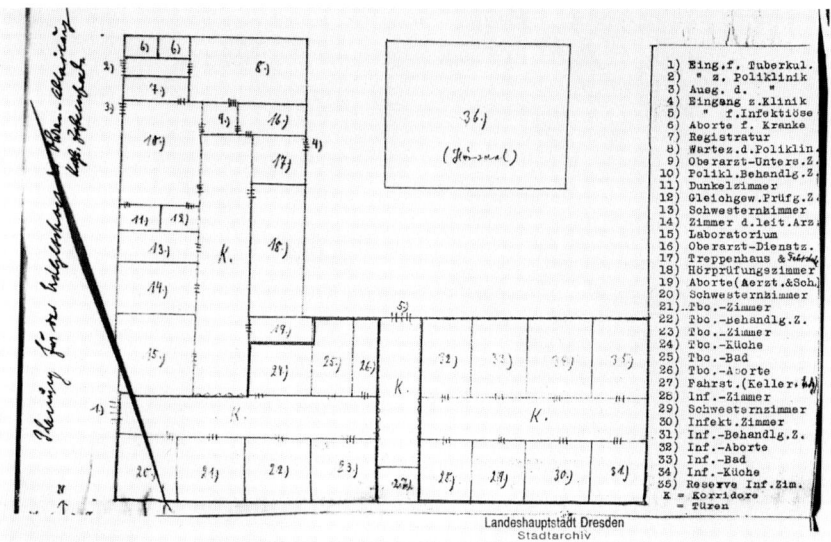

40   *Vom Leiter der HNO-Abteilung, Richard Hoffmann, ausgearbeitete Raumplanung (Erdge-*
schoß) für die Ohrenabteilung im vorgesehenen Neubau

den, die im Kleinen etwa einer Kombination der Stationsanlage der Kinderklinik entsprechen müssten"[29].

Zwar hat Hoffmann noch Anfang April 1929 einen detaillierten Plan über
die Aufteilung und Nutzung der Räume für die Ohrenabteilung im vorgesehenen Neubau vorgelegt[30], doch ist dieser infolge der beginnenden Weltwirtschaftskrise nie in Ausführung gekommen.

Das gleiche Schicksal sollten auch noch weitere Vorhaben teilen. Im Zusammenhang mit dem vorgesehenen Neubau der Augenabteilung – und der
damit der Inneren Abteilung zur Verfügung stehenden Raum- und Bettenkapazität[31] – war auf der Grundlage eines Beschlusses der Stadtverordneten über
den „Ausbau der physikalisch-diätetischen Einrichtungen in den Krankenhäusern und […] Einrichtung einer homöopathisch-biochemischen Abteilung"[32]
die Eröffnung einer *II. Inneren Abteilung* am Johannstädter Krankenhaus erwo-
gen worden. Immerhin waren nicht zuletzt sowohl unter dem Einfluß der Na-
turheil- bzw. Reformbewegung[33] als auch der hygienischen Volksaufklärung –
die vor allem auch in Dresden ihr wichtiges Fundament hatte[34] – den Fragen
einer naturgemäßen alternativen Heilweise gerade in den 20er Jahren beson-

dere Bedeutung beigemessen worden, die auch unter den Dresdener Abgeordneten ihre Anhängerschaft gefunden haben dürfte. Daß unter der Ärzteschaft – bei grundsätzlicher Zustimmung zur Einrichtung einer solchen Klinik – allerdings eine gewisse Skepsis bestand, macht ein von Hans Bahrdt und Hans Seidel unterzeichnetes Schreiben des Ärztekollegiums deutlich: „Was die Vorbildung des leitenden Arztes einer II. inneren Abteilung betrifft, so fragt das Kollegium der leitenden Ärzte an, was man unter einem Arzt, der sich ausgesprochen in der Richtung der diätetischen Behandlungsweise betätigt hat, versteht, ob darunter ein Arzt gemeint ist, der nach wissenschaftlich anerkannten Grundsätzen Stoffwechselkranke (Zuckerkranke, Gichtiker, Fettsüchtige u.a.), Magendarmkranke, Nierenkranke u.a. behandelt und überhaupt auf eine vernünftige Krankenkost bedacht ist, oder ob man an einen Anhänger einer bestimmten (einseitigen) Richtung in der Ernährungslehre denkt"[35]. Da der Neubau der Augenabteilung nicht zustande kam, war auch die Begründung einer II. Inneren Abteilung vorerst ad acta gelegt worden.

Ebenfalls schon 1926 mit der Konzeption der Erweiterung des Johannstädter Klinikums zum „Vollkrankenhaus" beschlossen, war auch die Errichtung eines *Infektionshauses* vorgesehen, das „für die im Jahre 1930 stattfindende Hygieneausstellung"[36] ein günstiges Ausstellungsobjekt bilden" würde und dementsprechend bis dahin „betriebsfertig" sein sollte[37]. Hierfür waren bereits innerhalb einer von der Stadt aufgenommenen Anleihe von 40 Millionen Mark 800.000 RM eingeplant worden, die allerdings im Februar 1929 vom Anleiheprüfungsausschuß nachträglich gestrichen wurden. Auch eine von den Stadtverordneten sowie dem Finanzamt beantragte Erhöhung des Anleihekontingentes um 10 Millionen RM wurde abgelehnt, so daß sich das Finanzamt gezwungen sah, „alle Bewilligungen auf Anleihe zurückzustellen. Darüber hinaus aber wird hiermit angeordnet, daß keine Arbeit begonnen werden darf, bevor das Finanzamt nicht ausdrücklich erklärt hat, daß die Mittel aus der Anleihe zur Verfügung stehen"[38].

Und schließlich wurde „im Rahmen des Bauvorhabens" des Johannstädter Krankenhauses noch 1928 auf Antrag der Stadtverordneten sowohl die Einrichtung eines *Krebsforschungsinstitutes*[39] als auch – auf Weisung des Arbeits- und Wohlfahrtsministeriums – einer *klinischen Abteilung zur Behandlung und Erforschung der Gewerbekrankheiten*[40] in Erwägung gezogen. Die erkannte Notwendigkeit einer Institution zur Erforschung von Krebserkrankungen und deren Eingliederung gerade an das Dresdener Stadtkrankenhaus dürfte nicht zuletzt auf die auch international Aufsehen erregenden Untersuchungen zum

sog. Schneeberger Lungenkrebs durch Rostoski, Saupe und Schmorl zurück-
zuführen sein. Schmorl wurde dann auch seitens des Krankenpflegeamtes die
Bitte um Erstellung eines Gutachtens angetragen, das dieser im Januar 1929
vorlegte und in dem er seine „Anforderungen an eine Anstalt für Krebsforschung" formulierte. Nach Schmorls Überlegungen sollte die verwaltungs-
mäßig und wirtschaftlich dem Krankenhaus anzugliedernde, aber eigenständige Krebsabteilung[41] über mindestens 50 Betten sowie verschiedene, mit allen technischen und wissenschaftlichen Hilfsmitteln ausgestattete Laboratorien[42] verfügen. Dem Gutachten stimmte im wesentlichen auch die
„Konferenz der leitenden Ärzte"[43] zu, wenngleich offensichtlich die Meinung
vorherrschte, „daß die ärztliche Versorgung der Krebskranken in Dresden
durch ein in Dresden zu errichtendes Forschungsinstitut nicht gebessert werden" würde[44]. Neben Fragen zur Zuständigkeit bzgl. der Finanzierung einer
solchen Institution, die zunehmend auch als Aufgabe des Staates angemahnt
wurde, nahm die Debatte vor allem durch einen Bericht der „Radiumkom-
mission" vom Juli 1929 über ihre Reise nach Paris und Stockholm in der Aus-
schußsitzung des Deutschen Zentralkomitees zur Erforschung und Behandlung der Krebskrankheiten[45] eine neue Richtung. Statt eines Krebsforschungsinstitutes, das besser an die Universität Leipzig anzugliedern sei, sol-
le – so Saupe in einem Schreiben an den Stadtrat Temper – eine
Bestrahlungsklinik, „wie sie sich ja im Ausland so hervorragend bewährt hat",
begründet werden. Die leitenden Ärzte des Johannstädter Krankenhauses
hätten sich einverstanden erklärt, daß „eine Bettenabteilung für Bestrah-
lungspatienten (in erster Linie Krebskranke)" am Johannstädter Krankenhaus
eingerichtet werde. Dies erfordere allerdings die Bereitstellung einer größeren Radiummenge, als gegenwärtig am Krankenhaus vorhanden sei[46]. Den
vorläufigen Schlußpunkt setzte schließlich das Veto der leitenden Ärzte des
Stadtkrankenhauses Friedrichstadt. „Das Kollegium ist einheitlich der Ansicht,
daß eine Konzentration des Radiums in Johannstadt schon deshalb, weil Johannstadt das kleinere Krankenhaus ist und weil Johannstadt, die für die Ra-
diumbehandlung besonders wichtigen Abteilungen (Frauen- und Hautabtei-
lung) nicht hat, nicht berechtigt wäre …"[47]. Auch die avisierte klinische „Abteilung für Gewerbekrankheiten", die grundsätzlich vom Leitungsgremium
des Johannstädter Krankenhauses begrüßt worden war, kam letztlich nicht zustande, da „das Ministerium die Kosten einer notwendigen Wohlfahrtsmass-
nahme statt selbst zu tragen, auf eine Gemeinde abwälzen will, wie das ja die
ganze Tendenz unseres Wohlfahrtspflegegesetzes ist"[48].

Von den bereits bestehenden Einrichtungen am Johannstädter Krankenhaus sollte das der Inneren Abteilung zugewiesene und zugehörige *„Haus für Unruhige"*, das der akuten Versorgung „unruhiger" Patienten, d.h. vor allem von Alkoholkranken, Epileptikern und Geisteskranken diente[49], ebenfalls im Zusammenhang mit der 1926 beschlossenen Erweiterung des Krankenhauses einen Neubau erhalten und zur Nervenklinik ausgebaut werden. Zunächst mit der Begründung der ökonomischen Situation Ende der 20er Jahre verschoben, wurde erst mit Gründung der Medizinischen Akademie „Carl Gustav Carus" 1954 eine Neurologische und später auch eine Psychiatrische Klinik auf dem Gelände des ehemaligen Stadtkrankenhauses eingerichtet.

Auch die bereits seit 1901 bestehende und weiterhin unter der bewährten Leitung Paul Rudolf Geipels stehende Johannstädter *pathologisch-anatomische Abteilung* erfuhr in den 20er Jahren keine bauliche Erweiterung, obgleich der Arbeitsumfang der Prosektur bis 1925 auf über 7250 Sektionen und Untersuchungen angestiegen war[50] und sich gerade auch die wissenschaftliche sowie Weiterbildungstätigkeit im Rahmen der „Akademie für ärztliche Fortbildung" wesentlich ausgedehnt hatte. Neben seinen bereits im ersten Jahrzehnt des 20. Jahrhunderts veröffentlichten Forschungen zum Zusammenhang von Myokarditis und Rheumatismus hatte sich Geipel auch der Pathologie des Gefäßsystems, gynäkologischen Problemen, Fragen zu bestimmten Mißbildungen, vergleichenden Studien zu einem sehr seltenen gutartigen Bronchialtumor sowie forensischen Problemen gewidmet[51]. Übrigens hatte sich Geipel – selbst ein begabter Musiker – neben seiner ärztlich-wissenschaftlichen Arbeit auch um die Förderung der bildenden Künste in Dresden verdient gemacht[52]. Als das Johannstädter Krankenhaus Ende März 1932 geschlossen wurde (siehe Kap. 3.5.), wechselte Geipel an die Friedrichstädter Prosektur und übernahm in Amtsnachfolge Schmorls deren Leitung.

Neben den tatsächlich zur Ausführung gekommenen Projekten, wie dem Bau einer Kinderklinik sowie der Schwesternschule, ist letztlich nur mit der Einrichtung einer *Zahnstation* eine gewichtige Erweiterung des medizinischen Behandlungsspektrums am Johannstädter Krankenhaus in den 1920er Jahren vollzogen worden.

Der nicht zuletzt durch seine zahlreichen Beiträge zur „Herdinfektion"[53] wissenschaftlich ausgewiesene und anerkannte Internist am Friedrichstädter Krankenhaus, Hans Päßler, hatte – in praktischer Konsequenz seiner Auffassung vom bestehenden Zusammenhang zwischen entzündlichen Erkrankungen der Mundhöhle und bestimmten Erkrankungen des Gesamtorganismus – bereits

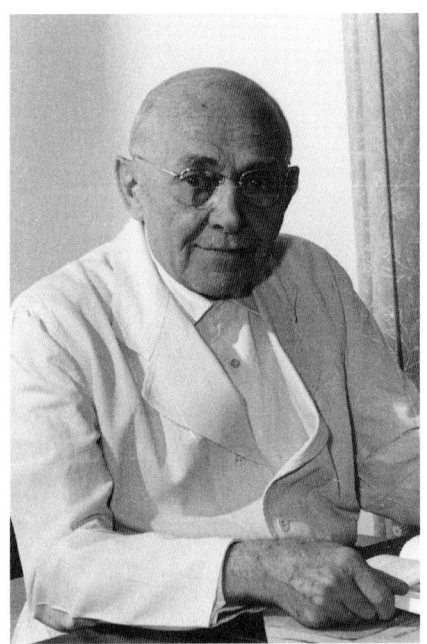

41 Johann Alexander Vogelsang (1890–1963), langjähriger, engagierter und hochgeschätzter Leiter der zahnärztlichen Station am Johannstädter Krankenhaus

1912 beim Rat der Stadt Dresden die Gründung von Zahnabteilungen an den beiden großen Stadtkrankenhäusern beantragt, dem auch tatsächlich stattgegeben wurde[54]. Die Einrichtung der Zahnstationen wurde allerdings wegen zunächst noch bestehender räumlicher Schwierigkeiten erst im Haushaltsplan 1915 vorgesehen und dann noch verzögert durch den Ersten Weltkrieg und dessen Auswirkungen auf die stationäre medizinische Versorgung[55]. Erst mit Beschluß der Stadtverordneten vom 8. Juli 1920[56] wurden schließlich die zahnärztlichen Abteilungen an den Stadtkrankenhäusern Friedrichstadt und Johannstadt eingerichtet und mit jeweils einem Zahnarzt aus der Zahnklinik der AOK besetzt[57]. Mit der Leitung der Zahnstation am Johannstädter Krankenhaus wurde Johann Alexander Vogelsang (1890– 1963)[58]

betraut, den der Leiter der AOK-Zahnklinik Heinrich Richter als zuverlässigsten und strebsamsten seiner Assistenten charakterisiert hatte. Am 1. Juli 1921 nahm Vogelsang seine Tätigkeit an der neugegründeten und in Räumen über dem Zentralbad eingerichteten Zahnabteilung auf. Ihm stand hier ein Behandlungszimmer, aber keine eigene Bettenstation zur Verfügung, so daß er zu den anfangs nur für Montag-, Mittwoch- und Freitagvormittag ausgewiesenen Sprechzeiten die Patienten in der Zahnstation ambulant behandelte und stationär zu versorgende Patienten auf den jeweiligen Stationen des Krankenhauses betreute. Im Zuge der in den 20er Jahren geplanten Baumaßnahmen am Johannstädter Krankenhaus hatte sich auch Vogelsang bereits im Oktober 1926 um eine bessere Unterbringung der angesichts stetig zunehmender Inanspruchnahme inzwischen räumlich viel zu beengten zahnärztlichen Station bemüht[59]. In diesem Zusammenhang wurde erstmals von Vogelsang auch die Bitte vorgetragen zu erwägen, „ob nicht in demselben Geschoß gleichzeitig ei-

ne kleine Bettenstation für die Kranken eingerichtet werden könnte, welche nur zahnärztlicher Behandlung
bedürfen, also im wesentlichen nur
bei Kieferverletzten usw. Diese Einrichtung ist in Berlin im Virchow-
Krankenhaus bereits eingeführt und
bewährt sich dort außerordentlich
gut"[60]. Das Ärztekollegium befürwortete zwar grundsätzlich den Antrag
Vogelsangs auf räumliche Erweiterung der Zahnabteilung , lehnte aber
die Einrichtung einer eigenständigen
Station für Kieferverletzte aufgrund
der diesbezüglich zu geringen Patientenzahl ab[61]. Zwar wurde die Proble-
matik einer kieferchirurgischen Station nochmals 1927 und Anfang 1929
erörtert und zumindest etwa der Vor-
schlag unterbreitet, die zahnärztliche
Abteilung an die physikalisch-thera-
peutische Abteilung oder die chirurgi-

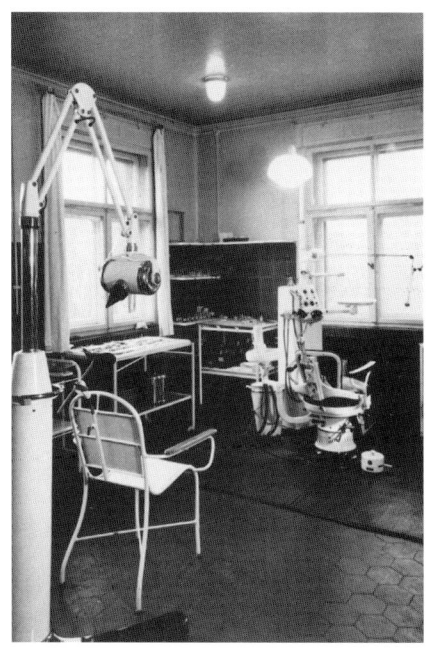

42 Behandlungszimmer der Zahnstation im Haus 8 des Krankenhauses Johannstadt

sche Klinik anzubinden, doch wurde auch mit der schließlich 1934 erfolgten
Unterbringung der Zahnstation im Dachgeschoß des Hauses 8 keine eigene
Bettenstation angeschlossen. Vogelsang mußte also weiterhin seine Patienten
mit Kieferverletzungen auf den chirurgischen Stationen versorgen – bis kurz
nach Ende des Zweiten Weltkrieges und mit dem Wiederaufbau des Johannstädter Krankenhauses noch im laufenden Jahr 1946 an der Zahnklinik eine eigene Bettenstation mit zunächst 14 Betten im Haus 8 eingerichtet werden sollte.

3.2.4. Kinderklinik

Die zunehmende Inanspruchnahme des Säuglingsheims führte dazu, daß diesem 1926 im Johannstädter Klinikum das Haus 6 überlassen werden mußte.[62]
Die Stadt erkannte die Notwendigkeit eines Kinderklinikneubaus und be-

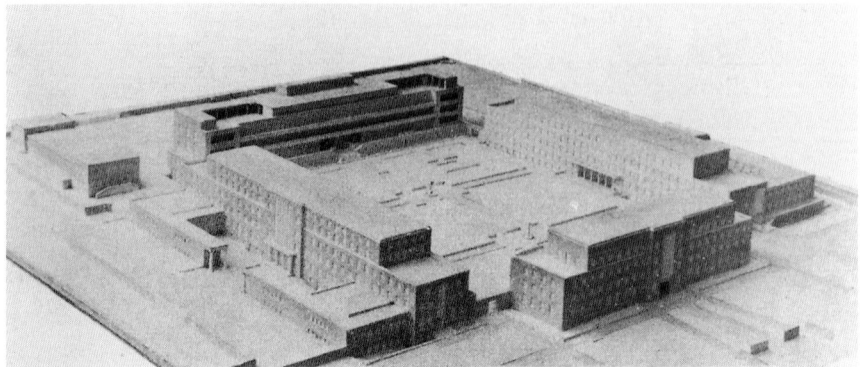

43 Modell der geplanten Gesamtanlage von Kinderklinik und Schwesternschule

schloß, diesen in Verbindung mit einer Schwesternschule im Johannstädter Kli-
nikum zu errichten. Der damalige Stadtbaurat Paul Wolf (1879–1959), dem die
Fachpresse ganz im Sinne des Dessauer Bauhauses „gediegene Vornehmheit
und sachliche Einfachheit" bescheinigte[63], entwarf einen äußerst großzügigen
Komplex aus fünf Gebäuden. Bahrdt, der damalige leitende Oberarzt des Säuglingsheims, war in die Planungen mit einbezogen worden und konnte so bis ins
Detail die Entwürfe beeinflussen. Am 31. Oktober 1927 fand die feierliche
Grundsteinlegung statt. Die Urkunde, die in den Grundstein eingefügt wurde,
erläuterte knapp den Plan:

„Am Gedenktag der deutschen Reformation, dem 31. Oktober im Jahre 1927,
wurde unter dem Schutze der Stadtgemeinde Dresden der Hammerschlag vollzogen für die Kranken- und Säuglingspflegeschule, die Kinderkrankenabtei-
lung, die Kinderpoliklinik, die Mütter- und Säuglingsfürsorgezentrale, das Müt-
ter- und Säuglingsheim. Zum ersten Male werden hier alle Zweige der Krankenpflege, der Säuglingspflege und der Mütter- und Säuglings-Fürsorge miteinander und mit der Schule vereinigt, die als erste ihrer Art in Deutschland
auf neuer Grundlage die Schwestern für ihren Beruf vorbereiten soll, damit sie
den Kranken und Hilflosen unseres Landes und unserer Vaterstadt mit ihren
besten Kräften dienen können."[64]

Das als Südflügel geplante Haus für gesunde Mütter und Säuglinge wurde
ebenso wie das Infektionshaus im Norden des Zentralgebäudes wegen Geld-
mangels nicht ausgeführt. Die Schwesternschule konnte ab dem 15. November 1929 genutzt werden. Das Zentralgebäude und die Kinderklinik wurden im
Februar bzw. April 1930 von der Poliklinik und dem Säuglingsheim des Vereins

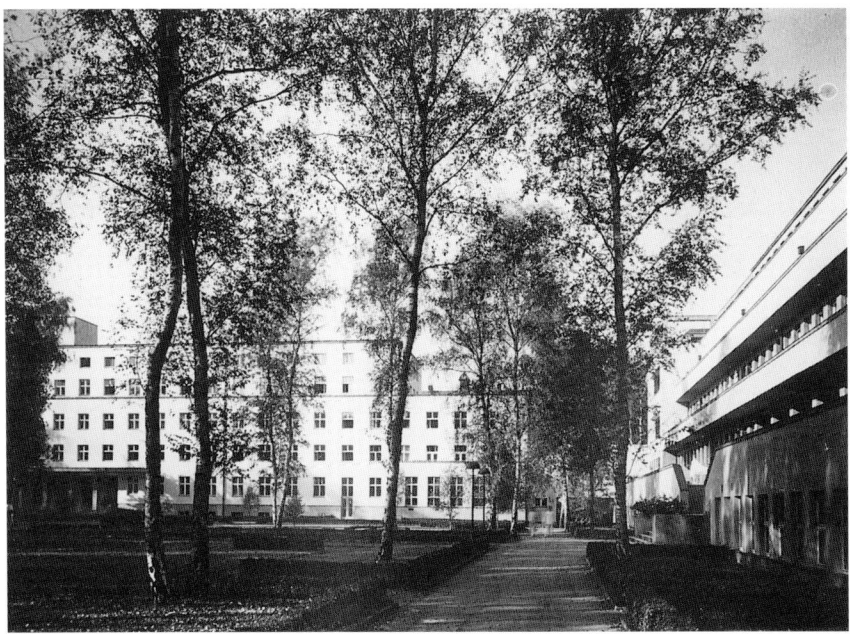

*44 Zentralgebäude und Bettenhaus (rechts) der Kinderklinik um 1930 (Blick von der Schwestern-
schule)*

Kinderklinik in der Johannstadt bezogen.[65] Die Baukosten betrugen insgesamt
7,31 Millionen Mark.[66]

In der Kinderklinik lagen alle Krankenräume nach Süden. Zur Vermeidung
einer Beschattung der Krankenräume durch die Liegeterrassen traten die vier
Geschosse von unten nach oben terrassenförmig zurück. Im obersten Geschoß
befand sich eine Station für lungenkranke Kinder, für die auf den Dachterras-
sen eine Freiluftbehandlung möglich wurde. Im Untergeschoß befanden sich
u.a. die Milch- und Diätküchen. Das Zentralgebäude beherbergte im Erdgeschoß die Zentralaufnahme, eine Mütterberatungsstelle und Poliklinik, einen
großen Hörsaal für ärztliche Fortbildungskurse und Räume für den Leitenden
Oberarzt sowie die Verwaltung. In den Obergeschossen befanden sich Perso-
nalwohnungen und Speisesäle.[67]

Das Konzept, Kinderklinik und Zentralgebäude in Verbindung mit der
Schwesternschule zu errichten, entsprach den modernsten Erkenntnissen und
Anforderungen und wurde so bis in die fünfziger Jahre wegweisend für den
Krankenhausbau, wenn es auch aus Kostengründen mehrfach überarbeitet

werden mußte und Teile nicht zur Ausführung gelangten. Die Stadt Dresden
hatte damit ihren Kindern einen Ort geschaffen, wo sie unter relativ großzügigen Bedingungen eine exzellente medizinische Betreuung erhielten.

3.3. Schwesternschule

Die sozialen Veränderungen in Folge der Novemberrevolution wirkten auch in
das Krankenhauswesen hinein und veränderten die Arbeits- und Lebensbedingungen der Schwestern und Pfleger, der Angestellten und Beamten. Der 8-
Stunden-Tag löste den bisher üblichen ganztägigen Dienst ab, was zu einem
akuten Pflegekräftemangel führte. Der 1921 zum Leiter des Dresdener Stadtgesundheitsamtes ernannte Dr. Temper versuchte, diesem Notstand durch
Gründung einer Städtischen Schwesternschaft und Neuordnung der Ausbildung zu begegnen. Er fand dafür in Dr. Erna von Abendroth (1887–1959)[68] eine hervorragende Verbündete, die wie er eine konservative Auffassung vertrat,
beispielsweise vehement den 8-Stunden-Arbeitstag sowie die gewerkschaftli-

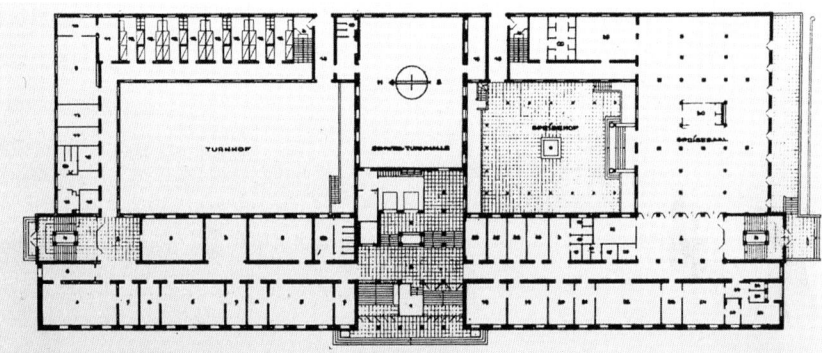

SCHWESTERNSCHULE, ERDGESCHOSS

Im Vordergebäude Unterrichts- und Verwaltungsräume. Drei Quertrakte verbinden den Vorderbau mit dem rück-
wärtigen Teil. Der mittlere Quertrakt enthält die Turnhalle, darunter die technischen Anlagen für ein Schwimmbad,
darüber aber die Aula mit Bühne. Der südliche Quertrakt ist als Speisesaal mit zentraler Anrichte ausgebildet und
mit einem Schmuckhof verbunden, der als Speisehof bezeichnet wird.
1 Pfortenschwester. 2 Vorhallen. 3 Lichtgang. 4 Treppenhäuser. 5 Unterrichtsräume. 6 Vorbereitungszimmer.
7 Schreibzimmer. 8 Demonstrationszimmer. 9 Schülerinnen-Wohnungen. 10 Schreibzimmer. 11 Schwesternzimmer. 12 Schlafzimmer für je 3 Schülerinnen. 13 Näh- und Plättzimmer. 14 Raum für schmutzige Wäsche.
15 Abstellräume. 16 Wannenbad. 17 Geräteraum u. Turnhalle. 18 Durchfahrt. 19 Kanzlei. 20 Sprechzimmer.
21 Wartezimmer. 22 Konferenzzimmer. 23 Wartezimmer. 24 Oberin-Wohnung. 25 Besuchszimmer. 26 Arbeitszimmer. 27 Wäscheraum. 28 Waschraum für den Speisesaal. 29 Aufwaschraum für Tafelgeschirr. 30 Speisenausgabe.

45 *Grundriß und Raumaufteilung der Schwesternschule (Erdgeschoß)*

che Vertretung der Schwestern und Pfleger ablehnte, aber deren Ausbildung und die Verbesserung ihrer Wohnverhältnisse und des beruflichen Ansehens einforderte. Sie beschrieb 1933 noch einmal ihre Sicht auf die Situation zu Beginn der zwanziger Jahre sehr aufschlußreich: „In den Krankenhäusern der Stadt hatten nach und nach haltlose Zustände Platz ergriffen. Der geteilte 8-Stundentag oder das 8-Stundenschichtsystem wurde eingeführt, und alle seine Schäden machten sich fühlbar: schlechte Versorgung der Kranken, konzentrierte Arbeitszeit, der die weiblichen Kräfte bei schlechter Ernährung nicht gewachsen waren,

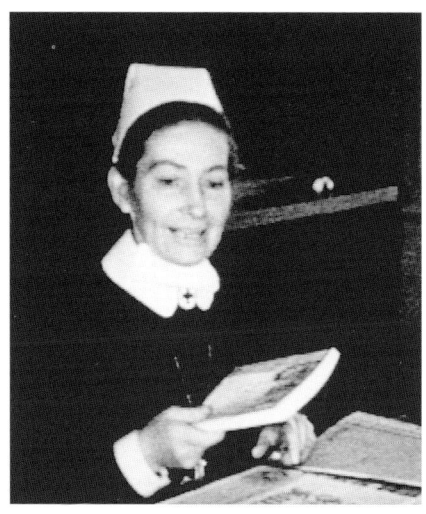

46 Oberin der Städtischen Schwesternschaft Erna von Abendroth (1887-1959)

konzentrierte Freizeit, die, da jegliche Erziehung zu ihrer Anwendung fehlte, falsch ausgenutzt wurde. Die erhöhten Gehälter und namentlich die Unsicherheit der Inflation reizten zum unnützen Geldausgeben an und steigerte besonders die Lebensbedürfnisse inbezug auf Kleidung und Vergnügen.“[69] Damit sprach sie den Schwestern die Befähigung für ein selbstbestimmtes Leben de facto ab.

Erna v. Abendroth erarbeitete eine „Ordnung für die Mitglieder der Städtischen Schwesternschaft", die das Mutterhausprinzip, also gemeinsames Wohnen und Unterstellung unter eine Oberin, beinhaltete. Paragraph 1 lautete deshalb: „Die Städtische Schwesternschaft bildet eine Familien- und häusliche Gemeinschaft von in den städtischen Anstalten in der Kranken- und Säuglingspflege beschäftigten Schwestern zur Pflege des Wohles ihrer Mitglieder.“[70] Gewerkschaftliche Mitgliedschaft war ausdrücklich nicht verboten[71], wurde aber durch die hierarchische Struktur erschwert. Die Einsetzung von Erna v. Abendroth als Oberin der Städtischen Schwesternschaft war dem Rat der Stadt Garantie dafür, daß die Schwestern willige und billige Arbeitskräfte blieben.

Abendroth erarbeitete nun ein Konzept für die Neugestaltung des Unterrichts, das aber – im Gegensatz zu ihrer konservativen Grundeinstellung – mit alten

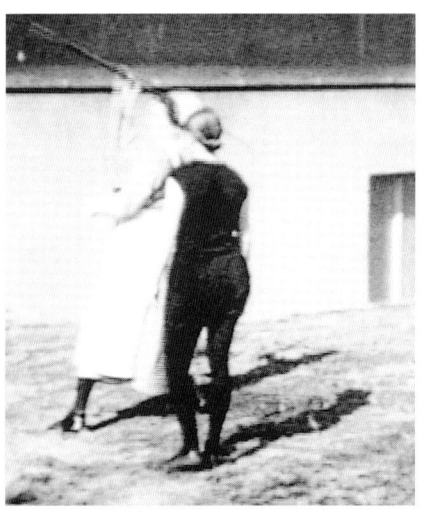

47 Schwesternschülerin und Lehrschwester beim Sportunterricht

Prinzipien brach und zukunftsweisend wurde. Sie wollte in der insgesamt vierjährigen (!) Ausbildung eine relativ breite Allgemeinbildung sowie vertiefte theoretische und praktische Kenntnisse in der Krankenpflege und Hauswirtschaftsführung vermitteln. Dies war „[...] ein zu dieser Zeit an keiner anderen Stelle anzutreffender Ausbildungsgang, den man erst lange nach Beendigung des zweiten Weltkrieges, und auch dann zunächst nur in einem Teil des gespaltenen Landes, gesetzlich zu übernehmen bereit war."[72]

Die Rahmenbedingungen für die umfassende Unterrichtung der Mädchen in Kranken-, aber auch in Säuglingspflege wurden mit dem Neubau der Schwesternschule in Verbindung mit der Kinderklinik (siehe 3.2.4.) geschaffen. Im Oktober 1929 konnte die für 300 Schülerinnen konzipierte Einrichtung bezogen werden. Die Unterrichtsräume, Besuchszimmer und Verwaltungsräume lagen im Erdgeschoß, während das Untergeschoß die Garderobenräume, Wasch- und Badeanlagen, Küche, Lehrküche und Lehrlaboratorien enthielt. Selbst die baulichen Voraussetzungen für ein Schwimmbad waren gegeben, das aber aus Kostengründen nicht ausgeführt wurde. Die drei Obergeschosse waren den Wohnräumen der Schwestern und Schülerinnen vorbehalten, die in „Familien" mit je 24 Mädchen eingeteilt waren. Jeder „Familie" stand eine Lehrschwester vor, mit der man auch die spärliche Freizeit verbrachte; es wurde gebastelt, gesungen, mindestens zweimal wöchentlich in der Sporthalle oder auf dem Sportplatz geturnt, Leichtathletik betrieben oder ein Museum, Theater besucht usw.[73]

Das Wirken der Erna von Abendroth hat zwei scheinbar gegensätzliche Aspekte vereint: einerseits führte sie in der Dresdener Städtischen Schwesternschaft ein konservatives und strenges Regime, andererseits forderte und förderte sie eine breite Allgemeinbildung und vertiefte theoretische und praktische Kenntnisse der Schwestern, damit diese ihre Tätigkeit nach Angaben eines Arztes relativ selbständig ausführen konnten, und war damit zukunftsweisend.

3.4. Ärztliche Fortbildung

Mit der Chirurgisch-medicinischen Akademie hatte 1864 eine der maßgeblichen Aus- und Fortbildungseinrichtungen in Dresden ihre Pforten geschlossen. Die damit hinterlassene Lücke im Dresdener ärztlichen Bildungswesen sollte in der Folgezeit durch andere Institutionen wie dem hilfsärztlichen Externat, den Fortbildungskursen der Friedrichstädter Prosektur und der Kgl. Frauenklinik und nicht zuletzt den durch den Verein für Ärztekurse organisierten regelmäßigen Veranstaltungen für alle praktischen Ärzte kompensiert werden.

Nachdem das hilfsärztliche Externat 1923 aufgelöst wurde und auch der Verein für Ärztekurse den Bedürfnissen der Zeit nicht mehr entsprach, wurde nach langjährigem Bemühen des Vereins sowie auf besonderes Betreiben des wissenschaftlich ausgewiesenen Chefarztes der I. Medizinischen Klinik am Friedrichstädter Krankenhaus, Hans Päßler (1868–1938)[74], sowie der Chefärzte an den Dresdener Stadtkrankenhäusern Otto Rostoski, Christian Georg Schmorl und Hans Seidel am 19. Mai 1924 die „Akademie für ärztliche Fortbildung"[75] in Dresden gegründet. Mit der Bezeichnung „Akademie" kam letztlich die Hoffnung und Zielstellung der Initiatoren und Gründer zum Ausdruck, eine institutionalisierte, dauerhafte Stätte für die ärztliche Fortbildung in Dresden zu schaffen. Den Vorsitz übernahm Hans Päßler; sein Stellvertreter war der Geheime Regierungsrat Friedrich August Weber (1872–1963), zugleich Präsident des Landesgesundheitsamtes bis zu dessen Auflösung 1936 und Vorsitzender des Landesausschusses für das ärztliche Fortbildungswesen in Sachsen[76]. Die Geschäftsstelle der Akademie, die zu gleichen Teilen vom sächsischen Staat und der Stadt Dresden finanziert wurde, befand sich im Landesgesundheitsamt. Dem Lehrkörper der Akademie gehörten 29 Dozenten an, die sich zudem auch an Fortbildungsveranstaltungen in ande-

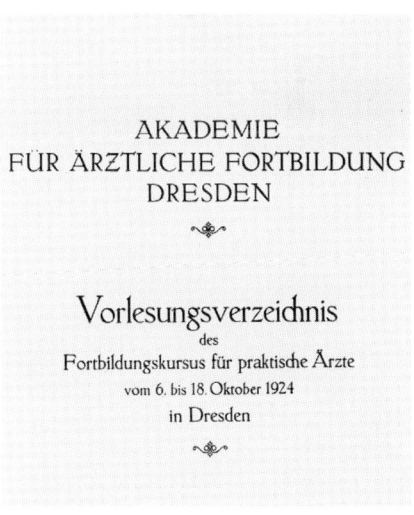

AKADEMIE
FÜR ÄRZTLICHE FORTBILDUNG
DRESDEN

Vorlesungsverzeichnis
des
Fortbildungskursus für praktische Ärzte
vom 6. bis 18. Oktober 1924
in Dresden

48 Vorlesungsverzeichnis mit Ankündigung der Kurse der „Akademie für Ärztliche Fortbildung"

ren Städten beteiligten. Die Gründer der Akademie waren selbst an fast allen
Fortbildungsveranstaltungen der Inneren Medizin, Chirurgie und der Fortbildung für praktische Ärzte beteiligt. Mit der Akademie für ärztliche Fortbildung
sollte die Tradition der früheren Dresdener Fortbildungseinrichtungen auf einer breiteren Basis fortgesetzt und der raschen Entwicklung der Medizin Rech-
nung getragen werden, was in der breiten Fächerung der Kurse – etwa auch
zur Orthopädie und Gynäkologie, der Pädiatrie, Hals-Nasen-Ohren- und Augenheilkunde, der Dermatologie und Venerologie bis hin zur derzeit in der Medizin eine gewisse Blütezeit erlebenden Hygiene und sozialen Medizin sowie
seit 1930 der Röntgendiagnostik und -therapie – seine Ausprägung erfuhr. Als
ihre Aufgaben formulierte sie, mit dem Fortbildungsunterricht den approbierten Ärzten mit neuen Gebieten der praktischen und sozialen Medizin und sozialen Hygiene bekannt zu machen, die Ausbildung der Medizinalpraktikan-
ten an den Dresdener Krankenanstalten systematisch zu fördern sowie die wissenschaftlichen Grundlagen der praktischen und sozialen Medizin zu vermitteln und zu befördern[77]. Eine große Rolle spielten dabei auch praktische
Übungen, Demonstrationen und Visiten, um das theoretisch erworbene Wis-
sen zu ergänzen. Zur Durchführung ihrer Aufgaben standen der Akademie die
Stadtkrankenhäuser in Johannstadt und Friedrichstadt, die Staatliche Frauenklinik, das Säuglingsheim der Stadt Dresden sowie die Heil- und Pflegeanstalt Pirna-Sonnenstein zur Verfügung. Darüber hinaus arbeitete die Akademie
auch mit der 1926 gegründeten Hygiene-Akademie eng zusammen und organisierte mit ihr gemeinsam Fortbildungsveranstaltungen.

Bis 1928 wurden von der Akademie neunzehn Fortbildungskurse durchgeführt, davon noch 1924 zwei für praktische Ärzte und Internisten. Eine Blütezeit erlebte die Akademie im Zeitraum von 1929 bis 1932, wo sie – trotz der
Weltwirtschaftskrise und der damit verbundenen materiellen Schwierigkeiten
– ihre größte Fortbildungtätigkeit entfaltete. In dieser kurzen Periode fanden
allein 29 Fortbildungsveranstaltungen in Dresden statt. Selbst in der Zeit, in der
das Johannstädter Krankenhaus in Auswirkung der Wirtschaftskrise am 1. April
1932 für etwa ein Jahr geschlossen werden mußte, war der Fortbestand der
Akademie letztlich nicht gefährdet.

3.5.   Schließung des Krankenhauses

Die Zeit der „Goldenen Zwanziger", in denen auch der Stadt Dresden genug Geld für großzügige Projekte zur Verfügung stand, endete 1929 mit dem „Schwarzen Freitag", dem Beginn der Weltwirtschaftskrise. Konnten zunächst noch Kinderklinik und Schwesternschule 1930 eingeweiht werden, wurde bereits 1931 über mögliche Einsparungen im Stadthaushalt intensiv nachgedacht. Külz ließ die Wirtschaftlichkeit der Stadtkrankenhäuser überprüfen. Die Sparkommission stellte den Antrag, das Krankenhaus Johannstadt ab 1. April 1932 bis auf weiteres zu schließen. Der Rat der Stadt folgte dem Antrag auf seiner Sitzung am 19. Januar 1932 und teilte dies den Stadtverordneten in einer äußerst knappen Erklärung mit, in der er argumentierte: „Das Bedürfnis nach krankenpflegerischer Behandlung in städtischen Krankenanstalten wird auch nach Schließung des Krankenhauses Johannstadt voll befriedigt werden können. Die in Johannstadt vorhandenen Kranken werden ohne weiteres in den offen bleibenden Krankenanstalten untergebracht werden können, und es wird auch dann noch eine Belegungsmöglichkeit über den jetzigen Stand hinaus um 10 v. H. verbleiben. Entscheidend für den Beschluss des Rates, das Krankenhaus Johannstadt zu schließen, war die Erwägung, dass dadurch der größtmögliche finanzielle Nutzeffekt mit einer jährlichen Ersparnis von etwa 1,1 Million RM erzielt wurde."[78] Obwohl insbesondere die Abgeordneten der SPD und der KPD dagegen Einspruch erhoben und sich die Stadtverordneten mehrheitlich gegen die Schließung jedweden Krankenhauses aussprachen, obwohl sich der Verband Volksgesundheit und ein eigens gebildeter „Abwehrausschuss gegen die Schließung des Stadtkrankenhauses Johannstadt" mit Eingaben um den Erhalt des Krankenhauses bemühten und sich der Stadtbund Dresdner Frauenvereine besonders für das Weiterbestehen der Schwesternschule einsetzte[79] – blieb der Stadtrat bei seiner Entscheidung. Alle Hinweise auf die wirtschaftliche Bedeutung des Krankenhauses im Stadtteil Johannstadt, auf die medizinische Unterversorgung der Dresdner Bevölkerung im Falle von Epidemien oder auch nur normalen Schwankungen der gesundheitlichen Lage, auf den negativen Einfluß auf die gesundheitliche Betreuung, wenn gerade das modernste Dresdner Krankenhaus mit seiner herausragenden Kinderabteilung geschlossen würde, wurden negiert.

Die Patienten der Inneren und der Abteilung für Augenheilkunde des Johannstädter Stadtkrankenhauses bezogen Räume im Carola-Haus, während die Patienten der Chirurgischen Abteilung und die kranken Kinder in das

Friedrichstädter Klinikum verlagert wurden.[80] Die leitenden Oberärzte Rostoski, Seidel und Saupe wurden an das Carola-Haus versetzt und nahmen dort
die Stellen der vorherigen Amtsinhaber ein. Geipel übernahm die Stelle des mit
70 Jahren in den Ruhestand getretenen Friedrichstädter Pathologen Schmorl,
während für Bahrdt und Meyer am Friedrichstädter Klinikum neue Abteilungen einzurichten waren.[81] 94 Krankenschwestern und -pfleger in den städtischen Krankenhäusern erhielten die Kündigung, 129 Schwestern vom Johannstädter Klinikum die Versetzung an die anderen Klinika.[82] Der Dresdner Anzeiger beschrieb die Situation: „Am gestrigen Tage ist das Johannstädter Krankenhaus in seinen wesentlichen Abteilungen [Innere, Chirurgie] geschlossen
worden. Am Mittwoch und Donnerstag [30./31.03.1932] sind über 100 Kranke teils mit Sanitätswagen der Feuerwehr, teils mit anderen Kraftwagen in das
Stadtkrankenhaus Carolahaus, einige auch in das Friedrichstädter Krankenhaus
gebracht worden. Weitere hundert Kranke werden in den nächsten Tagen und
Wochen in diese Krankenhäuser verlegt werden. Die gesamte Krankenhaus-
Einrichtung verbleibt an Ort und Stelle, damit in besseren Zeiten das Krankenhaus ohne Schwierigkeiten wieder eröffnet werden kann. Lediglich die
Röntgenabteilung wird in einiger Zeit verlegt werden, um die kostspieligen Ap-
parate auszunutzen […].“[83]

Mitte Mai 1932 war die Umsiedlung der Abteilungen abgeschlossen, das Johannstädter Klinikum stand – bis auf Wohnungen für Schwestern – leer.[84]
Nachdem das Klinikum in den zwanziger Jahren einen großzügigen Ausbau erfahren hatte, mit innovativen Einrichtungen wie der Diabetikerambulanz und
-station internationales Aufsehen erregt und in allen Bereichen konstant hoch-
wertige Leistung erbracht hatte, wurde es auf dem Höhepunkt der Weltwirtschaftskrise allein unter dem Aspekt geopfert, den größtmöglichen finanziellen Nutzeffekt, die größtmögliche Einsparung zu erzielen.

Anmerkungen

1   Vgl. zur Entwicklung Dresdens in der Weimarer Republik u.a. Starke, H.: Dresden
    zwischen den Weltkriegen und in der Nachkriegszeit. In: Vorträge und For-
    schungsberichte. 4. Kolloquium zur dreibändigen Dresdner Stadtgeschichte 2006
    vom 18. März 2000. Dresden 2000, S. 7–23, zit. S. 10.
2   In Dresden hatte die hier 1884 gegründete AOK bereits 1894 ein Genesungsheim
    eingerichtet, das eines der ersten seiner Art in Deutschland war und in dem Kas-
    senmitgliedern ein kostenloser Kuraufenthalt ermöglicht wurde. Mit dem Neubau

eines großen Verwaltungsgebäudes der AOK Dresden (am Sternplatz), das 1914 bezugsfertig war, wurden zugleich auch eine große physikalische Heilanstalt mit Abteilungen für Hydro-, Licht- und Elektrotherapie, für Gymnastik sowie für Inhalation, eine sog. „Beinklinik" zur Behandlung offener Beinschäden, ein Röntgenkabinett und eine Zahnklinik gegründet und im Verwaltungsgebäude untergebracht.

3 Dies betraf insbesondere auch die zunehmende Einrichtung von Kassenkliniken und -zahnkliniken mit angestellten Ärzten, die als Konkurrenz zum herkömmlichen privatärztlichen Versorgungssystem angesehen und geradezu bekämpft worden sind.

4 Vgl. dazu Dresdner Hefte 9 (1991), H. 25; 18 (2000), H. 63.

5 Siehe Salandi, A.: Dresdner Stadtpolitik 1929–1933. Dresdner Hefte 12 (1994), H. 39, S. 28–39, zit. S. 29.

6 Vgl. ebenda, S. 30. Siehe auch Starke, H.: Dresden zwischen den Weltkriegen … a.a.O., S. 13 f.

7 Seidel, E.: Festrede zur Feier des 25jährigen Bestehens des Stadtkrankenhauses Dresden-Johannstadt. Dresden 1926, S. 13.

8 Vgl. Kap. 2.3.1.

9 Rostoski, O.: Lebenserinnerungen. Unveröff. Mskr., S. 47f., Privatbesitz.

10 Weiß, S.: Die Geschichte der Strahlentherapie an der Medizinischen Akademie „Carl Gustav Carus" Dresden. Med. Diss. Dresden 1990, S. 10f.

11 Ebenda, S. 12.

12 Rostoski, O., Saupe, E., Schmorl, C.: Die Bergkrankheit der Erzbergleute in Schneeberg in Sachsen („Schneeberger Lungenkrebs"). In: Zeitschrift für Krebsforschung 23 (1926) 4/5, S. 360–384. Rostoski wurde selbst nach London eingeladen, um dort über die Ergebnisse zu berichten.

13 Rostoski, O.: Über Diabetes mellitus. In: Wiss. Ann. D. Dtsch. AdW 6 (1957) 3, S. 193.

14 Seidel, E.: Festrede zur Feier des 25jährigen Bestehens des Stadtkrankenhauses Dresden-Johannstadt. Dresden 1926, S. 13f.

15 Seidel, E.: Festrede zur Feier des 25jährigen Bestehens des Stadtkrankenhauses Dresden-Johannstadt. Dresden 1926, S. 14.

16 Seidel nennt folgende Zahlen für Operationen an Gallenblase, Magen und Urogenitaltrakt: 1903–1913 pro Jahr ca. 19 OP, 1914–1918 pro Jahr ca. 27 OP, 1919–1926 pro Jahr 137 OP. Vgl. Seidel, E.: Festrede zur Feier des 25jährigen Bestehens des Stadtkrankenhauses Dresden-Johannstadt. Dresden 1926, S. 14.

17 Vgl. Seidel, E.: Indikation zur Operation bei Cholelithiasis und den entzündlichen Erkrankungen der Gallenwege. In: Jahresber. d. Ges. f. Natur- u. Heilk. zu Dresden (1920).

18 Vgl. Seidel, E.: Therapie des Pylorusspasmus des Säuglings. In: Zeitschr. für Chirurgie (1930).

19 StAD. Rat der Stadt Dresden, Krankenpflegeamt 2.3.24 Akt.verz. I. Einbeziehung der Augenabteilung beim Carolahaus. Nr. 297. Bl. 2.

20 Zu W.I. Meyer siehe Berger, H.: Die augenärztliche Versorgung in Dresden von 1900 bis zum Ende des Zweiten Weltkrieges. Med. Diss. Dresden 1998, S. 146 f. (Anlage 2).

21 StAD. Rat der Stadt Dresden, Krankenpflegeamt 2.3.24 Akt.-verz. I. Neubau für die Augen- und Ohrenabteilung des Krankenhauses Johannstadt. Nr. 364, Bl. 2.

22 Ebenda, Bl. 4.

23 Allerdings hatte das Krankenpflegeamt zuvor erst monieren müssen, daß noch reichlich ein Jahr nach dem Beschluß „ein Bauprogramm noch nicht vorgelegt worden ist", und ersuchte das Ärztekollegium, „das Weitere alsbald zu veranlassen". Ebenda, Bl. 4.

24 Ebenda, Bl. 17.

25 Ebenda, Bl. 13.

26 Ebenda, Bl. 17 f.

27 Ebenda, Bl. 26–37.

28 Ebenda, Bl. 33.

29 Ebenda, Bl. 25.

30 Ebenda, Bl. 38–44.

31 Die Augenabteilung war im westlichen Flügel des sog. Absonderungshauses (Hs. 10 bzw. nach Umstellung der Nummerierung Hs. 18) eingerichtet worden und verfügte auch in den 20er Jahren über 40 Betten.

32 StAD. Rat der Stadt, Krankenpflegeamt 2.3.24 Akt.-verz. I. Neubau für die Augen- und Ohrenabteilung … a.a.O., Bl. 2.

33 Siehe u.a. Heidel, C.-P.: Die Naturheilbewegung in Dresden seit der Jahrhundertwende. Dresdner Hefte 11 (1993), H. 36, S. 53–61.

34 Dresden hatte auf dem Gebiet der Hygiene v.a. aufgrund des hier 1913 begründeten Hygienemuseums, der bereits 1871 – als erste Einrichtung ihrer Art in Deutschland – eröffneten „Chemischen Zentralstelle für öffentliche Gesundheitspflege" sowie des an der Technischen Hochschule eingerichteten Hygieneinstitutes bereits besondere Traditionen aufzuweisen und wurde wohl nicht zu Unrecht auch als Stadt der Hygiene bezeichnet. Vgl. auch Heidel, G.: Dresdner sozialhygienische Bemühungen und deren Schicksal in der ersten Hälfte des 20. Jahrhunderts. Z. gesamte Hyg. 33 (1987), S. 551–554.

35 StAD. Rat der Stadt, Krankenpflegeamt 2.3.24 Akt.-verz. I. Errichtung einer II. inneren Abteilung beim Krankenhause Johannstadt. Nr. 363, Bl. 3.

36 Gemeint ist die II. Internationale Hygiene-Ausstellung in Dresden 1930. Zur Geschichte des Deutschen Hygiene-Museums in Dresden und den beiden großen Internationalen Hygieneausstellungen 1911 und 1930 siehe ausführlich: Schubert, U.: Vorgeschichte und Geschichte des Deutschen Hygiene-Museums in Dresden (1871–1931). Med. Diss. Dresden 1986. Stephan, L.: Das Dresdner Hygiene-Museum in der Zeit des deutschen Faschismus (1933–1945). Med. Diss. Dresden 1986. Heidel, G.: Die I. Internationale Hygiene-Ausstellung in Dresden und die Gründung des Deutschen Hygiene-Museums. Z. gesamte Hyg. 33 (1987), S. 411–415.

37 StAD. Rat der Stadt Dresden, Krankenpflegeamt 2.3.24 Akt.-verz. I. Errichtung eines Infektionshauses beim Krankenhaus Johannstadt. Nr. 409, Bl. 11.

38 Ebenda, Bl. 12 f.

39 StAD. Rat der Stadt Dresden, Krankenpflegeamt 2.3.24 Akt.-verz. I. Errichtung eines Krebsforschunginstitutes. Nr. 394.

40 StAD. Rat der Stadt, Krankenpflegeamt 2.3.24 Akt.-verz. I. Klinische Abteilung zur Behandlung und Erforschung der Gewerbekrankheiten. Nr. 415.

41 Gemeint ist damit v.a., daß die „der Erforschung der Krebskrankheit dienenden Laboratorien" nicht an eine größere allgemeine klinische Abteilung angegliedert werden dürfe, da „der Leiter einer solchen Abteilung viel zu sehr von seinen klinischen Arbeiten und Aufgaben in Anspruch genommen wird, als dass er in dauernder und engster Fühlung mit den Laboratoriumsarbeiten bleiben könnte …". Siehe Anm. 39, Bl. 5.

42 Als diesbezügliche Einrichtungen führt Schmorl konkret an: anatomisches Laboratorium (für normale u. pathologische Anatomie, bakteriologische und serologische, parasitologische Untersuchungen, Untersuchungen über Zell- und Wachstumsvorgänge), Laboratorium für experimentelle Krebsforschung mit Tierställen, Laboratorium für physikalisch-chemische und physiologisch-chemische Untersuchungen, Laboratorium für Strahlenheilkunde. Ebenda, Bl. 6.

43 Die „Konferenz" bildeten die leitenden Ärzte der Stadtkrankenhäuser Dresdens.

44 Siehe Anm. 39, Bl. 12.

45 Dieser Bericht war an den Präsidenten des Landesgesundheitsamtes, Friedrich August Weber, gesandt und mit Anschreiben des Krankenpflegeamtes an Schmorl, Rostoski, Saupe und die Internisten am Friedrichstädter Krankenhaus Päßler und Arnsperger weitergeleitet worden. Das Zentralkomitee zur Erforschung und Bekämpfung der Krebskrankheiten war 1900 gegründet worden und hatte seinen Sitz in Berlin.

46 Siehe Anm. 39, Bl. 46.

47 Ebenda, Bl.50.

48 Siehe Anm. 40, Bl. 5.

49 Allerdings soll der Anteil derartiger Krankheitsbilder am Gesamtkrankengut der Inneren Abteilung äußerst gering gewesen sein. Vgl. Meisel, S.: Einrichtungen zur Aufnahme und Behandlung psychisch Kranker in Dresden vom frühen 19. Jahrhundert bis zur Gegenwart. Med. Diss. Dresden 1985, S. 72–74.

50 Wolff, L.: Geschichte des Stadtkrankenhauses Dresden Johannstadt. Med. Diss. Leipzig 1951, S. 8.

51 Vgl. Schönherr, W.: Geschichte der Pathologischen Anatomie in Dresden. Med. Diss. Dresden 1988, S. 69 f.

52 Ebenda, S. 70, 181 (Anm. 55).

53 Insbesondere seit dem ausgehenden 19. Jh. war gerade unter den Zahnärzten die Meinung sehr verbreitet, daß der Mundhöhle als Eintrittspforte der Krankheitserreger große Bedeutung zukäme und bessere Erfolge bei der Therapie von Infektionskrankheiten erreicht würden, wenn zuvor die Mundhöhle saniert worden sei. In diesem Zusammenhang wurden in Deutschland auch zunehmend Forderungen nach Angliederung zahnärztlicher Stationen an Krankenhäuser laut, die tatsächlich noch zu Beginn des 20. Jh. praktisch umgesetzt wurden (Breslau, Essen, Hamburg,

Düsseldorf). Für den auch bereits seit längerem diskutierten möglichen Zusammenhang zwischen Erkrankungen der Mundhöhle und des Gesamtorganismus hatte erstmals in Deutschland Päßler versucht, hierfür auch den wissenschaftlichen Nachweis zu erbringen und seine Ergebnisse in der sog. Theorie von der Fokal- oder Herdinfektion (Auslösung schwerer, ja sogar lebensbedrohlicher Krankheitszustände durch wurzelkranke Zähne) verallgemeinert. Die durchaus auch kritisch zu wertende, mitunter in übertriebener Weise zum therapeutischen Dogma erhobene „Herdtheorie" hatte letztlich aber nicht unwesentlich zu einer Annäherung von Medizin und Zahnmedizin Anfang des 20. Jh. beigetragen.

54 StAD. K. 32. Akten der Stadtverordneten zu Dresden, das Stadt-Krankenhaus Friedrichstadt betr., Bd. XI. Vortrag über besondere Vorlagen zum Haushaltsplane für die Krankenanstalten auf das Jahr 1915 (= 86. Ratsdrucksache 1914, 4. Ausdruck, Dresden, 20. Sept. 1914/ 3. Febr. 1915), Bl. 7 (S. 1–22), zit. S. 1.

55 Da die beiden Stadtkrankenhäuser während des Krieges 400 Betten für verwundete und kranke Soldaten zur Verfügung stellen mußten, wurde der für die Einrichtung der Zahnstation und das zahnärztliche Instrumentarium bewilligte Betrag von 6163 M auf das (jeweils) nächste Jahr überschrieben.

56 Siehe Anm. 54, Beschluß der Stadtverordneten v. 8. Juli 1920, Bl. 30[R].

57 Die Leitung der Friedrichstädter Zahnstation übernahm der Zahnarzt Heinrich Craney (geb. 1888), der neben seiner Tätigkeit an der AOK-Zahnklinik auch bereits die Patienten der Heil- und Pflegeanstalt in der Löbtauer Straße zahnärztlich betreut hatte.

58 Zu Vogelsang siehe ausführlich: Dittrich, I.: Der Kieferchirurg Johann Alexander Vogelsang (1890–1963). Ein Beitrag zur Entwicklung der Zahnheilkunde im Rahmen des Johannstädter Krankenhauses und der Medizinischen Akademie „Carl Gustav Carus" Dresden. Med. Diss. Dresden 1994. Vgl. auch Heidel, C.-P.: Johann Alexander Vogelsang (1890–1963) und sein Beitrag zur Etablierung der Zahnheilkunde an dem Johannstädter Stadtkrankenhaus und der Medizinischen Akademie Dresden. In: Beiträge zur Dresdener Hochschulmedizin. Schriften der Medizinischen Fakultät Carl Gustav Carus . N.F. Bd. 3, Dresden 1999, S. 95–112.

59 StAD. Rat der Stadt Dresden, Krankenpflegeamt 2.3.24 Akt.-verz. I.Die zahnärztliche Station im Krankenhaus Johannstadt. Nr. 360. Vogelsang, J.A. an das Kollegium der Herren leitenden Aerzte des Stadtkrankenhauses Dresden-Johannstadt, Oktober 1926, Bl. 1–2.

60 Ebenda, Bl. 2.

61 Ebenda, Abschrift aus dem Protokollheft des Ärztekollegiums, Sitzung vom 20.X.1926, Bl. 2.

62 Lufft: Kranken-, Heil- und Pflegeanstalten in der Landeshauptstadt Dresden. Düsseldorf [1930], S. 30.

63 Wasmuths Monatshefte für Baukunst und Städtebau 14 (1930), S. 1.

64 Für unsere Schwestern 4 (1927/28) 3, S. 27.

65 Das Säuglingsheim Wormser Str. 4 wurde zur Unterbringung gesunder Mütter und Säuglinge und als Kreisstelle des Fürsorgeamtes genutzt und übernahm damit die

Funktionen des nicht gebauten Südflügels. Haus 6 des Johannstädter Klinikums wurde wieder der Inneren Abteilung gegeben. Das Maria-Anna-Kinderhospital wurde am 30.01.1931 stillgelegt. Vgl. StAD, Stadtverordnetenakten K 81, Bd. III, Bl. 91, 216, 219, 242, 297; Stadtverordnetenakten W 70, Bd. VII, 1930, Bl. 78; Stadtverordnetenakten K 81, Bd. III, Bl. 219, 292.

66 Ein ausführlicher Kostenplan ist enthalten in: Stadtverordnetenakten K 81, Bl. 443f., 445–454.

67 Wolf, P.: Neue Bauten von Paul Wolf – Dresden. In: Wasmuths Monatshefte für Baukunst und Städtebau 14 (1930), S. 1–12, hier S. 5–8.

68 Erna von Abendroth hatte 1921 eine Dissertation „Der Beruf der Krankenpflegerin unter besonderer Berücksichtigung der sächsischen Verhältnisse" (Phil. Diss. Leipzig 1921) vorgelegt und wurde zum Dr. med. promoviert. Zur Biographie vgl. Wolff, H.-P.: Erna von Abendroth (04.02.1887–26.09.1959). Heft 10 der Schriften aus dem Institut für Pflegegeschichte. Qualtzow 1998.

69 Abendroth, E.v.: Denkschrift der Städtischen Schwesternschaft Dresden. Dresden 1933, S. 3.

70 So regelte §13 selbst sehr private Angelegenheiten: „Den Städtischen Schwestern steht ein allgemeines Wohnzimmer zur Verfügung. In gemeinsam bewohnten Schwesternzimmern darf nur mit Zustimmung der Mitbewohnerinnen Besuch empfangen werden. Die Oberin hat das Recht, eine Schwester zu veranlassen, männlichen Besuch nur im allgemeinen Wohnzimmer zu empfangen." Vgl. Ordnung für die Mitglieder der Städtischen Schwesternschaft. O. O. u. J., S. 8.

71 §1 lautet weiter: „Wirtschaftliche und dienstliche Interessen werden von den jeweiligen Organisationen geregelt. Die Schwesternordnung darf die Zugehörigkeit zu einer Organisation in keiner Weise beeinflussen." Vgl. Ordnung für die Mitglieder der Städtischen Schwesternschaft. O.O.u.J., S. 3.

72 Wolff, H.-P.: Erna von Abendroth (04.02.1887–26.09.1959). Heft 10 der Schriften aus dem Institut für Pflegegeschichte. Qualtzow 1998, S. 55f.

73 Zur Geschichte der Schwesternschule vgl. auch: Lienert, M. u. S. Langhans: Die Geschichte der Medizinischen Berufsfachschule in Dresden-Johannstadt. In: Dresdener Medizin zwischen Krankenhaus und Fakultät. Schriften der Medizinischen Fakultät Carl Gustav Carus. N. F. Bd. 4, Dresden 2000, S. 57–74.

74 Päßler, der noch in Leipzig zum Professor ernannt wurde, folgte 1905 dem Ruf als leitender Arzt der Inneren Abteilung für chronisch Kranke am Friedrichstädter Krankenhaus. Von 1907 bis 1933 war er Chefarzt der I. Medizinischen Klinik des gleichen Krankenhauses. Besondere, v.a. auch praktische, Konsequenzen hatte seine Theorie von der Herdinfektion und der daraus abgeleiteten Forderung nach Sanierung der Infektionsquellen, was u.a. auch zur Begründung von Zahnkliniken an den beiden Dresdener Stadtkrankenhäusern führte. Päßler, der seit langem die Notwendigkeit einer obligatorischen ärztlichen Fortbildung erkannt und eingefordert hatte, war nicht nur in der Akademie für ärztliche Fortbildung als Vorsitzender und durch eine rege Vortragstätigkeit aktiv, sondern war auch Mitglied des Landesgesundheitsamtes, Mitglied und Vorsitzender der Gesellschaft für Natur- und Heil-

kunde sowie der Gesellschaft für Innere Medizin und Ehrenmitglied der Dresdener
Zahnärztlichen Gesellschaft. Zu Päßler vgl. u.a.: Fuchs, B.: Hans Päßler und seine
Arbeiten über Herdinfektion. Zahnmed. Diss. Dresden 1963.

75 Siehe dazu ausführlich Formann, H.: Vorgeschichte und Geschichte der Dresdener
„Akademie für ärztliche Fortbildung". Med. Diss. Dresden 1986, S. 63–100.

76 Vgl. u.a. Lehnert, K.F.: Nachruf für Dr.med.Dr.med.rer.h.c. Friedrich August Weber.
Z. Hyg. 9 (1963), S. 793–794.

77 Vgl. Kleine-Natrop, H.E.: Das heilkundige Dresden. Dresden u. Leipzig 1964, S. 243.

78 Sitzungsberichte der Stadtverordneten zu Dresden vom Jahre 1932. Dresden 1933,
S. 27.

79 Vgl. die Sitzung der Stadtverordneten zu Dresden vom 29. Februar 1932. In: Sitzungsberichte der Stadtverordneten zu Dresden vom Jahre 1932. Dresden 1933,
S. 104–118.

80 Vgl. Dresdner Anzeiger 202 (1932) 84, S. 6, vom 24.03.1932.

81 StAD. Stadtgesundheitsamt Nr. 6329 / 11, Bl. 5.

82 StAD. Stadtgesundheitsamt Nr. 6329 / 10, Bd. 1, Bl. 40b.

83 Dresdner Anzeiger 202 (1932) 92, S. 6, vom 02.04.1932.

84 Dresdner Anzeiger 202 (1932) 127, S. 6, vom 07.05.1932.

4. Das Stadtkrankenhaus Dresden-Johannstadt in der Zeit des Nationalsozialismus

4.1. Dresden – „Stadt der Volksgesundheit"

Im Frühjahr 1933 wurde auch in Dresden der NSDAP die Macht übertragen. Am 14. März beurlaubte der Reichskommissar für das Land Sachsen, Manfred von Killinger, den Oberbürgermeister Wilhelm Külz. Als Stellvertreter des Oberbürgermeisters amtierte zunächst Eduard Bührer (1882-?), der bisherige Zweite Bürgermeister, der sich sofort im Sinne der neuen Machthaber erklärte und entsprechend agierte. Unter seiner Ägide wurde das Stadtkrankenhaus Dresden-Johannstadt wieder eröffnet, so dass die Presse am 2. Juni 1933 melden konnte: „Nachdem die Verlegung des Betriebes des Carolahauses nach dem Krankenhaus Johannstadt beendet ist, steht das Krankenhaus Johannstadt zur Aufnahme von Kranken in demselben Umfange wie im Carolahaus einschließlich der wundärztlichen Hilfsstelle zur Verfügung; vorläufig jedoch mit Ausnahme von tuberkulosekranken Männern. Die Kinderklinik verbleibt vorläufig noch im Krankenhaus Friedrichstadt."[1] Auch die Kinderklinik folgte am 30. Oktober 1933 den anderen Kliniken und die Versorgung konnte im alten Umfang wieder aufgenommen werden.[2] Die Schwesternschule hingegen blieb vorerst geschlossen. Das Carola-Haus wurde „SA-Heim", was Spekulationen über die Beweggründe für die Rückführung der Johannstädter Klinik nährte.

Die Stadtverordneten, die nunmehr alle der NSDAP angehörten oder bei deren Fraktion „hospitierten", wählten am 3. Juli 1933 den aus Braunschweig gerufenen Ernst Zörner (1895-?) zum Oberbürgermeister, einen „alten Kämpfer", der sich bereits 1922 der nationalsozialistischen Bewegung angeschlossen hatte.[3] Zörner, der mit großangelegten Arbeitsbeschaffungsmaßnahmen sichtbare Ergebnisse im Städte- und Wohnungsbau anstrebte, „verfügte […] über eine starke persönliche Ausstrahlung und nahm überdies auch Erfolge der Stadt Dresden [nach der Einwohnerzahl immerhin die siebentgrößte Stadt des „Dritten Reichs"] vor allem in Kultur und Städtebau für sich in Anspruch"[4]. So kam es seinem persönlichen Ehrgeiz sicherlich entgegen, dass Reichsärzteführer Gerhard Wagner (1888–1939) vorhatte, in Dresden ein weiteres Prestigeobjekt einzurichten – ein „Biologisches Krankenhaus, […] das in Deutschland und in

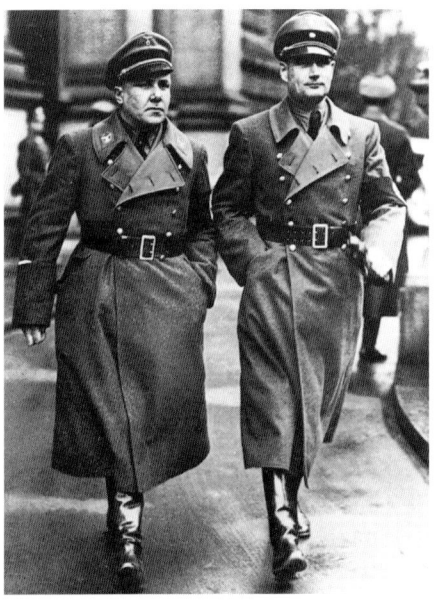

49 *Der „Stellvertreter der Führers" Rudolf Heß (rechts), hier mit seinem Stabsleiter Martin Bormann, gab dem Klinikum seinen Namen, hat aber keinen weiteren Einfluss darauf genommen*

der Welt nicht seinesgleichen hat"[5]. Er traf hier auf große Bereitschaft seitens der Stadt, die ja bereits seit 1926 die Einrichtung von Naturheil- und homöopathischen Abteilungen in den Stadtkrankenhäusern diskutiert hatte. So wurde spätestens seit Anfang 1934 erneut darüber verhandelt.[6] Dresden, das schon über viele Beinamen verfügte – Kunst und Musikstadt, Stadt der Bildungseinrichtungen, Industriestadt, Tor nach Südosteuropa -, sollte nun auch die deutsche „Stadt der Volksgesundheit" werden.

Das damals von Wagner propagierte gesundheitspolitische Konzept einer „Neuen Deutschen Heilkunde" sah vor, naturheilkundliche und andere alternative Heilverfahren in ihrer Wirksamkeit zu überprüfen und bei Bedarf in die Schulmedizin zu integrieren. Damit würden Heilpraktiker und andere „Konkurrenten" des Arztes überflüssig, lediglich der Arzt bliebe „Gesundheitsführer" seiner Patienten und könne so auch rassenhygienisches und biologistisches Gedankengut an seine Patienten weitergeben sowie deren Gesundheitsverhalten beeinflussen.[7]

Das Stadtkrankenhaus Dresden-Johannstadt wurde dazu ausersehen, als Stätte für eine „Synthese von Schulmedizin und Naturheilkunde" und konstitutionsbiologische bzw. rassenhygienische Forschungen zu dienen. Reichsärzteführer Gerhard Wagner reiste im Mai 1934 persönlich nach Dresden, um sich die Bedingungen vor Ort anzusehen und die notwendigen Absprachen vorzunehmen. Das Protokoll vermerkt, dass er begleitet wurde von Fritz Bartels (1892–1968), seinem Vertrauensmann im Reichsinnenministerium und späteren Stellvertreter[8], und Hermann Jensen (1895–1946), Wagners Favorit für die Stellung eines Leitenden Arztes des Krankenhauses, um Wagners Intentionen schnellstmöglich umzusetzen. Von Seiten der Stadt nahmen der Bürgermeister

Rudolf Kluge (1889–1945) und der Fraktionsführer der NSDAP, Best, teil. Der ärztliche Staatskommissar für Sachsen, Ernst Wegner (geb. 1900), vertrat zugleich den NSD-Ärztebund (Gau Sachsen).

Es wurde vereinbart, das Stadtkrankenhaus Dresden-Johannstadt in Rudolf-Heß-Krankenhaus (RHK) umzubenennen. Es blieb wirtschaftlich ein Krankenhaus der Stadt, wurde aber „der Partei bzw. der Bewegung" zur Verfügung gestellt. Der NSD-Ärztebund übernahm die dadurch entstehenden Mehrkosten, insbesondere Personalkosten. In enger Zusammenarbeit mit der am Deutschen Hygiene-Museum bereits etablierten Staatsakademie für Rassen- und Gesundheitspflege sollte das RHK auch der Weiterbildung dienen.[9]

4.2. Röntgeninstitut, Augen- und Kinderabteilung in der NS-Zeit

Organisatorische und personelle Änderungen führten zu der erwünschten Neuprofilierung. Lediglich die Augenklinik unter der Leitung von Meyer und die von Saupe geführte Röntgenabteilung sollten in der bisherigen Form bestehen bleiben. Meyer blieb denn auch bis zum April 1938 Leitender Oberarzt der Augenabteilung, bis er diese Funktion altershalber an Hugo Gasteiger (1899–1978) übergab. Gasteiger war 1929 an der Universitätsaugenklinik Innsbruck habilitiert worden, seit März 1933 Mitglied der NSDAP und bis 1934 Führer der angestellten Ärzte im Gau Tirol der NSDAP gewesen.[10] Seine Berufung nach Dresden hatte er möglicherweise seinem Duzfreund Max de Crinis (1889–1945)[11] zu verdanken, der vermutlich die Pläne kannte, das RHK später in eine Hochschuleinrichtung umzuwandeln, und damit Gasteiger die Chance einer Professur einräumen wollte.

Der Leitende Arzt der Kinderklinik, Bahrdt, sollte nach den Plänen vom Mai 1934 in den Ruhestand versetzt werden, seine Klinik würde „[∴] von einem noch endgültig zu bestimmenden Kinderfacharzt von Ruf übernommen, der besonders bewährt ist als Konstitutionsforscher."[12] Diese Absichtserklärung – denn dabei blieb es, denn Bahrdt behielt seine Stellung – belegt die Auffassung, dass sich das RHK eben nicht nur durch die angestrebte Synthese von Schulmedizin und Naturheilkunde auszeichnen sollte, sondern auch durch erbbiologische Forschungen. Von Bahrdt sind keine öffentlichen Äußerungen zu erbbiologischen oder rassenhygienischen Fragen bekannt. Es gibt aber Hinweise darauf, dass Anfang der vierziger Jahre aus seiner Klinik die vorgeschriebene

Meldung an die Gesundheitsämter erstattet wurde, wenn ein Kind mit einem schweren Leiden (Mongolismus, Microcephalie, Mißbildungen jeder Art, insbesondere schwere Spaltbildung an Kopf oder Wirbelsäule etc.) zur Behandlung kam.[13] Die Ärzte übernahmen damit die ihnen zugedachte Rolle im Rahmen des sogenannten „Euthanasie-Programms"[14], das schließlich die Tötung von schwer behinderten oder psychisch Kranken zum Ziel hatte. Damit haben sie sich möglicherweise, wie viele deutsche Ärzte dieser Zeit, mitschuldig gemacht am Tode von ihnen anvertrauten kleinen Patienten.

4.3.   Ein Rassenhygieniker als Pathologe – die pathologische Abteilung in der NS-Zeit

Leiter der pathologischen Abteilung wurde Hermann Alois Boehm (1884 bis 1962). Er war seit 1923 Mitglied der NSDAP und Blutordensträger und zuletzt als wissenschaftlicher Leiter der Abteilung Vererbungslehre im Reichsausschuß für den Volksgesundheitsdienst tätig gewesen. Er wurde im November 1934 außerdem auf ausdrücklichen Wunsch von Gerhard Wagner, der sich wiederum auf Rudolf Heß berief, ordentlicher Honorarprofessor für Rassenpflege

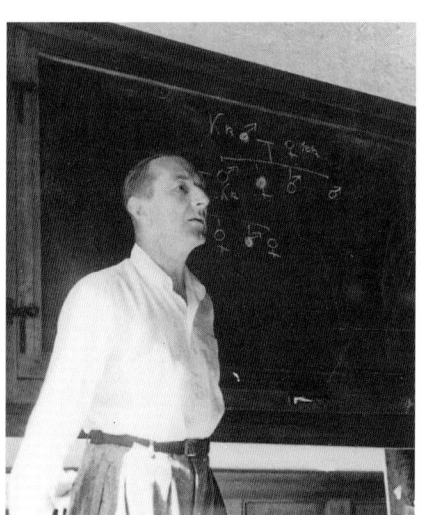

50 Der Pathologe Alois Böhm hielt im Rahmen der Fortbildungsschule des RHK Vorträge über Rassenhygiene und Erbbiologie

an der Leipziger Universität, dies allerdings nur mit sehr mäßigem Erfolg.[15] Seine weiteren Aktivitäten in Dresden verdeutlichen seine Haltung und politische Auffassung: Er hielt Vorlesungen über „Allgemeine und menschliche Vererbungslehre" im Rahmen von Einführungskursen über Rassenkunde und Rassenpflege, veranstaltet vom Deutschen Hygiene-Museum, war Vorsitzender des Disziplinargerichtes des NSDÄB, Gau Sachsen, und Mitglied des Erbgesundheitsobergerichtes Dresden.[16] Die Erbgesundheitsgerichte sollten das 1934 erlassene „Gesetz zur Verhütung erbkranken Nachwuchses" umsetzen und hatten darüber zu befinden, ob Personen, die entweder unter einer Erbkrankheit litten oder als „schwachsinnig" oder alkoholkrank galten, unfruchtbar gemacht wurden.[17]

Als Pathologe in Johannstadt führte er mit zwei Assistenzärzten jährlich um die 1100 Obduktionen durch.[18] Im Jahre 1937 schied Boehm mit Bedauern aus dem Dresdener Klinikum aus, um auf besonderen Wunsch des Reichsärzteführers ein Forschungsinstitut für Erblehre und Erbpflege an der „Führerschule der deutschen Ärzteschaft" in Alt-Rehse zu übernehmen.[19] Damit blieb sein Wirken in Dresden ohne größeren Einfluss.

Zunächst fungierte Helmut Baniecki (1899–1963), der bisherige Oberarzt, als kommissarischer Leiter der Pathologischen Abteilung, wechselte aber bereits im März 1938 als Prosektor nach Altona. Heinrich Hermann Kalbfleisch (1891–1948), seit 1934 ao. Professor und Prosektor am Senckenbergschen Institut für Pathologie in Frankfurt/Main, leitete dann die Pathologische Abteilung im RHK reichlich ein Jahr bis 1939, als er die ältere – und wissenschaftlich angesehenere – Abteilung im Stadtkrankenhaus Dresden-Friedrichstadt übernahm. Dennoch hat er in dem kurzen Zeitraum wichtige Neuerungen, z.B. die Angliederung einer „Bakteriologischen Abteilung" ausschließlich für den eigenen Krankenhausbedarf und den Umbau des Leichenkellers, durchsetzen können. Mit zwei, zeitweise drei Assistenten führte er ca. 1100 Obduktionen, 1800 histologische und – mit Unterstützung seiner Frau, der Bakteriologin Elisabeth Kalbfleisch (geb. 1898) – ca. 16000 bakteriologische Untersuchungen durch.[20]

Nach dem Ausscheiden Kalbfleischs übernahm der eigentlich schon pensionierte Paul Geipel erneut die Leitung der Prosektur. Ihm stand mit Beginn des Zweiten Weltkrieges nur noch ein Assistent zur Seite, mit dessen Hilfe er jähr-

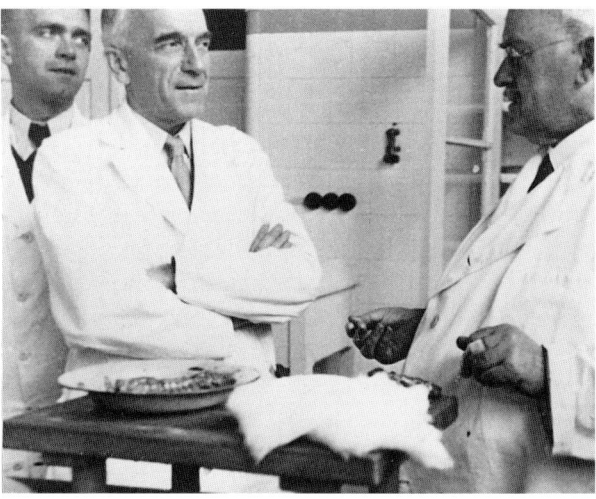

51 Paul Geipel (rechts) bei einer Sektion im Gespräch mit dem Internisten Louis R. Grote (zwischen 1939 und 1945)

lich etwa 1400 Obduktionen, 2000 histologische und 43000 bakteriologische Untersuchungen bewältigte. Ab 1942 musste Geipel, nunmehr bereits über siebzig Jahre alt, schließlich die Arbeit der Prosektur ohne ärztliche Hilfskraft durchführen.[21]

4.4. Der erste Chefarzt des Klinikums – der Chirurg Hermann Jensen

Wesentlich größeren Einfluss auf die Profilierung des RHK hatte die Personalentscheidung für den Posten des Leitenden Oberarztes der Chirurgischen Abteilung. Der bisherige Amtsinhaber, Hans Seidel, wurde vorzeitig – mit 59 Jahren – pensioniert und dafür Wagners Favorit für die Besetzung der neu zu schaffenden Stelle eines Chefarztes des Klinikums, Hermann Jensen, eingestellt. Jensen war damit ausdrücklich allen Mitarbeitern des Klinikums, auch dem Verwaltungsdirektor und den anderen Leitenden Oberärzten, vorgesetzt.[22] Damit fand das Führerprinzip seine vollständige Verwirklichung am RHK. Seine Eignung dafür bewies Jensen bereits in Hannover. Dort hatte er, der seit 1928 Mitglied der NSDAP gewesen war, sich als Oberarzt der Chirurgischen Abteilung „bei der Machtübernahme durch die NSDAP […] an die Spitze der Ärzteschaft" gestellt und bereits vorher seine Mitarbeiter unter Druck gesetzt, in die NSDAP einzutreten.[23]

Durch bahnbrechende wissenschaftliche Publikationen, die eventuell auch naturheilkundliche Aspekte beinhalteten, war er bislang nicht in Erscheinung getreten. Seine Ernennung scheint vorrangig politisch motiviert gewesen zu sein. Da er in Hannover die Gründung der „Braunen Schwesternschaft" unterstützt hatte, wurde beschlossen, das „Mutterhaus der Braunen Schwesternschaft" in der seit 1932 geschlossenen Schwesternschule in Johannstadt einzurichten (Näheres unter 4.5.). Jensen ist dann aber wohl nicht als besonders strammer Nationalsozialist innerhalb des Klinikums in Erscheinung getreten, zumindest sind keine diesbezüglichen Vorgänge bekannt. Auch die Tatsache, dass das RHK als eine der „Krankenanstalten, bestimmt zur Durchführung der gerichtlich zur Verhütung erbkranken Nachwuchses angeordneten Unfruchtbarmachungen" herangezogen wurde, kann nicht als Beleg dafür gelten, traf dies doch genauso auf das zweite Stadtkrankenhaus Dresden-Friedrichstadt, die Staatliche Frauenklinik und sogar auf das Krankenhaus der Diakonissen-

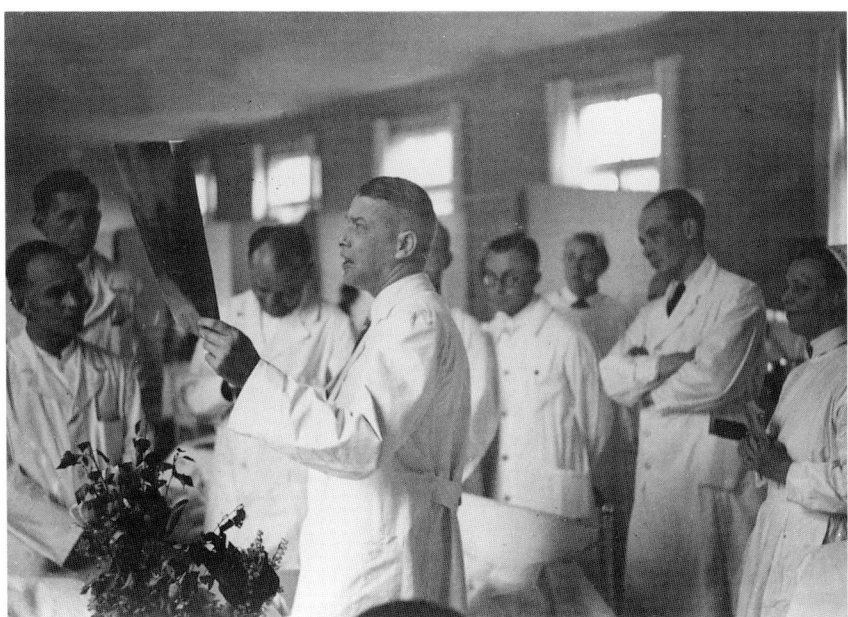

52 *Hermann Jensen (im Vordergrund), hier bei einer Visite in der chirurgischen Abteilung des RHK, wurde der erste Chefarzt des Johannstädter Klinikums*

anstalt zu. Jensen wird vielmehr als guter praktischer Chirurg geschildert, der vor allem um das Wohl seiner Patienten besorgt war.[24]

Die Bettenzahl der Chirurgischen Klinik wurde von 317 auf ca. 200 reduziert. Jensen steigerte die Zahl der Operationen von jährlich 2535 im Jahre 1935 auf 3665 im Jahre 1938 und 5313 im Jahre 1942 (aus den folgenden Jahren sind keine Daten mehr bekannt). Dabei senkte er die durchschnittliche Verweildauer von 25,36 Tagen im Jahre 1933 (unter seinem Vorgänger Seidel) auf 19,94 im Jahre 1934, 17,02 im Jahre 1938 und 19,58 im Jahre 1942.[25] Jensen publizierte seit 1934 einige wenige Arbeiten zu chirurgischen Themen, wie der Nagelung von Schenkelhalsbrüchen und der Prognose chirurgischer Eingriffe bei Gallenwegsleiden[26], äußerte sich aber auch zur Stellung der Chirurgie zur Naturheilkunde. Er begründete die Notwendigkeit, im Sinne des Kranken die jeweils beste therapeutische Entscheidung zu treffen und dabei weder zu schnell zum Messer zu greifen noch zu lange konservativ zu behandeln. Er zog nach dreijähriger Zusammenarbeit mit Vertretern der Naturheilkunde das Resümee: „Ich habe die Freude, miterleben zu können, wie durch die gemeinsame Arbeit am

Rudolf-Heß-Krankenhaus eine Befruchtung und Erweiterung unserer Erkenntnisse und unserer heilerischen Möglichkeiten entsteht. [...] Es ist [...] nötig, in die Betrachtungsweise der Naturheilkunde einzudringen und aus ihrer Erkenntnis heraus den Versuch zu unternehmen, die Anzeigestellung zum chirurgischen Eingriff noch strenger zu umreißen, um den Erfolg unseres Handelns für unsere Kranken immer besser, sicherer und dauerhafter zu gestalten."[27]

Der als „verdienter Nationalsozialist" zum Chefarzt des RHK ernannte Jensen galt als guter Chirurg, der bei der Leitung des Klinikums vorrangig fachliche Aspekte berücksichtigte. Er ermöglichte damit den Exponenten des „Syntheseversuches" ein relativ ungestörtes Arbeiten.

4.5.   Abteilungen für Innere Medizin und für Naturheilkunde

Die gravierendsten Änderungen waren 1934 in der Struktur der Inneren Abteilung vorgesehen; an ihre Stelle sollten treten:

> „aa)   eine Ernährungsabteilung,
> bb)   eine psycho-therapeutische Abteilung,
> cc)   eine Abteilung für allgemein biologische Methoden,
> dd)   eine physikalisch-hydrotherapeutische Abteilung
> ee)   eine allgemeine innere Abteilung."[28]

Der bisherige leitende Oberarzt der Inneren Abteilung, Rostoski, wurde an das Stadtkrankenhaus Dresden-Friedrichstadt versetzt und erhielt dort die Leitung der II. Inneren Abteilung. Er erinnerte sich später mit einer gewissen Genugtuung: „Als ich von Johannstadt nach Friedrichstadt übersiedeln musste, hatte ich die Freude, dass alle Assistenten mit mir kamen, ebenso ein Teil des Pflegepersonals. Die Ambulanz für Zuckerkranke, die ich 1924 in Johannstadt errichtet hatte, wurde in Friedrichstadt, wohin alle Unterlagen mitgenommen waren, weitergeführt."[29]

Für die Leitung der neuen Abteilungen sollten so bekannte Vertreter der Naturheilkunde gewonnen werden wie Max Oskar Bircher-Benner (1867–1939) und Kritiker der Schulmedizin wie Erwin Liek (1878–1936).[30] Liek lehnte aus gesundheitlichen Gründen ebenso ab wie Bircher-Benner.[31]

Louis R. Grote – ein Feingeist als Leiter der Inneren Abteilung

Für die Innere Abteilung wurde Louis Ruyter Radcliffe Grote (1886–1960), der bereits von 1924 bis 1928 als Chefarzt von Lahmanns Sanatorium „Weißer Hirsch" die Prinzipien naturheilkundlicher Tätigkeit kennengelernt hatte, gewonnen. Er scheint nicht die „erste Wahl" gewesen zu sein, wie sich sein Vorgänger, Rostoski, erinnerte.[32] Als Schüler von Noorden galt er als ausgewiesener Diabetologe und war mit der Diätetik vertraut. Er war Mitglied der Rotarier und Freimaurer gewesen und gehörte nie der NSDAP oder dem NSDÄB an. Gleichwohl stand er teilweise den gesundheitspolitischen Auffassungen der Nationalsozialisten sehr nahe, wie seine Tätigkeit als Mitglied des Erbgesundheitsobergerichtes in Dresden beweist.[33] Grote war ein hoch gebildeter Feingeist, sein

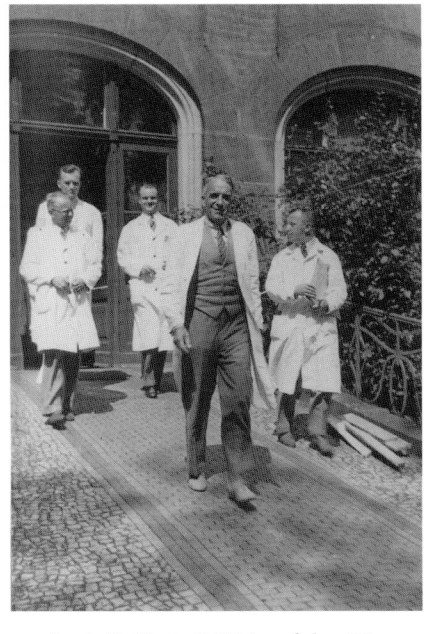

53 *Louis R. Grote (Mitte) auf dem Weg zur Visite (um 1939)*

exzellentes Klavierspiel war legendär. Er suchte weniger die Konfrontation, sondern eher den Ausgleich mit seinen Partnern. Dieser Wesenszug kam der Zusammenarbeit mit Vertretern der Naturheilkunde sehr entgegen.

Die Innere Abteilung umfasste im Jahre 1936 insgesamt 314 Betten und war damit die größte am RHK. Sie sollte als Partner der „biologischen Abteilungen" fungieren. Um für eine exakte Diagnostik optimale Bedingungen zu schaffen, wurde das Labor aufwendig für die modernsten Verfahren ausgebaut.[34]

Von drei „Biologischen Abteilungen" zur Abteilung für Naturheilverfahren

Von den vier angestrebten „biologischen Abteilungen" wurden zunächst drei eingerichtet. Die I. Biologische Abteilung, auch als Ernährungsabteilung bezeichnet, wurde in Haus 10 untergebracht und ab dem 4. November 1934 Wer-

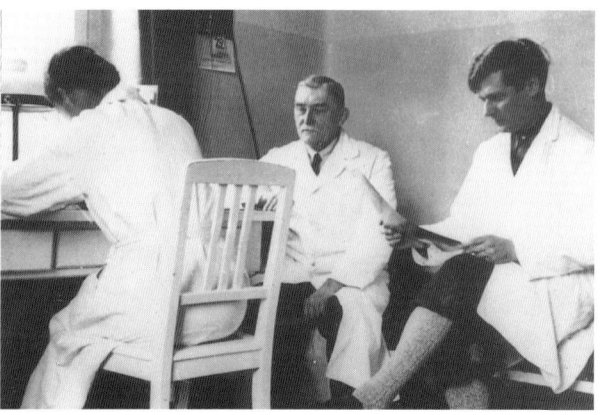

54 *Georg Hauffe (Mitte) während einer Besprechung im Bäderhaus der RHK (1934 oder 1935)*

ner Zabel (1894–1978) unterstellt.[35] Dieser hatte sich einer strengen Rohkostdiät verschrieben und seine Ansichten in der Monographie „Grenzerweiterung der Schulmedizin" zusammengefasst.[36] Allerdings verließ Zabel Dresden bereits 1935 wieder, seine Abteilung wurde mit Wirkung vom 5. Juni 1935 mit der II. Biologischen Abteilung zur Abteilung für Naturheilkunde vereinigt.[37]

Die III. Biologische Abteilung, auch Hydrotherapeutische oder Bäderabteilung genannt, wurde mit 64 Betten ausgestattet und erhielt das bereits 1901 großzügig eingerichtete und von Rostoski weiter ausgebaute Bäderhaus. Ihr Leiter wurde Georg Hauffe (1872–1936), der als der einzige echte Schüler Schweningers galt und insbesondere die Wirkungen des ansteigenden Teilbades auf den gesunden und den kranken menschlichen Organismus wissenschaftlich untersucht hat.[38] In der Darstellung des Herzens als Zentralorgan des Blutkreislaufs unterschritt er aber den damaligen Stand der Kreislaufforschung. Deshalb wurde er, wie ein Zeitzeuge vermerkte, gelegentlich als „unser Hydromechaniker" apostrophiert.[39] Da Hauffe bereits am 26. Juni 1936 an einem Herzinfarkt verstarb, blieb sein Wirken ebenfalls ohne größeren Einfluss auf das RHK. Das Bäderhaus wurde von Grote übernommen und wieder der Inneren Abteilung zugeschlagen.

Leiter der II. Biologischen Abteilung wurde Alfred Brauchle (1898–1964). Er galt als einer der fähigsten Naturheilärzte seiner Zeit und verfügte als Leiter des Prießnitz-Krankenhauses in Berlin-Mahlow über Erfahrungen zur Führung eines naturheilkundlichen Akutkrankenhauses. Während Naturheilärzte in Sanatorien umfangreiche Kenntnisse bei der Behandlung chronisch Kranker sammeln konnten, wurden akut Erkrankte bisher lediglich im Prießnitz-Krankenhaus naturheilkundlich versorgt. Am RHK sollten die Verfahren der Naturheilkunde gerade auch bei akuten Erkrankungen unter klinischen Bedingungen erprobt und auf ihre Wirksamkeit überprüft werden. Die Abteilung für Naturheilkunde, wie sie nach der Vereinigung von I. und II. Biologischer Abteilung im Sommer 1935 genannt wurde, verfügte 1936 über

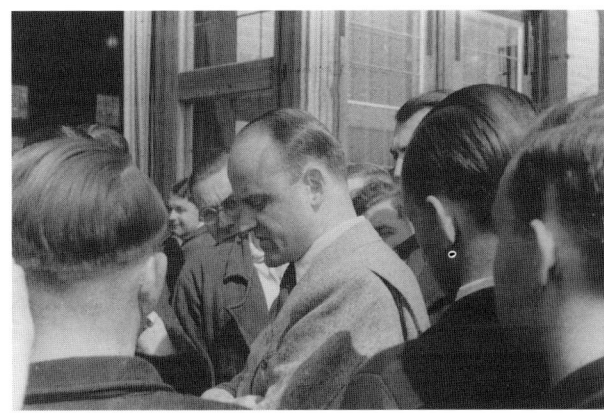

55 *Alfred Brauchle (Mitte), umringt von den Mitgliedern eines Fortbildungskurses am RHK (zwischen 1935 und 1939)*

228 Betten (im Vergleich: Chirurgie 201 Betten, Innere Abteilung 314 Betten). Es wurden vorwiegend internistisch Kranke, aber auch Patienten mit Hautkrankheiten, aus der konservativen Gynäkologie, Orthopädie und Neurologie behandelt.[40]

Brauchle beherrschte die gesamte Palette der naturheilkundlichen Verfahren und war besonders bekannt für die Einbeziehung psychotherapeutischer Techniken in die Behandlung seiner Patienten. Er hatte bereits als junger Arzt mittels Hypnose beeindruckende Heilungserfolge erzielen können und erlernte bei Emile Coué (1857–1926) in Nancy dessen Techniken der Selbstbeeinflussung und der Massensuggestion. Ein Augenzeuge beschrieb eine von ihm beobachtete Massensuggestionssitzung Jahrzehnte später: „Die Sitzung fand immer an einem Freitagnachmittag im verdunkelten Goldenen Saal der Schwesternschule statt. Kranke und Besucher saßen dicht gedrängt. Sie kamen nicht nur aus dem Krankenhaus, sondern z.T. von weit her. In den Gängen saßen Patienten im Rollstuhl oder lagen auf Tragen. Brauchle erschien auf der erhellten Bühne im weißen Ärztemantel mit umgehängtem Schlauchstethoskop, fast wie ein höheres Wesen. Mit monotoner Stimme behandelte er etwa ½ Stunde lang ein Thema der alten Heilkunde. […] Anschließend folgten die üblichen einschläfernden, langsam gesprochenen suggestiven Formeln. Das dauerte etwa 5–10 Minuten. Fast alle Zuhörer, vorwiegend ältere Frauen, folgten den Aufforderungen und entspannten im Gefühl der Schwere und Müdigkeit. Erstaunlich waren die Aufgeschlossenheit und Bereitschaft der Teilnehmer, die nach dem ‚Erwecken' froher Stimmung waren und sich erleichtert von Beschwerden fühlten."[41] Aber nicht nur ältere Frauen waren von Brauchle beeindruckt. „Von seinen Patienten wurde Brauchle fast wie ein höheres Wesen vergöttert. [...] Grote sagte: Wir müssen uns auch darüber Gedanken machen, wieso das Wartezimmer von Brauchle immer überfüllt ist."'[42]

Brauchles Charisma und sein Erfolg brachten ihm aber auch viele Neider und einflussreiche Gegner aus dem Lager der Schulmedizin ein. Obwohl er seit Mai 1933 Mitglied der NSDAP war, hintertrieb der Reichsminister für Wissenschaft, Erziehung und Ausbildung, Bernhard Rust (1883–1945), die von Brauchle zur Bedingung seiner Arbeit gestellte Ernennung zum Honorarprofessor an der Leipziger Universität (wie sie Böhm nicht vorenthalten worden war) vermutlich mit Rücksicht auf dessen Gegner. Dabei schreckte er auch nicht vor politischer Denunziation zurück.[43] Brauchle konnte sich schließlich mit großer Unterstützung von Wagner[44] 1939 an der Berliner Universität habilitieren. Eine Berufung zum Professor erfolgte jedoch noch nicht.

Ein Ernährungsforscher am RHK – Ragnar Berg

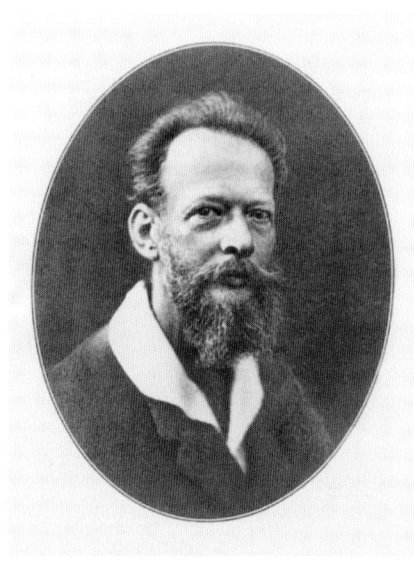

56 Der Ernährungsforscher Ragnar Berg war am RHK vor allem wissenschaftlich tätig

Eine Sonderstellung im Rahmen des RHK nahm Ragnar Berg (1873–1956) ein. Er war schwedischer Staatsbürger, lebte aber bereits seit 1902 in Dresden. Im Mittelpunkt seiner wissenschaftlichen Arbeit stand die Erforschung der Mineralstoffe in Nahrungsmitteln sowie des menschlichen Mineralstoffwechsels, ein von der Ernährungswissenschaft bisher vernachlässigtes und unterschätztes Thema. Berg hatte Lahmannsche Ideen aufgegriffen und versucht, die „Basentheorie" (gesunde Kost ist basenüberschüssig) wissenschaftlich zu untermauern. Er erhielt ein Labor, das von November 1934 in Zusammenarbeit mit den Ärzten der Inneren und der

Biologischen Abteilungen den Therapie- und Heilungsverlauf mittels Harn-
analytik prognostizieren und kontrollieren sowie Stoffwechselversuche am Gesunden durchführen und die Nahrungsmittelanalytik fortsetzen sollte. Allerdings kürzte die DFG bereits nach 18 Monaten die Gelder für das Labor so
stark, dass Berg lediglich mit einer Mitarbeiterin weiter an der Aufarbeitung
eines Stoffwechselversuchs arbeiten konnte. So war er als Partner der Ärzte nur
kurz tätig.[45] Außerdem stieß er auf wenig Verständnis, wie ein Assistenzarzt der
Inneren Abteilung später erläuterte: „Grote sah ihm [Berg] mit Skepsis entgegen, weil seine Untersuchungen, Veröffentlichungen und Gutachten umstrit-
ten waren. (Grotes Kommentar, als Berg kommen sollte: ‚Entweder ist er ein
Prophet oder ein großer Gauner.') Berg bekam ein eigenes Labor und erhielt
fortlaufend den Urin unserer Kranken. Aus seinen Untersuchungen wollte er
Rückschlüsse auf Ernährungsverhältnisse, Stoffwechsel und Krankheitsverlauf
ziehen. […] Die Werte wurden in einer großen Kurve ‚Schaubild der Mineral-
stoffuntersuchung', die wir Ärzte nicht deuten konnten, eingetragen. In der Beurteilung, die Berg immer selbst schrieb und die sich meist ähnelte, hieß es z.B.:
‚Gewaltige Säureausfuhr, Basendefizit, Retention von Stoffwechselschlacken,
schlechte intermediäre Verbrennung mit reichlicher Schlackenbildung bei ganz
schlechter Schlackenausfuhr.'"[46]

Voraussetzungen für die Durchführung von Naturheilverfahren – Diätlehrküche und Licht-Luft-Bad

Die Krankenhausküche konnte den Anforderungen an eine sehr differenzierte
Diät nicht entsprechen. Zudem bewarb sich Hildegard Schneider (geb. 1907)[47],
eine Nichte Rostoskis und ausgebildete Diätköchin, um eine Stellung am Stadtkrankenhaus Dresden-Friedrichstadt und wurde sozusagen zum RHK „umge-
lenkt". Die Küche in der Schwesternschule wurde zur Diätlehrküche umgestaltet und hatte täglich 500–600 Portionen in fast alle Abteilungen zu liefern.
Mindestens 12 verschiedene Diätformen – salzarm, fettfrei, magenschonend,
darmschonend, für Diabetiker oder für Ausschwemmungskuren – wurden zu-
bereitet.[48] Insbesondere die Abteilung für Naturheilkunde nutzte die verschiedensten Diätformen in großem Umfang, was allerdings zur Folge hatte, dass
sie für die Verpflegung der Patienten wesentlich mehr ausgeben musste als beispielsweise die Innere Abteilung. Die Mehrausgaben wurden von der Reichsärztekammer getragen.

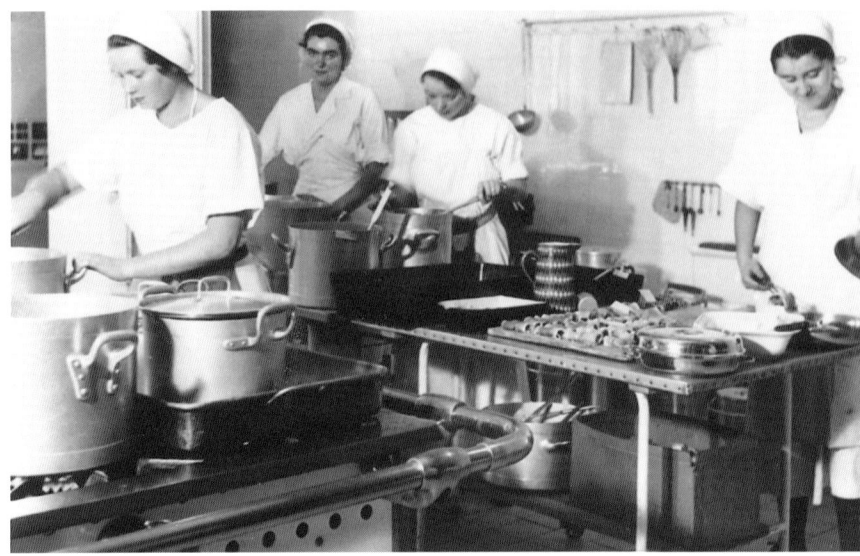

57 Die 1935 eingerichtete Diätlehrküche war die modernste und größte ihrer Art in Deutschland

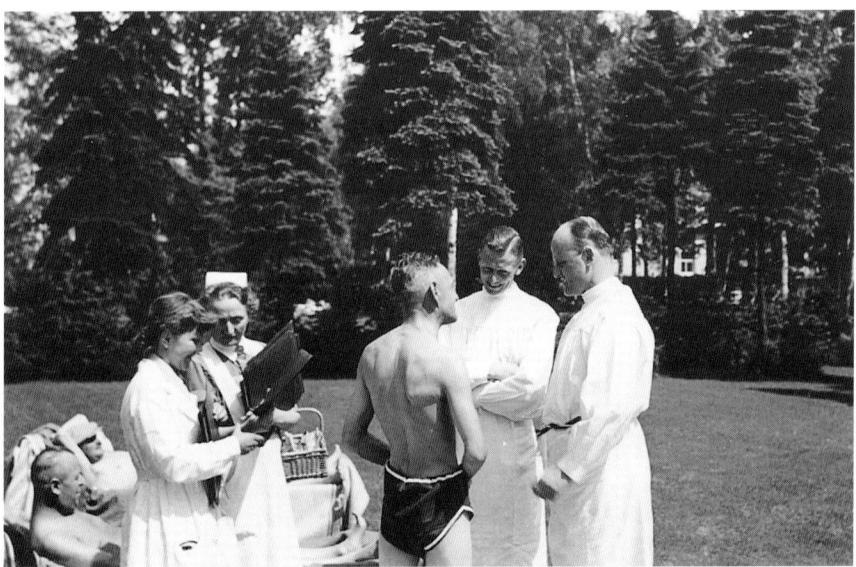

*58 In den Freiluftanlagen führte Brauchle (links) auch Visiten durch. Hier wurde er begleitet vom
Nobelpreisträger Adolf Butenandt (1903-1995), der das RHK 1941 besuchte*

Die Diätküche diente gleichzeitig der Ausbildung von Diätassistentinnen in
ein- bzw. zweijährigen Kursen – je nach Vorbildung – in allen „[…] in Betracht
kommenden medizinischen, physiologischen und pathologischen Fächern, von
der Anatomie der Verdauungsorgane angefangen über Nahrungsmittel- und
Küchenchemie, allgemeiner und besonderer Diätetik bis zur Hygiene des
Küchenbetriebes und Einkaufslehre."[49]

Zur Durchführung der Licht- und Luftkuren sowie von Gymnastik an fri-
scher Luft wurden im Park des RHK Liegeplätze eingerichtet, andere Patienten wurden auf den Balkonen und Terrassen der Gebäude betreut. Selbst Visiten führte Brauchle dort durch, so dass den Patienten die Erweiterung des
Wohnraumes in die Natur demonstriert wurde.

Das „Große Experiment" – die Synthese von Naturheilkunde und Schulmedizin

Die Zusammenarbeit von Internisten und „Biologen" wurde zunächst so organisiert, dass in einer von den Schulmedizinern geführten Aufnahmeabteilung
zunächst alle internistisch Kranken aufgenommen und umfassend untersucht
wurden, um die Diagnose so genau wie möglich zu klären. Bei einer gemeinsamen Visite mit Grote suchten sich dann die Naturheilärzte „[…] die Patienten aus, bei denen sie sich am ehesten Erfolge mit ihrer Behandlung verspra-
chen […]. Auch der Wunsch der Kranken fand Berücksichtigung."[50] Bei aus-
gesuchtem Patientengut konnten aber keine objektiven Daten über die Wirksamkeit der Verfahren erhoben werden.

Deshalb kamen Grote und Brauchle, der einzige am RHK verbliebene Na-
turheilarzt, überein, die Vorgehensweise zu ändern. Sie trafen sich in Brücken-
berg (im Riesengebirge), um sich die Gegensätze zwischen den von ihnen vertretenen medizinischen Auffassungen zu verdeutlichen und Brücken zwischen
ihnen zu schlagen, also eine gemeinsame theoretische Basis zu erarbeiten. Diese „Brückenberger Gespräche" wurden publiziert[51] und geben einen guten
Einblick in die Unterschiede und Gemeinsamkeiten beider medizinischer Richtungen. Mit der Anerkennung einer Naturheilkraft, der Notwendigkeit einer
Allgemeinbehandlung und der Erkenntnis, dass Reiz und Reaktion die Voraussetzung für jede Therapie seien, kam Grote Brauchles Auffassungen bereits
weit entgegen. Unterschiedlich bewerteten beide die Bedeutung der Diagnose für das ärztliche Handeln. Sie unterschieden in eine „Zustandsdiagnose"
(Brauchle: systematische Diagnose) und eine Bedeutungsdiagnose (funktio-

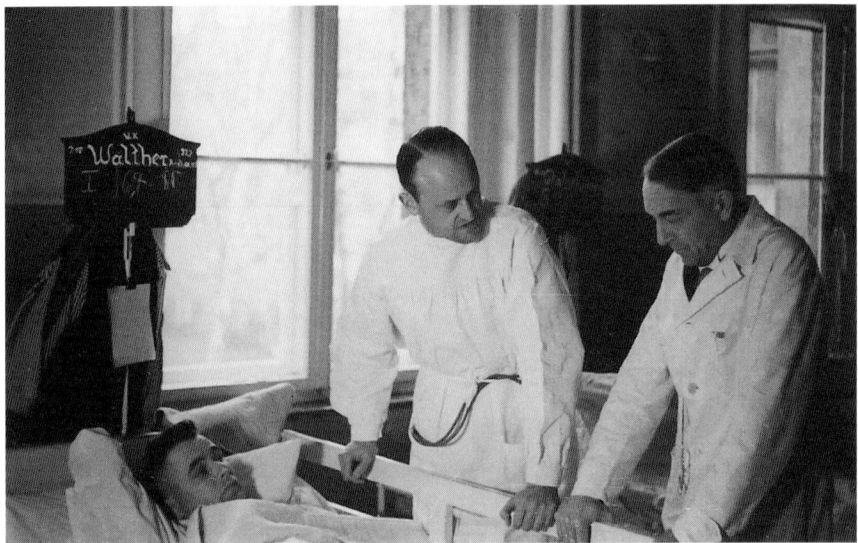

59 Louis R. Grote (rechts) und Alfred Brauchle bei einer Visite auf der Gemeinschaftsstation (um 1936)

nelle Diagnose).[52] Für Grote war die Zustandsdiagnose „[…] Hauptgegenstand der Lehre und Hauptziel aller praktischen Bemühungen des wissenschaftlich gebildeten Arztes."[53] Brauchle setzte den Schwerpunkt bei der Bedeutungs- diagnose. Nicht der Name und die systematische Einordnung der Krankheit sei wichtig, sondern deren Auswirkungen auf den einzelnen Menschen. Er er- kannte aber die korrekte Diagnose als Voraussetzung für die Vergleichbarkeit der Ergebnisse und damit für ihre gemeinsame Arbeit an. Zudem konnte Brauchle seine Konzeption der „allgemeinen Pathologie" als Arbeitsgrundlage durchsetzen.[54]

Grote und Brauchle vereinbarten auch eine Änderung der praktischen Vor- gehensweise. Die Aufnahmeabteilung wurde umgewandelt in eine Gemein- schaftsstation beider Abteilungen. Sie umfasste 35 Betten und war unterteilt in eine Station für Männer und eine für Frauen. Die internistisch Kranken wur- den nun wahllos, d.h. an verschiedenen Wochentagen von jeweils der Inneren oder der Naturheil-Abteilung aufgenommen. Die Gemeinschaftsstation wur- de geleitet von einem Assistenten der Abteilung für Naturheilkunde, während ein Assistent der Inneren Abteilung für eine möglichst korrekte Diagnose und eine umfassende Dokumentation des Therapie- und Heilungsprozesses zu sorgen hatte. Die Therapieschritte legte der Naturheilkundler fest, überprüft wurden sie auf wöchentlich ein oder zwei gemeinsamen Chefvisiten der beteiligten Abteilungen. So ergab sich für die Internisten die Möglichkeit, naturheilkundliche Therapien von der Aufnahme bis zur Entlassung (oder Sektion) des Patienten zu verfolgen, während die Naturheilkundler von der exakten Diagnose und Dokumentation der Fälle profitierten.

Bis zu ihrer Schließung im Jahre 1943 wurden auf der Gemeinschaftsstation etwa 3000 Krankengeschichten gemeinsam erstellt.[55] In den Jahren 1934 bis 1943 erschienen aus beiden Kliniken insgesamt mehr als 200 Publikationen, die sich fast ausschließlich mit naturheilkundlichen Verfahren oder dem Verhältnis von Naturheilkunde und Schulmedizin befassten. Hervorzuheben sind die drei Bände umfassende Reihe „Ergebnisse aus der Gemeinschaftsarbeit zwischen Naturheilkunde und Schulmedizin"[56] sowie mehrere Dissertationen[57]. Grote übernahm ihm sinnvoll erscheinende Verfahren, wie er beispielsweise 1940 erklärte: „Aus diesen Ergebnissen […] lässt sich folgern, dass die Freiluft- und Saftfastenbehandlung der Pneumonien eine sehr berechtigte Methodik ist, die […] der medicamentösen Behandlung nicht nachzustehen scheint. Wir haben seither [1936] eine Chininbehandlung nicht mehr durchgeführt, bei Fällen mit zweifelhaftem Kreislaufverhalten uns selbstverständlich des Symptomals und gegebenenfalls des Strophantins bedient."[58] Ebenso überzeugt von der Wirksamkeit naturheilkundlicher Therapien äußerte Grote sich bei der Behandlung rheumatischer Erkrankungen[59] sowie bei Kreislaufinsuffizienz[60]. Die Fastenbehandlung erregte Grotes Interesse im besonderen. Im Verlauf ihrer Zusammenarbeit schloss er sich Brauchles Auffassung an, dass das Heilfasten eines der reizstärksten Verfahren sei, welches der Naturheilkunde zur Verfügung steht.[61]

Ein ökonomischer Vergleich lässt sich nur schwer ziehen. Anhaltspunkte dafür können die durchschnittliche Verweildauer, der Verpflegungsaufwand oder der Medikamentenverbrauch geben. Letzterer betrug in der Inneren Abteilung 35 Pfennig je Tag und Patient, in der Abteilung für Naturheilkunde hingegen lediglich zwischen 4 und 6 Pfennig (einschließlich Hautöle und Kräutertees).[62] Die Anzahl der Verpflegtage pro Patient in den Jahren 1935 bis 1941 lag aber in der Inneren Abteilung mit durchschnittlich 23,54 wesentlich niedriger als in der Abteilung für Naturheilkunde mit durchschnittlich 28,37.[63] Zudem hatte die Abteilung für Naturheilkunde den Hauptanteil an den sehr hohen Aufwendungen für die Diätküche zu verantworten; immerhin entstanden in den Jahren 1934 bis 1940 dafür rund 360 000 RM Mehrkosten.[64]

Sieht man sich den Personalschlüssel an, so fällt auf, dass die Innere Abteilung absolut und relativ besser mit Ärzten ausgestattet war als die Abteilung für Naturheilkunde und demzufolge mehr Personalkosten verursachte. Die ärztliche Minderversorgung an der Abteilung für Naturheilkunde konnte nur zum Teil dadurch ausgeglichen werden, dass dort im Schnitt doppelt so viel Volontärärzte, die sich ja erst in der Ausbildung befanden, ohne Bezahlung arbeiteten als an der Inneren Abteilung.[65] Auch bei der Anzahl des Pflegepersonals war die Abteilung für Naturheilkunde mit ca. 4,5 Kranken pro Schwester im Nachteil gegenüber der Inneren Abteilung, der pro 3,3 Kranken eine Schwester zur Verfügung stand.[66] Trotzdem wurde bereits am Tag der Aufnahme in der Abteilung für Naturheilverfahren mit der Aufstellung eines Therapieplanes begonnen und täglich mehrere, zumeist physikalische therapeutische Maßnahmen, wie Kaltwasserbehandlungen und Licht-Luft-Therapie, durchgeführt, so dass der Kranke immer das Gefühl hatte, dass ein Heilplan aktiv und stetig durchgeführt wurde. Dieses Vorgehen trug zu einer positiven Grundstimmung bei.

Resümierend kann festgestellt werden, dass insbesondere von 1934 bis ca. 1940 eine fruchtbare theoretische und praktische Zusammenarbeit von Brauchle und Grote zu ersten konkreten Ergebnissen führte. Vor allem aber wurden Forschungsansätze aufgezeigt, eine Methodik der gemeinsamen Arbeit erprobt und eine ergebnisorientierte, konstruktive Auseinandersetzung mit den naturheilkundlichen Methoden (die eine Infragestellung der Methoden der Schulmedizin einschloss) geführt.

4.6.   Ärztliche Fortbildung

Das RHK hatte aber neben der wissenschaftlichen Dokumentation der Naturheilverfahren auch die Aufgabe, diese zu propagieren. Bereits bei Wagners Visite in Dresden im Mai 1934 war festgelegt worden, das RHK zu einer „Fortbildungsstätte für Ärzte" auszubauen: „Seine Einrichtung als Fortbildungsstätte wird für den 1. Oktober 1934 in Aussicht genommen. Es soll dann regelmäßig mit 30 Ärzten belegt werden, die geschlossen im Hause unterzubringen und zu verpflegen wären und die in jeweils 6wöchigen Lehrgängen ausgebildet werden könnten. Die Kosten übernimmt der N.S.D.-Ärztebund."[67] Die Eröffnung der Fortbildungsschule im RHK fand aber erst am 18. Oktober 1935 statt, nach der Konsolidierung der einzelnen Abteilungen. Reichsstatthalter

Mutschmann und Oberbürgermeister Zörner, Reichsärzteführer Gerhard Wagner und sein Beauftragter für das ärztliche Fortbildungswesen, Kurt Blome (1894–1969), – sie alle waren Ehrengäste der Eröffnungsveranstaltung[68] und unterstrichen mit ihrem Kommen, dass sie sowohl dem ganzen RHK als auch der Fortbildungsschule insbesondere einen hohen Stellenwert beimaßen.[69]

Daran änderte sich auch nichts, als die Fortbildungsschule des RHK in die im Februar 1938 gegründete Akademie für Ärztliche Fortbildung in Dresden einbezogen wurde. Diese löste die seit 1924 in Dresden bestehende Akademie für Ärztliche Fortbildung ab und wurde nun unter der Ägide der Reichsärztekammer mit dem Ziel eröffnet, sich insbesondere mit der „Naturheilkunde im Rahmen der Gesamtmedizin" zu befassen, wie Blome auf der Eröffnungsfeier im Deutschen Hygiene-Museum ausführte.[70] Damit ergaben sich für die Ärzte des RHK, vor allem natürlich für Grote und Brauchle, zusätzliche Aufgaben. Die Fortbildungsschule des RHK konnte aber ihre Arbeit fortsetzen, bis mit Ausbruch des Zweiten Weltkrieges alle Fortbildungsmaßnahmen unterbrochen wurden.

In einem dreiwöchigen Kursus wurden jeweils bis zu 25 Ärzte unter dem Schlagwort „Naturheilkunde im Rahmen der Gesamtmedizin" mit naturheilkundlichen Methoden vertraut gemacht. Vormittags wurde in kleinen Gruppen jeweils eine Woche in der Abteilung für Naturheilkunde und in der hydrotherapeutischen Abteilung sowie – je nach Wunsch – in der Medizinischen, Chirurgischen oder Abteilung für Kinderheilkunde hospitiert. An den Nachmittagen wurden von den Oberärzten aller Abteilungen (zunächst ohne Augenabteilung) sowie von Berg, Saupe und dem Sportlehrer und Kameradschaftsführer Hamann Vorträge gehalten und Übungen durchgeführt. Praktika wurden in der Diätlehrküche bei Hildegard Schneider und im Labor der Inneren Abteilung bei Felix Oefelein (geb. 1901) absolviert.[71]

In einem Gebäude auf der Emser Allee (heute Goetheallee) wurden die Kursteilnehmer untergebracht und ganztägig betreut. 1939 wurde auf dem Grundstück Ecke Schubertstraße/Emser Allee sogar ein „Ärzteheim" errichtet, dass von der Reichsärztekammer finanziert und für die Unterbringung der Kursteilnehmer vorgesehen war.[72] Die Eröffnung des Heimes war für den August 1939 geplant. Allerdings wurden alle Fortbildungsmaßnahmen mit Beginn des Zweiten Weltkrieges abgebrochen, so dass dieses Heim kaum genutzt werden konnte.

Von der Morgengymnastik oder dem Morgenlauf bis zu Gemeinschaftsveranstaltungen (kulturelle Veranstaltungen, Ausgang in Stubenkameradschaft,

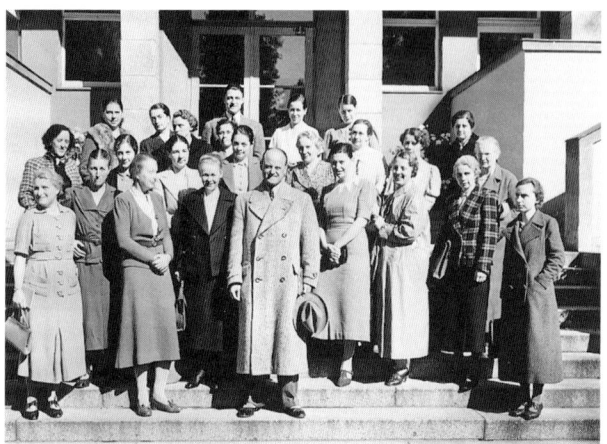

60   *Erinnerungsfoto eines Fortbildungskurses für Ärztinnen am RHK,*
     in der Mitte Alfred Brauchle

Wanderungen oder
Vorträge) während
der „Abendfreizeit"
waren die Kursteil-
nehmer selten sich
selbst überlassen.[73]
So wurde außer dem
Fortbildungskurs
„[…] nebenbei wohl
auch ein nationalso-
zialistischer Ertüch-
tigungslehrgang
[…]" durchgeführt[74].
Selbstverständlich
haben vor allem an
der Naturheilkunde
interessierte Ärzte an diesen Kursen teilgenommen. Es gab offenbar genug In-
teressenten, denn im April 1938 warnte die Zeitschrift Hippokrates: „Zu den
im Jahre 1938 stattfindenden Fortbildungslehrgängen an der Fortbildungsschule des Rudolf-Heß-Krankenhauses sind, wie Dr. Blome im Deutschen Ärzteblatt mitteilt, derartig zahlreiche Meldungen eingegangen, daß nur ein Teil
der Gemeldeten berücksichtigt werden kann. Weitere Meldungen für das Jahr
1938 sind zwecklos."[75] Die Unterbringung und Art der Durchführung des Kur-
ses machten es erforderlich, für Ärztinnen gesonderte Kurse durchzuführen.
Auch hier war der Andrang sehr groß, wie eine Teilnehmerin am ersten Ärz-
tinnenkurs angab: „Wie außerordentlich willkommen diese erstmalige Einbeziehung in den allgemeinen Schulungsplan den Ärztinnen war, beweist die Tatsache, daß sich im Juni [1936] bereits 300 zur Teilnahme gemeldet hatten. Von
ihnen konnten, wie zu allen Kursen, nur 25 einberufen werden, die aus allen
Teilen des Reiches ausgewählt waren, von Bayern bis Hamburg, von Ost-
preußen bis zum Rhein."[76]
    In Zeitschriftenaufsätzen aus den dreißiger Jahren wird begeistert und kritik-
los von Kursteilnehmern über ihre Erfahrungen berichtet, was bei der herr-
schenden Zensur nicht verwundert. Einen anderen Stellenwert erhalten solche Aussagen, wenn sie nach über einem halben Jahrhundert getroffen werden, wie folgende Äußerung eines Arztes: „Ich habe von den Methoden für
meine über 50jährige Praxis viel gelernt und sie mit Erfolg angewandt."[77] Dif-

ferenzierter berichtete 1936 ein Kursteilnehmer in einem privaten Schreiben über die Einrichtung, die man sehr ernst nehmen sollte „[…] sowohl nach der guten wie nach der gefährlichen Seite hin." Er kritisierte einen gewissen Dogmatismus bei Brauchle, wie er sich zum Beispiel in dessen Ablehnung aller Sera sowie Quecksilber und Salvarsan zeige. Andererseits hebt er dessen „Einordnung der psychischen und nervösen Krankheiten in seine Krankheitslehre" hervor und kommt zu der Einsicht: „[…] die sehr zahlreichen Naturheilmethoden haben da Erfolge, wo die Schulmedizin und vor allem ihre praktische Anwendung im täglichen Leben versagt haben (und das ist nicht wenig!)"[78]

4.7. Schwesternausbildung und Mutterhaus der „Braunen Schwesternschaft"

Eine besondere Verwendung fand die Schwesternschule des Stadtkrankenhauses Johannstadt, die 1933 als einzige Einrichtung des Johannstädter Klinikums nicht wieder eröffnet worden war. Da Jensen bereits in Hannover die Gründung der „Braunen Schwesternschaft" gefördert und dort die „erste nationalsozialistische Krankenpflegeschule" geleitet hatte,[79] wurde im Mai 1934 festgelegt: „Ferner soll unter Verwendung der bisherigen Schwesternschule in engster Verbindung mit dem Krankenhaus unter ärztlicher Leitung ein Mutterhaus für die Braune Schwesternschaft errichtet werden, das ganz nach den Grundsätzen des bereits in Hannover bestehenden Mutterhauses eingerichtet werden und arbeiten soll. […] Die Arbeitskraft der Schülerinnen wird von Anfang an voll ausgenützt. Neben zwei Vollschwestern wird etwa 1 Schülerin beschäftigt werden können. […] Durch ihre ausgiebige verantwortliche Heranziehung zum praktischen Pflegedienst werden die Kosten der Ausbildung erheblich geringer werden, als nach dem früheren Dresdner System."[80] Diese Aussagen belegen, dass weniger Wert auf eine umfassende Ausbildung der Schwesternschülerinnen gelegt werden sollte, sondern vielmehr eine optimale Ausbeutung ihrer Arbeitskraft angestrebt wurde.

NS-Schwestern aus Hannover zogen nach Dresden und nahmen die Schwesternschule als „Reichsmutterhaus der NS-Schwesternschaft" in ihren Besitz. Die Leitung übernahm wiederum Jensen, die theoretische Ausbildung lag – im Widerspruch zu Dresdner Traditionen – in den Händen von Ärzten. Mit der naturheilkundlichen Orientierung des Klinikums ging eine Erweiterung der Ausbildungsinhalte einher. Die Schülerinnen erlernten nun auch die Herstel-

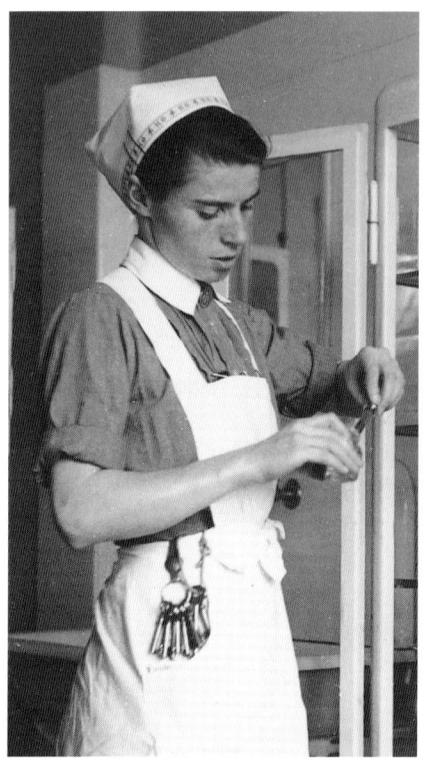

lung der unterschiedlichsten Diäten, die diätetische Beratung von Patienten, verschiedene Wasseranwendungen und gymnastische Übungen. Daneben wurden „Rassenhygiene" und „Erbbiologie" unterrichtet; die Einführung in die nationalsozialistische Weltanschauung erhielt eine zentrale Bedeutung.[81]

Die „Bestimmungen über die Aufnahme in das Mutterhaus der N.S.-Schwestern" sahen zunächst im Juni 1934 folgende Bedingungen für die Aufnahme vor: „Es können in die N.S.-Schwesternschaft nur aufgenommen werden *staatlich geprüfte Schwestern*, die entweder selbst *Parteigenossinnen* sind oder die durch eine Bestätigung ihres zuständigen Ortsgruppenleiters nachweisen, dass ihre Familie *vor* dem 30. Januar 1933 *nationalsozialistisch* war (z.B. Vater oder Bruder in der SA). Anmeldungen als Schülerinnen bzw. Anwärterinnen für die N.S.-Schwesternschaft sind an das Mutterhaus zu richten."[82] Zudem hatten sie nachzuweisen, dass sie „deut-

61 Die NS-Schwestern trugen ein hellbraunes Kleid unter einer weißen Schürze. Die Haube war umlaufend mit den Buchstaben NS und dem Symbol der NSV verziert.

schen oder artverwandten Blutes" waren.[83]

Die NS-Schwesternschule übernahm von ihrer Vorgängereinrichtung die bereits durch die bauliche Gestaltung der Einrichtung geradezu zwingend sich ergebende Einteilung der Schülerinnen in „Familien" mit je 24 Mädchen.[84] Die für damalige Zeiten komfortable Unterbringung, die ein reges geselliges Leben ermöglichte, förderte auch unter den veränderten gesellschaftlichen Bedingungen die Bindung der jungen Frauen an das „Mutterhaus".

Vergleicht man das „Dresdner Modell" der Erna von Abendroth mit der Ausbildung der NS-Schwestern, so ist eine Verringerung der theoretischen Ausbildung und der Versuch einer ideologischen Indoktrination festzustellen.

Der starke Bezug zur Praxis mag aber auch positive Effekte gehabt haben, ebenso die Erweiterung der Ausbildung durch naturheilkundliche Aspekte.

4.8. Pläne für den Ausbau des RHK und die Errichtung einer Rudolf-Heß-Akademie für Naturheilkunde

Nach einer gewissen Konsolidierungsphase, in der die Abteilungen strukturiert und die Formen ihrer Zusammenarbeit entwickelt worden waren, ergaben sich neue Anforderungen an die baulichen und personellen Gegebenheiten, Pläne für ihre Verbesserung wurden geschmiedet. Ansprechpartner für die Ärzte des RHK war seitens der Stadt Walter Jüngst (1899–1982), seit November 1936 Amtsarzt und Leiter des Stadtgesundheitsamtes.[85] Er hat sich persönlich stark für einen Ausbau des RHK bzw. für die Errichtung einer Akademie in Dresden engagiert und ist hierbei von Wagner sehr unterstützt worden.[86] Auch als der damalige Oberbürgermeister Dresdens, Ernst Zörner, im Juni 1937 „beurlaubt" wurde[87], erhielt Jüngst weiterhin die Unterstützung von dessen „Vertreter" Rudolf Kluge (1889–1945) – er amtierte bis 1940 – und dessen Nachfolger im Amt als Oberbürgermeister, Hans Nieland (1900–1976). Kluge hatte schon im Mai 1934 als ein Vertreter der Stadt an der Besprechung mit Wagner teilgenommen und stand vorbehaltlos zum RHK.

Vordringlich erschienen seitens der Stadt zunächst der Bau eines „Hauses für Sonderkranke", d.h. für Privatpatienten der Oberärzte der Abteilungen, sowie der Neubau eines Röntgeninstitutes. Die Privatpatienten waren im Zentralgebäude der Kinderklinik (heute Chirurgie) untergebracht, das erst 1930 eingeweiht worden war. Da es aber auf die Bedürfnisse einer Kinderklinik zugeschnitten war, mag es den Ansprüchen nicht genügt haben. Der Termin der Fertigstellung war für den Oktober 1938 angesetzt und sollte mit der Grundsteinlegung für das Röntgeninstitut verbunden werden, zu der auch Rudolf Heß erscheinen sollte.[88] Tatsächlich ist das „Haus für Sonderkranke" 1938 fertiggestellt worden, allerdings ohne von Heß eingeweiht worden zu sein. Es blieb bezeichnender Weise der einzige größere Neubau während des „Dritten Reiches" im RHK.

Ebenfalls im August 1938 berichtete Jüngst dem Reichsärzteführer, dass er seit Wagners letztem Aufenthalt in Dresden „in der Frage der Errichtung einer Medizinischen Akademie" bereits weit vorangekommen war. Diese sollte unter Einbeziehung der drei städtischen Einrichtungen RHK, Krankenhaus Dres-

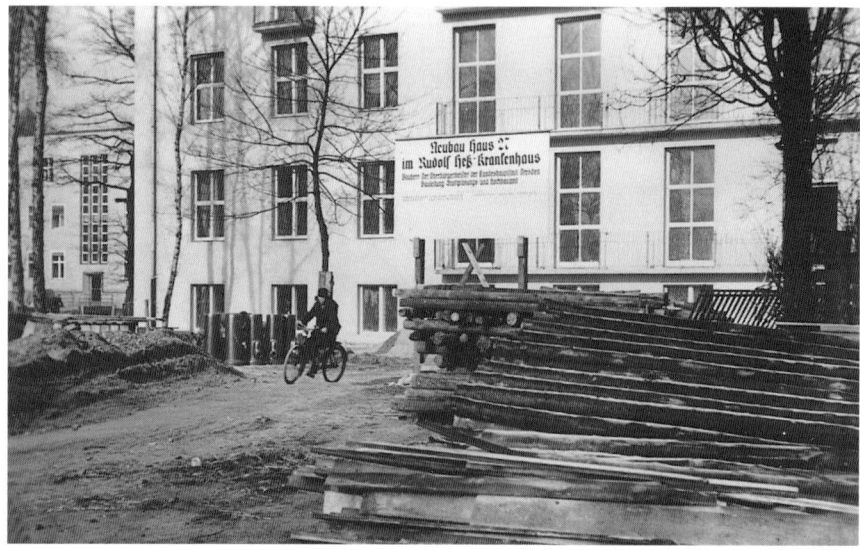

62 Der einzige größere Neubau, das Haus für Sonderkranke, wurde 1938 fertiggestellt und im folgenden Jahr feierlich eingeweiht.

den-Friedrichstadt und Krankenhaus Löbtauer Straße entstehen und von der Stadt verwaltet werden. Sie war dazu ausersehen, Studenten nach Absolvierung des Physikums, also der beiden ersten Studienjahre, auszubilden und damit bereits den angehenden Ärzten die Neue Deutsche Heilkunde nahezubringen. Die dazu notwendigen Neu- und Umbauten hätte vollständig die Stadt zu finanzieren, die laufenden Kosten wären später zu einem Drittel von der Reichsärztekammer mit zu tragen gewesen.[89] Zunächst hat das Sächsische Innenministerium diese Pläne offenbar nicht unterstützt[90], ebenso wie das Reichsministerium für Wissenschaft, Erziehung und Volksbildung. Letzteres stellte die Bedingungen, dass die Akademie an die Leipziger Universität angebunden sein müsste und nicht mehr als 100 Studenten (pro Semester) ausbilden dürfte.[91]

Wagner veranlasste zwei Schreiben an den Reichsinnenminister und den Präsidenten der Reichsanstalt für Arbeitsvermittlung und Arbeitslosenversicherung, die Heß unterschrieb – das einzige Zeugnis dafür, dass sich Heß für das RHK persönlich eingesetzt hat – und damit sein Interesse an der geplanten Akademiegründung demonstrierte.[92] So wurde schließlich eine Besprechung beim Reichsstatthalter Mutschmann anberaumt, an der auch Wagner, je ein Vertreter des Reichsministeriums des Innern, des Reichsministeriums für

Wissenschaft, Erziehung und Wissenschaft, der entsprechenden sächsischen Ministerien, Bürgermeister Kluge, Gauamtsleiter Wegner sowie Jensen teilnahmen. Im Ergebnis dieser Besprechung „[…] hat der Reichsstatthalter dem Plan zur Errichtung der Rudolf-Heß-Akademie für neue deutsche Heilkunde an den städtischen Krankenanstalten in Dresden grundsätzlich zugestimmt. Darüber hinaus ist dem Reichsärzteführer von dem Reichsstatthalter in Aussicht gestellt worden, in den nächsten Jahren eigens ein staatliches Krankenhaus auf dem Weißen Hirsch in der Dresdner Heide zu errichten, in das die Akademie später übersiedeln soll." Da auch der Vertreter des Reichsminsteriums für Wissenschaft, Erziehung und Volksbildung keine Einwände mehr erhob, schien der Weg frei zu sein.[93]

Am 1. Juli 1939 erfolgte in Anwesenheit von

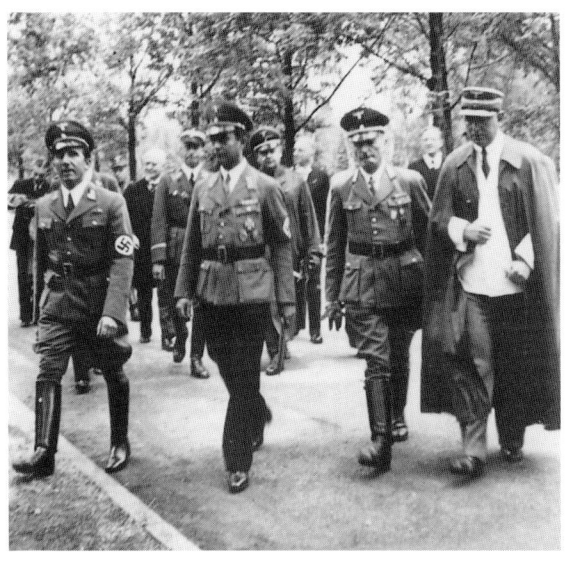

63 *Walter Jüngst, Kurt Blome, Rudolf Kluge und Ernst Wegner (von links nach rechts) auf dem Weg zur Grundsteinlegung für die Rudolf-Heß-Akademie am 1. Juli 1939*

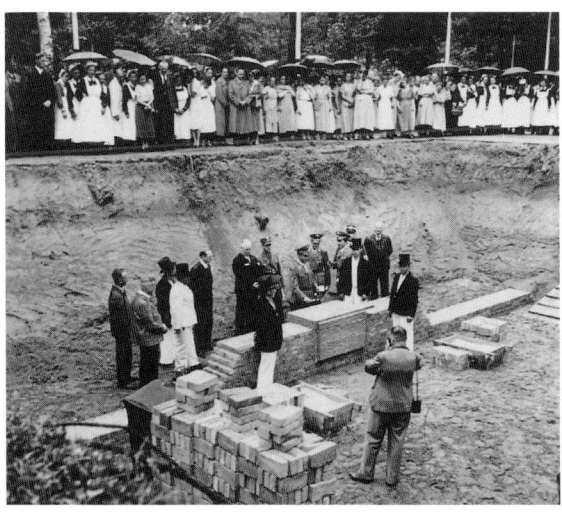

64 *Auf dem Gelände zwischen dem Fiedlerplatz und Haus 10 wurde am 1. Juli 1939 für die Rudolf-Heß-Akademie der Grundstein gelegt.*

Blome, Kluge und Wegner (Wagner war inzwischen verstorben) die feierliche Grundsteinlegung für die Rudolf-Heß-Akademie in Dresden. In einer von Blome unterzeichneten Urkunde, die in den Grundstein mit eingemauert wurde, ist u.a. die Aufgabe der neuen Einrichtung definiert: „Sie wird eine besondere Pflegestätte der neuen deutschen Heilkunde sein, die von Reichsärzteführer Dr. Gerhard Wagner in's Leben gerufen wurde. Diese neue deutsche Heilkunde verbindet die Erkenntnisse der Schulmedizin mit den wertvollen Ergebnissen der Volksmedizin; ihre Grundlage wird immer die exakte Forschung sein. In dieser Synthese soll hier geformt werden der deutsche Arzt als der Erfüller der ewigen Naturgesetze, die die Gesundheit und die Kraft des Volkes verbürgen."[94] Es war vorgesehen, in dem Gebäude ein Röntgeninstitut, ein Institut für Ernährungsphysiologie (für Ragnar Berg), ein Institut für physikalische Therapie, ein Zentrallaboratorium und einen Vorlesungssaal einzurichten.[95]

Es gab wohl mehrere Gründe dafür, dass die Bauarbeiten bereits nach Errichtung des Kellers abgebrochen wurden. Zum einen erhob bereits im Juli 1939 das Reichsfinanzministerium Bedenken gegen den Aufbau einer Medizinischen Akademie.[96] Zum anderen stieß der Akademieplan auf den Widerstand der Schulmediziner, wie die Habilitation von Brauchle im Juli 1939 zeigte.[97] Da Brauchle nun sowohl die Unterstützung der Reichsärzteführung als auch die des Reichskultusministeriums für sich in Anspruch nehmen konnte, blieb den Professoren der Medizinischen Fakultät der Berliner Universität kein großer Entscheidungsspielraum. In einem Bericht des Dekans an das Reichskultusministerium schränkte dieser aber das positive Votum der Fakultät für Brauchles Habilitation ein: „Es wurde aber einmütig darauf hingewiesen, dass zwischen dem Dr. med. habil. und der Dozentur zu unterscheiden ist, und dass die Eingliederung von Herrn Brauchle in den akademischen Unterricht vor Studenten noch einer eingehenden Prüfung bedürfe. Es besteht die Gefahr, dass zu weitgehende Verallgemeinerungen und unklare Vermengung von recht fragwürdigen Theorien mit Erfahrungen im Unterricht bedenklich werden. Nicht alles, was in der Hand einer starken ärztlichen Persönlichkeit vor allem nervösen Menschen Nutzen stiften kann, eignet sich für den Unterricht, da bei den Studenten das rechte Mass an Kritik und die eigene gefestigte Haltung nicht immer vorausgesetzt werden kann."[98] Es war also gerade Brauchles „starke ärztliche Persönlichkeit", die – wie v. Bergmann an anderer Stelle zugab – „lebendig ist, daß er nicht nur vorzutragen, sondern gut zu debattieren versteht und daß er seinen Standpunkt klar herausstellt"[99], was seine Widersacher befürchten ließ, dass in ihrer (schulmedizinischen) Meinung ungefestigte Studenten durch Brauchle zu stark beeinflusst würden. Der äußere Anlass für den Abbruch der Bautätigkeit war aber der Ausbruch des Weltkrieges.

Trotzdem wurde das Projekt auch während des Krieges von der Reichsärzteführung weiterverfolgt. Auch als der bisherige Schirmherr, der „Stellvertreter des Führers" Rudolf Heß, am 10. Mai 1941 eigenmächtig nach England flog und damit alle Brücken hinter sich abbrach, beeilte Blome sich, Jüngst zu versichern, „[…] dass wir [die Reichsärzteführung] an dem bestehenden Plan der Errichtung einer Akademie für Naturheilkunde im Rahmen der Gesamtmedizin festhalten." Allerdings sollte die Einrichtung nun den Namen des verstorbenen Reichsärzteführers Gerhard Wagner erhalten.[100] Diese Umbenennung wurde zunächst „in aller Stille" für das Stadtkrankenhaus Johannstadt vorgenommen[101], das nun bis zum Ende des Krieges „Gerhard-Wagner-Krankenhaus" hieß.

Am 22. Juni 1942 wurde Brauchle auf Betreiben von Jensen und Fehrenholz (Sächsisches Ministerium des Innern) zu einer Besprechung bei Conti und Blome beordert, an der auch Fehrenholz teilnahm. Brauchle konstatierte ein „offene Aussprache", bei der seine Person als „Hindernis für die Dresdner Akademie" bezeichnet und ihm angetragen wurde, die Leitung eines Sanatoriums zu übernehmen. Um die Ernennung Brauchles zum Professor wollte sich Conti weiterhin bemühen.[102] Tatsächlich wurde diesem im Januar 1943 der Professorentitel verliehen, so dass dieser Teil der Vereinbarung erfüllt war. Da Brauchle aber trotzdem nicht freiwillig Dresden verließ, wurde er von Mutschmann dazu gedrängt. Er übernahm in Glotterbad im Schwarzwald ein Sanatorium und resümierte zum Jahreswechsel 1943/44: „Stellungswechsel Dresden – Glotterbad auf Verlangen des sächsischen Gauleiters und Reichsstatthalters Mutschmann. Glotterbad erscheint als göttliche Fügung und hoffnungsvoller Ausweg auch aus den höchsten Gefahrenzonen des Krieges."[103]

Mit der Kaltstellung Brauchles waren Reichsärzteführung und Gerhard-Wagner-Krankenhaus offenbar Vorgaben des Reichskultusministeriums oder des Reichsfinanzministeriums nachgekommen, hinter denen sich aber unschwer die Auffassungen der Medizinischen Fakultät der Berliner Universität erkennen lassen. Nun wurden wiederum die Akademie-Pläne hervorgeholt[104], die Hoffnungen der leitenden Oberärzte auf eine Professur in Dresden erhielten neue Nahrung.[105] Schließlich beendete der Kriegsverlauf zunächst alle Hoffnungen auf eine Medizinische Akademie in Dresden. Mit Schreiben vom 13. Oktober 1944 teilte der Reichsminister für Wissenschaft, Erziehung und Volksbildung Reichsstatthalter Mutschmann mit: „Mit Rücksicht darauf, daß

im Rahmen des totalen Kriegseinsatzes eine Stillegung des Lehr- und For-
schungsbetriebes an zahlreichen wissenschaftlichen Hochschulen notwendig
geworden ist, muß von der Weiterverfolgung der [Errichtung einer Medizinischen Akademie in Dresden] bis auf weiteres abgesehen werden."[106]

Im Streit um die Akademie für Naturheilkunde kulminierten die verdeckt
und offen geführten Auseinandersetzungen zwischen den Verfechtern der Naturheilkunde und den Vertretern der Schulmedizin, wobei sich letztere – se-
kundiert durch Ausbruch und Verlauf des Zweiten Weltkrieges – letztlich
durchzusetzen vermochte.

4.9. Die Einbeziehung des Johannstädter Klinikums in den „totalen Krieg" und der Luftangriff auf Dresden im Februar 1945

Der Verlauf des Zweiten Weltkrieges beeinflusste natürlich auch andere Bereiche des Klinikbetriebes. So ordnete der Dresdner Oberbürgermeister bereits
am 16. Juli 1943 „[...] die sofortige Einrichtung der König-Georg-Schule als
Hilfskrankenhaus an mit der Massgabe, dass sie bis auf weiteres [...] zur Aufnahme von auswärts zugeleiteten Kranken besonders aus luftgefährdeten Gebieten oder zur Entlastung einzelner Kliniken der Stadtkrankenhäuser für
Dresdner Einwohner verwendet wird."[107] Das Johannstädter Klinikum richtete in der Schule 92 Betten für scharlachkranke Erwachsene und 165 Betten für
scharlachkranke Kinder ein. Daneben musste es im Hilfskrankenhaus Ling-
nerschloss 80 Tbc-kranke und im Hilfskrankenhaus Horst-Wesselplatz 168 an
Infektionskrankheiten (Diphtherie, Keuchhusten, Masern, Ruhr) leidende Kinder unterbringen und betreuen. Die Chirurgische und die Innere Abteilung hatten zudem je 42 Patienten in den „Baracken für ausländische Arbeiter" zu versorgen (Stand vom 20. Juni 1944).[108]

Obwohl sich niemand vorstellen konnte, dass Dresden tatsächlich das Ziel
von Bombenangriffen werden könnte, wurden auch am Gerhard-Wagner-
Krankenhaus Luftschutzmaßnahmen getroffen. Die Keller wurden zu sogenannten U-Stationen ausgebaut, in die im Falle eines Fliegeralarms die Patienten gefahren wurden. Es mussten Notausgänge geschaffen und die Keller mit
Sandaufschüttungen gesichert werden. Die Chirurgische Klinik errichtete im
Untergeschoss des Hauses 7 zwei kleine Notoperationssäle.[109]

Während das Gerhard-Wagner-Krankenhaus von den ersten größeren Angriffen auf Dresden am 7. Oktober 1944 und am 16. Januar 1945 verschont blieb, wurde es ein Opfer der verheerenden Luftangriffe vom 13./14. Februar 1945. Gegen 21.30 Uhr dieser furchtbarsten Nacht in der Geschichte Dresdens alarmierten die Sirenen auch die Belegschaft des Krankenhauses. Alle mussten in den Kellern in Sicherheit gebracht werden. Nach der ersten Angriffswelle begannen sofort die Löscharbeiten, wobei das Wasser hauptsächlich aus zwei Pumpen neben den Wirtschaftsgebäuden entnommen werden musste, da die Wasserversorgung – wie auch die Strom- oder Gasversorgung – zusammengebrochen war. Ein von Ärzten angehaltener Lastwagen fuhr 74 Neugeborene in die Villa von Jensen

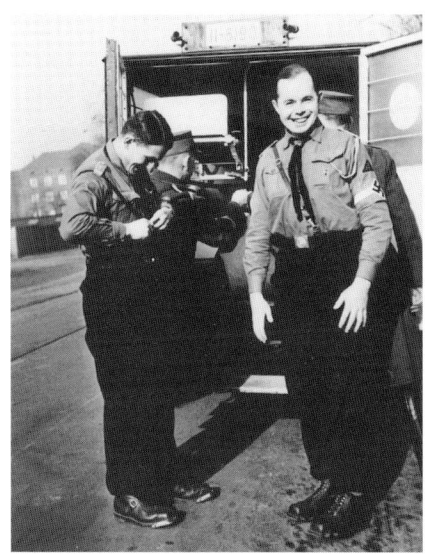

65 Verrichteten diese Assistenzärzte der Naturheilkunde-Abteilung noch den „Dienst am Wochenende" bei der SA (um 1938), so zogen 1939 viele Ärzte des RHK in den Krieg, aus dem so mancher nicht zurückkehrte

in Blasewitz, von wo sie am nächsten Morgen nach Kreischa bzw. in andere Sammelstellen, wie das Gymnasium in der Kretschmerstraße, verlegt wurden.[110] Unmittelbar nach den ersten Bombeneinschlägen begannen die Ärzte der Chirurgischen Abteilung unter Jensen mit den ersten Notoperationen. Um 1.30 Uhr begann der zweite, noch schrecklichere Angriff. Schließlich brannten die Häuser 3, 4, 6, 8, 10 und 16/18. Viele der großen Bäume im Park wurden durch den orkanartigen Sturm entwurzelt und erschwerten die Löschversuche. Unter den Angehörigen des Johannstädter Stadtkrankenhauses waren nur relativ wenig Tote zu beklagen. Im Haus 19 wurden 12 Patientinnen verschüttet; in dem Verbindungsgang zwischen Haus 9 und der Kinderklinik hatte eine Bombe eingeschlagen und eine Ärztin sowie einen Arzt getötet; eine weitere Ärztin wurde schwer verletzt.[111]

In viel stärkerem Maße war die Staatliche Frauenklinik getroffen worden, die etwa 200 Tote zu beklagen hatte und fast vollständig zerstört worden war. Von den zunächst in Sicherheit gebrachten Neugeborenen starb in der Folge noch etwa jedes Dritte. Eine Patientin berichtete später über die Ereignisse in jener schrecklichen Nacht vom 13. zum 14. Februar 1945: „Nach dem ersten Luftangriff wurde ich von Keller zu Keller gebracht, keiner war sicher, mein Kind wurde von einer Schwester fortgetragen – überall brannte es, schwer kann ich mich im einzelnen erinnern in diesem Chaos – bis mir die Oberin – ohne Haube und mit wehenden Haaren – zurief: Wenn Sie laufen können, laufen Sie!' Ich zögerte und verlangte nach meinem Kind. Die Antwort war: ‚Für die Kinder wird gesorgt, laufen Sie!' Eine Mitpatientin riss mich mit den Worten: ‚Lassen Sie doch das Kind, Sie sind noch jung und können noch Kinder bekommen' hinaus ins Freie."[112]

Am Morgen des 14. Februar traf dann eine Einsatzgruppe der Wehrmacht ein, die den Brandschutz übernahm. Die Ärzte und Schwestern konnten sich nun auch den Hunderten Ausgebombter und Verwundeter widmen, die sich in das Krankenhaus geflüchtet hatten. Patienten wurden mit Lastkraftwagen zur nahen Vogelwiese und von dort mit Elbdampfern nach Bad Schandau gebracht. Nach drei Tagen waren alle Brände gelöscht, es wurde mit dem Aufräumen begonnen.[113] Die Chirurgische Abteilung verlegte einige Stationen in eine Schule in Laubegast, die Innere Abteilung richtete eine Station in der Fürsorgeanstalt Leuben ein, während die Kinderklinik nach Pirna und in das Ärztehaus auf der Schubertstraße verlegt wurde.[114]

So führten die nationalsozialistischen Machthaber und der von ihnen entfesselte und bis zur letzten Patrone geführte Krieg das Johannstädter Klinikum nicht in die verheißene goldene Zukunft als Medizinische Akademie für Naturheilkunde, sondern in die Katastrophe, aus der ein Neubeginn erwachsen musste.

Anmerkungen

1   Dresdner Anzeiger 203 (1933) 152, S. 6, vom 02.06.1933.
2   Vgl. StAD, Stadtverordnetenakten K 81, Bd. IV, Bl. 258–261.
3   Otto Ernst Zörner, 1895 in Nordhausen geboren, war kaufmännisch tätig, als er sich Ende 1922 der nationalsozialistischen Bewegung anschloss. Er war, mit Unterbrechung, Ortsgruppenführer der NSDAP in Braunschweig und 1928 der erste und einzige NSDAP-Stadtverordnete. Im September 1930 war er in den Landtag und zu dessen Präsidenten gewählt worden. Seit 5. März 1933 Mitglied des Landtags, wurde er am 21. März zu dessen 3. Vizepräsidenten gewählt. Er war von August 1933 bis Juni 1937 Oberbürgermeister von Dresden und wurde im April 1938 in die Ge-

neralbauinspektion für die Reichshauptstadt berufen. Nach Kriegsbeginn als Stadt-
hauptmann von Krakau eingesetzt, war er von März 1940 bis März 1943 Gouver-
neur des Distrikts Lublin. Nach seiner Rückkehr nach Dresden diente er schließlich
in einer Ersatzeinheit südlich von Prag, wo sich Anfang Mai 1945 seine Spuren ver-
lieren. Er wurde später für tot erklärt. Vgl. Hermann, C.: Oberbürgermeister der
Stadt Dresden Ernst Zörner und sein Stellvertreter Eduard Bührer. In: Dresdner Geschichtsbuch 6. Hrsg. vom Stadtmuseum Dresden. Altenburg 2000, S. 199–218.

4 Ebenda, S. 216.
5 StAD, Stadtgesundheitsamt, Personalakte H 78, Dr. Hauffe, n.p., Protokoll vom
   09.05.1934, Bl. 1.
6 Auf einen Antrag der NS-Fachschaft der Heilpraktiker, Gau Sachsen, vom
   12.12.1933, den Beschluss der Stadtverordneten vom 1.7.1926 zur Errichtung einer
   Krankenhaus-Abteilung für Naturheilkunde und Homöopathie umzusetzen, ant-
   wortete der Rat der Stadt: „daß die Frage der Einrichtung einer naturheilkundlichen Abteilung oder eines naturheilkundlichen Krankenhauses in Dresden in letzter zeit Gegenstand eingehender Erwägungen gewesen ist und daß voraussicht-
   lich schon in nächster zeit den städtischen Körperschaften Vorschläge hierüber unterbreitet werden." Vgl. StAD, K 81, IV, Akten der Stadtverordneten 1930ff., Bl.
   254–256.
7 Zur Neuen Deutschen Heilkunde vgl.: Bothe, D.: Neue Deutsche Heilkunde 1933 –
   1945. Abhandlungen zur Geschichte der Medizin und der Naturwissenschaften Bd.
   62, Husum 1991; Thom, A., Caregorodcev, G.: Medizin unterm Hakenkreuz. Berlin 1989, S. 251–280; Rothschuh, K.-E.: Das Verhältnis von „Schulmedizin" und „Naturheilkunde" in historischer Sicht. In: Deutsches Ärzteblatt 81 (1984) 3, S. 122–125.
8 Vgl. Reeg, K.-P.: Friedrich Georg Christian Bartels (1892–1968). Husum 1968.
9 StAD, Stadtgesundheitsamt, Personalakte Dr. Hauffe, H 78, n.p., Protokoll vom
   09.05.1934, Bl. 1.
10 BA, Abt. Zehlendorf, PA Hugo Gasteiger, Mitgliedskarte NSDAP.
11 Max de Crinis war Psychiatrieprofessor in Berlin, SS-Standartenführer, Berater des
   Reichsministeriums für Wissenschaft, Erziehung und Volksbildung für Berufsfragen
   in der Medizin mit Einfluss auf Berufungsfragen und dann einer der Hauptakteure
   beim Massenmord an körperlich und geistig Behinderten.
12 StAD, Stadtgesundheitsamt, Personalakte Dr. Hauffe, H 78, n.p., Protokoll vom
   09.05.1934, Bl. 2.
13 Es liegen im Institut für Geschichte der Medizin der TU Dresden die Krankenak-
   ten von 18 Kindern vor, die im Zeitraum von Juli 1943 bis Dezember 1944 in der
   Abteilung für Kinderheilkunde des Gerhard-Wagner-Krankenhauses behandelt,
   dort z.T. verstorben sind oder aber entlassen wurden. In jedem Fall wurde vermerkt,
   dass Meldung erstattet worden ist. In einem Fall ist die auf amtsärztliche Weisung
   und Beschluss des „Reichsausschusses zur Erfassung von erb- und anlagebedingten
   schweren Leiden" erfolgte Verlegung nach Leipzig-Dösen, wo sich eine „Kinder-
   fachabteilung" befand, in der Kinder getötet wurden, angegeben.

14 Zur Aktion T4 vgl. u.a.: Thom, A., Caregorodcev, G.: Medizin unterm Hakenkreuz. Berlin 1989, S. 63–179; Greve, M.:Die organisierte Vernichtung „lebensunwerten Lebens" im Rahmen der „Aktion T4". Pfaffenweiler 1998; Nationalsozialistische Euthanasieverbrechen in Sachsen. Hrsg. vom Kuratorium Gedenkstätte Sonnenstein e.V. und der Sächsischen Landeszentrale für politische Bildung. 2. Aufl. Dresden, Pirna 1996; weitere Literatur siehe Beck, C.: Sozialdarwinismus, Rassenhygiene, Zwangssterilisation und Vernichtung „lebensunwerten" Lebens. Eine Bibliographie zum Umgang mit behinderten Menschen im „Dritten Reich". Bonn 1995.

15 UAL, PA 1268, Bl. 5 u.15.

16 Schwager, M.: Die Versuche zur Etablierung der Rassenhygiene an der Leipziger Universität während des Nationalsozialismus unter besonderer Berücksichtigung des Lebens und Wirkens von Hermann Alois Boehm. Med. Diss. Leipzig 1992, S. 31–33.

17 Vgl. Hilder, D.: Zwangssterilisation im Nationalsozialismus. Marburg 1996.

18 Schönherr, W.: Geschichte der Pathologischen Anatomie in Dresden. Med. Diss. Dresden 1988, S. 75.

19 Persönliche Mitteilung von Hartmut Boehm.

20 Schönherr, W.: Geschichte der Pathologischen Anatomie in Dresden. a.a.O., S. 76f.

21 Ebenda, S. 77.

22 StAD, Stadtgesundheitsamt, Personalakte Dr. Hauffe, H 78, Protokoll vom 09.05.1934, Bl. 4.

23 Vgl. Niedersächsisches Staatsarchiv in Hannover, 171, Nr. 21616. Zitiert nach: Breiding, B.: Die Braunen Schwestern. Stuttgart 1998, S. 103.

24 Persönliche Mitteilung von Frau Dietrich-Schneider.

25 Vgl. die statistischen Angaben des Rudolf-Heß-Krankenhauses bzw. des Gerhard-Wagner-Krankenhauses. In: Zeitschrift für das gesamte Krankenhauswesen 32 (1936) 7, S. 164f., 34 (1938) 6, S. 126f., 37 (1941) 9, S. 172–175, 39 (1943) 9/12, S. 78–81.

26 Jensen, H.: Technik und Ergebnisse der Nagelung der Schenkelhalsbrüche. In: Bruns Beitr. klin. Chir. 168 (1938), S. 321; ders.: Über die Prognose chirurgischer Eingriffe bei Gallenwegsleiden. In: Grote, Loius R. (Hrsg.): Stoffwechselerkrankungen. Bericht über den Fortbildungskurs Karlsbad vom 26. Juni bis 1. Juli 1939. Schriftenreihe der Akademie für Ärztliche Fortbildung Dresden. Dresden, Leipzig 1940, S. 259–274.

27 Jensen, H.: Naturheilkunde und Chirurgie. In: Adam, C. (Hrsg.): Die natürliche Heilweise im Rahmen der Gesamtmedizin. Jena 1938, S. 294–301. Hier zitiert S. 301.

28 StAD Dresden, Stadtgesundheitsamt, Personalsakte Dr. Hauffe, H 78, Protokoll vom 09.05.2001, Bl. 2.

29 Rostoski, O.: Lebenserinnerungen. Unveröff. Mskr. in Privatbesitz, S. 54.

30 Erwin Liek, der als Facharzt für Chirurgie und Strahlenheilkunde der Schulmedizin eng verhaftet war, spielte in der Diskussion um die „Krise des Ärzttums" eine wesentliche Rolle. Er drängte auf eine ganzheitliche, umfassende Behandlung des Menschen und lehnte eine rein naturwissenschaftlich orientierte Medizin, die z.B. psychische und soziale Faktoren vernachlässigte, ab. Er war ein Gegner der Krankenversicherung und vertrat rassenhygienische Standpunkte. Vgl. Schmidt, W.: Die

Bedeutung Erwin Lieks für das Selbstverständnis der Medizin in Weimarer Republik und Nationalsozialismus. Erlangen 1989.

31 Bircher-Benner hatte empirisch seine „Lichtlehre" entwickelt, welche die später naturwissenschaftlich begründete Lehre von den Vitaminen vorwegnahm. Mit Rohkostdiäten (Müsli) und sehr differenzierten naturheilkundlichen Anwendungen erzielte er erstaunliche therapeutische Erfolge und gehörte zu den populärsten Naturheilkundlern seiner Zeit. Als ihm die Arbeit am RHK angetragen wurde, war er bereits 67 Jahre alt. Bei der Ablehnung dieser Berufung mag aber auch eine Rolle gespielt haben, dass Bircher-Benner nicht der von ihm als Bedingung gestellte Professorentitel verliehen wurde. Vgl. UAL, PA 1268, Bl. 5, 7f.

32 „Zur Besetzung meiner Stelle erschienen deshalb nacheinander zwei Ärzte, die annahmen, die Stelle sein frei geworden. Als sie aber sahen, dass ich noch da war, fuhren sie wieder ab, ohne etwas angesehen zu haben (weil sie mich nicht verdrängen wollten). Als Letzter kam Professor Grote, ein Schüler von Noorden, der wohl dahin instruiert worden war, dass er bleiben müsse. Jedenfalls sah er sich alles an und übernahm die Stelle." Rostoski, O.: Lebenserinnerungen. Unveröff. Mskr. in Privatbesitz, S. 54. Grote hatte als Mitbegründer der Zeitschrift „Hippokrates" bereits in den 1920er Jahren für eine Zusammenarbeit von Schulmedizin und Naturheilkunde geworben. Vgl. Grote, L. R.: Der Arzt im Angesicht von Leben, Krankheit und Tod. Hrsg. von K. E. Rothschuh, Stuttgart [1961].

33 So hat Grote, z.T. gemeinsam mit Boehm, an der Verurteilung von nachgewiesenermaßen mindestens 7 Frauen mitgewirkt, die wegen Schizophrenie, Fallsucht oder angeborenen Schwachsinns im Stadtkrankenhaus Dresden-Friedrichstadt schließlich unfruchtbar gemacht wurden. Vgl. StAD, Sterilisierungsakten.

34 Otto, E.: Das Dresdener Experiment: Naturheilmethoden sollten überprüft werden. In: Deutsches Ärzteblatt 90 (1993) 18, Ausgabe 1: S. 1326

35 Zabel, der von Haus aus Augenarzt (siehe Kurzbiographien) gewesen war, wurde zudem eine augenärztliche Ambulanz eingerichtet.

36 Zabel, W.: Grenzerweiterung der Schulmedizin. Stuttgart 1934.

37 StAD, Stadtgesundheitsamt, Personalakte Dr. Hauffe, H 78, Bl. 16. Als Grund dafür benennt Eduard Otto in einem Erinnerungsbericht die Auseinandersetzung mit einem Assistenten der Inneren Abteilung. „Es folgte eine Art Ehrengericht, wobei wir Assistenten aussagen mußten." Otto, E.: Naturheilkunde im Rahmen der Allgemeinmedizin – Erinnerungen an ein Experiment in Dresden am Anfang der dreißiger Jahre. In: Ärztezeitschr. f. Naturheilverf. 25 (1984) 12, S. 738.

38 Vgl. Oehme, C.: Georg Hauffe – biographische Studie eines bedeutenden Hydrotherapeuten am ehemaligen Johannstädter Krankenhaus – unter besonderer Berücksichtigung des ansteigenden Teilbades. Med. Diss. Dresden 1967.

39 Krauß, H.: Der organisierte Dialog zwischen „Naturheilkunde und Schulmedizin" in Dresden – Versuch einer kritischen Bilanz nach 50 Jahren. In: Ärztezeitschr. f. Naturheilverf. 28 (1987) 3, S. 172.

40 Ebenda, S. 174.

41 Otto, E.: Naturheilkunde im Rahmen der Allgemeinmedizin – Erinnerungen an ein Experiment in Dresden am Anfang der dreißiger Jahre. In: Ärztezeitschr. f. Naturheilverf. 25 (1984) 12, S. 740.

42 Otto, E.: Das Dresdener Experiment: Naturheilmethoden sollten überprüft werden. a.a.O., S. 1328.

43 Obwohl Gerhard Wagner mit persönlicher Unterstützung von Rudolf Heß auf eine Ernennung von Brauchle zum Honorarprofessor an der Leipziger Universität drängte, verwies Rust schließlich, nachdem er die Angelegenheit zunächst verschleppt hatte, auf einen Artikel Brauchles aus dem Jahre 1931 mit dem Titel „Geburtenregelung als Dienst am Volke", in der Brauchle zwar den Schwangerschaftsabbruch aus eugenischer Indikation befürwortete, aber zugleich meinte: „Solange Menschen unter Schmerzen geboren, unter Sorgen und Opfern erzogen werden mit der Aussicht, im blühendsten Lebensalter von Kanonen und Maschinengewehren zerfetzt zu werden, muss es unangetastetes Recht jedes Menschen bleiben, durch Anwendung von Verhütung seine Nachkommenschaft zu regeln bzw. zu verhindern . – Leben ist wohl heilig, die Forderung, keimendes Leben in allen Fällen zu schützen, aber masslos übertrieben, solange das blühendste Leben durch Kriege zerstört werden darf!" Vgl. Brauchle, A.: Geburtenregelung als Dienst am Volke. In: Der Arzt (1931). Diese Aussage wurde ihm als Ausdruck einer pazifistischen Einstellung angelastet. Vgl. Schreiben von Brauchle an Wagner vom 23.06.1935, Privatbesitz.

44 Wagner schrieb das Vorwort zu der von Brauchle als Habilitationsschrift eingereichten Monographie: Brauchle, A.: Naturheilkunde des praktischen Arztes. Stuttgart 1939.

45 Rummel, C., Lienert, M.: Ragnar Berg (1873–1956). Der schwedische Ernährungsforscher und Begründer der basenüberschüssigen Ernährung. In: Internationaler Arbeitskreis für Kulturforschung des Essens Mitteilungen Heft 7 (2000), S. 22–32, insbes. S. 25f.

46 Otto, E.: Naturheilkunde im Rahmen der Allgemeinmedizin – Erinnerungen an ein Experiment in Dresden am Anfang der dreißiger Jahre. a.a.O., S. 741.

47 Hildegard Schneider, verehel. Dietrich, wurde 1907 als Tochter des Forstmeisters Schneider in Wildenthal im Erzgebirge geboren. Ihre Jugend verlebte sie u.a. im Forsthaus am Fasanenschlößchen in Moritzburg in wohlhabenden Verhältnissen. Nach Absolvierung einer Hauswirtschaftsschule arbeitete sie in den Sommermonaten als Wirtschaftsleiterin in Kurpensionen, außerhalb der Saison hospitierte sie in Kliniken und ganzjährig arbeitenden Sanatorien, z.B. in Weidners Sanatorium in Oberloschwitz. 1930/31 absolvierte sie eine (eigentlich zweijährige) Ausbildung an einer Diätschule in Hannover und leitete 1931–35 die Diätküche der Medizinischen Klinik der Universität Greifswald bei Gerhard Katsch (1887–1961). Von 1935 bis 1941 leitete sie die Diätlehrküche am RHK, danach arbeitete sie in Berchtesgaden und wurde 1943 nach Dresden dienstverpflichtet. 1946 wurde sie „wegen Spionage" festgenommen und bis 1949 im Dresdner Gefängnis (heute Schumannbau der TU Dresden) festgehalten, danach bis 1956 nach Workuta verschleppt. 1957 übernahm sie die Leitung der Küche im Sanatorium Glotterbad unter Grote, 1963–1970 die Leitung der Krankenhausküche und Diätschule in Bielefeld.

48 Ein Besuch in der Diätschule des Rudolf-Heß-Krankenhauses. In: Dresdner Nachrichten (1939) 112, S. 10, vom 07.03.1939.

49 Ebenda.

50 Otto, E.: Naturheilkunde im Rahmen der Allgemeinmedizin – Erinnerungen an ein Experiment in Dresden am Anfang der dreißiger Jahre. a.a.O., S. 738f.

51 Grote, L. R., Brauchle, A.: Gespräche über Schulmedizin und Naturheilkunde. Leipzig 1935.

52 Ebenda, S. 72f.

53 Grote, L. R.: Die Bereicherung der klinischen Therapie durch Verfahren der Naturheilkunde. In: Ergebnisse der Inneren Medizin und Kinderheilkunde 50(1936), S. 81.

54 Anknüpfend an humoralpathologische Auffassungen stellten für Brauchle Krankheit und Leiden Störungen des Gleichgewichts durch innere oder äußere Einflüsse dar. Während die Krankheit für ihn Ausdruck der Abwehr seitens des Körpers war, waren Leiden dadurch charakterisiert, dass die Fähigkeit des Organismus zur Heilung dauernd oder augenblicklich versagte. Vgl. Brauchle, A.: Die allgemeine Pathologie als Kernstück der Naturheilkunde. In: Adam, C. (Hrsg.): Die natürliche Heilweise im Rahmen der Gesamtmedizin. Jena 1938, S. 26–33.

55 Brauchle, A.: Das Große Buch der Naturheilkunde. Gütersloh 1957, S. 136.

56 Brauchle, A., Grote, L. R.: Ergebnisse der Gemeinschaftsarbeit zwischen Naturheilkunde und Schulmedizin. Bd. 1–3, Leipzig 1938–40.

57 Z.B. Habicht, R.: Die naturheilärztliche Behandlung der Lungenentzündung. Med. Diss. Leipzig 1936; Klemm, A.: Der gegenwärtige Stand der Pneumoniebehandlung unter Berücksichtigung der naturheilkundlichen Heilweise. Med. Diss. Leipzig 1939; Schwager, C.: Die therapeutische Reinigung in der heutigen Naturheilkunde und ihre begrifflichen Grundlagen in der Geschichte der Humoralpathologie. Med. Diss. Leipzig 1937.

58 Grote, L. R.: Aussprache über die Behandlung der kruppösen Pneumonie. In: Med. Klinik 36 (1940), S. 855.

59 Grote, L. R.: Die Bereicherung der klinischen Therapie durch Verfahren der Naturheilkunde. a.a.O., S. 108.

60 Ebenda, S. 102.

61 Grote, L. R.: Das Fasten als klinisches Behandlungsverfahren. In: Klinische Fortbildung 4 (19337) 5, S. 713.

62 Krauß, H.: Der organisierte Dialog zwischen „Naturheilkunde und Schulmedizin" in Dresden – Versuch einer Bilanz nach 50 Jahren. a.a.O., S. 178.

63 Vgl. die statistischen Angaben des Rudolf-Heß-Krankenhauses bzw. des Gerhard-Wagner-Krankenhauses. a.a.O.

64 In den Jahren 1934 bis 1940 trugen die Reichsärztekammer 244 550,65 RM und die Stadt Dresden 115 000,– RM der Mehraufwendungen für die Diätküche des RHK. Vgl. StAD, Stadtgesundheitsamt, Nachtrag Nr. 2, Bl. 149.

65 In den Jahren 1938/39 standen der Inneren Abteilung 1 Oberarzt, 5 Assistenzärzte, 2 Hilfsärzte, 1 Volontärarzt mit Vergütung und 3 Volontärärzte ohne Vergütung zur Verfügung. Damit kamen hatte ein bezahlter Arzt 35 Betten zu versorgen, während

in der Abteilung für Naturheilkunde jeder bezahlte Arzt (1 Oberarzt, 3 Assistenzärzte, 1 Hilfsarzt) für 45 Betten zu sorgen hatte, dabei aber von insgesamt 6 Vo-
lontärärzten ohne Vergütung unterstützt wurde. Vgl. StAD, Stadtgesundheitsamt,
Nr. 6320/09, Bl. 140f.

66　Vgl. StAD, Dez. Gesundheitswesen, Nr. 38, Bl. 87.

67　StAD, Stadtgesundheitsamt, Personalakte Dr. Hauffe, H 78, Protokoll vom
09.05.1934, Bl. 3.

68　Zeitschr. f. ärztl. Fortb. 32 (1935) 22, S. 672.

69　Zur Ärztlichen Fortbildung in der NS-Zeit siehe Pilrich, K.: Entwicklung, Aufbau
und Funktion des Systems der ärztlichen Weiter- und Fortbildung in Deutschland
von 1933 bis 1945. Med. Diss. Leipzig 1991.

70　Eröffnung der Akademie für Ärztliche Fortbildung in Dresden. In: Hippokrates 9
(1938) 11, S. 279f., hier S. 279.

71　Vgl. Die Ärztliche Fortbildungsschule am Rudolf-Heß-Krankenhaus zu Dresden. In:
Dt. Ärztebl. 66 (1936)1, S. 10.

72　Dresdner Anzeiger 209 (1932) 101, vom 13.04.1939.

73　Hamann: Sport und Kameradschaft. In: Dt. Ärztebl. 66 (1936) 1, S. 25.

74　Persönliche Mitteilung von K. J. Weihe vom 11.05.1993.

75　Hippokrates 9 (1938) 4, S. 111.

76　Teilen, E.: Der erste Ärztinnen-Fortbildungslehrgang im Rudolf-Heß-Krankenhaus.
In: Deutsches Ärzteblatt 67 (1937), S. 46f.

77　Persönliche Mitteilung von Gustav Trübestein vom 20.05.1993.

78　Schreiben von Otto Sattler an Walther Schultze vom 05.02.1935. Zitiert nach: Weyers, Wolfgang: Dermatology under the Swastika. Die Entwicklung der Dermatologie im Nationalsozialismus. Med. Habil. Giessen 1997, S. 21.

79　Vgl. Breiding, B.: Die Braunen Schwestern. a.a.O., S. 112f.

80　StAD, Stadtgesundheitsamt, Nr. 6329/10, Bl. 259b, 260.

81　Dresdner Nachrichten vom 27.10.1935, S. 9.

82　BA, R 8034 II, Nr. 1820.

83　Vgl. BA, R 36/1060, Richtlinien der NS-Schwesternschaft, S. 4f. Zitiert nach: ebenda, S. 201.

84　Insofern ist Birgit Breiding zu ergänzen, die die Einteilung der Schülerinnen in Familien als Besonderheit der NS-Schwesternschule hervorhebt. Vgl. ebenda, S. 147.

85　Walter August Jüngst (1899–1983) hatte 1927–1931 als Stadtarzt in Frankfurt/Main
gewirkt, danach als Stadtarzt, Mag.-Ob.-Med.-Rat (seit 1933) und Leiter des Kommunalen Gesundheitsamtes (seit 1935) in Königsberg. Im August 1932 wurde er
Mitglied der NSDAP. Nachdem er seit Juni 1936 zum Leiter des Gesundheitsamtes
Dresden berufen worden war, setzte er sich sehr für die Belange des RHK ein. Er
hatte zugleich die Funktion eines Gauhauptstellenleiters im Amt für Volksgesundheit Gau Sachsen sowie des Vorsitzenden des Gaudisziplinargerichts Sachsens im
NSD-Ärztebund inne. Im Dezember 1937 heiratete er Beate Grote, eine Tochter des
leitenden Oberarztes der Inneren Abteilung des RHK. Im Mai 1942 wurde er als
Distriktsarzt nach Warschau beordert. Nach dem Krieg und der Flucht aus Dresden

ließ er sich im Odenwald als Landarzt nieder und ist dort 1983 verstorben. Vgl. BA,
Abt. III, Personalakte Walter Jüngst. Persönliche Auskunft von Frau Beate Jüngst.

86 Vgl. StAD, Stadtgesundheitsamt, Nachtrag Nr. 2.

87 Hermann, C.: Oberbürgermeister der Stadt Dresden Ernst Zörner und sein Stell-
    vertreter Eduard Bührer. a.a.O., S. 216.

88 StAD, Stadtgesundheitsamt, Nachtrag Nr. 2, Bl. 11.

89 Ebenda, Bl. 6–11.

90 Das Sächsische Innenministerium sollte einen Darlehnsantrag der Stadt Dresden
    über 1,5 Millionen Reichsmark zur Finanzierung von Neubauten in den städtischen
    Kliniken an das Reichsministerium des Innern weiterleiten, verzögerte dies jedoch
    mit der Begründung, dass die erforderlichen Rohstoffmengen im Rahmen des Vier-
    jahresplanes wohl kaum genehmigt würden. Vgl. ebenda, Bl. 12.

91 Ebenda, Bl. 22f.

92 Ebenda, Bl. 29–31.

93 Ebenda Bl. 102f.

94 Ebenda, Bl. 122,

95 Ebenda, Bl. 128.

96 Ebenda, Bl. 135f.

97 Gustav von Bergmann wandte sich an den Dekan der Medizinischen Fakultät der
    Berliner Universität mit der Aufforderung: „Ich würde keine Einwendungen haben,
    wenn er [Brauchle] hier den Dr. habil. bekommt; was aber offenbar alle Herren im
    Rudolf-Heß-Krankenhaus anstreben, sind Ordinariate an einer medizinischen Aka-
    demie in Dresden, in die das Rudolf-Heß-Krankenhaus verwandelt werden soll. Die-
    ser Plan wird von der Reichsärzteführung München gefördert und auch Prof. Bach
    [vom Reichskultusministerium] ist damit einverstanden, wenigstens hat mir Herr
    Brauchle das bei seinem Besuch erzählt. Es wäre also doch wünschenswert, da da-
    hinter doch etwas ganz wesentliches und prinzipielles steht, wenn Sie als Dekan
    darüber mit Prof. Bach sprächen […]" UA HUB, Kurator, Personalia, Nr. B 525, Bl.
    10.

98 Ebenda, Bl. 26f.

99 Ebenda, Bl. 22.

100 StAD, Stadtgesundheitsamt, Nachtrag, Nr. 2, Bl. 146.

101 Ebenda, Bl. 148.

102 Persönliche Notiz Brauchles vom 22.06.1942, Privatbesitz.

103 Persönliche Notiz Brauchles vom 31.12.1943, Privatbesitz.

104 StAD, Stadtgesundheitsamt, Nachtrag Nr. 2, Bl. 171.

105 So schrieb Hugo Gasteiger am 4. Juli 1944 an Max de Crinis: „Wie Dir wohl be-
    kannt sein wird, soll nun in Dresden die Akademie, an die ich schon nicht mehr
    glaubte, doch noch entstehen. Ich würde mich sehr darüber freuen. Mein Interes-
    se an Lehrstühlen im Süden oder Westen bliebe aber trotzdem aufrecht." BA, Ab-
    teilung Zehlendorf, PA Hugo Gasteiger, Schreiben von Gasteiger an de Crinis vom
    4. Juli 1944.

106 StAD, Stadtgesundheitsamt, Nachtrag Nr. 2, Bl. 171.

107 StAD, Stadtgesundheitsamt, Nachtrag Nr. 1, Bd. 2, Bl. 1.
108 Auch die beiden anderen Stadtkrankenhäuser verfügten über „Baracken für aus-
    ländische Arbeiter". Sie dienten offenbar der Betreuung von Fremdarbeitern. Es
    steht aber lediglich fest, dass diese Baracken existiert haben. Außer dieser Tatsa-
    che konnten keine weiteren Informationen ermittelt werden. Vgl. StAD, Stadtge-
    sundheitsamt, Nachtrag Nr. 2, Bl. 168.
109 Wolff, L.: Geschichte des Stadtkrankenhauses Dresden-Johannstadt. Med. Diss.
    Leipzig 1951, S. 23.
110 Unveröffentlichter Augenzeugenbericht von Martha Marquardt, Institut für Ge-
    schichte der Medizin; Wolff, L.: Die Geschichte des Stadtkrankenhauses Dresden-
    Johannstadt. Med. Diss. Leipzig 1951, S. 26.
111 Ebenda, S. 25.
112 Bericht von Gustel Beck-Broichsitter, unveröffentlichtes Manuskript, Institut für
    Geschichte der Medizin der TU Dresden.
113 Wolff, L.: Geschichte des Stadtkrankenhauses Dresden-Johannstadt. a.a.O., S. 25.
114 Ebenda, S. 26.

5. Nachkriegsjahre und Wiederaufbau

5.1. Politischer Neubeginn und Strukturen des Gesundheitswesens

Die bedingungslose Kapitulation Deutschlands gegenüber den Siegermächten zog zwangsläufig die Übernahme der öffentlichen Gewalt durch die Alliierten nach sich. Das Land war zerstört, die Menschen lebten in Hunger und Elend. Es ging in den ersten Wochen nach Kriegsende um das tagtägliche Überleben. Die Vier-Mächte-Erklärung von Berlin vom 5. Juni 1945 entschied über die Zuordnung der deutschen Territorien zu den einzelnen Siegermächten. Das Land Sachsen, das als Kriegsfolge von Amerikanern und Russen besetzt war, gehörte nunmehr ausschließlich zur sowjetischen Besatzungszone. Die auf der Potsdamer Konferenz beschlossenen Grundsätze für die Besatzungspolitik legten die politische Gewalt in die Hände des Alliierten Kontrollrates, dem deutsche zentrale Verwaltungsabteilungen unterstellt wurden. Dies bildete die Grundlage für die in den Ländern aufzubauenden neuen Formen der medizinischen Versorgung.

Die Probleme des Gesundheitswesens ergaben sich aus dem Widerspruch der vernichteten materiellen und personellen Voraussetzungen und den erhöhten Anforderungen an die medizinische Betreuung. Krankenhäuser und Praxen waren zerstört, Medikamente wurden kaum neu produziert. Sulfonamide, Salvarsan und Insulin gab es nur in kleinsten Mengen. Der Schwarzmarkt mit Arzneimitteln wucherte. Ärzte und Pflegepersonal fehlten oder gingen teilweise in die Westzonen. Alle Organisationsformen des Gesundheitswesens waren zusammengebrochen. Flüchtlingsströme fluteten durch Sachsen. Durch den Krieg Vertriebene aus Schlesien und der Tschechoslowakei strömten durch Dresden. Gleichzeitig versuchten Bewohner von Schlesien und dem Sudetenland in ihre alte Heimat zurückzukehren. Die Zerstörung sanitärer Anlagen, wie Trinkwasseraufbereitungen und Kanalisation, fehlende Hygiene, Mangelernährung und Wohnungsnot, begünstigten die Entstehung von Seuchen. Ab Mai/Juni 1945 häuften sich Ruhr, Typhus, Fleckfieber und Diphtherie. Ungeregelte Bevölkerungsfluktuation und Promiskuität führten zum Ansteigen der Geschlechtskrankheiten. Der Bericht des im September 1945 zum Staatssekretär für das Gesundheitswesen bei der Landesregierung Sach-

sen ernannten Friedrich Wolf (1888–1953) beschrieb ausführlich die Situation[1.]
Während wir mit allen unseren Kräften im Kampf gegen akute Seuchen und Ge-
schlechtskrankheiten stehen, beginnt bereits eine dritte Krankheit Gesundheit und Le-
ben unserer Bevölkerung ernstlich zu bedrohen: die Tuberkulose. […] Besonders ge-
fährlich wird die Seuche durch die hohe Sterblichkeit, entfallen doch auf die monat-
lich gemeldeten Erkrankungen 40 Prozent Todesfälle. Sachsen steht als der am dich-
testen bevölkerte Teil der sowjetischen Zone an der Spitze der Länder und Provinzen[2]*.*
Im Januar 1946 waren den Gesundheitsämtern in Sachsen 49.000 Patienten mit
Tuberkuloseerkrankungen bekannt. 1.160 Menschen starben im November
1945 an Tuberkulose[3].

Die Verwaltungsstrukturen bestanden aus sowjetischen und deutschen
Behörden. Die deutsche Zentralverwaltung für das Gesundheitswesen in der
SBZ setzte die Befehle der Sowjetischen Militäradministration zum Aufbau
neuer Strukturen und zur Seuchenbekämpfung im Alltag durch. Die Landesverwaltung für das Gesundheitswesen in Sachsen[4] kontrollierte die Verwirklichung der Befehle in den Städten[5]. Als Stadtrat für das Dezernat Gesundheitswesen beim neu gegründeten Rat der Stadt Dresden war Dr. Eduard Grube (1896–1967) bestimmt worden[6,7].

Wenn auch zu Beginn die Bekämpfung der akuten Seuchen, der Geschlechtskrankheiten und der Tuberkulose im Vordergrund stand, ging es politisch um grundlegende Änderungen der Strukturen. Die zentrale, staatliche
Lenkung der Versorgung verdrängte private und andere Eigentumsformen von
Krankenhäusern, der Befehl 272 der SMAD vom 11. Dezember 1947 forcierte
die Gründung von Polikliniken, was mit einer Verdrängung von privaten Nie-
derlassungen einher ging[8]. Die Selbstverwaltung der Ärzte in Form der Ärzte-
kammern wurde aufgehoben. Die SMAD erließ den Befehl vom 28. Januar
1947, auf dessen Grundlage eine einheitliche Sozialversicherung geschaffen
wurde.

Obwohl es in den Nachkriegsjahren innerhalb der SED Befürworter einer
gesamtdeutsch orientierten Politik gab, verschärften sich unter dem Druck der
Alliierten in Ost und West die Gegensätze zwischen den westlichen Besat-
zungszonen und der SBZ. 1947 hatte es in München noch einmal einen Versuch des Zusammengehens der deutschen Länder gegeben, der von der so-
wjetisch orientierten SED mit derart überhöhten Forderungen sabotiert wurde, daß die Strategie zur Teilung die Zukunft bestimmte. Mit der Volkskon-
gressbewegung wurde der Weg für einen eigenen selbständigen Staat auf dem
Territorium der SBZ vorbereitet. Nachdem sich am 7. September 1949 in Bonn

Bundestag und Bundesrat der Bundesrepublik Deutschland konstituiert hatten, kam es 1949 zur Gründung der Deutschen Demokratischen Republik. Die Verantwortung wurde Ministerien übertragen. Für die Prophylaxe, Therapie und Rehabilitation war das Ministerium für Gesundheitswesen zuständig.

5.2. Wiederaufbau des Klinikums und der medizinischen Versorgung

Die Bombenangriffe auf Dresden hatten das Krankenhaus Johannstadt zu cirka 50 Prozent zerstört[10]. Die Schäden reichten von zersplitterten Fenstern über ausgebrannte Räume bis zu total zerbombten Gebäuden. Das Kerngelände der Pavillonbauten von 1901 war in der Bausubstanz wenig geschädigt. Erhaltene Pläne erlauben eine differenzierte Beurteilung. Haus 17 mit der Augenklinik sowie Haus 3 und 9 waren mittelschwer geschädigt. Die Kirche und das Wäsch-

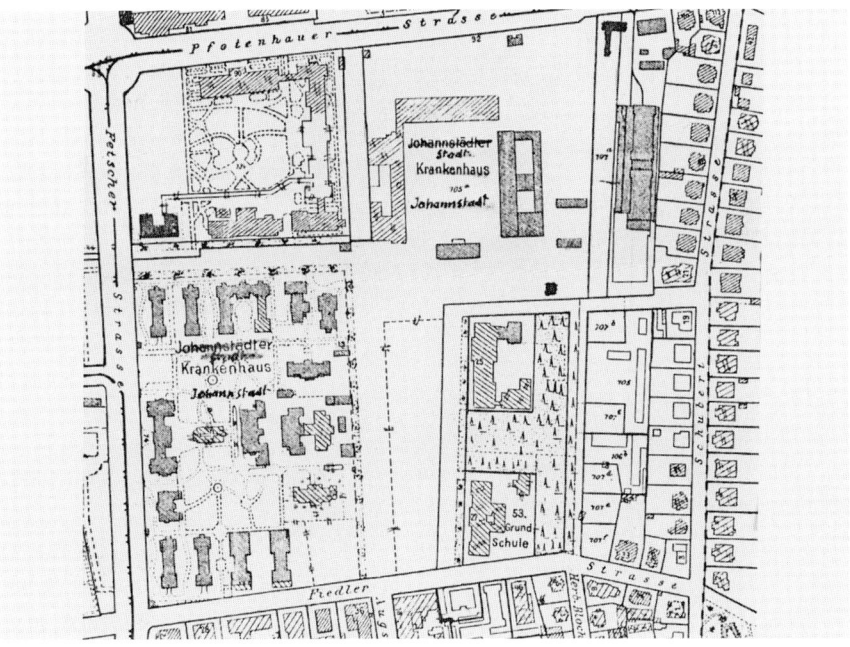

*66 Ausschnitt Stadtplan Dresden mit Kriegsschäden, Archivblatt, Blatt 4, 1948 (1 : 5000)
Landeshauptstadt Dresden, Staatliches Vermessungsamt, Feinschraffur = unzerstört, Grob-
schraffur = teilzerstört, Weiße Fläche = völlig zerstört*

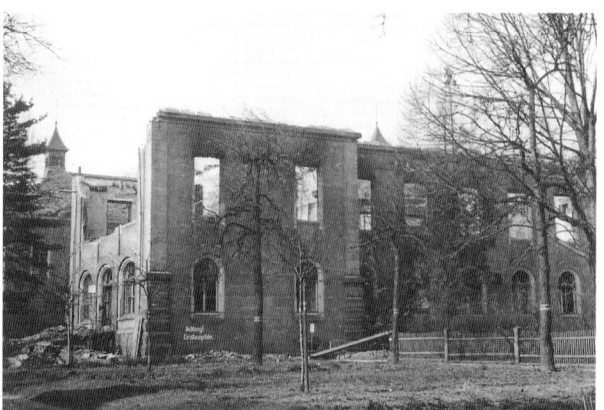

67 Die Strahlenklinik nach der Zerstörung 1945

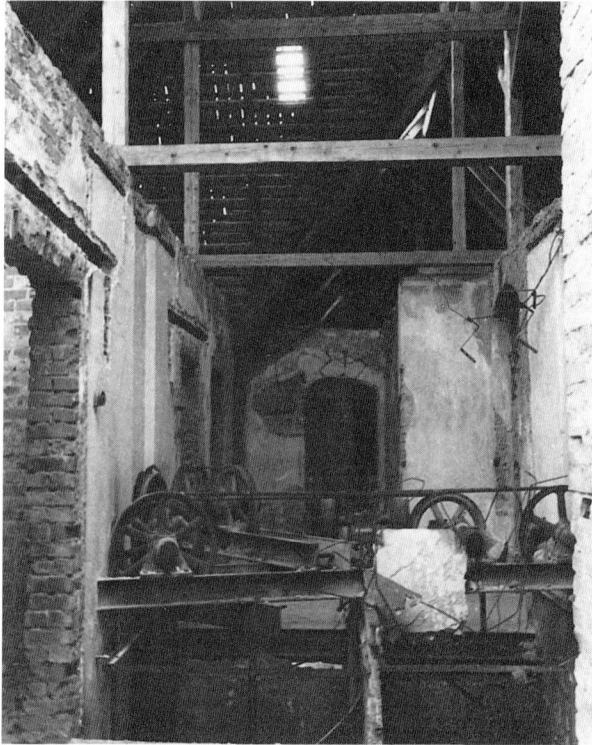

68 Zerstörte Aufzugsanlage der Augenklinik, 1945

ereigebäude (Haus 12) waren ausgebrannt. Die schwersten Zerstörungen betrafen das Gelände der Staatlichen Frauenklinik und das Geviert von Kinderklinik und Schwesternschule. Das Bettenhaus der Kinderklinik war vom Ost- zum Westflügel hin zunehmend zerstört. Das Zentralgebäude der Kinderklinik (heute Chirurgische Klinik, Bettenhaus) war mittelgradig bis schwer getroffen, wovon viele Bilder Zeugnis geben. Die Schwesternschule stand als ausgebranntes Skelett. Schwerwiegend waren die Zerstörungen in den drei Gebäuden der Staatlichen Frauenklinik. Die Häuser A, B, C zeigten mittelschwere bis schwere Schäden. Der Blick von dem Zentralgebäude der Kinderklinik mit dem Hinweisschild

„Aufnahme Kinder-
klinik" hinüber auf
das zerbombte Ge-
bäude der Frauenkli-
nik, in dem bis zum
Angriff 1945 Kinder
geboren wurden, be-
schwört die Erinne-
rung an Geburt und
Leben sowie die be-
dingungslose Ver-
nichtung.

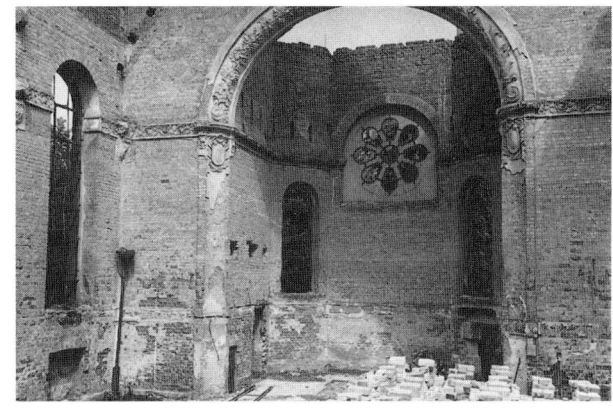

69 *Ehemalige Kirche Krankenhaus Johannstadt, 1950*

Im Mai/Juni 1945
wurden wieder Pa-
tienten zur medizinischen Betreuung aufgenommen, wobei dafür vorerst nur
die Keller und teilweise die Erdgeschoßbereiche genutzt werden konnten. Im

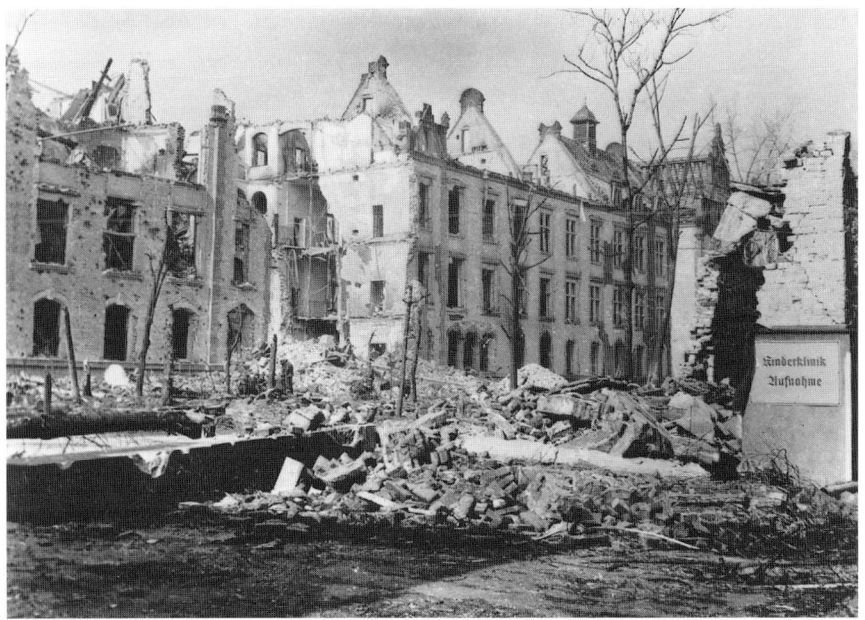

70 *Blick von der zerstörten Kinderklinik, Zentralgebäude auf die Ruine der Frauenklinik, Haus B,*
1945

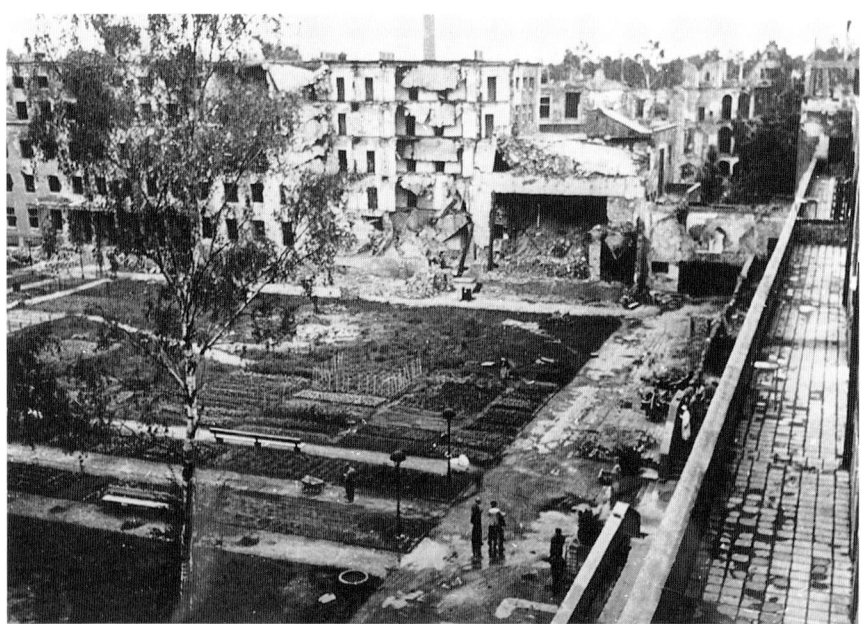

*71   Blick von der zerstörten Kinderklinik, Bettenhaus auf die Ruine der Kinderklinik, Zentralgebäude
(heute Chirurgie Haus 19)*

Winter steigerten sich die Probleme, da das Fernheizwerk, das das Krankenhaus versorgte, oft ausfiel. So mußte das eigene Kesselhaus wieder in Betrieb
genommen werden. Da seine Kapazität nicht ausreichte, konnten nur die
Küche, die Operationsräume und die Sterilisatoren beheizt werden. Auf den
Stationen herrschten Temperaturen zwischen –2 und 5 Grad.

   Der Wiederaufbau des Klinikums als Voraussetzung des Neubeginns der
Krankenversorgung brauchte klare Strukturen in der Leitung des Krankenhauses. Der Chirurg Hermann Jensen war 1934 zum ersten Ärztlichen Direktor des Krankenhauses ernannt worden. Mit Kriegsende verlor H. Jensen, der
sich politisch eindeutig zum Nationalsozialismus bekannt hatte, seine Funktionen und wurde inhaftiert. Zum neuen Chefarzt wurde im November 1945
der Internist Hans Arnsperger (1872–1954) ernannt. Die Aufgaben für den
73jährigen waren gewaltig. Er sollte den Wiederaufbau des Klinikums leiten
und gleichzeitig die Medizinische Klinik führen[11]. Die Funktion des Ärztlichen
Direktorates umfaßte in diesen Jahren nicht nur das Johannstädter Krankenhaus mit seinen Fachkliniken, sondern auch das Hilfskrankenhaus Markgraf-

Heinrich-Straße (später Rosa-Menzer-Straße), die Kinderklinik Oberloschwitz und das Kinderheim Reinhardsgrimma, das Krankenhaus Weißer Hirsch sowie das Behelfskrankenhaus Winterbergstraße[12]. 1948 umfaßten diese Johannstadt zugeordneten Krankenhäuser cirka 900 Betten[13]. Insgesamt standen in diesem Jahr für die Versorgung der Dresdner Bevölkerung, die 1948 bei 467 200 Einwohnern lag, 27 Krankenanstalten mit 7060 Betten zur Verfügung[14]. Eine zusammenfassende Darstellung der Bettensituation für 1950 weist aus, daß die beiden großen Krankenhäuser Johannstadt mit 1650 und Friedrichstadt mit 1500 Betten unter den 5900 städtischen Betten die Hauptverantwortung für die medizinische Versorgung trugen[15].

H. Arnsperger, nunmehr 74 Jahre alt, beendete seine Tätigkeit im Oktober 1946 und der Dresdner Internist Wilhelm Crecelius (1898–1979) übernahm zum 1. November 1946 die Position des Chefarztes des gesamten Krankenhauses und die Leitung der Medizinischen Klinik[16].

Im Mittelpunkt aller Aufgaben stand die bauliche Rekonstruktion und die schrittweise Neuausstattung des Klinikums. Der Einfluß von W. Crecelius auf die Nachkriegsentwicklung des Johannstädter Krankenhauses muß hervorgehoben werden, weil sich in seiner Person Eigenschaften vereinten, die gerade in diesen zwei Jahrzehnten wichtig waren: klinische Erfahrung am Patienten und wissenschaftliches Engagement, ein ausgleichendes, nicht polarisierendes Temperament mit dem Einsatz für klare erreichbare Ziele auf der Grundlage rheinländischen Humors[17].

Die Situation der ersten Nachkriegsjahre illustrieren vereinzelte Erlebnisberichte und erhaltene Fotos. Ein Bild veranschaulicht das Nebeneinander der Aufräumungsarbeiten mit der Trümmerbahn und den Krankenträgern, die den Patienten durch das Krankenhausgelände tragen. Tafelwagen mit Holzrädern und LKW-anhänger wurden von Mitarbeitern gezogen und geschoben, um in Stroh gewickelte Glasbehälter mit Gefahrgut zu transportieren. Von der Kinderklinik wurde der östliche Flügel, der geringere Schäden hatte, zuerst für die Versorgung kranker Kinder eröffnet. Auf dem Gelände vor der Klinik sind die Wege freigeräumt, verwendbare Ziegel gestapelt und Gemüsebeete zur Versorgung angelegt. Die an der Inneren Klinik bei W. Crecelius arbeitende Ärztin Dr. Runia Scheuer-Carpin beschreibt die Situation im Jahr 1945 [...]*In dem grausam kalten und anhaltenden Winter, der schon im November mit scharfen Frösten eingesetzt hatte, war das Krankenhaus nur spärlich beheizt. Die im Luftangriff 1945 ausgeschlagenen Fensterscheiben waren notdürftig mit Pappe oder Sperrholz ersetzt worden, denn Glas war nicht zu haben. Wer im Krankenhaus wohnte, erhielt*

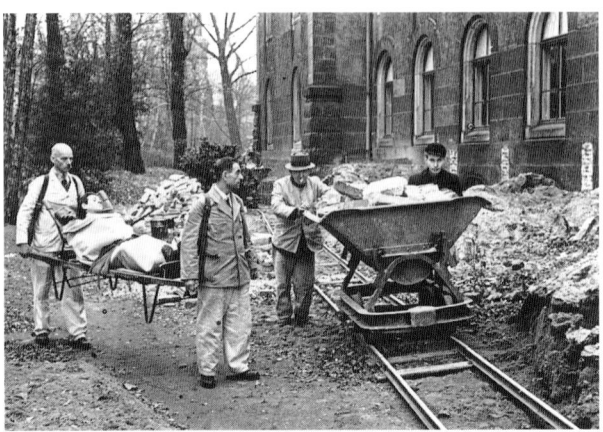

72 *Krankentransport neben Schutttransport*

keine Zuteilung von Brennmaterial. Ich erwarb einen kleinen Eisenofen und in diesem verbrannte ich allen auffindbaren Unrat.[…] Die Krankenstationen waren überfüllt. Man stellte im Keller Notbetten auf. Das klingt zwar unfreundlich, denn es war dort dunkel, doch dafür weit wärmer als oben; die Heizungsrohre zogen frei an den niedrigen Decken hin und gaben ihre spärliche Wärme ab, von der kaum noch ein Rest bis zu den Stationen gelangte[…][18]. Günther Vetter, der Assistent an der Chirurgischen Klinik von H.B. Sprung war, erinnerte sich […]*So ist mir aus dem grimmigen Winter 46/47 noch deutlich in Erinnerung, daß es an Heizmaterial fehlte und die Stationen – wie auch der Operationstrakt mit den dampfbetriebenen Sterilisatoren – nur selten Dampf erhielten. Die Patienten froren unter ihren vielen Decken, Pflegepersonal und Ärzte liefen im Wintermantel und mit Hut über die Stationen.[…]Weil das unterirdische Gangsystem infolge Bombeneinwirkung streckenweise verschüttet war und erst nach 5 bis 6 Jahren wieder hergestellt wurde, mußten die chirurgischen Patienten oberirdisch zum Operationstrakt im Haus 7 transportiert werden, und das auch bei Regen, Schnee oder Sturm*[19].

Die Situationsschilderungen beschreiben den Alltag

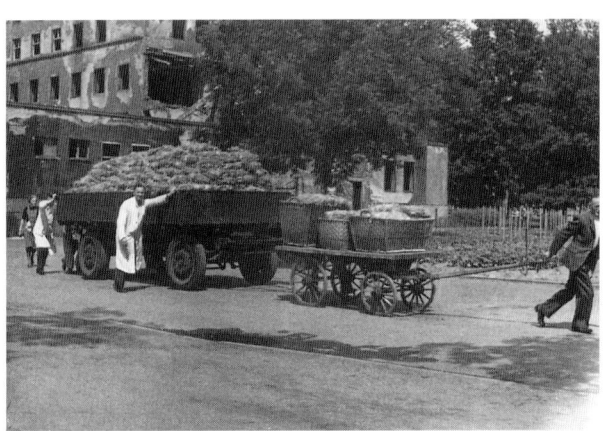

73 *Transport von Gefahrgut, Juni 1949*

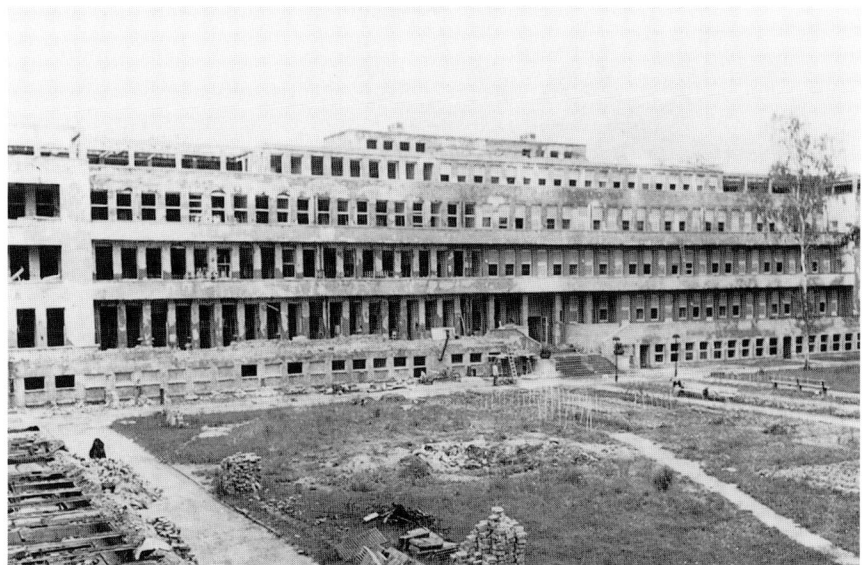

74 *Die Kinderklinik Johannstadt. Der rechte Flügel wurde in Betrieb genommen*

der Inbetriebnahme der Patientenversorgung. Welche Strukturen bauten sich auf, wo blieb die Klinikleitung in personeller Kontinuität, wo, wann und warum kam es zu Neubesetzungen?

In der Inneren Klinik und der Chirurgie kam es aus unterschiedlichen Gründen zu Neubesetzungen. In allen anderen Kliniken verblieben die Klinikchefs vorerst in ihren Positionen, worin zum Ausdruck kommt, daß aktives Engagement für die Ziele der nationalsozialistischen Politik im Grunde nur in der Chirurgie zur Entlassung des Klinikchefs führte. Mitglieder der NSDAP waren der Chirurg H. Jensen, der Gynäkologe K. Warnekros, der Ophthalmologe H. Gasteiger und der Radiologc H. Fritz gewesen. Der Internist L.R. Grote, der Pädiater H.R. Bahrdt, der Kieferchirurg J.A. Vogelsang sowie der Pathologe P. Geipel waren keine Mitglieder der Partei.

Nach Kriegsende übernahm 1945 für wenige Monate Alfred Störmer (1896–1983), der von 1933 bis 1945 Lahmanns Sanatorium geführt hatte, die Leitung der Medizinischen Klinik. Er wechselte im gleichen Jahr nach München. Vom 1. November 1945 bis 1. November 1946 übernahm der 73 jährige H. Arnsperger die Direktion der Medizinischen Klinik. Parallel zu ihm wurde W. Crecelius als Primärarzt eingestellt und erhielt die Leitung des Hilfskrankenhauses Markgraf-Heinrich-Straße[20]. Da H. Arnsperger nach 1 Jahr strapaziöser Aufbauarbeit seine Positionen als Klinik- und Krankenhausdirektor zur Verfügung stellte, wurden beide Funktionen W. Crecelius übertragen[21]. Er mußte die Voraussetzungen für den klinischen Betrieb schaffen und mit wenigen Assistenten die große Zahl der Patienten betreuen. Infektionskrankheiten und speziell die Tuberkulose bildeten die Hauptaufgabe in den ersten Nachkriegsjahren. Unter den Verdiensten von W. Crecelius muß sein Einsatz für die Neueröffnung und Förderung der traditionsreichen Schwesternschule hervorgehoben werden. 1946 konnte die „Staatliche anerkannte Krankenpflegeschule am Stadtkrankenhaus Johannstadt" wieder Schülerinnen für die Krankenpflege- und die Säuglingsschwesternausbildung annehmen. Leiterin war zunächst die Oberin Vostehn. Seit 1950 wurden zwei weitere Fachrichtungen angeboten: die Ausbildung zur Diätassistentin und in der Krankengymnastik/Physiotherapie. Diese Ausbildung fand unter der Leitung von Ilse-Hertha Rosemann statt, die von W. Crecelius beraten wurde[22].

In der Chirurgie war das erste Jahr nach dem Krieg ebenfalls von personellem Wechsel bestimmt, bevor Kontinuität einzog. H. Jensen, der mit Kriegsende als Chefarzt der Chirurgie und Ärztlicher Direktor entlassen worden war, durfte jedoch noch mehrere Wochen nach der Kapitulation am 8. Mai 1945 im Chirurgischen Hilfskrankenhaus Laubegast operieren. Er muß aus politischen Gründen inhaftiert worden sein und hat unter den Gefängnisbedingungen eine Infektion am Bein entwickelt, die zu seiner Einweisung in die Chirurgische Klinik Friedrichstadt geführt hat. Eine Amputation konnte ihn nicht retten. Er starb am 16. März 1946[23]. Der 1934 aus politischen Gründen entlassene Chef der Johannstädter Chirurgie, H. Seidel, wurde 1945 gebeten, die Leitung „seiner" Klinik noch einmal zu übernehmen. Er erfüllte diese Aufgabe mit der Maßgabe, daß die Stadtverwaltung nach einem neuen Leiter der Chirurgie suchen müsse.

Der aus Breslau stammende Chirurg Maximilian Konstantin Kaiser (1887–1960) leitete die Chirurgische Klinik von Januar bis Juni 1946. Im Anschluß daran wurde ihm im Juli 1946 die Direktion der Chirurgischen Abteilung des neu eröffneten Krankenhauses Dresden-Neustadt in der Wurzener Straße übertragen[24]. Der erfahrene 1. Oberarzt von H. Jensen, Theodor Matthes, war aus seiner langen Verbindung mit der Klinik eng mit dem Haus und seinen Mitarbeitern verbunden, so daß er von Kriegsende bis zum Dienstbeginn von H.B. Sprung einen hohen Anteil an der praktischen Führung der chirurgischen Klinik hatte[25].

Die Stadt Dresden bemühte sich um die Nachfolge und die Verhandlungen führten zu einem für Dresden ganz besonders positiven Ergebnis. Der kommissarische Direktor der Greifswalder Universitäts-Klinik für Chirurgie und Dozent für allgemeine und spezielle Chirurgie, Hans Bernhard Sprung (1906–1963) entschloß sich nach Dresden zu kommen[26]. Die Motivation für den Wechsel aus der Universitätsstadt an eine städtische Klinik formulierte er mit den Worten [...] *hätte ich keine Veranlassung, von hier fortzugehen, wenn ich nicht den Wunsch hätte in meine Heimat zurückzukehren. Ich würde gern meine ärztlichen Aufgaben für meine in Not geratene Heimatstadt fortführen* [...][27]. Dresden war die Stadt seiner Kindheit und Jugend, hier stand das elterliche Haus auf der Schillerstraße 13. H.B. Sprung wurde am 2. Mai 1946 an das chirurgisch ausgerichtete Hilfskrankenhaus Dresden-Laubegast berufen. Am 15. Juli 1946 wurde er zum leitenden Arzt der Chirurgischen Klinik im Stadtkrankenhaus Johannstadt ernannt[28]. Die Klinik war in den Häusern 3, 5, 7 und 27 verteilt. Es galt in den ersten Jahren, die unzureichenden äußeren Bedingungen einer 450 Betten Klinik zu verbessern und Methoden, Instrumentarien und Medikamente zu aktualisieren. Sprung führte neue Arbeitsgebiete wie die Thoraxchirurgie und die Neurochirurgie ein[29].

H. Bahrdt, der Direktor der Kinderklinik seit 1930, hatte die Zerstörung erleben müssen und mit dem Wiederaufbau begonnen. Er leitete die Klinik bis zu seinem 70. Lebensjahr. 1947 wurde Marianne Zwingenberger (1896–1967) an die Spitze der Kinderklinik berufen. Ihre Ernennung ist ein typisches Beispiel für Neubesetzungen unter den Bedingungen der Nachkriegszeit. M. Zwingenberger hatte seit 1930 eine kinderärztliche Praxis in Dresden geführt. Sie war kein Mitglied der NSDAP und des NS-Ärztebundes gewesen und war couragiert und entschlossen, die Herausforderung anzunehmen[30]. Die wichtigste Aufgabe der neuen Direktorin war der weitere Aufbau der Klinik. Um die große Zahl infektionskranker Kinder betreuen zu können, wurden der Johannstädter Klinik Hilfskrankenhäuser wie in der Inneren Medizin angegliedert, so das ehemalige Sanatorium Dr. Möller in Oberloschwitz und ein Heim in Reinhardtsgrimma. 1949 umfaßte die Kinderklinik mit den Außenstellen 610 Betten[31]. Das größte Problem in diesen Nachkriegsjahren war die Tuberkulose. M. Zwingenberger bemühte sich besonders, die Therapie der Meningitis tuberculosa zu verbessern. Mit all ihrem Einsatz erreichte sie die schnelle Einführung der neuen Therapiemethoden, zuerst des Streptomycin und danach des Isoniazid (INH), wodurch sich die therapeutischen Ergebnisse wesentlich verbesserten. Die vielseitigen Aufgaben der Leitung einer Klinik mit maximal

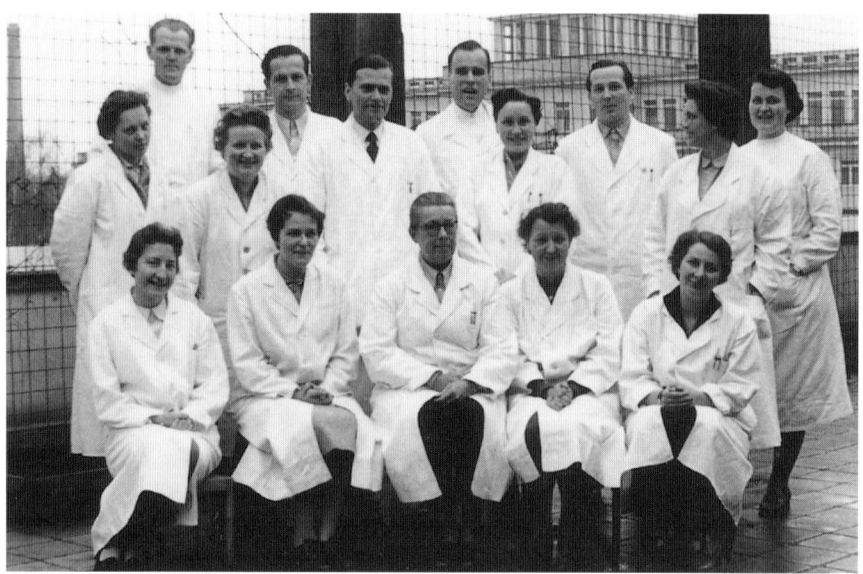

75   *Ärzte der Kinderklinik: 1. Reihe Mitte: Chefärztin Dr. Marianne Zwingenberger*

600 Betten in diesen Nachkriegsjahren bewältigte sie mit einem die Menschen
überzeugenden, klaren und energischen Führungsstil. Dabei war sie verständ-
nisvoll und offen für Anliegen und Probleme ihrer Mitarbeiter, vom Oberarzt
bis zur Laborhilfskraft. Im Mittelpunkt der Ausbildung von Ärzten und Säuglingsschwestern stand die innere Zuwendung zum kranken Kind. Hinter dem
strengen, an Käthe Kollwitz erinnernden Äußeren verbarg sich ein mitfühlen-
des Herz[32]. Das Jahr 1954 forderte mit der Gründung der Medizinischen Akademie einen wissenschaftlich ausgewiesenen, habilitierten Vertreter für die Besetzung des pädiatrischen Lehrstuhls. Marianne Zwingenberger beendete 1955
ihre Tätigkeit an der Johannstädter Kinderklinik und übernahm als erste Chefärztin die Leitung der im damaligen Stadtkrankenhaus Dresden-Neustadt neu
eingerichteten Kinderklinik[33].

Die Augenklinik, die seit 1938 unter der Leitung von Hugo Gasteiger
(1899–1978) stand, wurde von ihm in personeller Kontinuität nach dem Kriegsende weitergeführt. 1948 konnte der Wiederaufbau des ausgebrannten Gebäudes abgeschlossen und der Klinikbetrieb wieder aufgenommen werden. H.
Gasteiger aktivierte seine Mitarbeiter in Ergänzung zur augenärztlichen Versorgung zu Forschungsarbeiten. Er gehört in die nicht unbeträchtliche Reihe

der Dresdner Klinikleiter, die an die Humboldt-Universität nach Berlin berufen wurden. 1951 bis 1957 führte er als Direktor die Charité-Augenklinik[34].

Der Kieferchirurg J.A. Vogelsang nahm seine Arbeit am Krankenhaus im
Oktober 1945 wieder auf[35]. Ende Dezember 1945 waren die Räume der Zahn-
und Kieferklinik, einschließlich des eigenen aseptischen Operationssaals, wieder in dem Maß hergerichtet, daß die operative Tätigkeit beginnen konnte. Es
sei als zeittypisches Detail angefügt, daß das zahnärztliche und kieferchirurgische Instrumentarium zum überwiegenden Teil aus Wehrmachtsbeständen
übernommen worden war. Auf seine Initiative hin wurde gegen mancherlei Wi-
derstände eine eigenständige Bettenstation mit vorerst 14 Betten im Haus 8
eingerichtet[36]. 1952 konnte die Bettenzahl im Rahmen einer Umbauaktion auf
27 erhöht werden[37]. In den ersten Jahren stand die Behandlung von Kriegsverletzten und Unfallopfern im Vordergrund. Seit den 50er Jahren steigerte sich
der Anteil der Tumoroperationen. Im Rahmen der Lehrverpflichtungen hielt
er Vorlesungen an dem „Institut für den Zahnärztlichen Nachwuchs", das sich
seit 1950 in dem ehemaligen König-Georg-Gymnasium befand. Mit ihm konnten mehrere Chefärzte des Johannstädter Krankenhauses als Lehrkräfte gewonnen werden[38].

Heinrich Fritz war nach dem Tod seines Lehrers 1943 zum kommissarischen
Leiter des Röntgen- und Radiuminstituts ernannt worden. Da er nicht als Sol-
dat eingezogen war, mußte er die Zerstörung der Stadt und des Krankenhauses, also auch seines Institutes, erleben. Wenige Tage nach der Kapitulation hat
er mit Räumungsarbeiten begonnen, um die Arbeitsfähigkeit wiederherzustel-
len. Am 13. Februar 1946 konnte in den Erdgeschoßräumen des Instituts die
Arbeit wieder aufgenommen werden[39]. H. Fritz barg mit fleißigen Helfern
Röntgengeräte aus zerstörten Praxen der Stadt und nutzte sie nach Reparatur
für den Klinikbetrieb. Mit Engagement und Beharrlichkeit hat er den Wiederaufbau der Klinik vorangetrieben, so daß am 5. Jahrestag der Zerstörung Dresdens die wiederaufgebaute Klinik übergeben werden konnte. Die Klinik verfügte mit der Wiedereröffnung 1950 über zwei Bestrahlungsstationen mit 80
Betten. Mit der Inbetriebnahme des Hauses 9 erhielt die Klinik die Bezeichnung Strahlenklinik[40].

Paul Geipel führte die Johannstädter Prosektur bis zu seinem 77. Lebensjahr
1946. Ihm folgte mit dem 1. November 1946 der Pathologe Horst-Günther
Güttner[41].

Die kriegsbedingten Zerstörungen waren in dem Gelände der Staatlichen
Frauenklinik besonders schwerwiegend. Die Patienten mußten zunächst in das

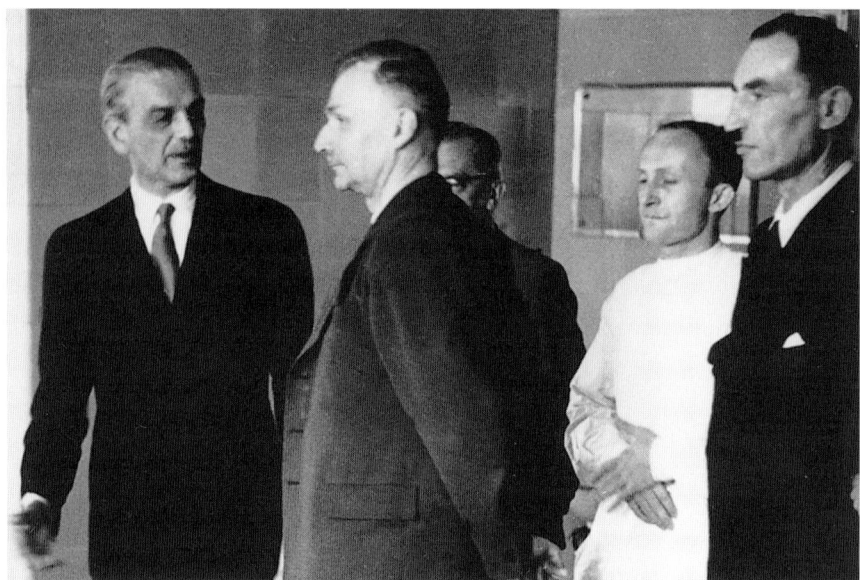

76 *Prof. Warnekros, der Leiter der Frauenklinik, erklärt dem Oberbürgermeister Dr. Gustav Leiß-*
ner den Operationssaal, 1946

Sanatorium Kreischa verlegt werden, wo K. Warnekros die Betreuung weiterführte. Die verwaltungstechnische Unterstellung wurde nach Kriegsende
grundsätzlich geändert. Landesverwaltung Sachsen und der Rat der Stadt
Dresden kamen überein, daß die Staatliche Frauenklinik mit Wirkung vom 1.
Oktober 1945 in die Verwaltung der Stadt Dresden übernommen wurde[42]. Vor
der Wiederaufnahme der ärztlichen Betreuung standen die Entscheidungen zur
Bausubstanz. Das an der Pfotenhauerstraße liegende Haus A sollte überdacht
und Zimmerdecken eingezogen werden. Der Baukörper diente später als Hülle für die neue Orthopädische Klinik. Da das Haus B im südlichen Teil nicht
ausgebaut werden konnte, wurde es gesprengt. Der kleinere nördliche Teil
wurde als geburtshilfliche Abteilung ausgebaut und diente in den folgenden
Jahrzehnten verschiedenen Kliniken als Domizil. Der Weg ging über die Orthopädie und Psychiatrie zur heute in diesem Teilstück sich befindenden Klinik für Kiefer- und Gesichtschirurgie. Da die Zerstörungen im Haus D nicht so
ausgedehnt waren, wurden die Bauarbeiten so vorangetrieben, daß im August
1946 die Räume für die Poliklinik und eine Bestrahlungsabteilung genutzt werden konnten. Im Haus E waren am 1. Mai 1946 die Räume bis zum 2. Oberge-

schoß so in Stand gesetzt, daß sie mit 80 Kranken belegt werden konnten. Damit war in dieser Zeit das Haus E funktionsmäßig zum Kernstück der Frauenklinik geworden[43]. Unter diesen baulichen Voraussetzungen konnte die Frauenklinik, nunmehr als Teil des Krankenhauses Johannstadt, im Juni 1946 für die Patientenversorgung wiedereröffnet werden. Die Schwierigkeiten des Alltags blieben beträchtlich. Als Reaktion auf die ablehnende Antwort der Stadt zum Kauf eines Warmwasserspenders bemerkte der Klinikchef *„Russische Gäste haben mit Befremden bemerkt, daß vor Operationen der Direktor und sein Assistent sich in stehendem, kalten Wasser waschen müssen"*[44]. K. Warnekros führte die Klinik formal bis 1949, obwohl ihn die operative Tätigkeit infolge einer stark ausgeprägten Angina pectoris sehr stark belastete. Erfahrene Kollegen halfen ihm bei der Bewältigung der Verpflichtungen für die Klinik[45]. Der langjährige 1. Oberarzt und stellvertretende Klinikleiter von Warnekros, Erich Fischer (1893–1972), war am 20. Juni 1945 als Chefarzt an die Frauenklinik Dresden-Friedrichstadt berufen worden, da der dortige Klinikchef aus politischen Gründen entlassen worden war. Er kehrte nach 9 Monaten im März 1946 nach Johannstadt zurück und übernahm nach der Resignation von Warnekros die Leitung der Johannstädter Frauenklinik bis 1954.

Da die Patienten mit orthopädischen Erkrankungen in den ersten Nachkriegsjahren in vier regional weit auseinanderliegenden Einrichtungen betreut wurden, beschloß die Stadtverwaltung, ein Zentrum für Orthopädie zu schaffen. Die Entscheidung fiel für Johannstadt. Da der einzige erfahrene Orthopäde in Dresden, Hanns Büschelberger, alle bisherige Aufbau- und Versorgungsarbeit geleistet hatte, wurde ihm diese Aufgabe übertragen. Die Ruine des ehemaligen Verwaltungsgebäudes der bisherigen Staatlichen Frauenklinik auf der Pfotenhauer Straße wurde nach den Ideen Büschelbergers und den Plänen der Architekten Alexander Künzer und Wolfgang Klossek zu einer modernen Orthopädischen Klinik ausgebaut, die am 21. April 1954 eröffnet werden konnte. Es war eine bis heute großzügig wirkende Klinik entstanden, die den modernen Anforderungen der Zeit entsprach. Im April 1955 wurde in einem weiteren aus einer Ruine errichteten Gebäude das über den letzten Bauzeugen der Königlichen/Staatlichen Frauenklinik – einen überdachten Brückengang – mit der Klinik verbunden war, eine Abteilung für Knochen- und Gelenktuberkulose eröffnet. Somit standen 350 orthopädische Betten zur Verfügung. Die Klinik war mit einem modernen Operationstrakt, einer Physiotherapie und eigener Röntgenabteilung sowie Sonderschule und Spezialwerkstatt für die Anfertigung von Heil- und Hilfsmitteln mustergültig ausgestattet.

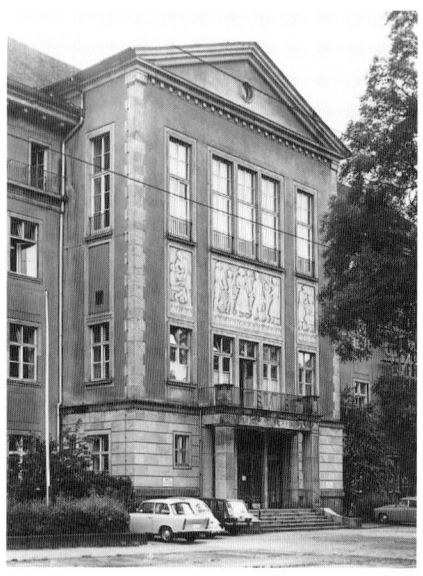

77 Klinik für Orthopädie, Eingangsbereich

Obwohl die Hauptaufgabe der Mitarbeiter des Stadtkrankenhauses im Wiederaufbau der medizinischen Betreuung lag, gibt es verschiedene Hinweise für eine Neubelebung der wissenschaftlichen Arbeit in den Nachkriegsjahren. Im Rahmen von Berichten an die Landesregierung Sachsen wurden thematische Schwerpunkte zur Forschung von den einzelnen Kliniken für die Jahre 1946 und 1947 zusammengestellt[46]. 1946 arbeitete die Chirurgie zur Schmerzleitung in den peripheren Nervenbahnen und berichtete über vorangegangene Versuchsreihen zur Wirkung der Penicillinsäure[47]. Die Arbeitsthemen des Röntgeninstitutes umfaßten ein breites, in die Folgejahre reichendes Spektrum: Röntgenschirmbildgerät im Einsatz gegen die Lungentuberkulose; Karzinombehandlung und Karzinomforschung; Röntgenbehandlung der Angina pectoris; Strahlenbehandlung des Ischias; Röntgenbehandlung bei Asthma bronchiale. Die Augenklinik wertete das Material der Klinik von 1937 bis 1945 aus, um kriegsbedingte Veränderungen von Krankheitsbildern in der Augenheilkunde demonstrieren zu können.

1947 setzten die Kliniken ihre Forschungen fort, wobei weitere Einrichtungen hinzukamen. Die Chirurgie führte die Arbeiten zur Causalgie weiter. Die Augenklinik stellte klinische Studien zusammen. In der Medizinischen Klinik beschrieben Kliniker die Symptome der Eiweißmangelerkrankungen, in der Kinderklinik wurden neue Säuglingsheilnahrungen zusammengestellt, die Pathologie untersuchte Infektionsfolgen auf die Leber.

In dem genannten Forschungsbericht wird außerdem über eine selbständige Abteilung für Geschwulstforschung am Stadtkrankenhaus Johannstadt berichtet, deren Direktor Oberarzt Dr. H. Gummel war[48]. Als Mitarbeiter werden die Herren Dr.chem. Heinrich und Dipl. chem. P. Nitsche genannt. Das kleine Team formulierte umfangreiche Zielstellungen, die einerseits *„kulturelle Züchtungsmethoden und Aufarbeitungsverfahren für Penicillin"* betrafen sowie den

*„Nachweis und die Identifizierung körp-
ereigener cancerogener Stoffe zwecks Auf-
zeigung einer Stoffwechselentgleisung bei
der Entstehung bösartiger Geschwülste".*
Zusätzlich war ihr Ziel die *„Verbesserung der Methoden zur Früherkennung
der Krebskrankheit".*

Das „Labor für Geschwulstforschung" befand sich im Südflügel des
kaum zerstörten Kellers der Kinderklinik in den Jahren von 1946 bis 1949.
Eine Mitarbeiterin dieses Labors erinnerte sich an mehrere Räume, in
denen sich ein Labor für Penicillinforschung und ein Labor für Geschwulstforschung befand[49]. Erhaltene Fotos zeigen die Arbeitsbedingungen in diesen Räumen. Der Leiter des
Labors war Hans Gummel (1908–

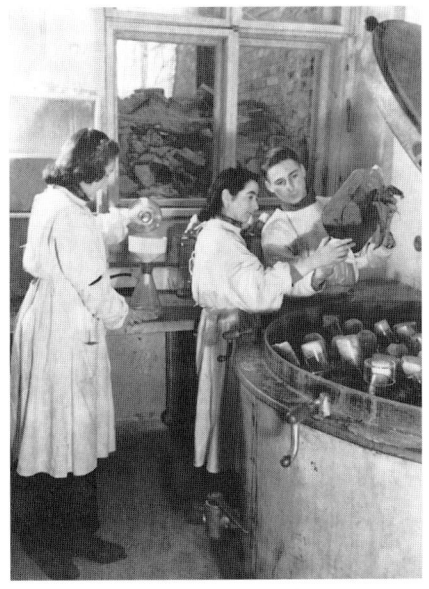

78 *Penicillin-Labor in der Kinderklinik, ca.
1947*

1973). Der in Breslau, Berlin und Graz
ausgebildete Chirurg war von 1937 bis
1943 Oberarzt an der Chirurgischen
Universitätsklinik in Breslau. Unter
dem Direktorat eines der berühmte-
sten deutschen Chirurgen, Karl Heinrich Bauer (1890–1978), hatte er ein
Geschwulstlabor geleitet. Anregungen zur Penicillinforschung hatte er
von Hans Killian (1892–1982) erhalten, der von 1943 bis 1945 Klinikdirektor in Breslau gewesen war und dazu publiziert hatte[50]. H. Gummel war

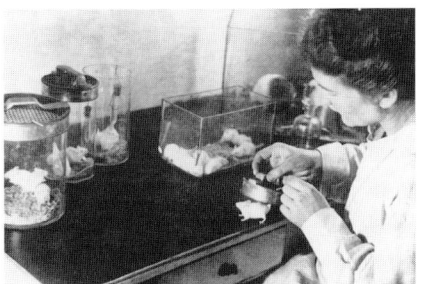

79 *Arbeit mit Versuchstieren im Labor Kinderklinik, ca. 1947*

nach Kriegsende mit seinen beiden wissenschaftlichen Mitarbeitern, den Che-
mikern P. Nitsche und Heinrich von Breslau nach Dresden umgesiedelt, um
hier die experimentellen Arbeiten fortsetzen zu können. Runia Scheuer-Karpin, die von 1946 bis 1950 als Laborärztin an der Medizinischen Klinik unter
W. Crecelius arbeitete, berichtete in ihrer Autobiographie über die Arbeit des

„Labors Gummel"[51]. Publikationen von H. Gummel oder seinen Mitarbeitern über die Forschungsarbeiten konnten bisher nicht gefunden werden[52]. Hans Gummel hatte den Behörden einen Weg zur Herstellung des dringend benötigten Penicillin aufgezeigt. So erhielt er am 1. April 1947 von der Hauptverwaltung volkseigener Betriebe den Auftrag, als wissenschaftlicher Leiter eine Penicillinproduktion für Sachsen in Langenhennersdorf / Sächsische Schweiz aufzubauen. Die offizielle Eröffnung des Penicillinwerkes, genannt Hauptlaboratorium landeseigener Betriebe, Langenhennersdorf, erfolgte in Anwesenheit führender Vertreter der Landesregierung Sachsen, des Hauptgesundheitsamtes Dresden und der zwei Dresdner Stadtkrankenhäuser am 28. und 30. Juni 1948[53]. Verschiedene, hier nicht näher zu beschreibende, Umstände führten zum Abbruch der Penicillinproduktion sowohl im Labor der Johannstädter Kinderklinik als auch in der Fabrik in Langenhennersdorf. H. Gummel wurde nach Berlin-Buch berufen und wurde einer der bedeutendsten Onkologen der DDR[54].

In Dresden beschäftigte sich die pharmazeutische Fabrik Dr. Madaus & Co in Radebeul mit der Penicillinherstellung[55]. Für das Gebiet der SBZ und späteren DDR wurde die Penicillinproduktion in dem aus dem Institut für Mikrobiologie hervorgegangenen VEB Jenapharm Jena zentralisiert[56].

Da das Penicillin für die ersten Nachkriegsjahre von so einschneidender Bedeutung war, muß noch erwähnt werden, daß sich im Nordflügel des Kellers der Johannstädter Kinderklinik ein Repenicillinlabor befand, in dem nach der in diesen ersten Nachkriegsjahren in ganz Deutschland üblichen Weise aus dem Urin penicillinbehandelter Patienten der Wirkstoff wiedergewonnen wurde. So wurden 1950 aus 11.230 Liter Urin 596 Millionen IE Penicillin zurückgewonnen[57].

Obwohl die stationäre Patientenversorgung im Mittelpunkt der Betrachtung steht, sollen die ambulanten Betreuungsformen erwähnt werden. Vom Beginn 1945 an verfügte das Krankenhaus Johannstadt über eine Ambulanz mit 9 Abteilungen: Innere, Chirurgie, Gynäkologie, Pädiatrie, HNO, Augen, Oedem- und Zuckerambulanz, Zahnabteilung, Betriebsambulanz[58]. Der Befehl Nr. 272 „Errichtung von Polikliniken und Ambulanzen [...]" der SMAD hatte in Dresden 1947 im Stadtkrankenhaus Dresden-Friedrichstadt und später in anderen Stadtteilen zur Gründung von staatlichen Polikliniken geführt. Im Johannstädter Krankenhaus wurde am 1. Juli 1952 eine selbständige Poliklinik unter der Leitung von Karl Thomas gegründet, die dieser bis zum April 1954 leitete. 1952 wurde die Poliklinik Blasewitz und 1954 die Poliklinik Strehlen dem Krankenhausverband Johannstadt angeschlossen[59].

Die Bettenkapazität des Krankenhauses Johannstadt einschließlich der
Hilfskrankenhäuser umfaßte 1954
2.359 Betten. Ärzte und Pflegepersonal mußten alle Kräfte aufbringen, um
die Patienten zu versorgen. Ende 1953
waren 127 voll- und 31 teilzeitbe-
schäftigte Ärzte sowie 711 vollbe-
schäftigte und 76 teilbeschäftigte
Schwestern und Pfleger in Johannstadt tätig. Die durchschnittliche Verweildauer betrug 25,97 Tage[60].
Ärzte, Schwestern und alle weiteren Mitarbeiter wurden durch die
Aufgaben des Alltags herausgefordert
und zusammengeschweißt. Die sich
etablierende SED und die nach sow-
jetischem Vorbild tätige Einheits-
gewerkschaft versuchten ihren Einfluß auszuweiten. Teilnahme an Demonstrationen war in diesen Jahren

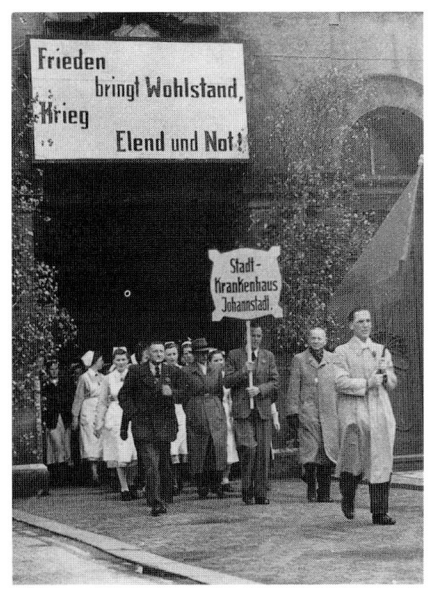

80 *Mitarbeiter des Krankenhauses Johannstadt auf dem Weg zur 1. Mai Demonstration, 1951*

von stärkerer Überzeugung und Hoffnung getragen als in späterer Zeit. Die
Identifikation des Personals mit ihrem Krankenhaus und ihrer Arbeit war
hoch.

Das Stadtkrankenhaus Dresden-Johannstadt nahm nach unterschiedlichen
Phasen der Auslagerung der Kliniken innerhalb eines Jahres nach Kriegsende
gestaffelt seine Betreuungsaufgaben in den ebenfalls stufenweise wiederherge-
stellten Klinikgebäuden wieder auf. Organisatorisch waren sogenannte Hilfskrankenhäuser in Dresden der Leitung von Johannstadt unterstellt. Es bedurfte eines Zeitraumes von zwei Jahren, bevor sich Kontinuität in den Kliniklei-
tungen einstellte. Die Anfangsphase war durch absehbar begrenzte Besetzung
durch Senioren oder Weiterführung des Amtes bis zur Pensionierung gekennzeichnet. Der Pädiater Bahrdt (68 Jahre) führte die Klinik bis 1947, der Pathologie P. Geipel (76 Jahre) die Prosektur bis 1946, der reaktivierte Chirurg H. Seidel (70 Jahre) mehrere Monate bis zu seinem Tod 1945, der 73jährige Internist
H. Arnsperger die Medizinische Klinik 1 Jahr. Es soll betont werden, daß die
Entlassung von H. Jensen der einzige Akt einer politisch motivierten Kündi-

gung war. Die politische Namensgebung Rudolf Heß und Gerhard Wagner hatte das politische Klima des Stadtkrankenhauses Johannstadt nicht so stark geprägt, daß es eine Entlassungswelle gerechtfertigt hätte. 1947 hatte sich in der Leitung der Kliniken eine personelle Stabilität ergeben, die den Aufbau vorantreiben konnte. 1953 war ein Großkrankenhaus mit differenzierten Strukturen entstanden, das einen Bettenbestand von 2.359 Betten versorgte. Cirka 150 Ärzte und ungefähr 790 Schwestern und Pfleger widmeten sich mit einem hohen Einsatz den Patienten. Die politische Indoktrination mit dem 1950 eingeführten innerbetrieblichen Wettbewerb, der 1952 startenden Zeitungsschau auf den Stationen, der Hausagitation, den Arbeitseinsätzen und ein bürokratisch perfektioniertes Berichtswesen begannen den Alltag zu bestimmen[61].

Anmerkungen

1   Wolf, Friedrich: Arzt, Schriftsteller, Politiker. Nach dem Medizinstudium Assistent in Dresden und Meißen. 1918 – 1920 Arzt in Langebrück bei Dresden. 1920 bis 1933 Arzt in Remscheid, Worpswede und Stuttgart. 1933 Emigration über Österreich, Schweiz und Frankreich in die Sowjetunion. 1945 Rückkehr nach Deutschland. 1945/46: Staatssekretär Abteilung Gesundheitswesen Landesverwaltung Dresden. Seitdem vorwiegend politisch und literarisch tätig. 1949 bis 1951 Botschafter der DDR in Polen.
2   SHStA, LRS MAS Nr. 1754, n.p. Wolf, Dr.med.: Ein Jahr Aufbauwerk im Gesundheitswesen des Bundeslandes Sachsen.
3   SHStA, LRS MAS Nr. 1817 n.p. Protokoll der Sitzung des Landesärzteausschusses mit den Bezirksärzteausschüssen vom 23.1.1946.
4   Die Landesverwaltung für das Gesundheitswesen war ein Funktionsbereich der am 1. Juli 1945 gegründeten Landesverwaltung Sachsen
5   Am 20. Oktober 1946 fanden Landtags- und Kreistagswahlen statt. Am 11. Dezember 1946 erfolgte die Bildung der neuen Regierung für Sachsen.
6   Mit der Gründung einer neuen städtischen Verwaltung in Dresden am 12.5.1945 entstanden 8 Verwaltungsbereiche. Die Abteilung 7, Gesundheitswesen wurde E. Grube übertragen.
7   Grube, Eduard. Medizinstudium mit Promotion 1923. 1924 bis 1933 Stadtarzt im Gesundheitsamt Freital. Nach Entlassung durch das NS-Regime 1933 bis 1945 praktischer Arzt in Dresden-Löbtau. 1945 bis 1946 Stadtrat für Gesundheitswesen, Rat der Stadt Dresden. 1946 bis 1948 Funktionen in der Sächsischen Landesregierung. 1952/53 Kreisarzt in Dresden. 1952 bis 1960 Leiter der Abt. Gesundheitswesen beim Rat der Stadt Dresden. 1960 bis 1966 Ärztlicher Direktor der MAD.
8   Naser, G. Hausärzte in der DDR. Eppe GmbH Bergatreute 2000, S. 80–85.
9   Tutzke, D. Geschichte der Medizin. Volk und Gesundheit Berlin 1980, S. 213–215.

10 StAD, Dez. Gesundheitswesen, Nr. 41, Bl. 199. Schreiben Stadtrat Prof.Dr. Hübner Dez. Gesundheitswesen Stadt Dresden an SKK (Sowjetische Kommandantur?) vom 1.9.1950; UA TUD, MF Nr. 52, n.p. Berichterstattung über die Entwicklung des Krankenhauses Johannstadt in der Zeit ab 1945, Bericht der Verwaltungsleitung vom 12. März 1952

11 Kunze, P. (1999) a.a.O., S. 43–44. Mit Einverständnis der Tochter, Frau Dr. Schmidt-Crecelius wird aus der Personalakte zitiert: UA TUD, MF, Personalakte W. Crecelius, Nr.17, 21

12 UA TUD, MF, Personalakte W. Crecelius Nr. 33

13 StAD, Dez. Ges.wesen, Nr. 41, Bl. 116, Pass für Heilanstalten vom 29.10.1945: Hilfskrankenhaus Markgraf-Heinrich Straße 24 wurde 1945 gegründet; ärztlicher Leiter war Dr. Hans Seidel, Chefarzt Chirurgie seit 6.7.1945; Bettenzahl: 253. Bl. 118 Pass für Heilanstalten (ohne Datum). Seit 1.12.1945 ärztlicher Leiter: Dr. Willi Crecelius. Bl. 121 Veränderungsanzeige vom 11.9.1948. Hilfskrankenhaus Rosa Menzer Straße 24, 232 Betten. Bl. 151 Pass für Krankenanstalten vom 14.10.1945: Stadtkrankenhaus Loschwitz, Alpenstr. 1. Anstalt ist unterstellt Stadtkrankenhaus Dresden Johannstadt, Bettenzahl: 225. Ab 1.8.1945 Prof. Dr. Barth, Kinderklinik ärztlich zuständig. Bl. 160 Veränderungsanzeige vom 11.9.1946 Stadtkrankenhaus Johannstadt Kinderklinik – Abt. Loschwitz und Reinhardsgrimma: 350 Betten (300 Tuberkulose, 50 Infektionskrankheiten) Bl. 165 Krankenhaus Weißer Hirsch, Bautzener Landstr. 1, eingerichtet 16.8.1945. Krankenhaus untersteht Stadtkrankenhaus Johannstadt, 267 Betten

14 StAD, Dez. Gesundheitswesen, Nr. 41, Bl. 184 Bericht Stadtdirektor Gorogranz an das Hauptgesundheitsamt vom 6.1.1948. Im Stadtkreis Dresden sind 27 Krankenanstalten vorhanden (7 städtische Krankenhäuser, 10 Hilfs-und Behelfskrankenhäuser, 2 nichtstädtische Krankenanstalten und 8 Privatkliniken). Insgesamt 7067 Krankenbetten.

15 StAD, Dez. Gesundheitswesen, Nr. 41, Bl. 199 Schreiben Stadtrat Prof.Dr. Hübner Dez. Ges.wesen Stadt Dresden an SKK (Sowjetische Kommandantur?) vom 1.9.1950. Der Bettenbestand vor 1945 wurde auf ca. 7000 Betten, nach der Zerstörung 1945 auf ca. 1516 Betten geschätzt. 1950 betrug der Stand 5900 städtische Betten, 290 Betten in Privatkliniken und 335 Betten in konfessionellen Krankenhäusern. Die 5900 städtischen Betten teilten sich auf: 1650 in Johannstadt; 1500 in Friedrichstadt; 500 in Löbtau; 400 in Neustadt, 200 in Neuländerstraße; 600 in Trachau; 130 in Heideberg/Fiedlerhaus; 210 Bodelschwinghstraße; 330 in Loschwitz/Reinhardsgrimma; 230 Rosa-Menzer-Staße; 130 Winterbergstraße.

16 UA TUD, MF, Personalakte W.Crecelius Nr.24

17 W. Crecelius begann am 1. Dezember 1945 seine Tätigkeit am Krankenhaus Johannstadt. Haller, H.(1978) Wilhelm Crecelius – Octogenarius. Z. Ges. Inn. Med. 33: S. 773; Bigalke, F. (1983) Geschichte und Entwicklung der Medizinischen Klinik am Stadtkrankenhaus Johannstadt 1945–1983. Dipl. Arbeit Dresden, S. 44–46

18 Scheuer-Karpin, R. Aus dem Johannstädter Krankenhaus in Dresden, 1946–1949. Blackburn, Ms. 1977, S. 5–6; Typoskript Institut für Geschichte der Medizin, TU Dresden

19 Vetter, G. (1997) Erinnerungen an die Chirurgie in Dresden. In: Herrmann, Th.
    (Hrsg.) Von der Akademie zur Fakultät, Schriften der Medizinischen Fakultät Carl
    Gustav Carus Neue Folge, Bd. 1, S. 155
20 Siehe Anmerkung 13 und 17
21 UA TUD, MF, Personalakte W. Crecelius, Nr. 24
22 Lienert, M. und S. Langhans. Die Geschichte der Medizinischen Berufsfachschule
    in Dresden- Johannstadt. In: Albrecht, D.M. (Hrsg.) Dresdner Medizin zwischen
    Krankenhaus und Fakultät. Schriften der Medizinischen Fakultät Carl Gustav Carus
    Neue Folge, Bd. 4, S. 65
23 2 Gesprächsprotokolle von Frau Dr. M. Lienert mit Elisabeth Schenk (Kranken-
    schwester unter H. Jensen), mit der Tochter Heike Jensen-Thomse, dem Sohn Dr.
    Klaus-Günter Jensen, Institut für Geschichte der Medizin
24 StAD, Sign. 21 Stadtverordnetenversammlung und Rat der Stadt Dresden. Dezer-
    nat Gesundheitswesen 1: Personalangelegenheiten Bd. 1 A-K Januar 1949 – Mai
    1951, Januar 1952. Schreiben Dez. Gesundheitswesen (Dr. Thomas) an MfG des
    Landes Sachsen v. 7. Mai 1951. Bl. 32; Arbeitskarte Arbeitsamt Dresden für Dr.med.
    Max Konst. Kaiser, Dresden, den 3.1.1946 (Institut für Geschichte der Medizin, TU
    Dresden)
25 Matthes, Theodor, geb. 15.07.1909. Medizinstudium in Jena, Wien, Freiburg/Br. 1936
    Staatsexamen und Promotion. 1936 Ausbildungsphasen in Freiburg und Dresden-
    Friedrichstadt. Ab 1.April 1938 chirurgischer Assistent bei H. Jensen, Dresden-Jo-
    hannstadt. 1948 und 1949 arbeitete er 1,5 Jahre als stellvertretender Oberarzt an der
    Frauenklinik und übernahm die zu Johannstadt gehörende chirurgische Poliklinik
    Blasewitz. Ab 1. Januar 1950 Oberarzt an der Geschwulstklinik der Akademie der
    Wissenschaften in Berlin-Buch. 1953 Leiter der Abteilung Thoraxchirurgie. 1973
    Ärztlicher Direktor der Robert-Rössle Klinik nach dem Tod des mit ihm seit der ge-
    meinsamen Dresdner Zeit verbundenen H. Gummel. 1963 Vorsitz der Gesellschaft
    für Chirurgie der DDR. 1971 Präsident der Gesellschaft für Klinische Medizin der
    DDR. 1975 Vorsitzender des Koordinierungsrates der med.-wiss. Gesellschaften der
    DDR. Schmitt, W., Becker, Th., Wiecke, K. Theodor Matthes zum 70. Geburtstag.
    Zbl Chir. 104(1979)882-883; Wilhelm, R., Künzel, D., Nowak, W. OMR Professor
    Dr. Th. Matthes zum 80. Geburtstag. Z. exp. Chir. Transplant. Künstl. Organe
    22(1989)195–196
26 Nach Kriegsende war Sprung kommissarischer Direktor der Greifswalder Univer-
    sitäts-Klinik für Chirurgie. Seine 1944 fertiggestellte Habilitationsschrift hatte am 7.
    Februar 1945 zur Verleihung des Titels Dr.med.habil. und Dozent für allgemeine und
    spezielle Chirurgie geführt.
27 UA TUD, MF, Personalakte H.B. Sprung, Bl. 33
28 StAD, Dez. Ges.wesen Nr. 41, Bl. 12 Hauptgesundheitsamt 15.7.1946
29 Bellmann, G. (1963) Hans Bernhard Sprung 21.10.1906–12.4.1963. Zbl. Chir.
    66:1009–1011; Matthes, T. (1963) Hans Bernhard Sprung 1906–1963 Dtsch. Ges. we-
    sen 18: 1974–1975; Klimpel, V. (1995) Hans Bernhard Sprung (1906–1963) in Dres-
    den und seine Schüler. Chirurg 66: 829–833

30 StAD, Stadtverordnetenversammlung. Dez. Oberbürgermeister, Sign. 4.1.4./770 n.p., Autobiographie Dr. Zwingenberger

31 Dietzsch, H.-J., Wunderlich, P., Gmyrek, D. (1989) Die Vorgeschichte der Klinik für Kinderheilkunde der Medizinischen Fakultät „Carl Gustav Carus" Dresden. der kinderarzt 20, S. 919.

32 Gespräch mit Frau Dr. Schmeiser, früher Oberärztin bei M. Zwingenberger, am 4.8.2000.

33 Ebenda

34 Hollwich, F. (1964) Ophthalmologenverzeichnis Bio- und Bibliographie. Stuttgart Enke, S. 123; Börner, R. (1993) Unsere Altvorderen-wer und wie sie waren. Der Augenarzt 27: 202; UA TUD, MF Nr. 52 n.p. Bericht der Verwaltungsleitung vom 12. März 1952

35 Dittrich, I. Der Kieferchirurg J.A. Vogelsang (1890–1963) (1994) Ein Beitrag zur Entwicklung der Zahnheilkunde im Rahmen des Johannstädter Krankenhauses und der Medizinischen Akademie „Carl Gustav Carus" Dresden. Med. Diss., S. 52

36 Ebenda, S. 53–54

37 Ebenda, S. 85–86

37 Seit 1923 existierte in Dresden eine Dentistenschule an verschiedenen Standorten. Mit der „Anordnung über die Approbation der Zahnärzte vom 2.3.1949" wurde der Dualismus zwischen den approbierten Zahnärzten und den Zahnbehandlern (Dentisten) aufgehoben. Damit wurde der Dentistenstand abgeschafft und ein reguläres Hochschulstudium als Voraussetzung zur Ausübung der Zahnheilkunde verlangt. Aus der in Dresden vorhandenen Fachschule wurde das Institut für den Zahnärztlichen Nachwuchs, das seinen Sitz im ehemaligen König-Georg-Gymnasium erhielt. Dittrich, I. (1994) a.a.O., S. 59–60

39 Köhler, K. und Platzbecker, H. Heinrich Fritz (1909–1998) Wegbereiter des „Medizinhistorischen Röntgenmuseums" in Wismar. In: Albrecht, M.A. (Hrsg.) Schriften der Medizinischen Fakultät Carl Gustav Carus, Neue Folge, Bd. 3 Dresden 1999, S. 89

40 Ebenda, S. 89

41 SHStA, LRS, MfAS, Nr. 1933 n.p. Forschung am Krankenhaus Johannstadt 1946

42 SHStA, LRS, MfAS Nr. 1999, Bl. 479 Beschluss des Dezernates des Gesundheitswesens beim Rat der Stadt Dresden vom 26.9.1945; StAD, Dez. Gesundheitswesen Nr. 47, Bl. 1

43 SHStA, LRS, MfAS, Nr. 1999, Bl. 486 und 487

44 SHStA, LRS, MfAS, Nr. 1999, Bl. 474

45 Zeugnis von Professor Dr. Fischer für Dr. Theodor Matthes vom 1. November 1949

46 SHStA, LRS, MfAS, Nr. 1933 (n.p.) Forschungsberichte am Krankenhaus Johannstadt 1946 und 1947

47 Th. Matthes veröffentlichte in der 1946 neu gegründeten Zeitschrift „Deutsches Gesundheitswesen" über Versuchsreihen, die in der Chirurgie bis Februar 1945 durchgeführt worden waren. Zeller, A. und Matthes, Th.(1946) Zur Toxizität der Penicillinsäure. Dtsch. Ges. wesen 1, S. 499

48 SHStA, LRS, MfAS, Nr. 1933 (n.p.) Brief Dr. Heinrich vom 10.1.1947

49 Persönliches Gespräch mit Frau Lieselotte Schmidt, Dresden am 7.8.2000 und 16.11.2000

50 Hans Killian (1892–1982) arbeitete als chirurgischer Oberarzt in Freiburg/Brsg., bevor er 1943 Karl Heinrich Bauer (1890–1978) als Direktor der Universitätsklinik für Chirurgie in Breslau ablöste, der einen Ruf nach Heidelberg erhalten hatte. Im Mai 1943 war er Teilnehmer der „3. Arbeitstagung der Beratenden Ärzte" in der Militärärztlichen Akademie zum Thema „Sulfonamide". 1944 leitete er ein Forschungsvorhaben Penicillin. Mit Kriegsende 1945 verließ H. Killian Breslau und arbeitete von 1947 bis 1949 als Direktor des Städtischen Krankenhauses Baden-Baden und Chefarzt der Chirurgischen Abteilung. 1946 berichtete er in dem Buch „Die Penicilline" über seine Breslauer Penicillin-Forschungen. 1948 folgte eine groß angelegte Übersicht in der 2. Auflage des Buches. 1949 wechselte er nach Freiburg. Quelle zu biographischen Daten: Klee, E. (1997) Auschwitz, die NS-Medizin und ihre Opfer. S. Fischer, Frankfurt/Main, S. 151, 202, 263; Stadtarchiv Baden-Baden Personalakte Hans Killian, Sign. 11/11–72

51 Runia Scheuer-Karpin (geb. 1912) mußte nach ihrem Medizinstudium und Assistenztätigkeit an der Universität Prag 1939 Deutschland als Jüdin verlassen. Nach der Emigration nach England, wo sie in der Pathologie und Labormedizin arbeitete, wurde sie nach Kriegsende zur Seuchenbekämpfung nach der Tschechoslowakei gerufen und betreute die Überlebenden des KZ Theresienstadt. Nach ihren Dresdner Jahren 1946 bis 1950 leitete sie von 1950 bis 1968 als Chefärztin das Zentrallabor für medizinische Diagnostik und die Medizinische Klinik im Städtischen Hufeland-Krankenhaus Berlin Buch. Sie hatte gegenüber H. Gummel eine stark ausgeprägte kritische Grundhaltung. Briefe von R. Scheuer-Karpin an A. Scholz vom 9.3., 23.3., 18.4.1999, 11.8.2000. Scheuer-Karpin, R. Aus dem Johannstädter Krankenhaus in Dresden, 1946–1949, Blackburn, Ms. 1977, S. 1–11 (Typoskript) Institut für Geschichte der Medizin, TU Dresden

52 Fragen nach dem wissenschaftlichen Gehalt der Arbeiten der Herren Gummel und Heinrich werden in mehreren Dokumenten aufgeworfen: SHStAD, LRS, Min. Arbeit und Sozialfürsorge Nr. 1934 (n.p.). Brief Prof. Lendle Leipzig an Min. Arbeit und Soz. Dr. Hahn 30.1.1948; Brief Dr. Frucht an Dr. Paetz, Berlin 26.8.1948 LRS, Min. Wirtschaft Nr. 1656, Bl. 165 Brief Gerhart Ziller an K. Junghanns 26.7.1948

53 SHStA, LRS, Min.Wirtschaft und Arbeit, Nr. 1656, Bl. 166–167. Der Betrieb war in einem völlig demontierten Fabrikgelände eingerichtet worden. In der Erprobungsphase vom 30. Mai bis Ende Juni 1948 seien 6 Mill. IE Penicillin produziert worden. Bei Verbesserung der technischen Möglichkeiten wurden für das IV. Quartal 1948 600 – 700 Mill. IE pro Monat als Produktionsmenge angekündigt.

54 Hans Gummel (1908–1973). Nach dem Medizinstudium in Rostock, Innsbruck und Berlin 1934 bis 1937 Assistenzarzt an der Berliner Charité. 1935 NSDAP. 1937 bis 1939 Chirurg in Univ. Klinik Breslau. 1939 bis 1943 Oberarzt an Chirurgischer Universitätsklinik Breslau und Leiter des Geschwulstlabors von K.H. Bauer. 1943 bis 1945 Oberarzt unter dem neuen Klinikdirektor H. Killian. 1946 bis 1949 Leiter des

„Labors für Geschwulstforschung" Dresden-Johannstadt und ab 1948 wissenschaftlicher Leiter des Hauptlaboratoriums landeseigener Betriebe Langenhennersdorf. 1947 SED. 1949 bis 1955 Ärztlicher Direktor der Geschwulstklinik Berlin-Buch. 1955 bis 1973 Direktor der Robert-Rössle-Klinik Berlin-Buch ab 1972 Zentralinstitut für Krebsforschung der DAW. Quelle: Barth, B.-R. (1996) DDR: Wer war wer? Berlin Links, S. 256; Brief von Professor Dr. Theodor Matthes an A. Scholz vom 17.05.2001

Der 1950 aus Dresden nach Berlin-Buch gewechselte Chirurg Th. Matthes erhielt 1953 eine Chefarztstelle als Leiter der neu aufzubauenden Abteilung für Thoraxchirurgie. 1973 wurde er Ärztlicher Direktor der Robert Rössle Klinik und stellvertretender Direktor des Zentralinstituts für Krebsforschung. Quellen: Wolff, H.P., Kalinich, A. (1996) Zur Geschichte der Krankenanstalten in Berlin-Buch. Edition Hentrich Berlin, S. 246, 258; Brief von Prof. Dr. Th. Matthes an A. Scholz vom 17.05.2001

55 SHStA, LRS, MfAS Nr. 1934. Bericht zur sanitär-epidemiologischen Beschreibung des Landes Sachsen vom 19.5.1947; Liste der medizinischen und pharmazeutischen Institute Sachsens vom 15.6.1948

56 Forth, W. Gericke, D. und E.-G. Scheuch (1997) Von Menschen und Pilzen. S. 68–69

57 Gespräch mit Frau Schmidt, Dresden vom 7.8.2000; Gespräch mit der Kinderärztin, Frau Dr. Schmeiser, Dresden am 20.11.2000; UA TUD, MF Nr. 54 n.p. Jahresbericht 1950 vom 10.5.1951, S. 5

58 StAD Stadtverordnetenversammlung Rat der Stadt Dresden, Dez. Gesundheitswesen Nr. 41, Bl. 192

59 UA TUD, MF Nr. 52 n.p. Bericht über die Polikliniken Johannstadt, Blasewitz und Strehlen vom 29.12.1953

60 UA TUD, MF Nr. 52 n.p. Bericht Ärztlicher Direktor Krankenhaus Dresden Johannstadt vom 23.1.1954

61 UA TUD, MF Nr. 55 n.p. Monatsberichte der Verwaltungsleitung an das Dezernat Gesundheitswesen, Bericht S. 2, 10, 13, 14

6.   Die Medizinische Akademie „Carl Gustav Carus" von 1954 bis 1992

6.1.   Gründung der Medizinischen Akademie

Der erste Fünfjahresplan legte die ökonomischen Veränderungen fest. Neue Strukturen verlangten neue Inhalte. Auf die Medizin bezogen gingen weitsichtige Planungen von dem Ziel aus, daß im Jahr 1960 ein Arzt 1000 Menschen versorgen sollte. Die Ausbildungskapazitäten von 1953 würden jedoch nur die Hälfte dieses Bedarfes erreichen[1]. Außerdem mußte die Westflucht von Medizinstudenten und Ärzten in derartige Planungsgedanken aufgenommen werden. Aus allen Wissenschaftsbereichen kamen Forderungen nach perspektivischen Planungen. Die Reaktion der Regierung war der Ministerratsbeschluß vom 6. August 1953, der die Gründung von 12 neuen Hochschulen im Gebiet der DDR vorsah. Dazu gehörten vier neu zu errichtende Medizinische Hochschulen. Als Standorte waren vorgesehen: Berlin-Buch, Erfurt, Frankfurt/Oder, Magdeburg. Es gibt verschiedenste Vermutungen, warum Dresden in diesem Plan nicht berücksichtigt wurde. Da es hierzu keine Dokumente gibt, muß die Frage offen bleiben. Zeitzeugen sprechen von innerparteilichen Kontroversen, denn bei allen Folgegesprächen zeigte sich, daß Berlin von Dresdens Interesse und Eignung als Standort für eine medizinische Hochschule wußte. Seit 1952 hatte die Dresdner Ärzteschaft auf ihre Traditionen in der medizinischen Ausbildung hingewiesen. Der Ärztliche Direktor des Krankenhauses Johannstadt, Karl Thomas, hatte in Briefen und Gesprächen sowohl das Ministerium für Gesundheitswesen als auch das Zentralkomitee der SED davon informiert, daß Dresden seine Möglichkeiten in die Hochschulausbildung von Ärzten einbringen wollte[2].

Einen Tag nach dem Ministerratsbeschluß fand am 7. August 1953 im Berliner Ministerium für Gesundheitswesen eine Besprechung der Ärztlichen Direktoren von Großkrankenhäusern statt, bei der der Vertreter von Johannstadt, K. Thomas, von der Entscheidung zur Gründung neuer Medizinischer Akademien erfuhr. Nach Dresden zurückgekehrt, informierte er den Friedrichstädter Chirurgen Albert Fromme (1881–1966), den Internisten W. Crecelius, Kreisarzt und Oberbürgermeister. Es muß als historisches Verdienst dieser Ärzte eingeschätzt werden, daß sie es fertigbrachten, innerhalb von 3 Wochen einen scheinbar endgültigen Ministerratsbeschluß so zu verändern, daß Dresden als neuer Standort akzeptiert und Frankfurt/Oder aufgegeben wurde. Die einzelnen Schritte sind sowohl bei H.E. Kleine-Natrop[3] als auch in ausführlichen Berichten im Universitätsarchiv[4] dokumentiert. Innerhalb weniger Tage wurde von A. Fromme ein überwältigendes Material zusammengestellt, das in den Schreibtischen auf Abruf gewartet hatte. 12 Tage nach der Erstinformation in Berlin erhielt die Dresdner Ärzte-Delegation die Chance, am 19.August 1953 sowohl im Staatssekretariat für Hochschulwesen (Dr. Oberdörster) als auch anschließend im Ministerium für Gesundheitswesen (Minister Steidle, Frau Staatssekretär Jenny Matern) ihre Argumente vorzutragen[5]. Das Ergebnis dieser Gespräche war die Einigung, dem Ministerrat vorzuschlagen, der Gründung einer fünften medizinischen Hochschule zuzustimmen, wobei ein entscheidender Standortvorteil von Dresden der Einschluß der Ausbildung von Zahnärzten war. In dieser Phase wurde ein Verhältnis Zahnmedizin zu Humanmedizin von 2 : 1 präferiert[6]. Der entscheidende Schritt erfolgte 10 Tage später. Am 29. August 1953 tagte in Berlin der Wissenschaftliche Beirat mit Vertretern des Staatssekretariats, des Ministeriums und berufener Professoren der Universitäten. A. Fromme hatte in seinem Vortrag alle Argumente zusammengestellt, die Dresden auszeichneten und die Eignung der Stadt auswiesen: die 200 Jahre zurückreichende Tradition medizinischer Ausbildung in Dresden, die herausragenden wissenschaftlichen Leistungen von Dresdner Ärzten, die Erfahrungen der in der Lehre bewährten und habilitierten Wissenschaftler, die seit Ende 1945 angelaufenen Fortbildungsaktivitäten, die zwei Großkrankenhäuser mit ca. 4000 Betten und vielen Fachabteilungen, das umfangreiche, differenzierte Krankengut aus einem großen Einzugsbereich, die Notwendigkeit einer medizinischen Hochschule im „universitär leeren" Südosten der DDR. Die Spezifität der in Dresden vorhandenen Möglichkeit zahnärztlicher Ausbildung war ein weiteres, für diese Stadt sprechendes Argument, da es in keiner der anderen Städte diese Option gab[7]. Der Wissenschaftliche Beirat ließ sich von den günstigen Vorbedingungen für die Einrichtung von Vorklinik und Klinik überzeugen, ließ Frankfurt/Oder fallen und entschied sich für Dresden[8]. Am 9. September 1953 teilte das Sekretariat des Ministerpräsidenten der DDR dem Kreisarzt Dr. Grube mit „Eine von den vier neuzubildenden Hochschulen wird Dresden sein"[9]. Da A. Fromme mit seiner Autorität und dem gehörigen Verhandlungsgeschick die Weichenstellung in Berlin erreicht hatte, wurde er von der Regierung als Rektor der zu gründenden Medizinischen Akademie vorgesehen und dementsprechend mit der Leitung der Vorbereitungsarbeiten

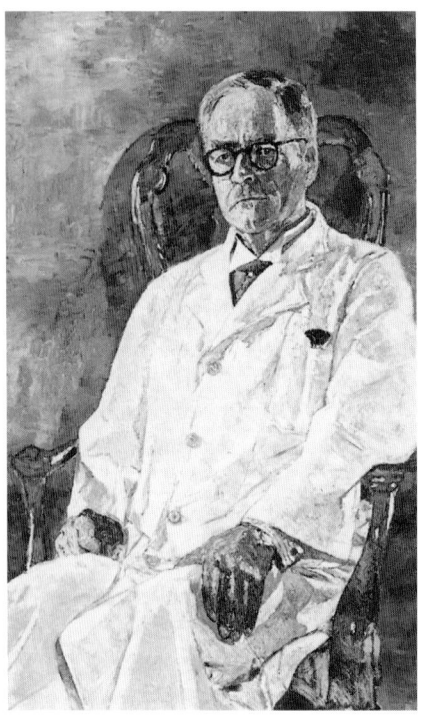

81   Rektor Magnificus Prof. Dr. Albert Fromme
von Ernst Hassebrauk, Ölgemälde, 1952

betraut[10]. Wegen seines hohen Alters und den Belastungen des Klinikdirektorates in Friedrichstadt wurde ihm W. Crecelius als verantwortlicher Investbeauftragter und stellvertretender Rektor an die Seite gestellt.

Der in seiner Position überforderte Oberbürgermeister Walter Weidauer (1899–1986) mußte von der Bedeutung einer weiteren Hochschuleinrichtung überzeugt werden, da er Aktivitäten der bürgerlichen Intelligenz ungern unterstützte. Kreisarzt E. Grube war hierbei ein hilfreicher Vermittler.

In Vorbereitung der gesicherten Gründung einer Medizinischen Akademie in Dresden hatten die Herren des zukünftigen Lehrkörpers beschlossen, regelmäßige Sitzungen durchzuführen, um erstrangig die personelle Erweiterung der Hochschullehrer als auch alle weiteren Fragen zur Ausgestaltung der Akademie abzustimmen. Die wöchentlichen Sitzungen begannen am 20. Mai 1954 mit dem „Initiativkreis" A. Fromme, W. Crecelius, H.-B. Sprung, O. Rostoski, R. Ganse. Später nahmen C.B.F.W. Ahrens und K. Jarmer daran teil[11].

Am 16. August konnte protokolliert werden, daß Herr Minister Radetzky die Namensgebung „Carl-Gustav-Carus-Akademie" telefonisch bestätigt habe[12]. Es entspricht dem in diesen Jahren gesamtdeutschen Denken, daß A. Fromme sich im August 1954 an die Universität Göttingen mit dem Wunsch wandte, eine Patenschaft gegenüber der neuen Akademie zu übernehmen, worauf diese sofort bestätigend reagierte[13]. Die Bereitschaft zum Aufbau der akademischen Einrichtung zeigte sich in der Übernahme zusätzlicher Verpflichtungen. W. Crecelius war bereit, das Amt des Prorektors für studentische Angelegenheiten zu übernehmen und H.B. Sprung die Aufgabe des Prorektors für Forschungsangelegenheiten[14].

Die endgültige Bestätigung für die Wahl Dresdens als Standort einer neuen medizinischen Hochschulausbildung bildete die vom Minister für Gesundheitswesen, Luitpold Steidle, am 20. Juli 1954 erlassene „Anordnung über die Errichtung von medizinischen Akademien"[15]. Bei dieser Gelegenheit erhielten die Lehrstuhlinhaber der drei Medizinischen Akademien von Dresden, Erfurt und Magdeburg in Berlin ihre Berufungsurkunden ausgehändigt. Es war eine aus der historischen Situation entstandene Besonderheit, daß in Dresden zwei Chirurgen (A. Fromme und H.-B. Sprung) und zwei Internisten (O. Rostoski und W. Crecelius) zu Ordinarien berufen wurden. Tradition und Gegenwart akzeptierten und ergänzten sich. Geburtshilfe und Gynäkologie erhielt R. Ganse, Pathologie und Pathologische Anatomie H.-G. Güttner. Die Dresdner wurden erweitert durch eine Berufung aus Greifswald. Karl Jarmer erhielt die Stomatologie[16].

Der 7. September 1954 war der Tag der Inauguration der Medizinischen Akademie „Carl Gustav Carus". Die Reden der offiziellen Würdenträger wurden von festlicher Musik begleitet. Der Festvortrag des nunmehr endgültig und amtlich ernannten Rektors der Akademie, A. Fromme und eine Carus-Gedächtnisausstellung unterstrichen die programmatische Bedeutung des Namenspatrons[17].

6.2. Wachstum und Ausgestaltung der Medizinischen Akademie

Das Charakteristikum der Medizinischen Akademie war die Begrenzung der Ausbildung auf das klinische Studium. Die Studenten kamen nach Dresden, nachdem sie die vorklinischen Semester an anderen Universitäten abgeschlossen hatten. Sie absolvierten in Dresden die Semester vom Physikum bis zum Staatsexamen. Von der rechtlichen Position her waren die Medizinischen Akademien den medizinischen Fakultäten der Universitäten gleichgestellt.

Da ein Beschluß des Ministerrates der DDR vom 28. August 1952 über die Aufstellung von Statuten der Universitäten und Hochschulen existierte, war es für die neugegründete Dresdner Akademie Pflicht, ein eigenes Statut zu erarbeiten. Zwei Jahre nach Gründung erschien am 15. Juni 1956 das Statut der Medizinischen Akademie, das am 18. August 1956 durch den Staatssekretär für Hochschulwesen, Prof. Dr. Gerhard Harig (1902–1966) bestätigt wurde[18]. Das politische Programm der SED für die 50er Jahre bestimmte das Statut. In der Präambel heißt es: Die Medizinische Akademie *„bekennt sich zu tätiger Mitar-*

beit an der Verteidigung des Friedens und der Schaffung eines gesamtdeutschen demo-kratischen souveränen friedliebenden Staates"[19]. Wenn auch die Ausbildung der Studenten und die medizinische Forschung zu den Hauptaufgaben gehörten, wurden gleichberechtigt parteipolitische Grundsätze formuliert: *„die Festigung des Bündnisses der Arbeiterklasse mit den werktätigen Bauern und der Intelligenz [...]* sowie *„die Förderung des Arbeiter- und Bauernstudiums"*[20]. In dem Statut wurde das doppelte Unterstellungsverhältnis vorerst festgeschrieben[21]. Die Akademie blieb auf die Belange der Patientenversorgung bezogen eine Institution des staatlichen Gesundheitswesens. Die akademischen Rechte und Pflichten des Lehrkörpers sowie die Form und Durchführung des Studiums unterstanden dem Staatssekretariat für Hochschulwesen. Struktur und Angehörige der Aka-demie sowie Studienablauf wurden definiert. Zur Unterstützung des Rektors wurden drei Prorektoren ernannt

a) *Prorektor für Studienangelegenheiten*
b) *Prorektor für gesellschaftswissenschaftliches Grundstudium*
c) *Prorektor für Forschung und wissenschaftliche Aspirantur.*

Da alle Bereiche unter einer politischen Kontrolle stehen sollten, war definiert *„Zu den Aufgaben des Prorektors für das gesellschaftswissenschaftliche Grundstudium gehört insbesondere die Anleitung und Kontrolle des gesellschaftswissenschaftlichen Un-terrichtes, sowie der politischen Fora"*[22].

Die Aufgaben von Rektor, Prorektoren, Verwaltungsdirektor und Senat wa-ren umfassend geregelt. *„Der Senat besteht aus dem Rektor, den Prorektoren, dem Verwaltungsdirektor, den Instituts- und Klinikdirektoren, dem Leiter der Akademi-schen Bibliothek und einem von der Betriebsgewerkschaftsleitung benannten und dem Lehrkörper der Akademie angehörenden Vertreter der Gewerkschaft"*[23]. Ein FDJ-Ver-treter sollte ausschließlich bei der Behandlung studentischer Angelegenheiten hinzugezogen werden[24]. Das Statut war eine von den geistigen Vätern wohl-gemeinte Verfassung, die jedoch sehr bald in der Realität Veränderungen er-fuhr. Schon 3 Jahre später war der Senat anders als vorgesehen zusammenge-setzt. Die Prorektoren waren verändert: Forschung, Studienangelegenheiten, wissenschaftlicher Nachwuchs waren vertreten; gesellschaftwissenschaftliches Grundstudium nicht. Der Bibliotheksdirektor ist im Senat nicht vertreten. Für die Arbeitsfähigkeit des Senats war es notwendig, aus dem Lehrkörper 10 Pro-fessoren auszuwählen. Der im Statut verankerte Verwaltungsdirektor (1959: Dipl. Jur. Heinz Manczyk) wurde vom 1. Sekretär der SED-Parteiorganisation der Akademie (1959: Dipl. Gesellschaftwissenschaftlerin Charlotte Sommer) flankiert, dessen Mitgliedschaft nicht im Statut erwähnt wurde. Als Vertreter des Rates der Stadt nahm der 1. Stellvertreter des Oberbürgermeisters Hans Bohn an den Senatssitzungen teil[25].

Dem Gründungsjahr 1954 und dem Jahr 1956 mit dem ersten Statut soll das Jahr 1958 angefügt werden, das eine entscheidende Vereinheitlichung der juristischen Position brachte. Die erwähnte Doppelunterstellung der Akademie unter Staatssekretariat für Hochschulwesen und Ministerium für Gesundheitswesen war bis dahin zusätzlich kompliziert, da sich die Krankenhäuser in der Rechtsträgerschaft der Stadt Dresden befanden.

Da sich in Dresden und in den anderen neuen Akademie-Standorten Erfurt und Magdeburg viele verwaltungstechnische Probleme ergaben, wurden 1958 die Medizinischen Akademien als geschlossene Einheiten dem Staatssekretariat für das Hoch- und Fachschulwesen unterstellt. Daraus folgte eine wesentliche Vereinfachung der Verwaltungsarbeit. Auf die Position der nichthabilitierten Klinikleiter bezogen, wurden diese Vorstände der Kliniken und Institute des Johannstädter Krankenhauses nunmehr kommissarische Direktoren, die durch Habilitation Hochschullehrer werden konnten. Bei fehlender Habilitation folgten Berufungen von auswärtigen Universitäten. Weitere verwaltungstechnische Entscheidungen förderten die Konsolidierung der Akademie. 1955 fiel die wichtige klärende Entscheidung, daß nunmehr Johannstadt die ausschließlich und alleinige Basis für die Verpflichtungen der Akademie und damit aller weiteren Bauplanungen sein sollte. So schieden auch die chirurgischen und medizinischen Kliniken sowie die Frauenklinik von Friedrichstadt aus dem Lehrbetrieb aus. Die dem Johannstädter Krankenhaus benachbart gelegene Staatliche Frauenklinik, die 1946 dem Stadtkrankenhaus angeschlossen worden war, wurde 1947 endgültig aus der Landesverwaltung entlassen und im Jahre 1956 der Medizinischen Akademie angeschlossen. 1957 wurde eine weitere strukturelle Maßnahme in die Praxis umgesetzt. Die 1952 als eigene Einheit gegründete Poliklinik wurde in dem Sinn aufgelöst, daß die einzelnen Fachabteilungen dem damals gängigen universitären Modell entsprechend den jeweiligen Kliniken zugeordnet wurden, so daß die Einheit „Klinik und Poliklinik" wiederhergestellt wurde.

Der bei der Gründung 1954 vorhandene Kern von Professoren mußte erweitert werden, um den Lehrverpflichtungen nachkommen zu können. Wenn es zuerst auch noch Gastdozenten gab, so vervollständigte sich der Lehrkörper ständig. 1955 erfolgten die Berufungen von Georg Harnapp (1903–1980) für die Pädiatrie, von Wolfgang Oelßner (1920–1983) für die Pharmakologie, von Johannes Suckow (1896–1994) für die Neurologie und Psychiatrie, für Hygiene und Mikrobiologie C.B.F. Walther Ahrens (1910–1975). Zur Verstärkung des Lehrkörpers wurden 1955 noch die Herren Eberhard Goetze für die Medizinische Klinik und Herbert Parnitzke für die Neurologische Klinik berufen, die bald zu Professoren ernannt, Dresden jedoch wieder verließen, da sie als Lehrstuhlinhaber nach Jena, bzw. Magdeburg wechselten. Um die politische Ausrichtung der Studenten zu formieren, erfolgte 1955 die Gründung einer Abteilung für Gesellschaftswissenschaften unter der Leitung von Rolf Feig. 1956 folgten als Berufungen von Hans-Edgar Euler (1910–1970) für die Hals-Nasen-Ohrenheilkunde sowie von Werner Schmincke für die Sozialhygiene, 1957 Heinz Egon Kleine-Natrop (1917–1985) für die Dermatologie. Da das Bild eines geeinten Deutschland noch nicht aufgegeben war, soll hervorgehoben werden, daß die Herren Euler von Erlangen und Kleine-Natrop von Kiel nach Dresden wechselten. Da Hugo Gasteiger 1951 an die Charité-Augenklinik berufen wurde, folgte ihm Heinz Nonnenmacher für die Ophthalmologie. Da er nach Frankfurt/M. wechselte, wurde 1958 Fritz Müller (1917–1969) aus Leipzig zum Nachfolger ernannt. Wenn auch auf der einen Seite die Zahnklinik des Johannstädter Krankenhauses und die existierende Dentistenschule ein wichtiges Argument für die Standortentscheidung für Dresden gewesen war, so ergaben sich mit der Neugründung der Akademie personelle Rivalitäten. Die aus Vorläufereinrichtungen seit 1921 entstandene Zahn- und Kieferklinik unter der Leitung des verdienstvollen, jedoch mit 64 Jahren nicht mehr zur Habilitation bereiten Johann Alexander Vogelsang (1890–1963) existierte 1954 bei Gründung der Akademie parallel zur neu eingerichteten Klinik und Poliklinik für Stomatologie, die von dem aus Greifswald berufenen Karl Jarmer geführt wurde. Die langjährigen Querelen fanden ein Ende, nachdem mit dem Tod von J.A. Vogelsang die bisherige Kieferchirurgische Klinik mit dem 20. Mai 1963 der Klinik und Poliklinik für Stomatologie als chirurgisch-stationäre Abteilung angegliedert wurde. Mit der Habilitation der Chefärzte der Radiologischen Klinik, der Urologischen und der Orthopädischen Klinik wurden 1959 bis 1962 auch die Lehrstühle für Röntgenologie und Strahlenheilkunde, Urologie und Orthopädie geschaffen. Das Institut für Arbeitshygiene entstand 1961. Den Lehrstuhl erhielt Max Quaas (1920–1987). Zuerst im Verwaltungsgebäude eingerichtet, konnte das Institut 1964 in eine Etage der Medizinischen Berufsfachschule einziehen. Zum Zeitpunkt des zehnjährigen Jubiläums der Akademie 1964 waren damit 18 Lehrstühle endgültig besetzt.

Da funktionell für viele Abteilungen des Klinikums notwendig und von einem für die Gründungsgeschichte der Akademie ganz entscheidenden Kollegen begründet, muß das Institut für Blutspende- und Transfusionswesen erwähnt werden. Karl Thomas hatte zuerst eine Transfusionsabteilung im Keller des zur Chirurgie gehörenden Hauses 27

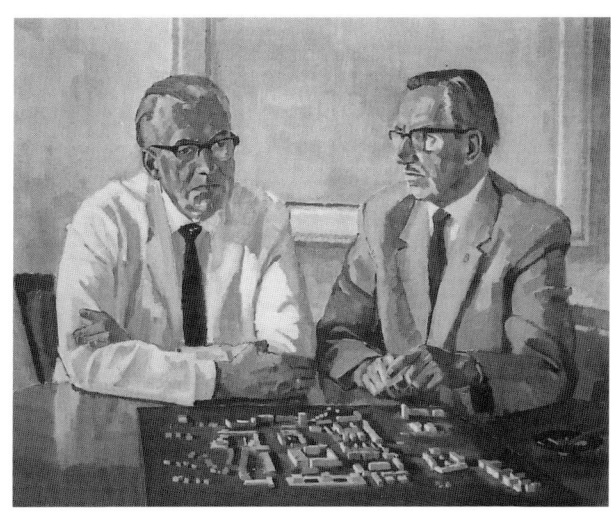

82 Prof. Dr. Wilhelm Crecelius und Dr. Eduard Grube. Gemälde von Eva-Schulze-Knabe, 1964

aufgebaut. Das von ihm 1955 gegründete „Institut für Blutspendewesen" an der Medizinischen Akademie war das erste selbständige Institut seiner Art in der DDR und gehörte bis 1962 zum Verband der Akademie, um dann nach zentralen Orientierungen dem Rat des Bezirkes Dresden unterstellt zu werden.

Die Leitung der Akademie lag im ersten Jahr des Bestehens in den Händen des Rektors A. Fromme, der mit seiner Autorität die Gründungsphase bestimmt hatte. Im April 1955 mußte der 74-Jährige aus gesundheitlichen Gründen sein Amt niederlegen, so daß sein Stellvertreter W. Crecelius mit der Wahrnehmung der Geschäfte beauftragt wurde. Im Februar 1956 kam es zur ersten eigenständigen Wahl eines Rektors. Aus den Reihen des Lehrkörpers wurde der Pathologe Horst-Günther Güttner (1912–1983) zum Rektor gewählt. Da in der Gründungsphase existentielle Probleme zu lösen und zu bewältigen waren, hatten verschiedene, mit einer Hochschulgründung ansonsten verbundene Formalia warten müssen. Rektorkette und Siegel wurden mit deutlichem Bezug auf den Namensgeber Carus kunstvoll gestaltet. Ehrwürdigen Universitäten nachempfunden bekamen Rektor und Senat farbige Talare und Barette, die jedoch mit der 3. Hochschulreform 1968 wieder abgeschafft wurden. Seit 1957 erschien zu jedem Semester ein gedrucktes Personal- und Vorlesungsverzeichnis, während vorher nur jeweils ein Heft für das ganze Studienjahr in Auftrag gegeben wor-

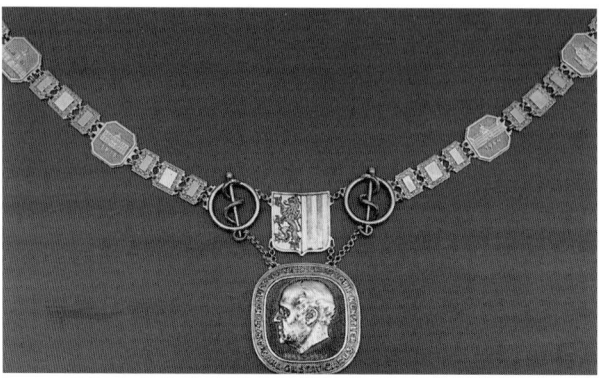

83   *Amtskette des Rektors der Medizinischen Akademie „Carl Gustav Carus"*

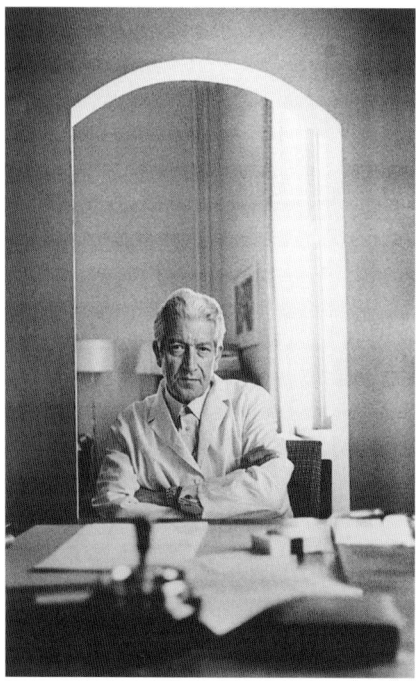

84   *Prof. Dr.Dr. Heinz Egon Kleine-Natrop*

den war. Pflege und Beförderung historischer Werte universitären Lebens lagen immer wieder in den Händen des von Kiel nach Dresden berufenen Dermatologen Heinz Egon Kleine-Natrop, der die Prägung der jungen Hochschule zu seinem Lebensinhalt erklärt hatte. In Philosophie und Geschichte geschulte geistige Souveränität, jesuitische Gewandtheit für die Gratwanderung zwischen parteipolitischen Zielen und historisch begründeten Ansprüchen an eine Hochschule führten zu einer spezifischen Ausstrahlung der Carus-Akademie. Es gab keine einzige Universität in der DDR, die in den Jahren scharfer politischer Auseinandersetzungen – nämlich 1964 – einem weltberühmten Maler wie Otto Dix die Würde eines Ehrenbürgers verlieh. Die konsequente Pflege des Carus-Erbes gehörte zu H.E. Kleine-Natrops ständigen Aktivitäten. 1959 begann die Akademie auf seine Anregung hin die Herausgabe einer Schriftenreihe, die auf der eine Seite die wissenschaftlichen Leistungen der Hochschule in Form bibliographischer Bände dokumentierte, darüber hinaus jedoch die

Geschichte der Akademie in fester Regelmäßigkeit niederschrieb, so daß wir heute in den vorliegenden 25 Bänden die Entwicklung und viele Personalia nachvollziehen können. H. E. Kleine-Natrop nutzte diese Schriften immer wieder dazu, auf das weite Spektrum des Carus-Werkes hinzuweisen. Die seit 1997 herausgegebene Neue Folge der Schriften der Medizinischen Fakultät sieht sich dieser Tradition verpflichtet.

Wenn auch auf einem ganz anderen Niveau, so trug die 1959 startende Betriebszeitung „Akademie-Echo" zur Identifikation der Mitarbeiter mit ihrer Einrichtung bei. Die von der SED-Hochschulparteiorganisation herausgegebene Zeitung diente einerseits dem jahrzehntelangen Experiment, die Menschen mit sich ständig wiederholenden politischen Parolen ideologisch für die Ziele der SED zu begeistern und von der Richtigkeit der Vorstellungen zu überzeugen, was jedoch 1989 in das Gegenteil umschlug. Außerdem war die Zeitung ein Ort der Information über die täglichen Freuden und Sorgen des alltäglichen Lebens in dem Klinikum.

Nach zwei Amtsperioden H.-G. Güttners als Rektor wählte der Senat 1960 den Pharmakologen Wolfgang Oelssner zum Rektor Magnificus, der die Akademie über vier Jahre bis 1964, dem Jahr des zehnjährigen Jubiläums, in souveräner und anspruchsvoller Weise in einer Zeit sich verschärfender politischer Widersprüche führte. W. Oelssner, nicht der SED zugehörig, war eine kluge und ehrgeizige Persönlichkeit, die mit hohem diplomatischen Geschick den Weg nach oben suchte. 1961 war mit dem Bau der Berliner Mauer die Isolation der Menschen, so auch der Mitarbeiter der Akademie, endgültig geworden. Die Erfahrung der Machtlosigkeit des einzelnen Bürgers gegenüber dem totalitären System lähmte Initiativen und Engagement. Während der Rektorate von Oelssner und Simon folgte der Aufbauphase ein Ausbau der Hochschule auf verschiedenen Ebenen. Die sich anbahnende Stabilität der Strukturen wurde großen Belastungen ausgesetzt, indem die Entscheidungen der 3. Hochschulreform vorbereitet wurden, die 1969 zu einer tiefgreifenden Umgestaltung führte. Oelssners Nachfolge im Amt des Rektors trat der Pathologe Heinz Simon an, der die Geschicke der Akademie bis 1968 führte.

Den ersten Emeritierungen in den 60er Jahren folgten Neuberufungen, in den großen Kliniken entwickelten sich Spezialabteilungen, kleinere Fachgebiete kamen neu hinzu und vervollständigten das Hochschulprofil. Die politische Abgrenzung schloß Berufungen von westdeutschen Universitäten aus. Deutscher universitärer Tradition gemäß dominierten Fremdberufungen. Die Humboldt-Universität Berlin war die „Hauptquelle" für Dresden. Es sollte ein

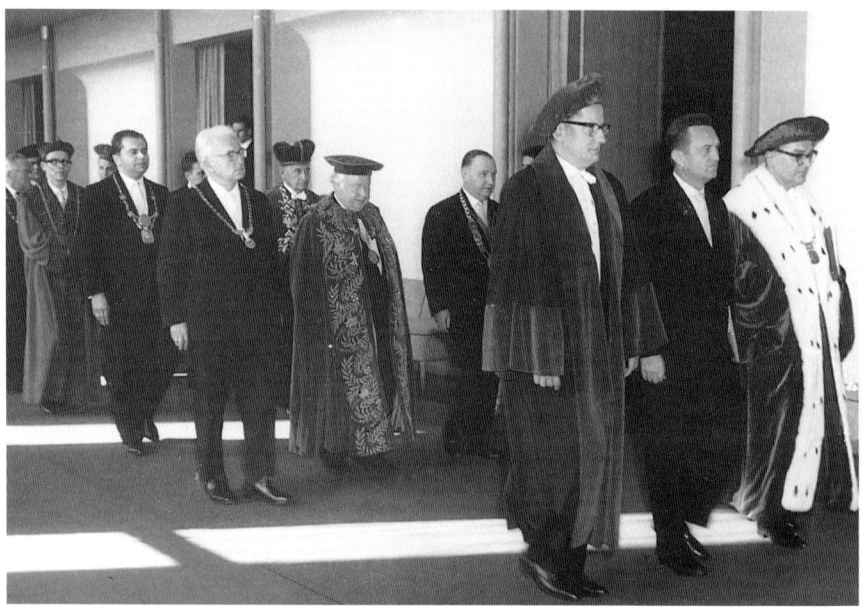

85 Einzug des Senats und der Ehrengäste zur akademischen Feier aus Anlaß des 10jährigen Beste-
hens der Medizinischen Akademie. 17.9.1964, von re. n. li.: Magnifizenz Prof. Dr. W. Oelßner,
Staatssekretär Dr. H.J. Gießmann, Prof. Dr. H. Simon, 2. Reihe Mitte: Magnifizenz Prof. Dr.
K. Schröder, Humboldt-Universität Berlin, links Prof. Dr. Dr. K. Matthes, Präsident der
Leopoldina Halle

Zeichen für das hohe wissenschaftliche Niveau in Dresden werden, daß mehrere Berliner Lehrstühle später durch Dresdner besetzt wurden: Pharmakologie mit W. Oelssner, Pathologie mit H. Simon, Chirurgie mit H. Wolff, Psychiatrie und Neurologie mit Karl Seidel. Es war der Dank des nunmehr anerkannten Juniorpartners an den Helfer in der Aufbauphase.

Berufungspolitik war gleichzeitig immer Kaderpolitik, um den Terminus der
Zeit zu benutzen. Gab es 1954 nur einen Genossen unter den 6 Professoren
des Gründungskerns der Akademie, so waren 1989 Klinik- und Institutsdirektoren ohne SED-Mitgliedschaft absolute Ausnahmen. Der Anteil der SED-Genossen unter den Hochschullehrern stieg von 6,5 % im Jahr 1957 auf 53,4 % im
Jahr 1980[26].

Die personalpolitischen Ziele reichten weit in die Zukunft. Auf einer SED-
Delegiertenkonferenz wurde 1976 unmißverständlich formuliert, daß die von
1980 bis 1995 aus Altersgründen ausscheidenden Professoren mit *„geeigneten*

Kadern" zu besetzen seien. Der Bericht forderte eine *„langfristige Kaderstrategie bis zum Jahr 2000",* die zum Teil mit Eigenberufungen bis zum Jahr 1989 erfolgreich durchgesetzt wurde, durch die Wiedervereinigung 1990 jedoch aufgehoben werden sollte[27].

1964 wurde das Institut für gerichtliche Medizin gegründet und mit dem Prokopschüler Wolfgang Reimann besetzt. Die gerichtsmedizinische Basisversorgung der Bezirke Dresden und Cottbus wurde mit dem Ausbau differenzierter Forschungslabore erweitert.

Im Rahmen des Instituts für Pharmakologie und Toxikologie wurde 1966 eine halbselbständige Abteilung für Klinische Pharmakologie gebildet, die unter Karl Feller innovative Arbeit leistete, weshalb sie 1975 den Rang eines selbständigen Instituts erhielt, dem ersten derartigen Institut der DDR, in diesem Fall auch der ersten Einrichtung in Gesamtdeutschland.

Die Weiterentwicklung der hygienischen Disziplinen führte 1961 zur Abtrennung des Arbeitsgebietes Arbeitshygiene und 1967 zur Ausgliederung des Bereichs Allgemeine- und Kommunalhygiene. Die Leitung erhielt Heinz-Werner Hackenberg, ein früherer Greifswalder Stabsoffizier der Nationalen Volksarmee mit nicht ausreichendem fachlichen Niveau, der Dresden bald wieder verließ[28]. Im Zuge der Hochschulreform wurde das Institut für Technische Hygiene und Mikrobiologie der TU Dresden bis auf wenige Arbeitsgruppen am 1. Juli 1969 in das Institut für Medizinische Mikrobiologie eingegliedert.

Über verschiedene vorbereitende Schritte kam es 1972 zu einer Verselbständigung der Anästhesie-Abteilung, der 1974 die erste interdisziplinäre Intensivtherapiestation folgte.

Am 1. Januar 1968 wurde unter der Leitung von Georg Penzel ein Organisations- und Rechenzentrum eingerichtet, dessen Leistungen im Bericht über die Forschungsleistungen nachzulesen sind.

Da die Sozialistische Einheitspartei und nicht die formal gewählte Volkskammer und Regierung die Leitlinien der Politik bestimmten, gaben die Beschlüsse der Parteitage die Orientierungen für die Entwicklungen in allen Bereichen des Lebens. Nach dem Mauerbau 1961 sollte eine „neue Gesellschaft aufgebaut" werden. Der VI. Parteitag der SED 1963 und der VII. Parteitag 1967 fixierten die neuen Richtlinien, die auch das Hochschulwesen umfaßten. Neugestaltung des Medizinstudiums und Konzentration der Forschung standen im Vordergrund. Das zentrale Anliegen blieb von Anfang bis Ende stets die politische Indoktrination der Menschen. Auf die Universitäten bezogen wurden die Ziele unmißverständlich festgelegt *„Die erste und hauptsächlichste Aufgabe der Hochschulreform ist*

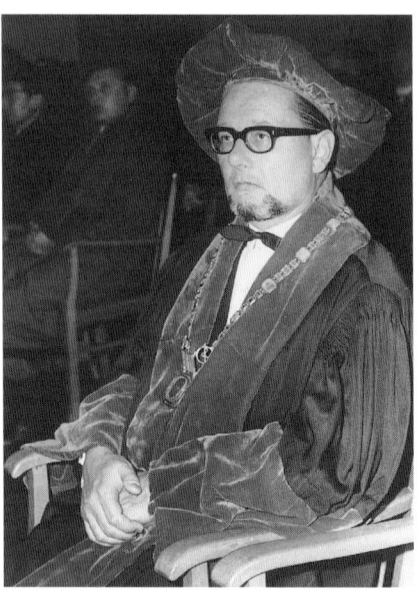

86 Rektor Magnificus Prof. Dr. Werner Schmincke, 1968

und bleibt die Erziehung zum festen Klassenstandpunkt, die gediegene marxistisch-leninistische Bildung und die politisch-moralische Stärkung unserer wissenschaftlichen Intelligenz"[29].

Die Umsetzung der Parteiziele lag in den Händen der Verantwortlichen vor Ort. Mit dem Studienjahr 1968/69 wurde als Nachfolger H. Simons der Sozialhygieniker Werner Schmincke neuer Rektor. Zu den ersten wichtigen Amtshandlungen W. Schminckes gehörte die endgültige Einführung der sich aus der 3. Hochschulreform ergebenden neuen Leitungsstruktur der Akademie.

Am 18. April 1969 wurde der Akademische Senat alter Art von Magnifizenz Schmincke entpflichtet. Es wurde nunmehr als höchstes Gremium ein Konzil gewählt, das angeblich in demokratischer Weise Entscheidungen treffen sollte. Dem zentralistischen Parteidogma entsprechend wurde es ein Forum zur Bestätigung der von der SED vorgefertigten Richtlinien. Der neue Wissenschaftliche Rat hatte in etwa die Aufgaben des früheren Senats. Rektor sowie die Vorsitzenden von Partei, Gewerkschaft, FDJ, die Prorektoren sowie ausgewählte Hochschullehrer gehörten diesem Gremium an. Der ebenfalls neu gegründete Gesellschaftliche Rat hatten seinem Namen gemäß die Breite gesellschaftlicher Kräfte zu symbolisieren, wurde jedoch in der direkten Beeinflussung des Tagesgeschehens wenig wirksam. Die Neuerungen in Bezug auf die neuen Graduierungen sind im Abschnitt zur Lehre ausgeführt. Die bisher gängigen drei Stufen des Hochschulprofessors wurden in die aus früherer Zeit bekannte Untergliederung in ordentliche und außerordentliche Professoren umgeformt. Da W. Schmincke 1971 für eine zweite Rektoratsperiode gewählt wurde, bestimmte er die für die Akademiegeschichte wichtige Periode von 1968 bis 1974. Neben den grundsätzlichen Änderungen in der Leitungsstruktur der Akademie erfolgten Neugründungen und Spezialisierungen innerhalb der Kliniken und theoretischen Institute. Diese Erweiterungen des wissenschaftlichen Spektrums, in denen Dresden mehrfach die Führungsrolle in der DDR übernahm (Klinische Pharmakologie, Nuklearmedizin, Zentralisierung der Labors und der Polikliniken) bewiesen den innovativen Geist, der ein Zeichen junger Hochschulen ist.

Der 1970 geschaffene Lehrstuhl für Pathologische Biochemie wurde mit dem in Berlin ausgebildeten Biochemiker Dieter W. Scheuch besetzt. Die hier erarbeiteten Forschungsergebnisse sollten zügig in die klinische Praxis überführt werden.

Das Jahr 1971 stellte einen Kulminationspunkt für die Neugründungen dar. Die 1957 nach Akademiegründung den entsprechenden Kliniken zugeordneten Ambulanzen wurden

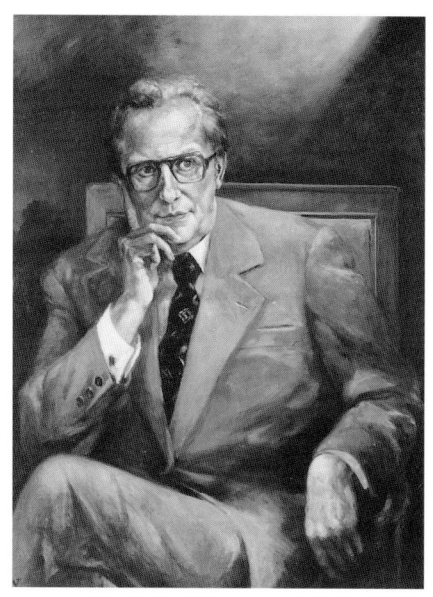

87 *Rektor Magnificus Prof. Dr. Heinz Simon. Gemälde von Christoph Wetzel, 1977*

1971 in einer Zentralen Hochschulpoliklinik unter der Leitung von H.-G. Knoch zusammengefaßt. Dozenten und Professoren wurden zu Leitern der Fachabteilungen. Eine hohe Identifikation mit ihren poliklinischen Bereichen verbesserte die Qualität der Betreuung und ermöglichte für die Studenten eine praxisnahe Ausbildung. Ebenfalls 1971 wurden die bis dahin in vielerlei Kliniken verstreuten Labors zu einem von dem Internisten und Chemiker Werner Jaroß geleiteten Zentrallabor zusammengefaßt, aus dem sich im Laufe der Jahrzehnte ein leistungsfähiges, die Forschung förderndes Institut für Klinische Chemie und Laboratoriumsdiagnostik entwickelte. Die von Konrad Hennig aufgebaute und seit dem 1. Januar 1971 selbständige Abteilung für Nuklearmedizin gehörte zu den ersten nuklearmedizinischen Einrichtungen der DDR.

Klinische Notwendigkeit und neue technische Ausrüstung führten 1972 zu dem Schritt, die Abteilung für Nephrologie und Hämodialyse unter der Leitung von Wolfgang Rose zu verselbständigen, wobei die Brückenfunktion zwischen Medizinischer und Urologischer Klinik bestehen blieb.

Heinz Simon, der von 1964 bis 1968 die Akademie geleitet hatte, wurde 1974 noch einmal als Rektor gewählt. Er war ein eine kluge und ehrgeizige Persönlichkeit, die es verstand, mit jesuitischer Schläue und Diplomatie das politische System für sich, sein Institut und für die Akademie insgesamt zu benutzen. 1977 folgte ihm als Rektor der Chirurg Hans-Georg Knoch, womit seit dem Gründungsrektor Albert Fromme erstmals wieder ein Kliniker die Hochschule leitete. Er war ein Mann der Tat mit klaren und schnellen Entscheidungen. H.-G. Knoch setzte sich über manche Parteirichtlinien hinweg und ermöglichte mit seinen weitreichenden Verbindungen undogmatische Entscheidungen zur Förderung der Akademie. Die beiden von ihm ausgefüllten Rektoratsperioden bis 1983 waren von hohen Anforderungen an die Hochschule und sich abzeichnenden politischen Spannungen sowie wirtschaftlichen Problemen gekennzeichnet. Der Politbüro- und Ministerratsbeschluß zur medizinischen Forschung vom Januar 1980 führte zu einer landesweiten Konzentration der Forschung. Der Medizinischen Akademie Dresden wurden fünf Forschungsprojekte übergeben, für die sie als Leiteinrichtung die zentrale Koordination übertragen bekam. Dies war Anerkennung bisheriger Forschungsleistungen und zugleich Stimulation für weitere Arbeiten auf diesen Gebieten. Gleichzeitig kam es zur Gründung des gemeinsamen Technikums „Medizintechnik" zwischen Medizinischer Akademie und Ingenieurhochschule Dresden sowie zur Bildung des Hochschulindustriekomplexes „Arzneimittelforschung", in dem sich die Akademie mit dem Pharmazeutischen Kombinat „GERMED" verband. Die Einzelheiten dieser Entwicklung werden im Abschnitt zum Thema Forschung beschrieben.

Wissenschaftsentwicklung und neue Anforderungen im Lehrplan forderten Gründungen weiterer Abteilungen und Institute an der Akademie. Innerhalb des Instituts für Gerichtliche Medizin hatte Karl-Heinz Frank sich zunehmend auf immunologische Probleme spezialisiert. Die dramatische Entwicklung dieses Arbeitsbereiches forderte eine Konzentration heraus. So wurde 1979 am Institut für Gerichtliche Medizin ein halbselbständiger Arbeitsbereich „Immunologie" unter seiner Leitung geschaffen, der 1981 den Status einer eigenen Abteilung erhielt. 1988 wurde K.-H. Frank als Professor auf den neu eingerichteten Lehrstuhl berufen. In ähnlicher Weise differenzierte sich eine andere Arbeitsrichtung durch ständig neue Herausforderungen und Methoden heraus. In der Kinderklinik spezialisierte sich Georg Klaus Hinkel auf das Gebiet der Klinischen Genetik. 1977 erhielt er den Lehrauftrag für Medizinische Genetik, da dieses Lehrgebiet in die Lehre aufgenommen worden war. 1981 erhielt er eine selbständige Abteilung für dieses Arbeitsgebiet, das unter seiner Leitung in vorbildlicher Weise klinisch orientierte

Beratungstätigkeit für Ärzte und Eltern mit spezieller Forschungsarbeit verband.

Zwei weitere Neugründungen waren die Folge neuer Anforderungen in den Lehrplänen, die Medizingeschichte und die Militärmedizin. Als die Geschichte der Medizin 1978 in das Lehrprogramm aufgenommen wurde, bedurfte es keiner längeren Suche nach einem Referenten, denn es kam nur der Mann in Frage, der seit seinem Start in Dresden die Geschichte immer als unverzichtbaren Hintergrund der Medizin betont hatte. H.E. Kleine-Natrop gestaltete mit dem Pädiater Peter Wunderlich die Vorlesungen und übergab die zum Aufbau des Faches gehörenden Verpflichtungen Günter Heidel, der ab 1979 eine selbständige Abteilung leitete. 1987 wurde er auf den neu eingerichteten Lehrstuhl berufen. Die Abteilung Militärmedizin wurde am 1. September 1975 geschaffen und mit dem an der Militärmedizinischen Akademie in Bad Saarow ausgebildeten Sozialhygieniker Oberstleutnant a.D. Fred Hippe besetzt. Die Gründung dieser Abteilung gehörte in das Konzept einer systemtreuen politischen Ausbildung der Studenten.

Als Nachfolger von H.-G. Knoch im Amt des Rektors wurde 1983 der Pharmakologe Joachim Schmidt gewählt, der das Amt bis zu seiner Abwahl im Jahr der politischen Umgestaltung 1989 bekleidete. Da er von der Richtigkeit des Systems überzeugt war, konnte und wollte er sich nicht gegen die während seiner Dienstzeit immer deutlicher werdende Bevormundung durch die SED durchsetzen. Parteidisziplin und gläubige Ergebenheit in die Richtlinien der Partei ermöglichten ihm kaum Eigenständigkeit. Seine politische Sicht auf die ihn umgebende Entwicklung war optimistisch bis zum bitteren Ende. Seine zwei Amtsperioden waren von der Verschlechterung der wirtschaftlichen Lage gekennzeichnet, weshalb die Anschaffung jedes größeren medizintechnischen Gerätes oder die Verbesserung der baulichen Situation in der Akademie immer neue Probleme aufwarf. Im Mittelpunkt seiner Arbeit stand die Ausgestaltung der für die Akademie verbindlichen Forschungsprojekte, des Komplexes Arzneimittelforschung und der Medizintechnik. Da die strukturelle Ausformung der Akademie weitgehend abgeschlossen war, sind lediglich zwei neue Institutionen herauszuheben, die Anpassungen an den Zeitgeist darstellten. Das seit 1968 bestehende Organisations-und Rechenzentrum wurde 1982 in ein Institut für medizinische Informationsverarbeitung umstrukturiert. Nach einer fachlich unbefriedigenden Leitungsphase übernahm 1985 der aus Jena kommende Hildebrand Kunath den Lehrstuhl und die Direktion des Instituts. Er konnte seine wissenschaftlich hochgesteckten Ziele nicht genügend verwirklichen, da die fachliche Qualität der Mitarbeiter nicht durch ihn, sondern durch die Kaderabteilung bestimmt wurde. Die cirka 100 Mitarbeiter waren häufig wegen ihrer politischen, jedoch nicht wissenschaftlichen Verdienste für die Arbeit im Institut ausgewählt worden. Ein anderes „Kind der Zeit" war das 1986 gegründete Institut für Biomedizinische Technik unter der Leitung von Jochen Matauschek. Es war aus zwei entsprechenden Abteilungen an der Akademie hervorgegangen und arbeitete mit einem gleichgerichteten Institut der TU im Technikum zusammen. Sie traten mit dem Ziel der Entwicklung neuer Medizintechnik an, mußten sich in der Mangelwirtschaft der 80er Jahre jedoch überwiegend mit Reparaturen oder Nachbildungen von westlichen Geräten beschäftigen, die wegen des Devisenmangels nicht importiert werden konnten. Hier entwickelten sie höchste Phantasie und Flexibilität.

Zur Veranschaulichung des Lebens an der Medizinischen Akademie soll versucht werden, in Ergänzung zur Strukturierung der Hochschule Elemente der politischen Arbeit zu beschreiben, da diese den Alltag zunehmend beherrschten und jeder für sich Verhaltensregeln ausbildete, wie er darauf reagierte. Nach der engültigen Abriegelung der DDR 1961 durch den Bau der Mauer, die sogenannte Sicherung der Staatsgrenze, wurde die politische Arbeit intensiviert, um die Menschen von den angeblichen Vorzügen des Sozialismus zu überzeugen und in ihnen die Gewißheit der" Krise und des absehbaren Untergangs des Kapitalismus" zu stärken. 1963 begannen die Pflichtfortbildungen in Marxismus-Leninismus, die schrittweise auf alle Ebenen der Mitarbeiter ausgedehnt wurden. Durchführung und Kontrolle der Lehrstunden wurden bei dem Pflegepersonal nachsichtig gehandhabt. Ärzte, Oberärzte und Professoren mußten sich schriftlich für ihr Fehlen bei den Seminaren entschuldigen. 1967 verabschiedete der Senat eine Empfehlung, die mehrjährige Kolloquia bzw. Zirkel für den Senat, für Dozenten, Oberärzte, Fachärzte und Assistenten vorsah[30]. Hochschullehrer mußten an vierwöchigen Lehrgängen in Internaten oder an einem zweijährigen Abendkurs an der Technischen Hochschule teilnehmen. Die Mitglieder der SED hatten eigene Pflichtschulungen in ihren Parteigruppen. Ärzte, die für eine Karriere vorbereitet werden sollten, wurden bis zu einem Jahr für den Besuch von Parteischulen freigestellt. Die Vergeudung von Arbeitszeit von Hunderten von Mitarbeitern wurde in Kauf genommen. Die Ineffektivität all dieser Bemühungen wurde von den Ideologen nicht akzeptiert, sondern als Motiv für neue Schulungen gesehen. Die Partei hatte in ihren Analysen immer wieder die „Verbesserung der politisch-ideologischen Arbeit" als wichtigstes Element zur Lösung der Probleme proklamiert. Die Erstarrung der

Parteidogmatiker war so groß, daß die zunehmenden wirtschaftlichen Schwierigkeiten und die anwachsende Zahl von Ausreiseanträgen nicht zur Erkenntnis der Reformbedürftigkeit führte.

Die Blindheit des Systems zeigte sich in der Parallele von politischen Schulungen und der Unzufriedenheit der Menschen, die sich auf verschiedenen Ebenen artikulierte. Die Verhaltensformen schwankten vom Rückzug in die Nische über engagierte fachliche Arbeit mit und ohne Karrierestreben bis zum Entschluß zur Ausreise. Die Geschichte der Akademie belegt, daß die politische Arbeit von Partei und Abteilung Marxismus-Leninismus von Beginn an parallel von dem Thema „Westflucht" von Mitarbeitern begleitet war. In den monatlichen Informationsberichten der SED wird die „Westflucht" regelmäßig thematisiert. Im Februar 1956 wird von monatlich 8–12 Mitarbeitern gesprochen, die die Akademie verlassen. In den Jahren 1957–1960 verließen 127 Akademiemitarbeiter Dresden, zu denen 29 Ärzte gehörten[31]. Die aus Westdeutschland nach Dresden gesandte klarsichtige Analyse eines Parteimitgliedes zur sozialen Lage und der Verunsicherung der Menschen durch die Staatssicherheit wurde als „Verleumdung" interpretiert[32]. Die Spielbreite des Verhaltens der Staatsführung gegenüber Ausreiseantragstellern in den Jahren nach dem Mauerbau war bis zu der Zeit durch drakonische Strenge gekennzeichnet, als die Zahl anschwoll und Härte keine Wirkung zeigte. 1974 wurde ein Dozent der Kinderklinik wegen eines Fluchtversuches verhaftet und bis zu seinem „Freikauf" in den Gefängnissen von Bautzen und Cottbus eingesperrt[33]. Ein Arzt der HNO-Klinik wurde 1976 sofort verhaftet, weil er seinem Ausreiseantrag mit einem Schriftband Nachdruck verleihen wollte, auf dem er auf die UNO-Menschenrechtskonvention, Artikel 9 hinwies[34]. In den 80er Jahren stieg die Zahl der Ausreiseersuchen so stark an, daß eine eigene Kommission gebildet wurde, in der Leitung, Partei und Staatssicherheit zusammenarbeiteten. In Abhängigkeit von der Zivilcourage des jeweiligen Klinik- und Institutsdirektors waren die Formen des Umgangs mit den Antragstellern differenziert. Das Spektrum umfaßte Abwartehaltungen bei unbeeinträchtigter Arbeit, Herausnahme aus Lehrverpflichtungen bei weiterhin ermöglichter Tagesarbeit, Verdrängen vom Arbeitsplatz mit Umsetzungen in Polikliniken, ständige Überwachung von Antragstellern durch die Staatssicherheit mit Repressalien, Verhaftung und Inhaftierung und schweren Folgen für die Familie.

Isolation im internationalen Erfahrungsaustausch und Benachteiligung von Nichtmitgliedern der SED bei der Hochschulkarriere gehörten zu den Motiven für den Entschluß, die Ausreise zu beantragen. Eine Analyse des wissenschaftlichen Aufstiegs von 93 Habilitanden aus 12 Kliniken und Instituten der Medizinischen Akademie im Zeitraum von 1956 bis 1989 ergab ein sichtbar verlängertes Zeitintervall bis zur Ernennung als Dozent, außerordentlicher oder ordentlicher Professor bei habilitierten Nichtgenossen gegenüber Parteimitgliedern. Die Kaderpolitik setzte sich speziell bei den ordentlichen Professuren durch. 30 % der habilitierten SED-Vertreter erreichten in den Kliniken diesen Status gegenüber 13 % ohne Parteimitgliedschaft. In den Instituten wurden 42 % SED-Genossen zu ordentlichen Professoren berufen, bei den Nichtgenossen nur die Hälfte[35].

Sowohl Ärzte als auch Schwestern erlebten zunehmend den Beitritt zur SED aus Karrieregründen. Die Zahl derer, die bei der Wettbewerbsdiskussion „Parteideutsch" redeten und im 4-Augengespräch die nüchterne Analyse von Nichtgenossen bestätigte, wuchs von Jahr zu Jahr. Die Verlogenheit des Alltags verminderte die Überzeugungskraft der SED. Die vorhandenen Reformansätze konnten sich nicht durchsetzen, da Gehorsam zum Prinzip eines totalitären Systems gehört.

Baugeschichte

Die Verwirklichung der Lehrverpflichtungen an der neu errichteten Medizinischen Akademie benötigte die entsprechenden Räumlichkeiten für Vorlesungen, Seminare, Praktika und klinische Übungen[36]. An dieser Stelle ist hervorzuheben, mit welchem Engagement die Stadt in dieser durch ständige Forderungen nach Bauleistungen aus allen Bereichen gekennzeichnete Phase hier die Medizin unterstützt wurde.

Wenngleich das Krankenhaus Johannstadt in den vier Jahren von 1950 bis 1953 eine Investitionssumme von 6.800, 4 TDM erhalten hatte (Strahlenklinik, Poliklinik, Frauenklinik, Beginn des Baus von Orthopädischer und Chirurgischer Klinik), so bekam die Stadt Dresden als Folge der ministeriellen Entscheidung für die Errichtung der Medizinischen Akademie 1954 die größte Investitionssumme von 5.136,5 TDM[37]. Der 1953 gestartete Wiederaufbau des ehemaligen Zentralgebäudes der Kinderklinik zur neuen Chirurgischen Klinik (Architekten Heinz Mersiowsky und Günther Wild) konnte forciert werden, so daß H.-B. Sprung 1956 die neue Klinik einweihen konnte. In den vier Obergeschossen wurden je zwei Stationen mit 40–50 Betten eingerichtet, so daß die

Bettenkapazität 320 Betten betrug. In einem das Gebäude abschließenden 5. Obergeschoß befanden sich die Operationsräume. Der neu eingerichtete Hörsaal hatte 150 Plätze[38].

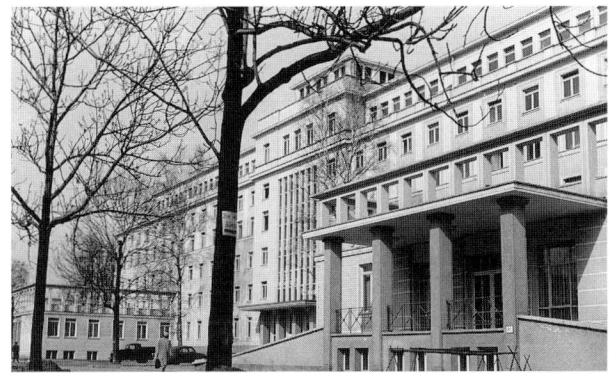

88 *Neubau Chirurgische Klinik, 1958*

Da bei der Wohnungsnot im zerstörten Dresden die Unterbringung der Studenten eines der größten Probleme darstellte, wurde der Bau eines Studentenwohnheimes mit Beginn Oktober 1954 durchgesetzt. Der erste Flügel mit 200 Plätzen konnte 1955 auf der Blasewitzer Straße eingeweiht werden. Der anschließende Flügel mit weiteren 100 Betten und die Mensa wurden 1956/57 beendet (Architekten: Fritz Lazarus und Martin Hösch).

Mit dem Festsaal der Schwesternschule, dem Festsaal der Poliklinik und den

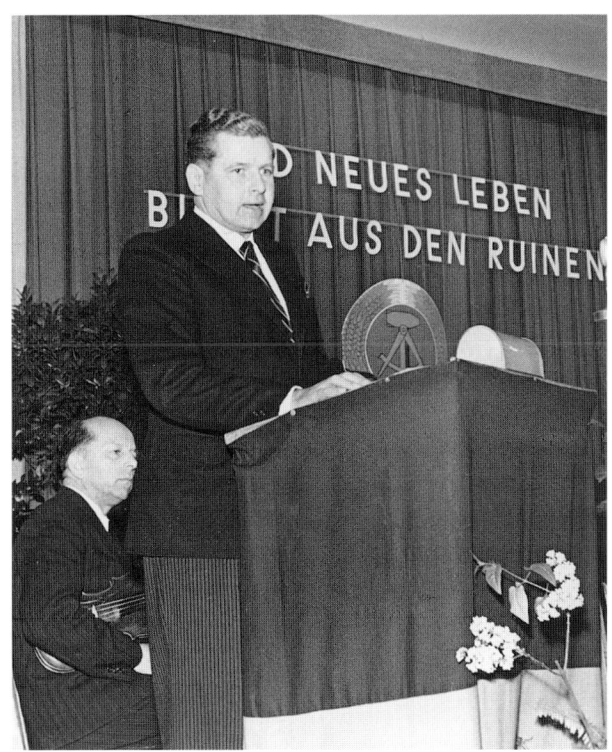

89 *Prof. Dr. H.-B. Sprung bei der Eröffnungsveranstaltung der Chirurgischen Klinik, 1956*

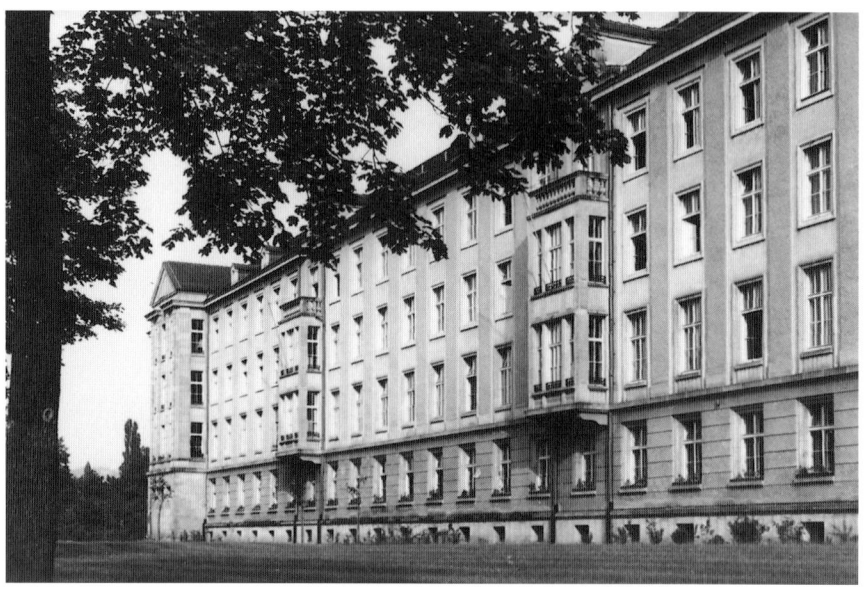

90 Studentenwohnheim Blasewitzer Straße, 1957

Hörsälen der Chirurgischen und Orthopädischen Klinik standen insgesamt vier größere Säle für Lehrveranstaltungen zur Verfügung.

Der Bau des Hörsaalgebäudes auf der Fiedlerstraße begann im Herbst 1955 und konnte 1957 abgeschlossen werden, womit die notwendige Erweiterung der Hörsaalkapazität und ein Zentrum für das Rektorat verwirklicht worden war. Die Projektierung stand unter der Leitung der Architekten Heinz Mersiowsky und Helmut Regel[40]. Der harmonische, dreigeschossige Baukörper mit dem stark betonten Mittelrisalit und dem Giebeldreieck hat bis heute seine Ausstrahlung erhalten. Der große Hörsaal verfügte über 300 Plätze. Daneben wurden Übungsräume für mikroskopische und klinisch-chemische Praktika, für den augenärztlichen und HNO-Untersuchungskurs geschaffen und ein zentrales Fotolabor. Außerdem wurden im Westflügel des Rektoratsgebäudes das 1956 gegründete Institut für Sozialhygiene und die Akademie-Bibliothek, spätere Zentralbibliothek etabliert. 1964 wurde im 1. Stock ein größerer Senatssitzungssaal abgetrennt und 1965 Räume für die Klinische Pharmakologie umgebaut[39]. Ein weiterer Schritt im Programm des Ausbaus von Vorlesungsräumen war die Schaffung eines Hörsaales in der Frauenklinik, Haus D.

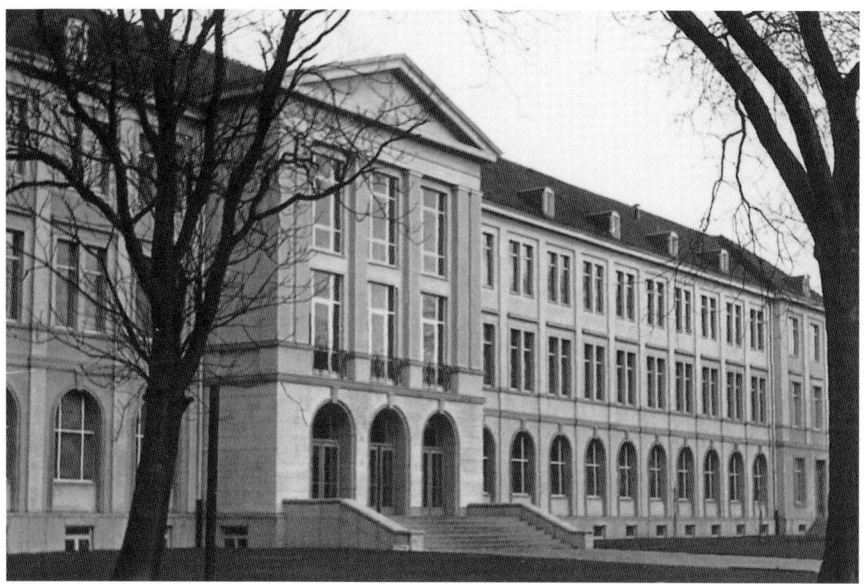

91 Hörsaalgebäude der Carus-Akademie an der Fiedlerstraße, 1958

In diesen Jahren mußten auch den neuberufenen Ordinarien der Oto-Rhi-no-Laryngologie und Dermatologie Arbeitsmöglichkeiten geschaffen werden. Die HNO-Klinik erhielt die beiden Häuser 3 und 5 zugewiesen und die Hautklinik das Doppelhaus 15/17, in dem früher Diphtherie- und Scharlach-Kranke, später auch eine Tuberkulose-Station untergebracht gewesen waren.

Wenn auch die Nervenklinik in dem durch Auszug der Chirurgie freigewordenen Haus 25 Unterkunft gefunden hatte, fehlte eine Psychiatrische Klinik, obwohl J. Suckow seit 1955 Unterricht in diesem Fach erteilte. Für die Vorlesungen mußten die Patienten von außerhalb nach Johannstadt geholt werden. Das mit der Orthopädischen Klinik über einen Bogengang verbundene Haus 30 (heute Klinik für Mund-, Kiefer- und Gesichtschirurgie) hatte von 1955 bis 1957 Patienten mit Gelenk- und Knochentuberkulose aufgenommen. 1958 wurde es zu einer Psychiatrischen Klinik umgestaltet, die damit über einen eigenen stationären Bereich verfügen konnte. Der Zeitauffassung entsprechend bestand ein stark restriktiv betontes Betreuungsmilieu, so daß die Stationen vorwiegend verschlossen und die Fenster vergittert waren.

Das seit 1955 in den Räumen des Hygiene-Museums am Lingnerplatz untergebrachte Pharmakologische Institut konnte 1958 nach abgeschlossenen

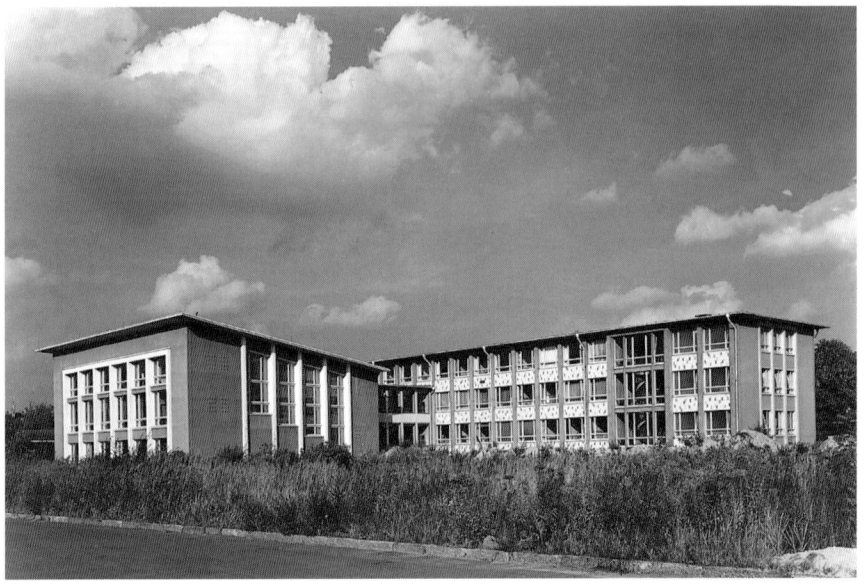

92 Institut für Pathologie der Medizinischen Akademie „Carl Gustav Carus", 1967

Umbauten über ausreichende Arbeits- und Laborräume und einen eigenen kleinen Hörsaal verfügen.

Ein weiterer großer Neubau wurde 1961 begonnen, das neue Institut für Pathologie in der Schubertstraße. 1964 konnten das 3geschossige moderne Institutsgebäude und ein großer Hörsaal für 252 Personen vollendet werden. Das von den Architekten Manfred Grafe und Klaus Richter entworfene Gebäude erhielt durch die vertikale Fassadengliederung mit farbiger Keramikverkleidung ein eigenes Gesicht. Das bisherige Gebäude Haus 13 konnte nunmehr zum Institut für Gerichtsmedizin umgebaut werden.

Seit 1954 existierte unter der Leitung von K. Thomas eine Blutspendezentrale, die zuerst im Keller des Hauses 27 untergebracht war, da sich hier die Chirurgie befand. 1961 entstand ein Neubau für das nunmehrige Institut für Blutspendewesen, das als Modell für Folgebauten in der DDR diente. 1962 schied das Institut aus der Akademie aus, da in der ganzen DDR neue Organisationsformen für diesen Bereich durchgesetzt wurden.

Mit dem Bau eines weiteren Studentenwohnheimes östlich des älteren an der Ecke Senefelder/Blasewitzer Straße, das mit einem gleichgroßen Schwesternhaus (Architekten Dieter Heinig und Karl Richter) zu einem einheitlichen

7geschossigen schlichten Baukörper vereinigt wurde, konnten 1962 bis 1964 bei einem Kostenaufwand von rund 3 Mill. Mark 256 Internatsplätze für Studenten und 130 Wohneinheiten für Schwestern geschaffen und damit einige dringende Wohnungsprobleme gelöst werden.

Da die zahnärztliche Ausbildung ein Spezifikum des Dresdner Profils darstellte, mußten die Voraussetzungen für die Vorlesungen und die Ausbildung am Patienten geschaffen werden. In dem ersten Jahrfünft der Akademie wurde das bisherige Institut für zahnärztliche Fortbildung räumlich neu gegliedert, der Hörsaal wurde ausgebaut sowie Patienten- und Laborplätze geschaffen. Der zweite Schritt war ein Neubau, der in den Jahren 1963 bis 1965 für die Stomatologische Klinik gebaut wurde. Mit einem Gesamtkostenaufwand von 2,18 Mill. Mark errichtete der VEB Bau-Union Dresden (Entwurf Christian Brendler) 1963 bis 1965 ein Behandlungshaus für die Stomatologische Klinik mit 50 Arbeits- und Laborplätzen für Studenten. Das technologisch als Experimentalbau konzipierte einstöckige Gebäude wurde aus Stahlbetonfertigteilen und – erstmalig – mit einer Dachkonstruktion aus montierbaren Stahlbeton-Wellenschalen hergestellt, die ihm eine besondere formale Note gaben[41].

Im Zusammenhang mit den Investitionsplanungen hatte das Entwurfsbüro für Hochbau Dresden einen Lageverteilungsplan zu erarbeiten, der im November 1955 vorgelegt wurde. Unter Nutzung vieler durch die Kriegszerstörungen unbebauter Flächen in der Umgebung des Krankenhauses war von den Architekten Alexander Künzer und Herbert Schneider ein grandioser Plan vorgelegt worden, der einer Vision entsprach. In den Gebäuden des Kernklinikums sollten teilweise Fachabteilungen weiterarbeiten (Augenklinik, Strahlenklinik, Innere Klinik, Pathologie) oder es waren Neuverteilungen vorgesehen. Die Hautklinik sollte die Häuser 2, 4, 6 erhalten. Auf der Freifläche neben Haus 10 war ein großes Zentrum für Physikalische Therapie vorgesehen. Der heutige Wunschtraum eines Campuszentrums war in der Umwandlung von Wäscherei und Technik zu einem Sozial- und Kulturgebäude vorgedacht. Die Komplexe Schwesternschule, Kinderklinik, Chirurgie, Orthopädie, Frauenklinik waren zu diesem Zeitpunkt in Funktion oder in Fertigstellung. Die heutige Poliklinik und Zahnklinik sollte mit einem Erweiterungsbau zu einer großzügigen Inneren Klinik gestaltet werden. Neurologie und Psychiatrie, HNO, Zahnmedizin, Pathologie, Gerichtsmedizin sowie Pharmakologie, Hygiene und Bakteriologie wurden in großflächigen Neubauten etabliert. Es spricht für die Weitsicht der empfehlenden Ärzte und ausführenden Planer, daß 1955 eigene Kliniken für Neuro- und Kinderchirurgie (Fläche der heutigen Poliklinik

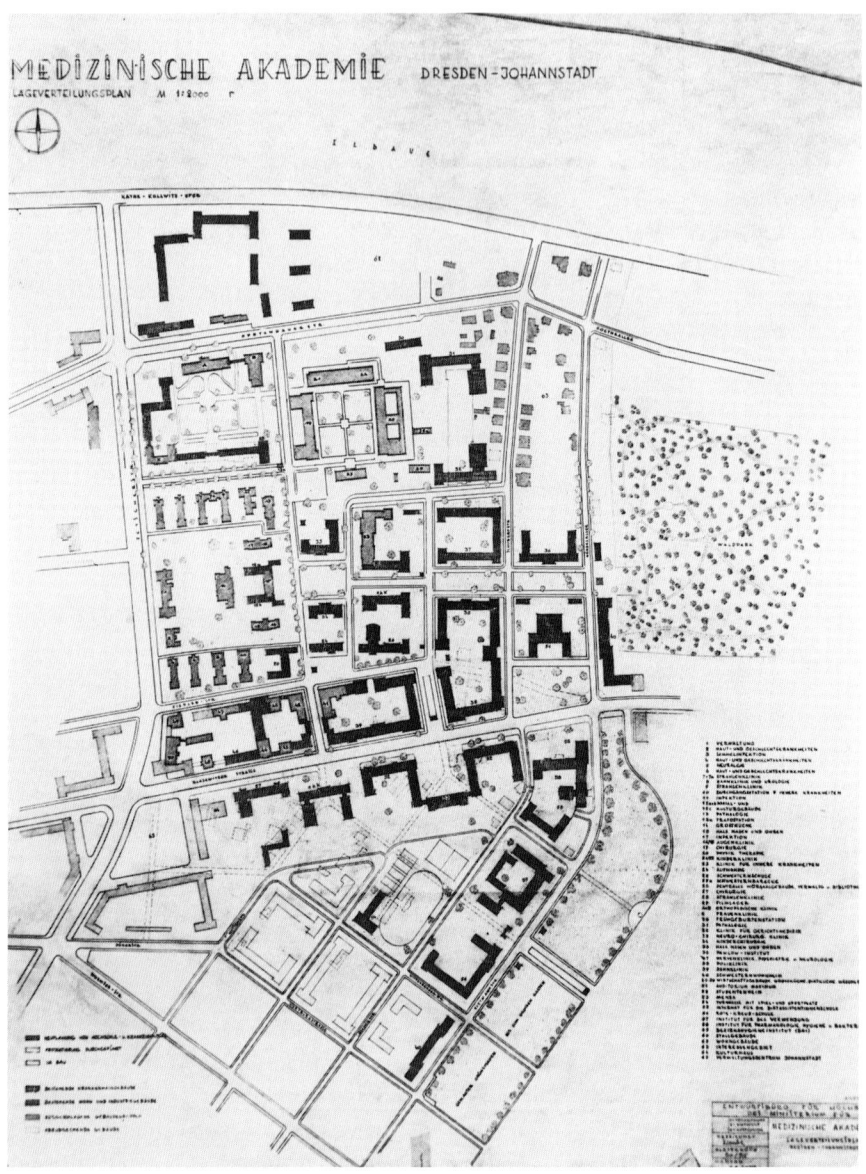

93   Medizinische Akademie, Lageverteilungsplan, Entwurfsbüro für Hochbau Dresden vom 7.11.1955

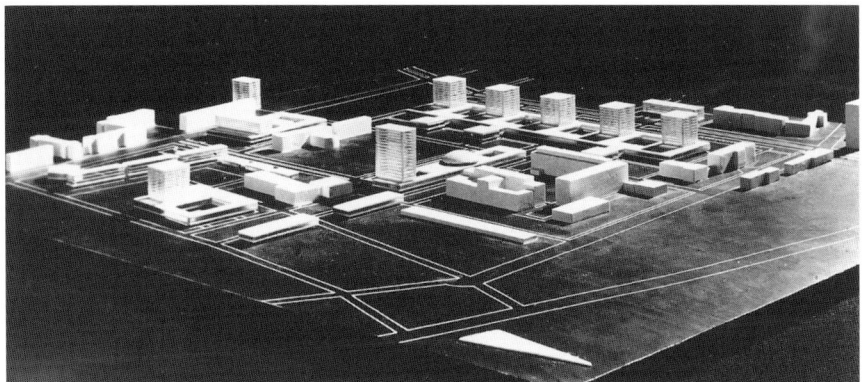

94 Modell der Perspektivplanung Medizinische Akademie 1962

und des Parkplatzes) sowie ein Forschungsinstitut (Pawlow Institut = heutiges Gebäude Strahlentherapieklinik) errichtet werden sollten. Der wahrhaft umfassende Charakter dieser Gesamtplanung zeigt sich in der Konzeption eines neuen Auditorium maximum, des Studentenheimes (doppelt so groß wie heute), von zwei Schwesternwohnheimen und einer Turnhalle sowie einer angegliederten Rot-Kreuz-Schule und dem Bezirkshygiene-Institut.

Es spricht für den Willen zur Gestaltung eines neuen modernen Klinikums, daß in den späten 50er Jahren eine weitere Perspektivplanung in Auftrag gegeben wurde, die von dem Dresdner Architekten Manfred Zumpe am Lehrstuhl von Rolf Göpfert der TU Dresden durchdacht, geplant und entworfen wurde. Das 1960 vorliegende Modell ging einen anderen Weg, in dem in langfristigen Zeitschritten von 1960 bis 1980 die meisten Gebäude des alten Klinikums abgebrochen werden sollten, wobei ab 1963 auf Freiflächen mit Neubauten und später mit Ersatzbauten ein neues Klinikum entstehen sollte[42].

Zur Verbesserung der strahlentherapeutischen Möglichkeiten und der erforderlichen Sicherheit wurden auf dem Gelände zwischen Schubertstraße und Händelallee 1969 und 1977 zwei neue Gebäude für die Kobalttherapie errichtet. Das Problem für die stationären Patienten bestand in dem ständig notwendigen Transport zwischen der Bettenstation in Haus 9, der Radiologischen Klinik, und den „Kobalthäusern".

1975 wurde gegenüber von Poliklinik und Zahnklinik die bis dahin aus der Gründungszeit des Krankenhauses vorhandene steinerne Mauer abgerissen und auf dem freien Gelände ein Typenbau errichtet, der von einem vorhandenen Modell übernommen und an die neue Funktion einer Poliklinik mit vielen Fachabteilungen adaptiert worden war. Die aus der Not geborene Umformung eines Studentenheimes in eine Poliklinik brachte genügend funktionale Probleme mit sich. 1977 konnte das Gebäude bezogen werden.

Das folgende Jahrzehnt war durch immer dringender werdende Rekonstruktions- und Sanierungsmaßnahmen gekennzeichnet, die jedoch nur in einem begrenzten Umfang realisiert werden konnten, da die Mangelwirtschaft sich im Bauwesen besonders nachhaltig auswirkte. 1980 gab es mit der Einweihung der weitgehend rekonstruierten Klinik und Poliklinik für Stomatologie einen erfreulichen Höhepunkt. In den späten 80er Jahren war entschieden worden, daß ein neues operatives Zentrum gebaut werden sollte, in dem mehrere operative Fächer zeitgemäß moderne Möglichkeiten haben sollten. Die fehlende Klimatisierung der Operationsräume und der Ausfall der Heizung im Winter hatte den Entschluß für einen Neubau zur absoluten Notwendigkeit werden lassen. Die endgültige Fertigstellung erfolgte 1995.

Ärztliche Fortbildung

Die große Tradition der ärztlichen Fortbildung startete in der Nachkriegszeit 1949 mit Vorträgen in der Chirurgischen Klinik sowie 1950 in der Kinderklinik und der Medizinischen Klinik[43]. 1955 fand die Fortbildung eine neue, feste Organisationsform. Der Direktor der Chirurgischen Klinik, H.B. Sprung, begründete die „Dresdner Ärztliche Fortbildung". Dem hohen Wissensbedarf gemäß wurden zunächst mehrtägige Kurse angeboten[44]. 1957 änderte man die Kursform in Fortbildungs- und Demonstrationsabende, die zuerst 14tägig und seit 1968 alle vier Wochen abgehalten wurden. Damit war ein Turnus gefunden worden, der lange Zeit die Mittwoch-Abend-Veranstaltungen bestimmte. Der Hörsaal der Chirurgischen Klinik bildet bis heute den Rahmen dieser Treffen. Da das Weiterbildungsangebot insgesamt in den 50er und 60er Jahren noch nicht so umfangreich wie heute war, füllte sich der Hörsaal meist bis zu seinem Optimum von 150 Plätzen. Die Vorbereitung der Abende lag in den ersten drei Jahrzehnten in den Händen eines Klinikdirektors[45]. Mit der Übernahme des Vorsitzes durch Wolfgang Rose entschlossen sich die an der Fortbildung beteiligten Kliniken zu einem Dreimänner-Gremium, in dem die Medizinische Akademie, das Stadtkrankenhaus Dresden-Friedrichstadt und das Krankenhaus Dresden-Neustadt mit je einem Kollegen vertreten waren. Die Themen der Abende waren jeweils neuen Möglichkeiten von Diagnostik und Therapie gewidmet. Oft gingen sie parallel mit der Einführung neuer Methoden an der Akademie. Der Einrichtung einer EEG Abteilung 1957 folgten Vorträge zu den neuen diagnostischen Möglichkeiten dieser Methode. Bis Anfang der 60er Jahre standen die Richtlinien zur Therapie der verschiedenen Formen der bis zu dieser Zeit häufigen Tuberkulose immer wieder auf dem Themenplan. Nach dem Einbau der ersten Kobalt 60-Einheit 1957 in der Radiologie erhielten die Kollegen Informationen zur Hochvolt-Bestrahlungstherapie bösartiger Tumoren. Dieses Modell läßt sich bis in die Gegenwart weiterführen. Ein Spezifikum der 60er und 70er Jahre war, daß vor dem Hauptthema Patienten mit seltenen Krankheitsbildern demonstriert wurden. Ein Beleg für das hohe Engagement ist die Herstellung von Filmen zu klinischen Bildern oder Therapieverfahren. In den Jahren 1964 bis 1988 sind 8 Filme vorgeführt worden, von denen leider kein einziger heute mehr nachweisbar ist[46].

Neben dem Angebot der monatlichen Fortbildungsabende entstand nach der Gründung der Medizinischen Akademie eine weitere Möglichkeit, sich über neue Tendenzen in den Fachgebieten zu orientieren. Die klinischen Fachgebiete gründeten eigene medizinisch-wissenschaftliche Gesellschaften.

Zum Verständnis dieser Entwicklung muß eine historisch einschneidende Entscheidung eingefügt werden, die den Hintergrund für derartige Regionalgesellschaften darstellt. Es entspricht der sprachlichen Diabolik der Zeit, wenn unter einem demokratischen Deckmantel eine zentralistisch getroffene Entscheidung durchgesetzt wird. Mit dem von der Volkskammer der DDR am 23. Juli 1952 verabschiedeten „Gesetz über die weitere Demokratisierung des Aufbaus und der Arbeitsweise der staatlichen Organe" wurden die Länder und Kreise der DDR aufgelöst und durch neue strukturelle Aufgliederungen, die Bezirke und Kreise ersetzt. Das bedeutete die Zerschlagung des Landes Sachsen, das in die drei Bezirke Dresden, Leipzig und Chemnitz aufgeteilt wurde[47]. In diesem Zusammmenhang bestanden manche landesgebundenen medizinischen Fachgesellschaften weiter, andere hingegen gingen unter und es wurden bezirksorientierte Fachgesellschaften gegründet.

So entstanden, gekoppelt an die Akademiekliniken, Gesellschaften für Innere Medizin, Chirurgie, Gynäkologie und Geburtshilfe, Hals-Nasen-Ohrenheilkunde, Zahn-Mund – und Kieferheilkunde, für Neurologie und Psychiatrie. Zwei Jahre nach seinem Amtsantritt gründete H.E. Kleine-Natrop 1959 das „Dresdner Dermatologische Gespräch". Die Augenärzte organisierten seit 1961 jährlich eine wissenschaftliche Sitzung. Die Frauenklinik führte

zweimal pro Jahr kolposkopisch-zytologische Weiterbildungslehrgänge
durch.

Diese Regionalgesellschaften entwickelten sich in den 70er und 80er Jahren
zu wichtigen Informationsforen für die Kollegen der Akademie und der um-
gebenden Region. Die Reisebehinderungen zu Kongressen in westliche Länder hemmten die Weiterbildungsmöglichkeiten. Das diplomatische Geschick
und die Verbindungen der Klinikdirektoren ermöglichten die Einreise führender Wissenschaftler aus westlichen Ländern, so daß über diese Einbahnstraße
neue Tendenzen an die Dresdner Basis gelangten.

6.3. Entwicklung der medizinischen Forschung

Erfolgreiche Aktivitäten in der wissenschaftlichen Arbeit gehörten zur Tradition von Johannstadt. A. Fromme konnte 1953 bei der Verteidigung von Dresden als Standort für eine Medizinische Akademie auf viele Forschungsergebnisse von Dresdner Ärzten verweisen. Im Nachkriegsjahrzehnt hatte es verschiedenste Bestrebungen wissenschaftlicher Studien in den Kliniken gegeben,
die mit Akademiegründung 1954 weitergeführt und erweitert wurden. Obwohl
sich H.B. Sprung in den Sitzungen des für die Akademie vorgesehenen Lehrkörpers im Sommer 1954 bereit erklärt hatte, das Amt des Prorektors für Forschungsangelegenheiten zu übernehmen, erhielt der Internist Eberhard Goetze im September 1954 dieses Amt. 1957 übernahm H.B. Sprung die Funktion.
Die Inhalte waren in dieser Frühzeit überwiegend klinisch bestimmt und entsprachen den individuellen Arbeitsgebieten und Interessen der Klinikdirektoren. In der Denkschrift zum fünfjährigen Bestehen der Akademie berichteten
die Klinikleiter einerseits über aktuell-klinische Tendenzen, aber auch über Forschungsansätze. Aus der Pharmakologie kamen Überlegungen zu tierexperi-
mentellen Testungen von Antiparkinsonmitteln, die Sozialhygiene wies auf ihr
späteres Arbeitsgebiet, die Statistik in der Medizin, hin, die Chirurgie berichtete über ihre Erfahrungen mit dem neu entwickelten verschluckbaren Intestinalsender, die Dermatologie startete mit ihrem späterhin dominierenden
Gebiet, der Externaforschung[48].

Infolge seiner schweren Erkrankung konnte H.-B. Sprung die Verpflichtungen als Prorektor nicht mehr wahrnehmen. Ab Juli 1961 kommissarisch, ab August 1962 verbindlich übernahm H.-E. Kleine-Natrop, seit 1957 der Direktor
der Hautklinik, das Amt des Prorektors für Forschungsangelegenheiten. Zen-

tralen Anweisungen entsprechend war eine Senatskommission für Forschung gegründet worden, der 5 Lehrstuhlinhaber und ein Mitglied der Hochschulparteileitung angehörten.

Im Rahmen verschiedener Reformbemühungen konstituierte sich im November 1962 beim Ministerium für Gesundheitswesen ein „Rat für die Planung und Koordinierung der medizinischen Wissenschaft"[49]. Dieser formulierte 5 Schwerpunktkomplexe für die medizinische Forschung in der DDR, die demgemäß auch in Dresden eine Konzentration der Forschungsarbeiten erforderten[50]. 1964 existierten an der Medizinischen Akademie 45 Forschungsvorhaben, von denen sich etwa ein Drittel in die verbindlichen Schwerpunktthemen eingliederte. Hierzu gehörten vier Vertragsforschungsthemen mit der Industrie, vor allem der Arzneimittelindustrie und dem VEB Röntgen- und Transformatorenwerk Dresden. Damit deuteten sich zwei Profillinien an, die die Dresdner Forschung in den Folgejahren bestimmen sollten: Arzneimittelforschung und Medizintechnik.

Aus Anlaß des zehnjährigen Bestehens der Medizinischen Akademie 1964 fand eine wissenschaftliche Festveranstaltung mit Vorträgen zu Forschungsergebnissen statt. Außerdem waren in dem Band 4 der Schriften der Akademie 23 wissenschaftliche Veröffentlichungen zusammengefaßt, die von den Arbeitsergebnissen der Kliniken und Institute berichteten[51].

Da von ministerieller Ebene Forschungskomplexe für die medizinischen Hochschulen in der DDR vorgegeben wurden, beschloß der Senat 1968 und 1969 eine weitere Profilierung und Konzentration der Forschung. Dresden konzentrierte sich auf zwei Staatsplanaufgaben und vier vom Ministerium für Gesundheitswesen vorgegebene Projekte. Zur Vereinheitlichung der Arbeit wurden an der Akademie 9 Arbeits- und Forschungsgemeinschaften ins Leben gerufen[52]. Im Rahmen dieser Neuorientierungen erhielt das bisherige Prorektorat für Forschungsangelegenheiten neue Aufgaben, die sich auch in der Neubenennung zeigten. Es entstand ein Prorektorat für Prognose und Wissenschaftsentwicklung und außerdem ein Direktorat für Forschung. Die als Folge der 3. Hochschulreform neu gebildeten Strukturen bildeten gleichermaßen eigene Unterabteilungen und Kontrollorgane, die zu einer sichtbaren Bürokratisierung der Abläufe führten, die vielseitige Zusatzbelastungen ergab. In dem Rückblick über 25 Jahre Forschung an der Akademie wurde die zu geringe Effektivität der wissenschaftlichen Arbeit in den 60er Jahren beklagt. Die durchschnittliche personelle Forschungskapazität habe mit Ausnahme von einigen theoretischen Instituten nur bis zu 0,3 VbE pro Thema betragen[53]. Die Partei- und Staatsführung der

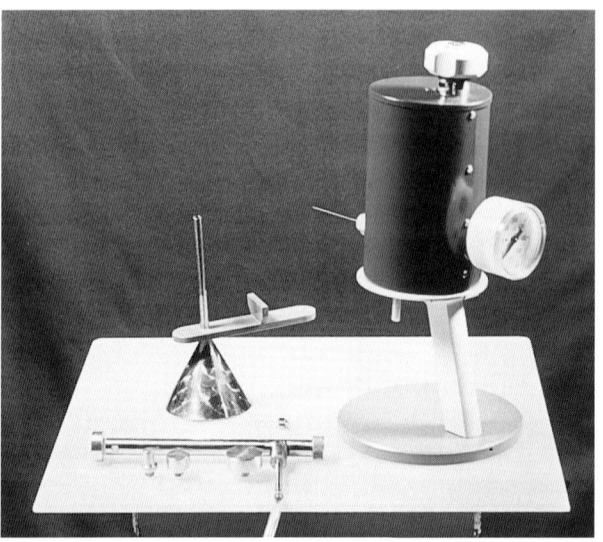

95   Kryospraygerät „I K G - 3"

DDR erkannte diese
Behinderungen, ana-
lysierte die Situation
in klarer Kenntnis der
Hemmnisse, faßte
1970 einen Staatsrats-
beschluß zur medizi-
nischen Forschung,
der als Vertrauliche
Verschlußsache be-
handelt nicht öffent-
lich wurde. Dement-
sprechend kam es zu
keiner Änderung der
Verhältnisse[54].

Die in dem Jahr-
zehnt von 1965 bis
1975 sich abzeich-
nende Konzentration soll an ausgewählten Beispielen illustriert werden, die in
diesem Jahrzehnt starteten und das Profil der Medizinische Akademie für einen langen Zeitraum bestimmten.

Die Anwendung der Kryotherapie in den 70er und 80er Jahren in der DDR
ging von Dresden aus. Zwei Jahre nach der prinzipiellen Einführung der Kryo-
extraktion des grauen Altersstares begannen die ersten Arbeiten auf dem Gebiet der Kryotherapie 1963 an der Augenklinik der Medizinischen Akademie.
1967 wurde hier eine Arbeits- und Forschungsgemeinschaft (AFG) „Kryomedizin" gegründet. Ärzte, Naturwissenschaftler und Techniker arbeiteten gemeinsam an kryobiologischen Grundlagen, der Entwicklung neuer Geräte und
den klinischen Anwendungsmöglichkeiten. Die Partner der technischen Kooperation waren vor allem die Technische Universität Dresden mit dem Zentralinstitut für Festkörperphysik und Werkstoffforschung (Institutsteil für Tief-
temperaturphysik) und das Prüfgerätewerk Medingen, nahe bei Dresden. Da
die ideenreichen Gerätetechniker immer neue Anwendungen ermöglichten,
nahm die Anzahl der die Methode einsetzenden Fachdisziplinen ständig zu. In
der AFG „Kryomedizin" waren vereinigt: Augenheilkunde, Dermatologie,
Hals-Nasen-Ohrenheilkunde, Kiefer-Gesichtschirurgie, Neurochirurgie, Prok-
tologie, Gynäkologie und Urologie. Die Dresdner AFG „Kryomedizin" koor-

dinierte seit 1978 unter Leitung des Ophthalmologen Wolfgang Matthäus (1926–1990) die Forschungsaktivitäten der DDR. Regelmäßige Tagungen, Publikationen und Bücher berichteten von den international anerkannten Ergebnissen[55]. Der Bedarf nach Geräten für die praktische Anwendung stieg. Der Volkseigene Betrieb Prüfgeräte-Werk Medingen produzierte den Kryoextraktor OKG 1 zur Extraktion der Augenlinse, den N_2O Kryoapplikator OKG 2 zur Behandlung von Hornhauterkrankungen des Auges und das N2-Kryokontaktgerät IKG 1 für vielfältige Indikationen.

Die Auseinandersetzungen zwischen der Medizinischen Akademie und dem Forschungsinstitut Manfred von Ardenne lassen sich in den Akten über zwei Jahrzehnte hin verfolgen. Die knapp formulierten Senatsprotokolle mit einem Minimum an harten Daten verbergen das wechselhafte Verhältnis zwischen den Professoren der Akademie und dem Leiter des auf vielen Ebenen tätigen Forschungsinstitutes, Manfred von Ardenne (1907–1997). Am Anfang stand die Zusammenarbeit von M. v. Ardenne mit dem Leiter der Chirurgie, H.-B. Sprung[56]. Im Zusammenhang mit der systemischen Krebsmehrschritttherapie (KMT) entwickelten die Vertreter der Akademie eine zunehmend ablehnende Haltung, speziell bei den Versuchen an Patienten. Die Fronten schwankten zwischen Zusammenarbeit und Verweigerung.

Anregungen des Biochemikers Otto Warburg (1883–1970) hatten v. Ardenne veranlaßt, sich der biomedizinischen Forschung zuzuwenden. Von den Gedanken O. Warburgs ausgehend entwickelte er das Konzept der KMT, einer Kombination verschiedener Therapieschritte, um die selektive Schädigung von Tumorzellen zu erreichen. Das erste Modell verband eine systemische Hypothermie zur Verlangsamung des Stoffwechsels mit einer örtlichen, im Tumor erzeugten Hyperthermie[56]. Der in vielen Variationen ausgebaute nächste Schritt war die Verbindung von einer induzierten Hyperglykämie zur selektiven Tumorübersäuerung mit systemischer extremer Ganzkörperhyperthermie. Als Voraussetzung für Tierversuche wurde im Institut Ardennes in den Jahren 1959 bis 1962 ein Operationssaal konzipiert, der 1962 im Keller der Chirurgischen Klinik der Akademie installiert wurde[58].

Obwohl die Methode nach 3jähriger, tierexperimenteller Vorarbeit noch nicht ausgereift sein konnte, erfolgte die Anwendung am Menschen. 1965 wurden Patienten in der Chirurgischen Klinik der MAD unter dem Direktorat von Richard Kirsch (1915–1971) mit der Extremhyperthermie behandelt[59]. Bei den mehr als 50 incurablen, jedoch kreislaufgesunden Patienten kam es zu unterschiedlichen Reaktionen. Kranke mit Melanomen und Rethotelsarkomen hät-

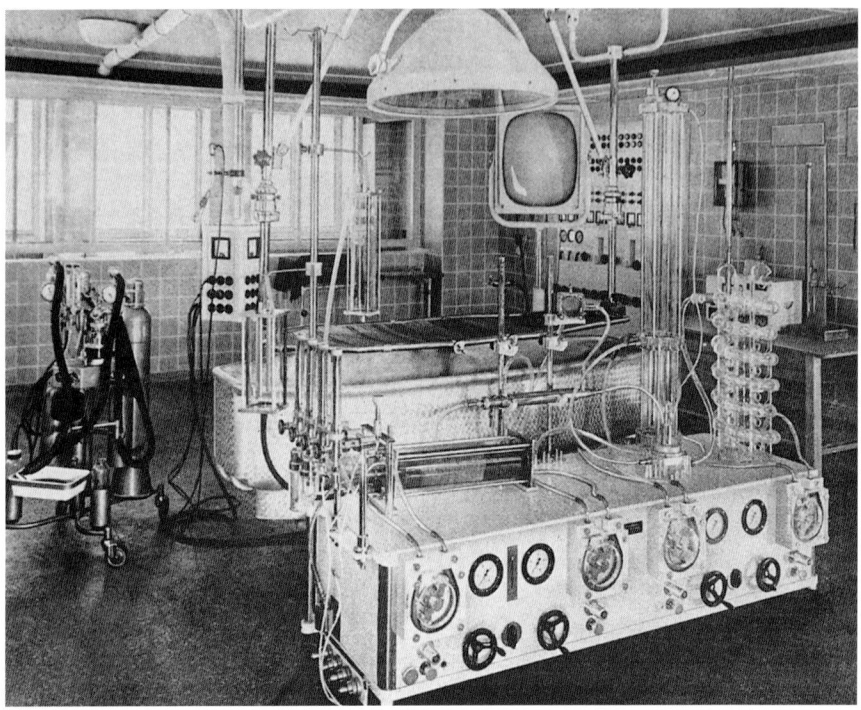

96 Operationssaal mit der Zweikreis-Herz-Lungen-Maschine im Forschungsbereich der Chirurgischen Klinik, 1963

ten günstig reagiert, andere Tumoren seien unbeeinflußt geblieben, 2 Patienten seien verstorben[60]. Manfred v. Ardenne beschreibt diese frühen Versuche in seinen Lebenserinnerungen pauschalierend als „Pilotbehandlungen"[61]. In seiner zusammenfassenden Monographie von 1997 zur systemischen Krebs-Mehrschritt-Therapie zitiert er die Veröffentlichungen aus der Chirurgischen Klinik und der Frauenklinik, in denen von Behandlungen von 42 Patienten berichtet worden war[62]. Da M. v. Ardenne in Einzelgesprächen Professoren der Akademie immer wieder zu neuen Patientenexperimenten gewonnen hatte, fand am 23. Januar 1975 eine Senatssitzung statt, in der eindeutig beschlossen wurde, die Weiterführung der KMT grundsätzlich abzulehnen[63]. Die insistierenden Bemühungen Ardennes führten dazu, daß aus Anlaß seines 75. Geburtstages 1982 ein Forschungsvertrag mit seinem Institut unterzeichnet wurde[64]. Trotz der immer wieder aufbrechenden Dissonanzen wurde ihm auf For-

derung des Polit-
büros der SED am
12. Dezember 1978
die Ehrendoktor-
würde der MAD *„für
seine Leistungen auf
dem Gebiet der Elek-
tronenmikroskopie und
Medizintechnik"* ver-
liehen[65].

Dresden hatte
sich in der DDR von
den frühen 60er Jah-
ren an zum Zentrum
für die Anwendung
der Elektronischen
Datenverarbeitung

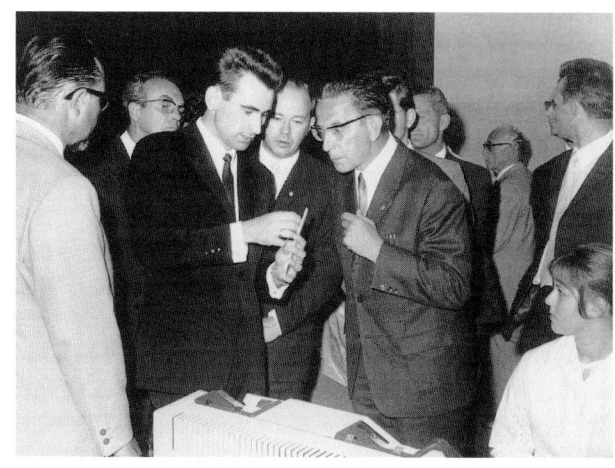

97 Einweihung des Rechners Robotron 300, 4.6.1971, Prof. Dr. W. Schmincke, Dr. P. Helth, G. Penzel, OMR Dr. H. Erler, stellv. Minister für Gesundheitswesen (v.l.n.r.)

(EDV) in der Medizin entwickelt. Gesamtdeutsche Wurzeln hatten den Grund
dafür gelegt. Zwei Oberärzte an der Universitäts-Hautklinik Kiel waren von
ihrem Lehrer Albin Proppe (1907–1990) von dem Sinn dieser Methode überzeugt worden. H.E. Kleine-Natrop hatte mit der Übernahme der Dresdner
Akademie-Hautklinik 1957 eine maschinenlesbare Dokumentation der wichtigsten Patientendaten mit der Hollerithtechnik eingeführt. Sein Freund Gustav Wagner begründete am Deutschen Krebsforschungszentrum in Heidelberg die erste Abteilung für Medizinische Statistik. Beide trafen sich in Dresden und initiierten mit dem Sozialhygieniker Werner Schmincke eine Arbeitsgruppe, die sich 1963 unter der Leitung des nunmehr auch als Prorektor für
Forschungsangelegenheiten agierenden H.E. Kleine-Natrop konstituierte und
schrittweise den Einsatz der EDV an der Akademie vorbereitete. Parallel dazu war in Berlin entschieden worden, daß Dresden das Informatikzentrum für
die DDR werden sollte, so daß wissenschaftliche Aktivitäten (Ingenieur-Hoch-
schule Dresden) und gerätetechnische Neuentwicklungen (VEB Robotron) in
der Stadt konzentriert wurden. Im Januar 1968 wurde ein eigenes Organisati-
ons- und Rechenzentrum an der MAD begründet, um den Einsatz eines Groß-
computers, des sogenannten R (Robotron) 300, vorzubereiten, der im Juni 1971
seinen Betrieb aufnahm. Die Dresdner Akademie war die erste medizinische
Einrichtung im Land, die einen solchen Rechner R 300 erhielt. Die Bemühun-

gen von W. Schmincke, der von 1968 bis 1974 in zwei Amtsperioden Rektor
der Akademie war, hatten in Berlin die Entscheidung für Dresden bewirkt. Auf
Grund dieser Voraussetzungen wurde die Akademie Leiteinrichtung für das
DDR-weite Forschungsvorhaben „Analytisch-diagnostisches System" (ADS).
Hierzu gehörte die Vernetzung der Forschungsinhalte von 35 Institutionen in
der DDR, wobei die MAD speziell für die Themenkomplexe „Medizinische Informationsverarbeitung im Großkrankenhaus mit Hilfe der Rechentechnik"
und „Rechnergestützte Patientenüberwachung" verantwortlich war. Die Dresdner Ärzte entwickelten ein differenziertes Codierungssystem für die ICD, indem sie den von der WHO vorgesehenen dreistelligen Nummernschlüssel für
die Diagnosenummern zu einem weitgefächerten Sechssteller erweiterten. Seit
1972 wurde die EDV-Erfassung der patientenbezogenen Daten in der gesamten Akademie durchgesetzt. Damit war Dresden zu dem Zentrum für die Entwicklung von Krankenhausinformationssystemen in der DDR aufgestiegen.

In den 60er Jahren waren in den USA und England eine Reihe von Leber-
transplantationen mit unterschiedlichen Erfolgsraten durchgeführt worden. In
der Bundesrepublik wurden 1969 in Bonn und 1972 in Hannover erste Transplantationen vorgenommen[66]. Helmut Wolff, der 1972 auf den Lehrstuhl für
Chirurgie in Dresden berufen wurde, brachte aus der Leipziger Chirurgischen
Universitätsklinik eine Vielzahl mehrjähriger, tierexperimenteller Erfahrungen
mit, die er in Dresden mit einer neu gebildeten Arbeitsgruppe ausbaute. Am 3.
Februar 1977 erfolgte in Dresden die erste Lebertransplantation bei einer
54jährigen Patientin. Die Patientin verstarb nach 12 Stunden an Gerinnungs-
störungen im irreversiblen Schock. Die zweite Lebertransplantation erfolgte
am 7. März 1977 bei einem Patienten mit einem in die Leber eingewachsenen
Gallengangskarzinom. Sie verlief erfolgreich. Zwei weitere Transplantationen
wurden noch während des Direktorats von H. Wolff in Dresden durchgeführt,
der 1978 als Direktor an die Chirurgische Universitätsklinik der Charité nach
Berlin berufen wurde[67]. Das gesamte Transplantationsteam wurde 1978 mit
dem Nationalpreis ausgezeichnet.

Ein spezielles Forschungsprojekt der Kinderklinik war die Diagnostik und
Therapie der Mukoviszidose (Cystic Fibrosis = CF, Zystische Fibrose). Hans-
Joachim Dietzsch beschrieb 1954 dieses Krankheitsbild erstmalig in Ost-
deutschland und Osteuropa an Hand von vier Fällen, die in der Dresdner Kinderklinik diagnostiziert worden waren[68]. Später wurden an dieser Klinik mehr
als 100 CF-Kranke ambulant und häufig auch stationär betreut. Nach der Übernahme des Direktorates durch H.-J. Dietzsch 1968 wurde die Klinik zum Zen-

trum der CF-Forschung und Patientenbetreuung in der DDR[69]. Es wurde u.a. ein nationales Patientenregister aufgebaut, ein Neugeborenen-Screening entwickelt, das weitere Schicksal der Patienten verfolgt sowie mikrobiologische und genetische Untersuchungen vorgenommen und nach Möglichkeiten der Therapieoptimierung durch Inhalationen und Antibiotika gesucht[70].

Ein mit Dresden national und international fest verbundener Komplex war die von der Medizinischen Klinik betriebene Forschung auf den Gebieten Diabetes und Fettstoffwechsel. In der Nachkriegszeit standen die oralen Antidiabetika im Mittelpunkt, wobei neue Präparate aus der Gruppe der Sulfonylharnstoffe gemeinsam mit dem Arzneimittelwerk Dresden entwickelt wurden[71]. Später stand der Diabetes Typ 2 mit seinen Komplikationen im Vordergrund. Langzeitstudien, wie die Diabetesinterventionsstudie, brachten Daten aus 15 Einrichtungen bei einer Laufzeit von über 15 Jahren. In diesem Zusammenhang muß die Entwicklung zahlreicher lipid- und glukosesenkender Pharmaka hervorgehoben werden. Experimentelle Studien an der Fettzelle, der Triglyceridkinetik, der Insulinsekretion, des Glukosestoffwechsels und der Lipidanalytik in Verbindung mit der Hypertonie führten zur Konzeption des „Metabolischen Syndroms", eines Begriffes, der sich heute international durchgesetzt hat[72]. Die Verbindung klinischer und experimenteller Forschungen führte 1968 zur Gründung der 1. Lipidambulanz der DDR. Gleichzeitig wurden die internationalen Lipidsymposien begründet, die seitdem aller 3 Jahre in Dresden stattfinden und heute als „Dresden Symposium on Lipoproteins and Atherosclerosis" den Namen Dresdens in die wissenschaftliche Welt tragen. Die Zusammenarbeit mit dem Institut für Klinische Chemie und Laboratoriumsdiagnostik, seit 1971 unter Werner Jaroß, befruchtete diesen Prozeß außerordentlich. Die Medizinische Klinik zeichnete sich kontinuierlich durch vielseitige wissenschaftliche Aktivitäten auf den Gebieten Rheumatologie, Hämatologie, Physiotherapie, hier speziell Elektrodiagositk und- therapie, Angiologie sowie Hepatologie und Gastroenterologie aus[73].

Das Institut für Pharmakologie und Toxikologie hatte sich in den sechziger Jahren unter Wolfgang Oelßner, ab 1975 unter Joachim Schmidt auf das Gebiet der Neuropharmakologie und -toxikologie konzentriert. Im Mittelpunkt der Forschung stand die zentrale cholinerge Synapse als Grundlage für die Therapieoptimierung des Morbus Parkinson, der cholinerg bedingten Hypothermie und der analgetischen Wirkung zentral effektiver Cholinomimetika. J. Schmidt intensivierte die Zusammenarbeit mit dem Arzneimittelwerk Dresden und anderen Arzneimittelfirmen. Der Arbeitsbereich Toxikologie betrieb Forschungen über Alkoholabhängigkeit und die damit verbundenen adaptiven Veränderungen der synaptischen Transmission.

In den Beginn der 80er Jahre fällt die Gründung eines gemeinsamen Technikums „Medizintechnik" und die Bildung des Hochschulindustriekomplexes „Arzneimittelforschung". Das Technikum mit der Ingenieurhochschule Dresden wurde später mit der Technischen Universität weitergeführt. Der Partner in der Arzneimittelforschung war das Pharmazeutische Kombinat GERMED. Beide Einrichtungen dienten vor allem der Importablösung auf dem Arzneimittelsektor und der Eigenentwicklung medizinischer Geräte, für deren Import aus dem Ausland in der DDR nicht die nötigen Devisen zur Verfügung standen[74].

Mit der Etablierung des Technikums und der Erweiterung der Arzneimittelforschung hatten sich die Schwerpunkte herausgebildet, die in den 80er und frühen 90er Jahren das Profil der Forschung an der Medizinischen Akademie bestimmten: Biomedizinische Technik, Immunologie und Tumorpathologie, automatische Mikroskopbildanalyse, medizinische Informatik, Fettstoffwechsel und Arteriosklerose, Wirkstoffforschung, ausgewählte Gebiete der Prävention.

Wenige Beispiele sollen die Inhalte und Leistungen dieser Forschungsbereiche veranschaulichen.

Im Jahr 1977 wurden 2 Projekte des Institutes für Pathologie mit dem Nationalpreis der DDR ausgezeichnet: Die Tumorimmunologie und die automatische Mikroskopbildverarbeitung. Seit den 60er Jahren wurde hier kontinuierlich experimentelle und später auch klinisch orientierte tumorimmunologische Forschung betrieben. Aus der Vielzahl international beachteter Ergebnisse seien einige Beispiele angeführt: Der Nachweis spontaner Antikörperbildung gegen das Mammatumorvirus bei neonatal oder über die Keimbahn infizierten Mäusen. Damit konnte das damals geltende Dogma einer Immuntoleranz widerlegt werden[75]. Als Ergebnis der klinisch orientierten Forschung konnten 1976 spontane Antikörper gegen das murine Mammatumorvirus bei Frauen mit Brustkrebs und Mastopathie nachgewiesen werden[76]. In den 80er Jahren arbeitete das unter Leitung von Martin Müller stehende Forscherteam zur Analyse lymphokinabhängiger Makrophagenaktivierungen. Publikationen und wissenschaftliche Tagungen bewiesen ein international anerkanntes Niveau der tumorimmunologischen Forschung.

In den frühen 70er Jahren wurden die methodischen Grundlagen der automatischen Bildverarbeitung geschaffen und die Einsatzmöglichkeiten in der medizinisch-morphologischen Diagnostik untersucht. Inhaltlich stand dabei zunächst die Entwicklung eines bildanalytischen Verfahrens zum automatischen Praescreening des Zervixkarzinoms und seiner Vorstufen im Vordergrund. 1975 erschien die erste Monografie unter dem Titel „Automatische Bildverarbeitung in Medizin und Biologie"[77]. Das Forschungsteam war vom Direktor des Instituts, Heinz Simon (1922–1992) initiiert und von Friedemann Arnold und Dietmar Kunze geleitet worden. In den 80er Jahren wurden mit der automatischen Mikroskopbildanalyse vorwiegend Probleme der Heterogenität und der Differenzierung maligner Tumoren untersucht, die für die Gradeinteilung und die Prognose der Tumoren von Bedeutung sind. Von vornherein spielte dabei die DNA-Imagezytometrie eine Rolle, die als grundlegende quantitative Methode in die morphologische Tumordiagnostik eingeführt werden konnte.

Medizinische Informatik und Fettstoffwechselforschung mit der Erweiterung auf die Arterioskleroseforschung wurden in ihren Hauptlinien schon geschildert.

1981 erfolgte in der DDR noch einmal eine Umstrukturierung im Aufbau der Forschungsebenen. Von den verschiedenen Organisationsebenen wurde unterschieden nach Hauptforschungsrichtungen (HFR), medizinischen Forschungsprojekten (FP), Sonderforschungsvorhaben, Rektorforschung, Industrieforschung.

Die Medizinische Akademie wurde im Rahmen dieser Neustrukturierung auf Grund ihrer bisherigen Leistungen zur Trägereinrichtung für die Forschungsrichtung Fettstoffwechsel und 5 weitere Forschungsprojekte ernannt: Automatische Biosignalerfassung und –verarbeitung, automatische Mikroskopanalyse, Kryochirurgie, EDV im Krankenhaus, Krankenstandsforschung.

Die weiteren Forschungsschwerpunkte waren arbeitsbedingte Erkrankungen, Geschwulsterkrankungen, Karies und Periodontalerkrankungen, Schwangerschaft und frühkindliche Entwicklung, Neurobiologie und Hirnforschung, nuklearmedizinische Diagnostik, Arzneimittelprüfung[78].

Das wichtigste und für ein kleines Land logische Ziel der wissenschaftspolitischen Strategie der DDR war die angestrebte Konzentration auf ausgewählte Forschungsschwerpunkte. Eine für das Thema ausgewählte, weil auf diesem Forschungskomplex ausgewiesene, Einrichtung sollte die Kooperation leiten und die Teilthemen abstimmen. In den vorausgegangenen, beispielhaft ausgewählten Arbeitsthemen ist erkennbar, daß dieser Weg zu grundsätzlich relevanten Forschungsergebnissen geführt hat. Gleichzeitig ist hervorzuheben, daß systemimmanente Charakteristika die Entfaltung des vorhandenen geistigen Potentials der Wissenschaftler behindert und eingeschränkt haben.

Das dem Zentralismus entsprechende Berichts- und Kontrollsystem verbrauchte viel Zeit, die der Forschung selbst verloren ging. 1964 waren an der Medizinischen Akademie 45 Forschungsvorhaben mit jeweils ein oder zwei Themen zu betreuen[79]. Von 1971 bis 1975 war die MAD Hauptauftragnehmer für das Forschungsvorhaben „Analytisch-diagnostisches System". Die Akademie war damit für die Integration von 35 Partnern aus den Universitäten und Krankenhäusern der Akademie der Wissenschaften und verschiedenen Industriebereichen zuständig[80].

Die der DDR-Wissenschaft nach 1990 vom Wissenschaftsrat angelastete Orientierung auf klinische Forschung mit Vernachlässigung der Grundlagenforschung hatte verschiedene Gründe. Folgen der Mangelwirtschaft und die fehlende internationale Zusammenarbeit ließen kein für eine Hochschule notwendiges Forschungsklima entstehen. Fehlende finanzielle Voraussetzungen für Laborausrüstungen und Laborsubstanzen, die wegen zu geringer Mittel westlicher Währungen nicht oder nur in geringem Maß importiert werden konnten, wirkten hemmend.

Ein weiterer Grund für die gegenüber internationalen Spitzenleistungen verlangsamte Forschungsentwicklung war die politisch bedingte Isolation der meisten Wissenschaftler. Obwohl die DDR nach ihrer politischen Anerkennung eine vermehrte Präsenz in wissenschaftlichen Organisationen anstrebte und partiell erreichte, fehlte ein freier internationaler Austausch mit Studienaufenthalten, Kongreßbeteiligungen und Publikationstätigkeit. Die Reisetätigkeit nach westlichen Ländern war weitgehend auf SED-Wissenschaftler zentriert. Da die Reisestatistiken der MAD bisher nicht gefunden wurden, lassen sich keine objektiven Berichte zusammenstellen. Es sind jedoch viele Beispiele nachweisbar, bei denen Dresdner Ärzte zu Kongressen als Gastredner eingeladen wurden, jedoch nicht reisen durften[81]. Die zweite Einschränkung war die Vorschrift, in internationalen Zeitschriften nur mit Genehmigung des Rektors der MAD veröffentlichen zu dürfen. Seit ca. 1980 existierte in Berlin ein Büro für Urheberrechte, dem zur Veröffentlichung vorgesehene Arbeiten zur Genehmigung und Registrierung vorgelegt werden mußten. Die Folge waren sinkende Zahlen wissenschaftlicher Publikationen in westlichen Journalen. Daraus ergab sich ein ungenügendes internationales Echo auf Forschungsergebnisse der DDR, da diese überwiegend in Zeitschriften mit eingeschränktem Verbreitungsgrad erschienen. Eine Analyse von 2.980 wissenschaftlichen Publikationen der MAD ergab, daß 393 dieser Arbeiten in westdeutschen, bzw. internationalen Zeitschriften erschienen. Der Vergleich von zwei Zeitabschnitten ergibt die Tendenz dieser Entwicklung. Wurden im Zeitraum von 1968 bis 1970 noch 269 Arbeiten im „Westen" publiziert, so waren es in den Jahren 1977 bis 1981 nur noch 124. Der prozentuale Anteil verringerte sich von 24 % aller von 1967 bis 1970 erschienenen Veröffentlichungen auf 7 % aller Arbeiten aus den Jahren 1977 bis 1981[82]. Diese Entwicklung wurde von kritischen SED-Genossen erkannt. Schon im Juni 1972 gaben SED-Wissenschaftler in einer Sitzung der Hochschulparteileitung der MAD ihrer Besorgnis Ausdruck, daß durch die Politik der Abgrenzung die Wissenschaft der DDR in die Isolation geraten könnte[83]. Die gleiche Einschätzung formuliert heute der frühere Direktor vom Institut für Wissenschaftsinformation in der Medizin in Berlin, Heinz David. Er beklagt rückwirkend den eingeschränkten Zugang zu internationaler Literatur und die zu geringen Möglichkeiten von Studien- und Kongreßreisen in das nicht-sozialistische Ausland[84].

Es muß gleichzeitig die Phantasie, der Ideenreichtum und das hohe Engagement vieler Klinikdirektoren hervorgehoben werden, die das „westliche Ausland" nach Dresden holten. Gastvorlesungen und Kongresse in Dresden waren die Chance, internationale Anregungen den Nichtreisekadern zur Kenntnis zu bringen.

Die aus politischen und finanziellen Gründen häufig verhinderte Mitgliedschaft von Wissenschaftlern in internationalen Gesellschaften schränkte zusätzlich den internationalen Erfahrungsaustausch ein. Die Mitgliedschaft in internationalen Gesellschaften war seit 1967 genehmigungspflichtig[85].

Auf einer weiteren Ebene manipulierte die Wissenschaftspolitik der SED die medizinische Forschung. Es gab verschiedene Grade der Geheimhaltung von Dissertationen und Habilitationen. Die Grade der Geheimhaltung von Graduierungsarbeiten und Forschungsberichten steigerten sich in der Reihenfolge: nur für den Dienstgebrauch, vertrauliche Dienstsache, Verschlußsache, geheime Verschlußsache. 1994 erschien eine zusammenfassende Auswertung des gesamten Materials zum Thema „Promotionspraxis und Geheimhaltung von Doktorarbeiten im SED-Staat"[86].

An der MAD war die Suizidforschung ein typisches Beispiel einer politisch motivierten Einschränkung von Forschungsarbeit. Im Jahr 1961, der endgültigen Abgrenzung der DDR, wurde ein Veröffentlichungstabu der bis dahin jährlich erfaßten Suizidzahlen erlassen. Damit war jede epidemiologische Forschung unmöglich geworden. Das Suizidthema gehörte zu den Hauptarbeitsgebieten der Klinik für Psychiatrie der MAD. 1967 verteidigte der Dresdner Psychiater Karl Seidel eine Habilitation zum Alterssuizid. Die Arbeit erhielt den Geheimhaltungsgrad „vertrauliche Dienstsache". Im gleichen Jahr wurde die erste Betreuungsstelle für Suizidgefährdete in der DDR in Dresden eröffnet[88]. Unter den bestehenden Umständen konnte sich keine der Beratungsstelle angeschlossene Selbsthilfegruppe entwickeln[87].

Zusammenfassend kann gesagt werden, daß das geistige Potential der Dresdner Wissenschaftler wichtige Leistungen vollbracht hat. Sachlich geführte Diskussionen bestätigen heute die Gleichwertigkeit vieler im „Osten" erarbeiteter Resultate gegenüber den im „Westen" gleichzeitig veröffentlichten Erkenntnissen. Die geschilderten äußeren Umstände führten jedoch zur Dominanz einer klinischen, anwendungsorientierten Forschung.

Diese Entwicklung war durch ein Mißverhältnis zwischen der Anzahl der Wissenschaftler und ihrer Effektivität gekennzeichnet. Fehlende materielle Anreize und das Erlebnis wissenschaftlich nicht begründeter Parteikarrieren wirkten demotivierend. Die Sicherheit des Arbeitsplatzes war nicht von der wissenschaftlichen Produktivität abhängig.

6.4. Ausbildung der Studenten

Mit der Gründung der Akademie im September 1954 starteten im Herbstsemester 1954/55 91 Studenten, 52 Human- und 39 Zahnmediziner, mit dem ersten klinischen Semester in Dresden. Für die Vorlesungen wurden die vorhandenen räumlichen Möglichkeiten in den beiden Krankenhäusern Johannstadt und Friedrichstadt genutzt. Da sich die personellen Bedingungen mit Neuberufungen des Lehrkörpers und die baulichen Voraussetzungen mit dem Bau von Hörsälen und dem Studentenheim verbesserten, stiegen die Studentenzahlen stetig. Im Februar 1959 nahmen 228 Humanmediziner und 25 Zahnmediziner ihr Studium auf, so daß zu diesem Zeitpunkt 592 Human- und 67 Zahnmediziner ausgebildet wurden. 1957 war das Jahr, in dem erstmals 60 Mediziner und 33 Zahnmediziner ihr Medizinstudium in Dresden mit dem Staatsexamen beendeten[89]. Es war ein großartiges Zeichen des Zusammenhaltes und der Erinnerung an eine positiv prägende Lebensphase, daß sich im Jahr 2001 eine große Zahl von Kollegen zu einer Erinnerungsfeier an der heutigen Medizinischen Fakultät zusammenfand und vom Dekan, Detlev Michael Albrecht begrüßt wurde[90].

Es muß als Anerkennung der Ausbildungsleistungen angesehen werden, daß die Medizinische Akademie 1959 das Recht erhielt, die Erstimmatrikulation selbst durchzuführen[91]. Bis dahin waren die Studenten an den Universitäten mit vollem Ausbildungsspektrum immatrikuliert worden, um zu den klinischen Semestern nach Dresden zu kommen. Mit den Erstimmatrikulationen im September 1959 von 240 Medizinern und 42 Zahnmedizinern stieg die Zahl der in Dresden eingeschriebenen Studenten auf insgesamt 941. Es muß als eine herausragende Leistung eingeschätzt werden, daß innerhalb von 5 Jahren vom Nullpunkt ausgehend ein Anstieg auf fast 1000 immatrikulierte Studenten im Jahr 1959 erreicht werden konnte[92]. 1963 stellte H.E. Kleine-Natrop in einem Überblick fest, daß Dresden in der DDR nach Berlin und Leipzig die Stadt mit der höchsten Studentenzahl sei[93].

Die Medizinische Akademie hatte ihrem Hochschulstatus gemäß mit der Gründung im September 1954 das Promotions- und Habilitationsrecht erhalten. Es spricht für den wissenschaftlichen Ehrgeiz des Lehrkörpers und für die Einsatzbereitschaft der Studenten, daß in den ersten fünf Jahren 151 Promotionen abgeschlossen werden konnten[94]. Damit hatten von den in den Jahren 1957 und 1958 ihr Studium in Dresden abschließenden 297 Studenten 51 % promoviert.

Aus Anlaß des 10-jährigen Bestehens 1964 konnte die junge Hochschule eine beeindruckende Bilanz vorlegen. In den 10 Jahren hatten 1.439 Studenten, 1.218 Mediziner und 221 Zahnärzte, ihr Staatsexamen in Dresden abgelegt. Die Gesamtzahl der immatrikulierten Studenten war im Jubiläumsjahr, bei einem Anteil von 51,1 % weiblicher Studierender, auf 1.430 angewachsen. Die Voraussetzung für diese Entwicklung war die angemessene Erweiterung des Lehrkörpers gewesen. Im Vergleich zum Gründungsjahr der Akademie, in dem 9 Professoren, 8 Lehrbeauftragte und 2 Lektoren den Lehrkörper bildeten, war 1964 der Lehrkörper auf 17 Professoren, 11 Dozenten, 16 Lehrbeauftragte und 6 nicht hauptamtliche Mitarbeiter angewachsen[95]. Einer zentralen Anweisung des Staatssekretariates für das Hoch- und Fachschulwesen vom 30. Juni 1964 entsprechend war der Ablauf des Medizinstudiums neu gestaltet worden. Das Studium betrug nunmehr 5 vorklinische und 7 klinische Semester, da das klinische Studium durch Wegfall der Pflichtassistenz um 1 Semester verlängert worden war. Diese Reform stellte höhere Anforderungen an die Verzahnung theoretischer und praktischer Inhalte in der Ausbildung, da die Ärzte sofort nach Abschluß ihres Studiums die praktisch-klinische Tätigkeit aufnehmen sollten.

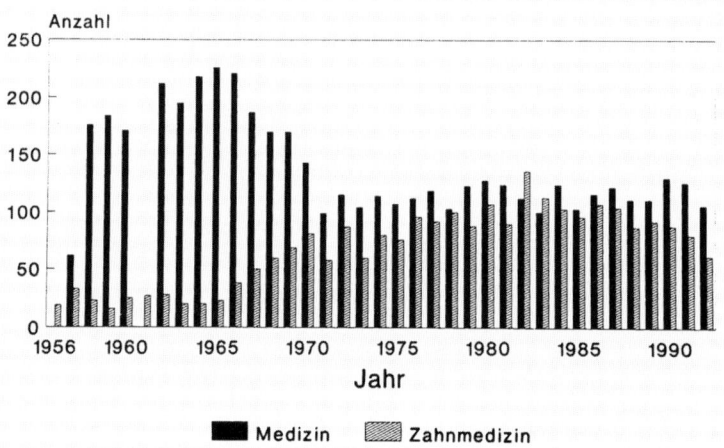

98 Absolventen der Studienrichtungen Medizin und Zahnmedizin 1956-1990

Das Jahr 1969 brachte im Gefolge der 3. Hochschulreform die geschilderten Strukturveränderungen. In diesem Zusammenhang wurde im gleichen Jahr für die studentische Ausbildung ein Direktorat für Erziehung und Ausbildung geschaffen. Im Rahmen der Reformen wurde das bisherige Promotions- und Habilitationsrecht durch neue Graduierungen ersetzt, für die gerade bei der Habilitation sowjetische Modelle Pate gestanden hatten. Die Akademie erhielt 1969 das Recht zur Verleihung der Facultas docendi, der Lehrbefähigung sowie die Rechte zur Verleihung des Titels eines Doktors des Wissenschaftszweiges (gleichlautend für Medizin und Zahnmedizin, Promotion A) und eines Doktors der Wissenschaften (für Medizin und Zahnmedizin, Promotion B). Eine vollkommene Neuschöpfung war der Titel des Diplommediziners, mit dem eine Gleichstellung aller universitären Hochschulabschlüsse auf niedrigster Ebene erreicht werden sollte.

Das Jahr 1975 brachte neue Veränderungen im Ablauf des Studiums. Eine außerordentlich sinnvolle Entscheidung war die Forderung nach einem einjährigen Krankenpflegepraktikum vor Beginn des Medizinstudiums. Das 6. Studienjahr wurde als klinisches Praktikum ausgestaltet, dem Modell der Pflichtassistenz oder des Medizinalassistentenjahres entsprechend.

1979, 25 Jahre nach Gründung der Medizinischen Akademie, hatte die Zahl der Studenten die Gesamtzahl von 1.256 erreicht, wovon 786 Studenten in Dresden ihre klinische Ausbildung absolvierten. Die vorklinischen Semester studierten sie an verschiedenen Universitäten der DDR. Da die Studienplätze hier nicht ausreichten, nutzten junge Leute auch die Möglichkeiten in den meisten der damaligen, sogenannten sozialistischen Bruderländer. 57 % Frauen entsprachen der seit Beginn vorhandenen Strategie eines hohen Frauenanteils am Medizinstudium in der DDR, so auch in Dresden. Der Lehrkörper war durch die Etablierung neuer Fachgebiete und die damit verbundene Berufung neuer Damen und Herren auf die Lehrstühle und Direktorate auf 37 Professoren und 30 Dozenten angewachsen[96].

Am 1. September 1976 konnte ein Neubau auf der Lipsiusstraße als Studentenwohnheim an die Medizinische Akademie übergeben werden. Damit stand das Wohnheim auf der Senefelder Straße nunmehr ganz den Krankenschwestern zur Verfügung. Dies war ein wichtiges Motiv, um Schwestern, an denen es außerordentlich mangelte, für die Betreuung der Patienten zu gewinnen.

Die jeweilige, für einen Hochschullehrer selbstverständliche Anpassung seines Lehrstoffes an die aktuellen Neuerungen im Fachgebiet, wurde in den 80er Jahren durch neue Tendenzen vermehrter interdisziplinärer Vorlesungen bereichert. Vertreter verschiedener Fachgebiete sprachen symptomorientiert zu klinischen Erscheinungsbildern und verbanden dies nach Möglichkeit mit Patientendemonstrationen. In den 80er Jahren startete auch die Tendenz, Studenten in Forschungskollektive aufzunehmen, um sie auf dem Weg der Graduierung in Forschungstätigkeit einzuführen. Eine überwiegend aus der Schwesternnot geborene neue Form waren die sogenannten Jugendobjekte. Medizinstudenten wurden in der Dialyse, auf der Diagnostikstation, in der Transfusionsmedizin eingesetzt, um die Arbeitsfähigkeit dieser Bereiche aufrecht zu erhalten, wenn sie durch Personalmangel gefährdet waren. Symptomatisch für eine solche Notsituation war die Unterstützung des innerbetrieblichen Krankentransportes durch eine Studentenbrigade[97].

Die durchgehende Politisierung des Medizinstudiums in der DDR läßt sich auf verschiedenen Ebenen nachweisen. Die Notwendigkeit der politischen Erziehung und Überwachung der Studenten zieht sich wie ein roter Faden durch alle Berichte der Rektoren und der Leitungen von Partei und FDJ bei ihren Rechenschaftsberichten. Die Schlagwörter über die Ziele des Studiums wiederholen sich. Ein austauschbares Beispiel der Einschätzungen stammt aus dem Jahr 1979: *„Die Durchsetzung der Einheit von klassenmäßiger Erziehung und hoch-*

qualifizierter Ausbildung, die Entwicklung eines in sich abgestimmten Systems der Ausbildung und Erziehung, die Entwicklung des wissenschaftlich-produktiven Studiums und die Förderung des geistig-kulturellen Lebens, der Wehrerziehung und der sportlichen Betätigung sind die Hauptaufgaben des Studiums[98]. Den Parteileitungen blieb jedoch von Anfang bis Ende der DDR nicht verborgen, daß ihre politische Überzeugungsarbeit kein genügendes Echo fand. Die Klagen ähneln sich innerhalb der Jahrzehnte. 1955 formulierte ein Genosse Professor: *„Wir könnten eine geschlossene Aktionseinheit sein, wenn Ihr nicht dem bürgerlichen Einfluß so unterlegen wäret"*[99]. Im Mai 1974 klagte die Partei: *„Mängel [...] zeigen, daß der Studienauftrag als Klassenauftrag mit allen daraus resultierenden Schlußfolgerungen noch nicht von allen Studierenden verstanden wird"*[100].

Das marxistisch-leninistische Grundstudium war ein Hauptfeld der politischen Arbeit. Dem Grundprinzip der Parteidiktatur der SED entsprechend war ein Jahr nach der Gründung der Medizinischen Akademie 1955 sofort eine Abteilung für Gesellschaftswissenschaften gegründet worden, die ihre personelle und räumliche Präsenz Jahrzehnt für Jahrzehnt ausbaute. Aus der kleinen Abteilung wurde ein großes Institut für Marxismus-Leninismus, dessen Aufgabe es war, alle Ebenen der Mitarbeiterschaft, von der Krankenschwester bis zum Professor, politisch zu schulen. Die Studenten hatten obligatorische Vorlesungen, die mit Seminararbeit verbunden waren. Für die Graduierungen beim Diplom und bei den Promotionen mußten zusätzlich spezielle Kurse für Marxismus-Leninismus besucht werden[101].

In den 70er Jahren entwickelte sich ein weiteres Feld der politischen Indoktrination, die Integration der militärpolitischen Ziele der SED-Führung in den Studienbetrieb. Hierzu wurde 1977 eine „Kommission für sozialistische Wehrerziehung" gegründet, deren 14 Mitglieder von einem hauptamtlichen Beauftragten geleitet wurden. Die Arbeit erstreckte sich auf mehrere Ebenen. 1978 wurde eine Reservistengruppe von Studenten gegründet. Ehemalige Armeeangehörige, sowohl bei den Studenten als auch bei den Ärzten, wurden in Gruppen zusammengefaßt, die regelmäßige Übungen durchführten.

Intensive, bis an den Rand der Erpressung reichende Gespräche verlangten von den Studenten die Bereitschaft, sich als „Offizier auf Zeit" zu verpflichten. Die Medizinstudenten suchten nach Möglichkeiten diese Verpflichtungen abzulehnen. Den Studenten wurde vorgeworfen, die Notwendigkeit eigener Beteiligung an der Verteidigung der DDR nicht zu erkennen und das Bild des „unpolitischen Arztes" anzustreben. Die Erklärungen gingen soweit, daß einem Studenten vorgehalten wurde, *„daß ihm die persönliche*

*Reife und das staats-
bürgerliche Bewußt-
sein fehlen, um in un-
serer Gesellschaft als
Arzt zu wirken*"[102].

Die 1975 gegrün-
dete Abteilung für
Militärmedizin hatte
umfangreiche Ver-
pflichtungen im Be-
reich der Lehre: 46
Unterrichtsstunden
mit Vorlesung, Semi-
naren und Praktika,
die sowohl für die

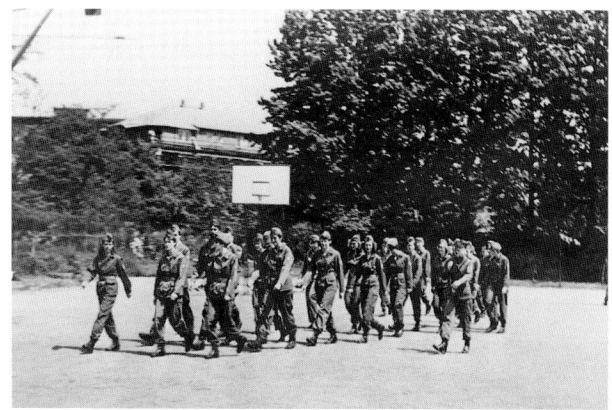

*99 a Studentinnen der Medizin beim X. Praktikum der Zivilvertei-
digung, 1989*

Studenten der Medizin wie der Zahnmedizin im 5. Studienjahr vorgeschrieben
waren.

Seit 1980 wurden im 10. Semester 5wöchige Zivilverteidigungspraktika für die
Studenten der Medizin Pflicht. Die Männer mußten zu Lehrgängen in militäri-
sche Einrichtungen, Frauen und wehrdienstuntaugliche Männer hatten in Dresden an Praktika teilzunehmen, die politische Ausbildung mit Informationen zur
ersten ärztlichen Hilfe verbanden. Sie hatten ihren Dienst in speziellen Unifor-
men durchzuführen.
Den Abschluß dieser
Zivilverteidigungs-
praktika stellte je-
weils die Simulation
einer Katastrophe
dar. In den frühen
80er Jahren wurden
die Folgen militäri-
scher Angriffe des
Klassenfeindes, der
Bundesrepublik
Deutschland, als Mo-
dell dargestellt. Pro-
teste der Teilnehmer

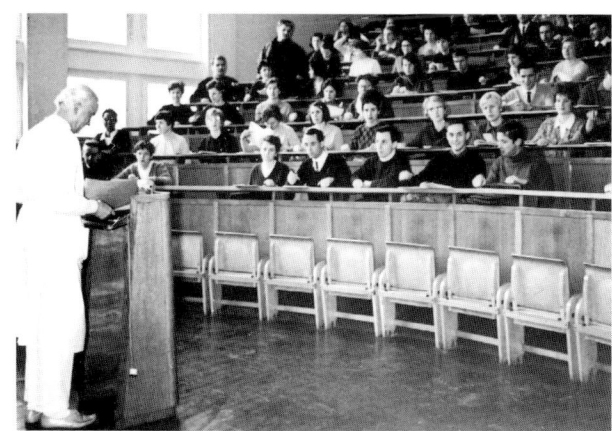

*99 b Vorlesung des Orthopäden Professor J. Büschelberger im Hörsaal
der Klinik für Chirurgie, ca. 1967/68*

wandelten die Katastrophen in Unglücke im zivilen Bereich. Bis zu 55 Mitarbeiter – vor allem Ärzte – der Medizinischen Akademie mußten als nebenamtliche Lehrkräfte das Zivilverteidigungspraktikum ausgestalten[103].

Der zusammenfassende Rückblick zeigt, daß das Niveau der medizinischen Ausbildung in den vier Jahrzehnten des Bestehens der Medizinischen Akademie durch fachbezogene und durch politische Inhalte gekennzeichnet war. Die Hochschullehrer bemühten sich immer um eine enge Verbindung von Theorie und Praxis. Die relativ niedrigen Studentenzahlen pro Semester begünstigten diesen Charakter des Unterrichts. In den 80er Jahren bestimmten zunehmend von verschiedenen Fachrichtungen gemeinsam gestaltete, interdisziplinäre, symptombezogene Vorlesungen die Lehrveranstaltungen an der Akademie. Dresdner Absolventen bewährten sich in der praktischen Arbeit vom Facharzt bis zum Ordinarius. Wir können von einem gesamtdeutschen Ausbildungsstandard sprechen, denn in Dresden ausgebildete Ärzte waren in der DDR ebenso erfolgreich wie in der Bundesrepublik. Im Gegensatz zur gesamtdeutschen Charakteristik der fachbezogenen Ausbildung bestand das zweite, DDR-spezifische Merkmal in der konsequenten Bemühung um die Politisierung des Studiums, die vom Unterricht in Marxismus-Leninismus bis zum Zivilverteidigungspraktikum reichte. Der ungenügende Effekt dieser ideologischen Bevormundung zeigte sich trotz aller offiziellen Beschönigungen in den selbstkritischen Analysen der Partei, in den Fluchtbewegungen von Studenten und hier ausgebildeten Ärzten und im historisch belegten Ende einer politisch indoktrinierten Gesellschaft im Jahr 1989.

6.5. Medizinische Betreuung

In den knapp vier Jahrzehnten ihres Bestehens war die Medizinische Akademie bei der Bevölkerung ein fester Begriff für eine gute ärztliche Versorgung und Betreuung geworden. Hieran hatten Ärzte, Schwestern und Personal einen gleichermaßen wichtigen Anteil. Die Umstände begünstigten eine relative Stabilität des Personals. Es gab Schwestern und Ärzte, zum Teil auch leitende Oberärzte, die Jahrzehnte an dieser Einrichtung gearbeitet haben. Dies führte zu einem für die Betreuungsatmosphäre wichtigen Phänomen, nämlich der Konstanz eines stabilen ärztlichen Mittelbaus, der seine Erfahrung in der Betreuung der Patienten, in der Ausbildung junger Ärzte und Studenten und in der Steuerung des Stationsklimas einsetzten konnte. Mancher ärztliche Mitarbeiter hat die Geschichte der Akademie mitgeschrieben, da er hier seinen Weg vom Studium bis zum stellvertretenden Klinikdirektor gegangen ist.

Die Zahl der Krankenhausbetten veränderte sich in Abhängigkeit von den Bedingungen in den einzelnen Kliniken und in den Ambulanzen und Polikliniken. Insgesamt kam es zu einer deutlichen Reduktion seit Bestehen der Akademie. Betrug die Zahl der Betten 1963 noch 2011, so verringerte sich die Zahl auf 1701 im Jahr 1989. Die durchschnittliche Verweildauer sank von 24,6 Tagen (1963) auf 14,3 Tage (1989), wobei die Bettenauslastung lediglich 79% im Jahr 1989 betrug[104]. Es ist hier nicht der Ort, die Vielseitigkeit der Ursachen aufzuzeigen.

Die Leitung der Akademie lag in den Händen von Ärztlichen Direktoren, die seit der 3. Hochschulreform 1968 als Direktoren für medizinische Betreuung tituliert wurden. Es ist ein klassisches Beispiel für den Formalismus der Zeit, daß ab 1968 der Rektor gleichzeitig Ärztlicher Direktor der Akademie in einer Person war. Da dies nicht zu realisieren war, bekam der Direktor für medizinische Betreuung alle dementsprechenden Aufgaben übertragen. Das Amt des Ärztlichen Direktors hatte W. Crecelius aus der Vorphase der Akademie über die Gründungszeit bis zum Jahr 1958 ausgefüllt. Nach zwei Jahren des Übergangs unter H.-G. Güttner übernahm der für die Stabilisierung der Akademie wichtige Ernst Aloys Grube die Position für 6 Jahre, der mit vielen gesundheitspolitischen Erfahrungen und den seit Kriegsende gewachsenen Beziehungen zu allen Behörden manche Entscheidung zugunsten der Einrichtung ermöglichte. Der Internist Ernest St. Strauzenberg, der als Stellvertreter Grubes Erfahrungen gesammelt hatte, füllte die Funktion für die kurze Zeitspanne von 1966 bis 1968 aus, bevor er eine großartige Karriere in der Sportmedizin startete, dabei stets der Akademie verbunden blieb. Als Nachfolger wurde am 1. Mai 1968 der Gynäkologe Joachim Holtorff berufen, in dessen Amtsphase die Einführung der Elektronischen Datenverarbeitung in den klinischen Alltag und die Zentralisierung der Laboratorien sowie die Gründung der Zentralen Hochschulpoliklinik 1971 fiel. 1974 wurde er von dem Ophthalmologen Klaus Graupner abgelöst, der das Amt fast zwei Jahrzehnte bis in die Nachwendephase leitete. Sein Stil war von Disziplin, Klarheit und Kollegialität gekennzeichnet. Er hatte gemeinsam mit der Oberin viel Phantasie aufzubringen, um die immer wieder auftretenden Lücken in den Reihen des Pflegepersonals zu schließen oder durch die Zauberworte des Sozialismus „Rationalisierung, Arbeitsorganisation und Neuerertum" manche Mangelsituation zu überbrücken. Er arbeitete in bester Form mit der Oberin der Akademie zu-

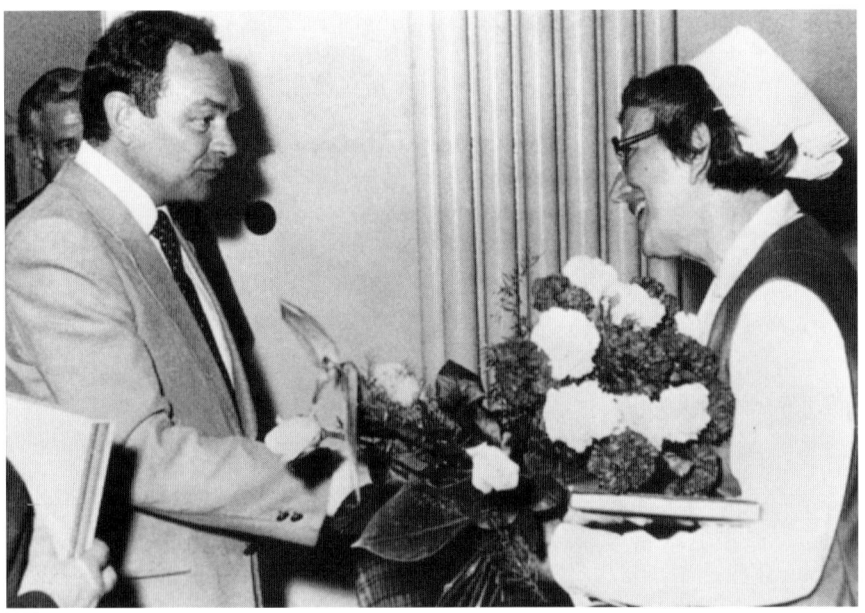

100   Prof. Dr. Hans-Georg Knoch gratuliert der Oberin Mathilde Wodetzki 1980 zum 60. Geburtstag

sammen, die ein klassisches Beispiel der oben angeführten Kontinuität und Identifikation mit der Einrichtung symbolisierte. Schwester Mathilde Wodetzki (1920–2000) war nach ihrer Ausbildung an der Johannstädter Schwesternschule von 1947 bis 1948 über verschiedene Stationen 1953 zur Oberin aufgestiegen und füllte diese Funktion 28 Jahre lang bis zum Jahr 1981 aus. Ihr Einsatz galt ausschließlich dem Wohl des Klinikums. In den 80er Jahren waren die Probleme des Pflegepersonals zunehmend kompliziert. Die Leitungen mußten nicht genügend ausgebildetes Personal oder die erwähnten Studentenbrigaden akzeptieren, um die Betreuung aufrecht zu erhalten. Sogenannte Schwesternkonferenzen sollten zum Erfahrungsaustausch dienen. Auszeichnungen sollten die Schwestern stimulieren.

Mit dem Übergang zum Hochschulstatus entwickelten sich die Kliniken zu Zentren, in denen zunehmend und vorwiegend spezialisierte und hochspezialisierte Diagnostik und Therapie betrieben wurde[105]. Da die strukturelle und personelle Entwicklung der Kliniken im Anhang zusammengefaßt ist, sollen hier nur stichwortartig verschiedene Spezialisierungstendenzen aus den Zeiten der Medizinischen Akademie vorgestellt werden.

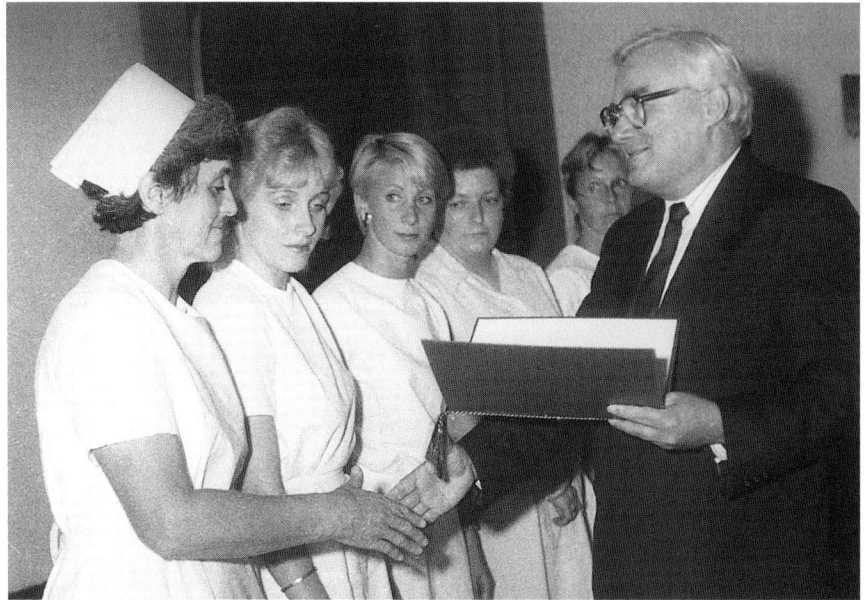

101 Auszeichnung von Schwestern durch Magnifizenz Prof. Dr. Jochen Schmidt aus Anlaß der Schwesternkonferenz, 20.9.1989

Augenklinik: Die Augenklinik erweiterte kontinuierlich ihr Spektrum. 1958 wurde die Orthoptisch-Pleoptische Abteilung, 1963 eine Optische Werkstatt eingerichtet. Die chirurgische Profilierung zeigte sich 1966 in der Realisierung der Lichtkoagulation, in den 70er Jahren in der Einführung der Mikrochirurgie und der Glaskörperchirurgie. In den 80er Jahren wurde bei der Kataraktoperation die extrakapsuläre Kataraktextraktion mit Implantation einer Intraokularlinse die Methode der Wahl. Die Verbindung von Forschungsarbeiten und Einführung ihrer Ergebnisse in die klinische Praxis realisierte die Augenklinik auf dem Gebiet der Kryomedizin und der Erforschung des Farbensehens.

Chirurgische Klinik: Der Klinikneubau 1956 hatte die Bedingungen für die Ausweitung der operativen Methoden gegeben. Die Nachfolger von H.B. Sprung förderten die Ausbildung von Spezialgebieten, ohne die Einheit des Fachgebietes zu verlassen. Erfahrene, praktisch und wissenschaftlich ausgewiesene Oberärzte leiteten die Abteilungen für Traumatologie, Neurochirurgie und Kinderchirurgie, aus denen nach 1990 eigene Kliniken wurden. Der

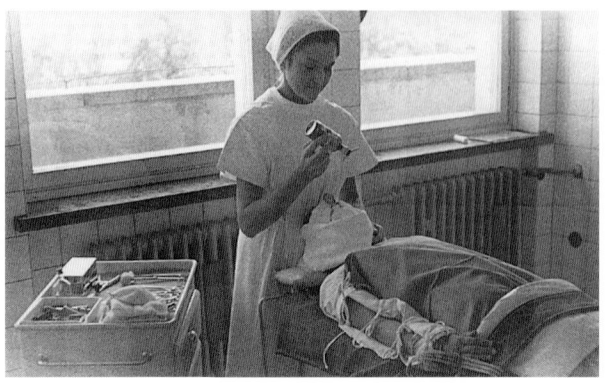

*102   Schwester Hermin Lipsz bei der Äthertropfnarkose, Chirurgische
Klinik, 1958*

Mangel an westlichen Valuta verhinderte den unkomplizierten Import moderner Medizintechnik. Phantasie und Erfindungsreichtum der jeweiligen Abteilungsleiter ermöglichten trotzdem die Einführung neuer methodischer Möglichkeiten in der operativen Therapie.
Der Erfolg der ersten Lebertransplantation 1977 und die Probleme der systemischen Krebs-Mehrschritttherapie wurden im Kapitel Forschung vorgestellt.

Anästhesiologie-Klinik: Der Weg von der Äthertropfnarkose zu einer eigenständigen Klinik für Anästhesiologie war lang und mühsam, aber erfolgreich. Das Nachkriegsjahrzehnt war von der Äthertropfnarkose bestimmt, die überwiegend von Schwestern ausgeführt wurde. In der 2. Hälfte der 50er Jahre startete die Intubationsnarkose mit einem Äthernarkosegerät. Die Durchführung lag in den Händen anästhesiologisch ausgebildeter Chirurgen und von Arzthelfern, einer in der DDR infolge Ärztemangels eingeführten Gruppe von Kollegen mit einer Ausbildung zwischen Schwester und Arzt. Im Jahr 1961 startete der Facharzt für Anästhesiologie Wolfgang Achenwall mit dem Aufbau einer eigenen Abteilung. Zunehmend übernahmen die Anästhesisten die Durchführung von Narkosen in anderen Kliniken. Die Anästhesieabteilung war bis zu ihrer Verselbständigung 1972 Teil der Chirurgischen Klinik. 1969 führten die Anästhesisten die erste akute Dialyse an der MAD durch, die sie später gemeinsam mit ausgebildeten Urologen und Internisten betrieben. 1972 konnte eine eigene Abteilung für Nephrologie und Hämodialyse geschaffen werden. Das für die 1966 startende Dringliche Medizinische Hilfe vom Deutschen Roten Kreuz zur Verfügung gestellte Auto wurde von einem Kraftfahrer, der auch Tischler war, möbliert und eingerichtet. Die „Schocklady" versah ihren Dienst zuverlässig[106]. 1974 nahm die erste interdisziplinäre Intensivtherapiestation ihre Arbeit auf. Die Ausgliederung der Abteilung aus der Chirurgie und Umwandlung in eine eigene Klinik für Anästhesiologie und Intensivtherapie erfolgte 1982[107]. Aus verschiedenen Vorstadien entstand 1988 unter der Leitung von Kurt Siegismund eine eigene Schmerzambulanz.

Frauenklinik: Entsprechend dem Hauptarbeitsgebiet des ersten Direktors der Akademie-Frauenklinik, Robert Ganse, beherrschten Krebsvorsorgeuntersuchung und Früherkennung des Kollumkarzinoms das Profil der Klinik. Sein besonderes Anliegen war sowohl die Perfektionierung von Kolposkopie und Zytologie als auch die Ausbreitung des Einsatzes dieser Methoden in der täglichen Praxis, wofür er sich unermüdlich einsetzte. Sein Nachfolger baute auf der Grundlage dieser Tradition die Formen der Tumortherapie aus. Das Spektrum des Fachgebietes erweiterte sich mit der Spezialisierung auf die Gebiete der auf die Gynäkologie begrenzten Histologie, der Endokrinologie und der zytogenetischen Familienberatung. Das sich aus klinischer Notwendigkeit und medizinischer Forschung stark entwickelnde Gebiet der Diagnostik und Therapie der Kinderlosigkeit wurde in Gemeinsamkeit mit der andrologischen Abteilung der Hautklinik ausgebaut. Die in vitro Fertilisation wurde in den 80er Jahren realisiert.

Hals-Nasen-Ohren-Klinik: Gegenüber anderen Hauptkliniken gab es im Fachgebiet der Hals-Nasen-Ohrenheilkunde keine durchgehende Kontinuität. Das mit dem Krankenhaus entstandene Ambulatorium für HNO-Krankheiten war 1930 geschlossen worden. So war der Start der neuen HNO-Klinik 1956 unter Hans-Edgar Euler ein wahrhaftiger Neubeginn. Der Aufbau eines klaren Profils und der Ausbau der Struktur war das eindeutige Verdienst von Fredo Günnel, der mit Klarheit und einer frohgemuten Ausstrahlung die Mitarbeiter für die Arbeit begeistern konnte. Dem Fachgebiet angemessen stand die Tumorchirurgie im Mittelpunkt seiner Aktivitäten. Die Vorführung eigener Operationsfilme mit seinem Ausruf *„Keine Angst vor dem Facialis"* hinterließen nachhaltige Eindrücke. Ein weiterer Schwerpunkt wurde die Einführung hörverbessernder Operationen. F. Günnel förderte die Bestrebungen engagierter Kollegen zur Gründung audiologischer und phoniatrischer Abteilungen, die durch die Zusammenarbeit mit der TU Dresden und der Musikhochschule innovative Impulse setzten. Er gehörte zu den starken Promotoren der Einführung der elektronischen Datenverarbeitung in den klinischen Alltag der Akademie. Sein Nachfolger Lutz Keßler setzte mit seinen Forschungen auf dem Spezialgebiet der Genetik von Ohrkrankheiten neue Akzente.

Hautklinik: Der mit seinen Verdiensten für die Ausgestaltung der gesamten Akademie schon mehrfach herausgehobene H.E. Kleine-Natrop sah in seinem ureigenen Fachgebiet, der Dermatologie, die Herausforderung, aus dem Nichts das verbindliche Modell einer Hautklinik zu schaffen. In den 27 Jahren seines Direktorates, in denen er sich trotz mehrfacher ehrenvoller Berufungen immer wieder für Dresden entschied, formte er eine Klinik, die bei seiner Emeritierung einen internationalen Ruf besaß. Er hatte die für die deutsche Dermatologie seit ihrer Entstehung typische Vielfalt des Faches realisiert, wobei die meisten Abteilungen durch die von ihm stimulierte hohe Motivation von ihren Fachvertretern engagiert ausgebaut und vertreten wurden. Profilbestimmend waren die Arbeitsdermatologie und Allergologie, die chirurgisch-operative Dermatologie, die ästhetisch-kosmetische Dermatologie und Rehabilitation, die Mykologie, die Andrologie und die Dermatohistopathologie. Die zu Beginn zum therapeutischen Spektrum gehörende Röntgen-Oberflächentherapie wurde später an die Radiologische Klinik abgegeben. Mit der bei Klinikgründung 1957 eingeführten elektromechanischen Befunddokumentation gehörte H.E. Kleine-Natrop, wie schon geschildert, zu den Initiatoren einer Einführung von EDV an die Akademie. Sein Nachfolger Joachim Barth führte das Klinikprofil weiter und bereicherte es mit dem Ausbau der an Bedeutung in den 80er Jahren ständig gewachsenen Lichttherapie.

Kinderklinik: Die Umwandlung der ehemals städtischen Kinderklinik mit primärem Betreuungsprofil zu einer weithin angesehenen Hochschulkinderklinik war im wesentlichen das Verdienst des aus Leipzig nach Dresden gewechselten Georg Oskar Harnapp (1903–1980). Bei intensiver, dem kranken Kind zugewandten Grundbetreuung entwickelte er mit seinem Team Profillinien, die in den nächsten Jahrzehnten die Arbeit der Kinderklinik bestimmten. Es wurden drei halbselbständige Abteilungen geschaffen. Die Abteilung für soziale und prophylaktische Pädiatrie unter der Leitung von Kurt Lorenz arbeitete mit dem Kinder- und Jugendgesundheitsschutz zusammen. Hans-Werner Kintzel gründete eine Abteilung für Neonatologie, die später von Dieter Gmyrek übernommen wurde. Die seit 1971 bestehende Neugeborenen- und Frühgeborenenstation wurde 1978 zu einer spezialisierten Intensivtherapie-Station für Früh- und Neugeborene ausgebaut. Die Abteilung für Bronchopneumologie, initiiert von Hans-Joachim Dietzsch wurde nach dessen Emeritierung von Peter Wunderlich übernommen. Ihr Hauptanliegen war und ist die Betreuung von Kindern mit akuten und chronischen Atemwegserkrankungen einschließlich der schon beschriebenen Behandlung der Mukoviszidose. Das breite Spektrum der Kinderklinik betraf weiterhin die Betreuung kindlicher Diabetiker und Rheumatiker, von Kindern mit Leukosen und malignen Tumoren sowie in einer weiteren Spezialambulanz von Patienten mit cerebralen Anfallsleiden.

Medizinische Klinik: Die seit dem Gründungsjahr 1901 bestehende Innere Klinik ist diejenige Abteilung, die die vielseitigsten Veränderungen in ihrer 100jährigen Geschichte durchlaufen hat. Im Anhang sind die strukturellen Entwicklungsschritte dieses Bereiches mit den jeweiligen personellen Besetzungen zusammengefaßt. Bei allen notwendigen Anpassungen der medizinischen Betreuung an zeitgemäße Herausforderungen sind Kontinuitäten und Hauptstränge für die Innere Medizin nachweisbar. Hierzu gehört in erster Linie das mit der 1924 gegründeten ersten Diabetikerambulanz beginnende Thema Diabetes, das sich in einer umfassenden Stoffwechselforschung weiterführte, deren Ergebnisse im Kapitel Forschung herausgestellt sind. Ein weiterer Schwerpunkt ist die Physikalische Therapie mit den Anwendungen von Bewegung, Wasser und dem Einsatz von Diät. Die Elektrodiagnostik und –therapie bereicherte mit Innovationen die physiotherapeutische Betreuung in den 60- und 70er Jahren. Epidemiologischen Entwicklungen gemäß stimulierten sich Forschung und Betreuung bei den Kreisen Rheumatologie, Gichterkrankungen, Angiologie, Hämatologie und Onkologie. Neue technische Möglichkeiten, wenn auch für die DDR meist verzögert und mit großen bürokratischen Kämpfen erreichbar, bereicherten Diagnostik und Therapie mittels Ultraschall und Endoskopie. Pulmologie und Kardiologie hatten nicht den ihnen zugehörenden Stellenwert erreicht. Der Weg zu einer eigenen Intensivtherapiestation war von Mühsal begleitet, da die apparative Ausrüstung vom Einsatz moderner, schwer zu beschaffender Medizintechnik abhängig war. Die ersten Überwachungsplätze wurden 1977 eingerichtet. 1982 konnte eine gut ausgerüstete Intensivtherapiestation mit zentraler Sauerstoffanlage zur Beatmung und elektronischer Überwachung ihre Arbeit aufnehmen[108].

Neurologisch-Psychiatrische Klinik: Die Neurologische und die Psychiatrische Klinik gehörte zu den Fachbereichen, die mit Akademiegründung vollkommen neu aufgebaut werden mußten, da es im Stadtkrankenhaus keine Vorläufereinrichtungen gegeben hatte. Unter der Leitung von Johannes Suckow wurden in den Jahren von 1955 bis 1961 die Kliniken in den Häusern 27 und 30 etabliert. Nachdem so die Basis gelegt war, konnte der Nachfolger Ehrig Lange den differenzierten Ausbau vorantreiben. Er meisterte die für eine kreative Persönlichkeit reizvolle Lebensaufgabe bravourös, nämlich die Verwirklichung eines für sich als richtig erkannten Modells einer modernen Fachklinik. Seine klaren Zielvorstellungen setzte er mit Phantasie, Diplomatie und Überzeugungskraft gegenüber den Partnern erfolgreich durch. Er verstand es zusätzlich Kollegen für ihre Aufgaben zu begeistern, die profilbestimmende Ab-

teilungen ausbauten: die Abteilung für Neuro-Elektrodiagnostik mit Anfalls-
ambulanz, die Elektromyographie, die Neuroophthalmologie, die Tumordiagnostik. Bei E. Langes Amtsübernahme 1963 bestimmte das traditionell ge-
wachsene Milieu mit Gittern vor den Fenstern und abgeschlossenen Räumen
die Betreuungsatmosphäre. Da er zu den Reformern der DDR-Psychiatrie
gehörte, gestaltete er innerhalb von drei Jahren die Bedingungen so um, daß
eine „offene Psychiatrie" entstanden war. In dieses Konzept gehörte die Integration der modernen Psychopharmakotherapie, die Aufgabe der Stati-
onstrennung Männer/Frauen, die Errichtung eines Tages-Nacht-Behand-
lungszentrums mit gruppentherapeutischen Behandlungsverfahren und die
ausgelagerte Arbeitstherapie. Unter seiner Leitung entstand die erste Ambulanz für Suizidgefährdete in der DDR. Die in Dresden vorhandene Traditions-
linie einer forensischen Psychiatrie setzte er mit neuen Akzenten fort. Der 1987
ihm folgende Klinikdirektor Otto Bach setzte die Orientierung auf die Sozial-
psychiatrie fort und bereitete in Kenntnis internationaler Entwicklungen die
Trennung des Fachgebietes in Einzelbereiche vor, deren Zusammenschluß aus
dem Zeitverständnis der Gründungsphase im 19. Jahrhundert entstanden war.

Orthopädische Klinik: Wenige Monate vor der Gründung der Akademie
konnte im April 1954 die neu erbaute Orthopädische Klinik ihre Arbeit aufnehmen. Der seit 1938 in Dresden tätige Orthopäde Hanns Büschelberger
(1909–1984) hatte die 350-Bettenklinik großzügig geplant und mit einem modernen Operationstrakt, einer Physiotherapie, eigener Röntgenabteilung sowie
Sonderschule und spezieller Orthopädie-Werkstatt vorbildlich ausgerüstet. Beherrschte zuerst noch die konservative Therapie der Knochen- und Gelenktuberkulose den Alltag der Klinik, setzte sich H. Büschelberger für ein neues Thema ein, die Prophylaxe und Therapie der Luxationshüfte. Unter seinen Nach-
folgern Johannes Hellinger und Kurt-Joachim Schulze wechselte das Profil der
Klinik im Gefolge internationaler Tendenzen immer stärker zur operativen Behandlung. Folgezustände der Arthrosen von Hüft- und Kniegelenken konnten
durch neu entwickelte Endoprothesen wesentlich verbessert werden. Bis dahin kaum aktiv therapierte Wirbelsäulenleiden und Geschwülste des Haltungs-
und Bewegungsapparates wurden nunmehr einer operativen Behandlung un-
terzogen. Operationen der Folgen von rheumatischen Erkrankungen entwickelten sich zu einem speziellen Arbeitsgebiet der Klinik. Moderne Physiotherapie und Orthopädietechnik ergänzte die operativen Strategien.

Radiologische Klinik: Die personelle Kontinuität von Heinrich Fritz über
Kriegsende und Akademiegründung hinweg ermöglichte eine hohe Aufge-

schlossenheit für moderne Entwicklungen auf diesem Fachgebiet. Die Zusammenarbeit mit dem Dresdener Transformatoren- und Röntgenwerk schloß die Erprobung moderner Röntgentechnik als auch deren praktische Anwendung ein. Die Röntgendiagnostik erweiterte sich mit Methoden der Untersuchung des Blutgefäß- und des Lymphgefäßsystems. 1960 führte die Klinik als erste Einrichtung der DDR die Lymphographie ein. Die zweite Säule des Fachgebietes, die Strahlentherapie, konnte durch den Einsatz neuer Therapieanlagen ihr Spektrum erweitern. Nach der jahrzehntelangen Anwendung von Röntgenstrahlen zur Therapie gutartiger und bösartiger Erkrankungen leitete 1957 die Installation der 60-Kobalt-Einheit den Beginn der Hochvolt-Bestrahlungstechnik ein. 1969 und 1977 wurden weitere leistungsstarke 60-Kobalttherapie-Einheiten in die Therapie eingeführt. In den 70er Jahren verbesserten Bewegungsbestrahlungen die therapeutischen Möglichkeiten.

Die Einrichtung interdisziplinärer Tumorsprechstunden, an denen die Vertreter mehrerer Fachgebiete teilnehmen und den besten Weg für die Behandlung eines Tumorleidens beraten, war ein wichtiger Schritt für die fachübergreifende Suche nach besten Therapiemöglichkeiten.

Nuklearmedizinische Abteilung: Die aus der Strahlenklinik hervorgegangene Abteilung für Nuklearmedizin gehörte zu den ersten nuklearmedizinischen Einrichtungen der DDR. Ihre Entwicklung erforderte hohen Einsatz der Beteiligten mit besonderer Findigkeit bei der Geräteentwicklung, da es in der DDR weder Ausbildungsstätten noch eine nuklearpharmazeutische oder kernphysikalische Meßgeräteindustrie gab. Der durch Devisenmangel eingeschränkte Import westlicher Gerätetechnik behinderte dieses Fachgebiet in besonderer Weise. Die kreativen Improvisationen konnten eine Entwicklungsverzögerung um 5 bis 6 Jahre nicht verhindern[109]. In den 60er und 70er Jahren entwickelte sich die Einrichtung zu einem diagnostisch-therapeutischen Schilddrüsenzentrum. Die enge Zusammenarbeit mit dem nahe bei Dresden gelegenen Zentralinstitut für Kernforschung Rossendorf ermöglichte manche Verbesserung. Die Nieren- und Skelettdiagnostik konnte ausgebaut, die Hirndurchblutung bestimmt, die Tumordarstellung differenzierter, die Myokarddiagnostik verbessert werden. Gleichermaßen wichtig wurden Neuerungen in der nuklearmedizinischen Tumortherapie.

Klinik für Stomatologie: Die für die Gründungsentscheidung pro Dresden 1954 wichtige Existenz einer zahnärztlichen Ausbildungsstätte entwickelte sich zu einem bedeutsamen Element der neuen Akademie. Unter den Direktoren Karl Jarmer (1898–1983) und Gerd Staegemann (1927–1995) differen-

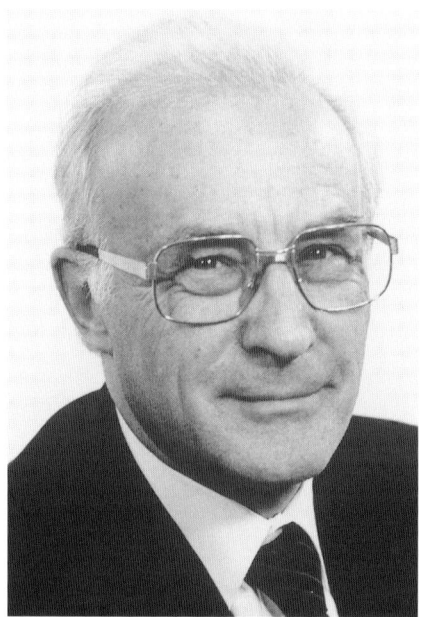

103   Prof. Dr. Gerd Staegemann,

zierte sich die Klinik in viele Funkti-
onsbereiche, die im Anhang mit ihren
Spezifizierungen und ihren jeweiligen
Abteilungsleiter   zusammengefaßt
sind. Es soll herausgestellt werden,
daß Gerd Staegemann von hohem
Engagement für das Fach, ständigen
Initiativen für Neuerungen in Lehre,
Forschung und Betreuung besessen
war und damit die Ausstrahlung der
Dresdner Klinik nachhaltig geprägt
und gefördert hat. Der in Greifswald
universitär ausgebildete G. Staegemann hat hartnäckig, zäh und unermüdlich für das Dresdner Modell
gekämpft, wie es sein Schüler und späterer Nachfolger im Amt, Winfried
Harzer, formuliert hat[110]. Konsequen-
tes Anliegen der Klinik war immer die
Überführung von Forschungsergebnissen in die tägliche Praxis. In der
Kinderstomatologie beschäftigte man sich intensiv mit der lokalen Fluorpro-
phylaxe der Karies und in der Kieferorthopädie wurde nach immer neuen Wegen in der Therapie von Fehlstellungen gesucht. In der Prothetischen Stomatologie wurde die Teleskop- und Stegprothetik sowie die Metallkeramik eingeführt. Ein spezielles Verdienst war die Herstellung von vollendeten Epithe-
sen als Hilfe für die soziale Eingliederung von Patienten, deren bei Unfällen
oder nach Operationen entstandene Defekte nicht operativ zu beheben waren.
In der Konservierenden Stomatologie wurden Grundlagenforschungen betrieben, die sowohl für die Diagnostik als auch für die Therapie neue Erkenntnisse vermittelten. Die Ergonomie wurde ein für Ärzte und Patienten wichtiges
Forschungsgebiet. Die auf eine lange Geschichte am Krankenhaus zurück-
blickende Abteilung für Kiefer- Gesichtschirurgie, deren Ärzte grundsätzlich
ein Studium der Zahnmedizin und der Medizin absolviert hatten, intensivier-
ten ihre operativen Anstrengungen, da die zunehmenden Unfälle und Tumoren das Fachgebiet herausforderten, wobei immer die Offenheit für interdiszi-
plinäres Arbeiten das Konzept bestimmte.

Urologische Klinik: Die seit 1950 im Johannstädter Krankenhaus existierende Urologische Klinik war und blieb stark auf die Betreuung orientiert. Wie in den meisten Fachgebieten stand in den 50er Jahren die Tuberkulose, hier also der Urogenitalorgane, im Mittelpunkt. Später wandelte sich das Profil hin zu einer deutlich operativ geprägten Urologie. Organerhaltende und wiederherstellende Operationsmethoden wurden mehr und mehr vervollkommnet. Die Klinik beschäftigte sich mit der Entwicklung von endoskopischem Instrumentarium für transurethrale Operationen. Die Zunahme maligner Tumoren forderte neue Wege in der komplexen Therapie von Operationen, Radiatio und/oder Chemotherapie. Operationstechnische Spezialisierung führte zu neuen Möglichkeiten auf dem Gebiet der Kinderurologie. Ein weiteres hochspezialisiertes Arbeitsgebiet stellte die Harnröhrenchirurgie dar[111].

Zentralapotheke: Die seit 1901 in der Erdgeschoßzone von Haus 1 eingerichtete Apotheke war im Krieg nur gering zerstört worden, so daß sie ihre Arbeit schnell aufnehmen konnte. Sie stand vier Jahrzehnte, von 1942 bis 1982, unter der Leitung des legendär bekannten Oberapothekers Hans Irmscher, dem 1983 Jobst Bergner in dieser Funktion folgte. Die wachsenden Anforderungen verlangten eine räumliche Erweiterung. Der in den 70er Jahren geplante Neubau konnte aus wirtschaftlichen Gründen nicht realisiert werden. Eine umfassende Rekonstruktion und Ausdehnung der zur Apotheke gehörenden Fläche führte 1984/85 zu deutlich besseren Arbeitsbedingungen. Die Hochschulapotheke versorgte bis 1990 15 Kliniken, 8 Institute sowie vier halbselbständige Abteilungen mit Arzneimitteln, Verbandstoffen, Desinfektionsmitteln, Labordiagnostika, chirurgischem Nahtmaterial u.a. Sie sicherte die Herstellung und Qualität industriell nicht produzierbarer Arzneimittel. Aus der Mangelwirtschaft heraus mußte eine „Ersatzproduktion" fehlende Produkte selbst herstellen. Zur Apotheke gehörten 1988 50 Mitarbeiter[112].

Anmerkungen

1   UA TUD, MF Nr. 815, S. 18. Planungsüberlegungen im Staatssekretariat für Hochschulwesen.
2   UA TUD, MF Nr. 815, S. 42–44; Brief Dr. K. Thomas an Prof. Crecelius vom 21.9.1965 mit den Einzelaktivitäten 1952/53; Ebenda S. 45; Brief Dr. Mendel an Dr. Thomas vom 4.11.1952; Ebenda S. 46–47; Brief Dr. Thomas an ZK der SED vom 18.5.1953
3   Kleine-Natrop, H.E. (1964) a.a.O., S. 253–257

4   UA TUD, MF Nr. 815
5   UA TUD, MF Nr. 815, S. 22–23. Vorsprache einer Ärztedelegation [...] Aktennotiz vom 20.8.53, Teilnehmer aus Dresden waren: A. Fromme, W. Crecelius, Schmeiser – Dresden Neustadt, Herr Sieber – Stellv. des Vors. des Rates der Stadt Dresden
6   Ebenda, S. 23
7   UA TUD, MF Nr. 816, S. 1–13, Materielle und personelle Voraussetzungen zur Gründung der MAD; UA TUD, MF Nr. 815, S. 9–16, Konzept der Rede Frommes für Wiss. Beirat am 29.8.53
8   UA TUD, MF Nr. 815, S. 19, Tagung des Wissenschaftlichen Beirates [...] vom 29.8.53
9   Ebenda, S. 52, Brief Sekretariat des Ministerpräsidenten an Dr. Grube vom 9.9.53
10 Scholz, A. und F.K. Fromme: Albert Fromme, der Gründungsrektor der Medizinischen Akademie. In: Rektor Prof. A. Mehlhorn (Hrsg.): Geschichte der Technischen Universität Dresden in Dokumenten, Bildern und Erinnerungen. Band 3. Zur Wissenschaft in Dresden nach 1945. Eigenverlag TU Dresden, Dresden 1996, 107–112
11 UA TUD, MF Nr. 820, Sitzungsprotokolle des Lehrkörpers der MAD 1954
12 Ebenda, S. 18, Kleine-Natrop, H.E. (1964) a.a.O., S. 259: Kleine-Natrop berichtet, daß die Namensgebung Carl Gustav Carus in einem Gespräch von A. Fromme mit dem Kunstschriftsteller Hans Geller (1894–1962) entstanden war.
13 UA TUD, MF Nr. 820, a.a.O., S. 18 und S. 26 a
14 Ebenda, S. 28 und S. 31
15 Zentralblatt der Deutschen Demokratischen Republik Nr. 30. Berlin, Deutscher Zentralverl. Ausgabetag: 31. Juli 1954, S. 351
16 Kleine-Natrop, H.E. (1964) a.a.O., S. 257
17 Ebenda, S. 259, S. 383–386
18 Wunderlich, P. Das Statut der Medizinischen Akademie Dresden (1956). In: Rektor der Medizinischen Akademie Dresden (Hrsg.) Pro et contra tempora praeterita, Schriften der Medizinischen Akademie Dresden, Band 27, Dresden 1993, S. 17
19 Statut der Medizinischen Akademie. Staatssekretariat für Hochschulwesen, Berlin den 18. August 1956, S. 2
20 Ebenda, § 1a, e, f, g
21 Ebenda, § 2.2, 37, 38.1.
22 Ebenda, § 25.1., 27
23 Ebenda, § 31.1.
24 Ebenda, § 31.2.
25 Güttner, H.-G. Die Entwicklung der Medizinischen Akademie Dresden „Carl Gustav Carus" 1954–1959. In: Rektor und Senat der Akademie (Hrsg.) Schriften der Medizinischen Akademie Dresden, Band 1 Academia Dresdensis Medicinae Quinquennis, Dresden 1959, S. 19
26 Scholz, I. Wo ein Genosse ist, da ist die Partei. In: Herrmann, Th. (Hrsg.) Schriften der Medizinischen Akademie Carl Gustav Carus, Neue Folge Band 1, Dresden 1997, S. 135

27 Ebenda, S. 138

28 Burger, G. Das Institut für Hygiene im Rückblick. In: Rektor der Medizinischen Akademie Dresden (Hrsg.), Band 27. Dresden 1993, S. 148–149

29 Kleine-Natrop, H.E. Stufen der Hochschulentwicklung der Medizinischen Akademie „Carl Gustav Carus" Dresden. In: Rektor der Medizinischen Akademie (Hrsg.) Schriften der Medizinischen Akademie Carl Gustav Carus Dresden, Band 17, Dresden 1979, S. 29

30 Jentzsch, H., Zur Entwicklung des gesellschaftswissenschaftlichen Bereiches der Medizinischen Akademie „Carl Gustav Carus" Dresden. In: Rektor der Medizinischen Akademie Dresden (Hrsg.) Schriften der Medizinischen Akademie Dresden, Band 17, Academia iubilans, Dresden 1979, S. 136–137

31 SHStA IV C–7/406/011,n.p., Monatsberichte von 1957–1960

32 SHStA IV C–7/406/006, n.p. HPL-Sitzung vom 19.7.1956

33 Kintzel, H.-W. Wie ich die Medizinische Akademie „Carl Gustav Carus" erlebte. In: Rektor (Hrsg.) Schriften der Medizinischen Akademie, Pro et contra tempora praeterita, Band 27. Dresden 1993, S. 96- 98

34 Steinert, R. Ziviler Widerstand an der HNO-Klinik der Medizinischen Akademie Dresden. In: Rektor (Hrsg.) Schriften der Medizinischen Akademie, Pro et contra tempora praeterita, Band 27. Dresden 1993, S.109–110

35 Scholz, A. und Scholz, I. Berufliche Wege von Wissenschaftlern an der Medizinischen Akademie Dresden. In:. Herrmann, Th. (Hrsg.) Von der Akademie zur Fakultät. Schriften der Medizinischen Fakultät Carl Gustav Carus TU Dresden, Neue Folge, Bd. 1, Dresden 1997, S. 122–123

36 Kleine-Natrop, H.E. (1964) a.a.O., S. 268/269

37 UA ,TUD, MF Nr. 817 n.p. Entwicklung der Investitionen, 12.6.1954

38 Kleine-Natrop, H.E., Wunderlich, P. Aus der Baugeschichte der Medizinischen Akademie „Carl Gustav Carus" Dresden. In: Rektor der Medizinischen Akademie Dresden (Hrsg.) Schriften Band 17, Dresden 1979, S. 197

39 Ebenda, S. 197–198

40 May, W., Pampel, W., Konrad, H. Architekturführer der DDR. Bezirk Dresden. VEB Verlag für Bauwesen Berlin 1981, S. 63

41 Kleine-Natrop, H.E. Wunderlich, P. (1979) a.a.O., S. 198

42 Manfred Zumpe, 1930 in Dresden geboren. Nach dem Architekturstudium an der TU Dresden wissenschaftlicher Assistent. 1962 aus politischen Gründen von der TU verdrängt. Wechsel nach Berlin, später Rückkehr nach Dresden. 1991 Reprivatisierung des väterlichen Bauunternehmens. 1992 Honorarprofessur an der TU Dresden. Quelle: Zumpe, Manfred Festschrift, Dresden 1995. Planungsunterlagen als Kopien im Archiv des Instituts für Geschichte der Medizin

43 Wendland, Christine. Die ärztliche Fortbildung am Stadtkrankenhaus Dresden Johannstadt und der Medizinischen Akademie „Carl Gustav Carus" Dresden. Med. Diplomarbeit 1988, S. 13–16

44 Ebenda S. 21. Im Juni 1955 und im Mai 1956 fanden Kurse statt, die jeweils 6 Tage umfaßten.

45 Ebenda S. 21. H.B. Sprung leitete die Fortbildung von 1955 bis 1961, G.O. Harnapp von 1961 bis 1968, J. Büschelberger von 1968 bis 1974, H.J. Dietzsch von 1974 bis 1984

46 Ebenda, S. 27–28

47 Gross, R. Geschichte Sachsens. Edition Leipzig 2001, S. 294–295

48 Rektor und Senat der Akademie (Hrsg.) Academia Dresdensis Medicinae Quinquennis. Schriften der Medizinischen Akademie Dresden, Band 1. Dresden 1959

49 David, H., Matthies, H.J. Medizinische Wissenschaft und Forschung, Förderung der medizinischen Intelligenz. In: Spaar, H. (Hrsg.) Das Gesundheitswesen der DDR in der Periode des Übergangs zum umfassenden Aufbau des Sozialismus und der Entwicklung des neuen ökonomischen Systems (1961–1971) Eigenverlag, Berlin 2000, S. 67–69

50 Brehmer, C., Haller, H. 25 Jahre Forschung an der Medizinischen Akademie „Carl Gustav Carus" Dresden. In: Rektor der Medizinischen Akademie Dresden (Hrsg.) Academia iubilans. Band 17 der Schriften der Medizinischen Akademie Dresden. Dresden 1979, S. 68

51 Rektor und Senat der Akademie (Hrsg.) Decennium I Academiae Medicinae Dresdensis. Band 4 der Schriften der Medizinischen Akademie Dresden., Dresden 1964

52 Brehmer, C., Haller, H. (1979) a.a.O. , S. 87

53 Ebenda, S. 89

54 David, H., Matthies, H.-J. (2000), S. 86–87

55 Matthäus, W., Krantz, H. Kryotherapie in der Augenheilkunde. Theodor Steinkopff. Dresden 1973. Matthäus, W. Kryotherapie in Ophthalmologie und Dermatologie und Grundlagen der therapeutischen Kälteanwendung. Johann Ambrosius Barth. Leipzig 1989

56 Ardenne, M.v., Sprung, H.B. Über einen verschluckbaren Intestinalsender. Naturwissenschaften 45 (1958) 154–157

57 Ardenne, M.v., Sprung, H.-B. Über ein Vorhaben zur Krebszellenvernichtung durch H_2O_2. Einwirkung auf von roten Blutzellen nahezu befreites und tief unterkühltes Körpergewebe sowie einige Grundlagen des Vorhabens. Vortrag und Bericht vor der Klasse für Medizin der Deutschen Akademie der Wissenschaften vom 17.12.1959

58 Ardenne, M.v., Reitnauer, P.-G. Der Operationssaal für Forschungszwecke in der Chirurgischen Klinik der Medizinischen Akademie Dresden. Dtsch. Ges. wesen 18 (1963) 232–240. Die Anlage bestand aus einem Operationsraum einschließlich Wanne für Hypo- oder Hyperthermie, einer Zweikreis-Herz-Lungenmaschine und einem anschließenden Raum mit elektronischer Patientenüberwachungsanlage.

59 Ardenne, M.v., Kirsch, R. Zur Methodik der Hyperthermie bei der Krebs-Mehrschritt-Therapie. Dtsch. Ges.wesen 20(1965)1935–1940, 1980–1988; Kirsch, R., Schmidt, D. Klinische und experimentelle Erfahrungen mit der Mehrschritt-Therapie. Zbl Chir. 91(1966)1297–1312; Kirsch, R., Schmidt, D. Der Säure-Basen-Haushalt in Extremhyperthermie beim Menschen. Arch. Phys. Ther. 20 (1968) 127–132; Schmidt, D. Akutes Herz-Kreislauf-Versagen in Extremhyperthermie und dessen Überwindung. Dtsch.Ges.wesen 21(1966)1489–1493

60 UA TUD, MF Nr. 07 n.p., Band III 1965–18.4.1969, Senatssitzung vom 5.11.1965
61 Ardenne, M.v. Erinnerungen, fortgeschrieben. Droste. Düsseldorf 1997, S. 449
62 Ardenne, M.v. systemische Krebs-Mehrschritt-Therapie. Hippokrates Stuttgart
    1997, S. 178–180; Lippmann, H.G., Graichen, D., Sarembe, B., Schmidt, D., Löffler,
    I., Schilling, W., Preißler, J. Klinische Prüfung der Krebs-Mehrschritt-Therapie
    (KMT)-Konzeptes 1974 nach M. von Ardenne. I. Mitteilung. Arch. Geschwulst-
    forsch. 46(1976)568–609: Die Patienten für den Behandlungszeitraum vom 1.7.1974
    bis zum 30.11.1975 kamen aus folgenden Kliniken: Chirurgische Klinik MAD: 11
    Patienten mit Mamma-Ca.; Frauenklinik MAD: 11 Patienten mit Zervix-Ca.; Lun-
    genklinik Coswig: 11 Patienten mit Bronchus-Ca.; Lungenklinik Lostau: 9 Patien-
    ten mit Bronchus-Ca.;Lippmann, H.G., Schmidt, W., Schilling, W., Löffler, I., Grai-
    chen, D., Preißler, J., Schwarzbach, Ch. Klinische Prüfung des Krebs-Mehrschritt-
    Therapiekonzeptes '74 nach M.von Ardenne. II. Mitteilung. Radiol. Radiother.
    22(1981)568–580
63 UA TUD, MF Nr. 265 n.p., Senatsprotokoll vom 23.1.1975
64 UA TUD, MF Nr. 1510 n.p., Senatsprotokoll vom 21.1.1982
65 UA TUD, MF Nr. 0267 n.p., Senatsprotokoll vom 7.9.1978
66 Wolff, H. Zur Geschichte der Lebertransplantation – erste Lebertransplantation der
    DDR in Dresden. In: Albrecht, D.M. (Hrsg.) Schriften der Medizinischen Fakultät
    Carl Gustav Carus, Neue Folge, Bd. 4, Dresden 2000, S. 85–87
67 Wolff, H. Derzeitiger Stand der Lebertransplantation. Zbl. Chir. 104 (1979) 1626
68 Dietzsch, H.-J. Beitrag zum Krankheitsbild der congenitalen cystischen Pankreas-
    fibrose im Säuglingsalter. Dtsch Ges.wesen 9 (1954) 789–793
69 Dietzsch, H.-J. Die Entwicklung der Mukoviszidose-Betreuung in der DDR. Z. Er-
    kr. Atm.-Org. 170 (1988) 8–16
70 Wunderlich, P., Paul, K.-D., Wiedemann, B. The General Approach to Cystic Fi-
    brosis Pulmonary Infection in the Eastern Part of Germany. Patients' Register and
    Clinical Research. S. 239–250. In: Bauernfeind. A., M.I. Marks and B. Strandvik
    (Ed.) Cystic Fibrosis Pulmonary Infection. Lessons from Around the World. Basel,
    Boston, Berlin 1996, Birkhäuser Verlag
71 Haller, H., Strauzenberg, St.E. Orale Diabetestherapie. Georg Thieme Leipzig 1966
72 Hanefeld, M. Untersuchungen über Wechselbeziehungen zwischen Lipidstoffwech-
    sel und Leberkrankheiten. Med. Habil. Medizinische Akademie, Dresden 1973; Hal-
    ler, H., Hanefeld, M., Jaroß, W. Lipidstoffwechselstörungen. Fischer Jena 1975
73 Haller, H. Die Medizinische Klinik seit Gründung der Medizinischen Akademie
    Dresden 1954 bis 1990. In: Albrecht, D.M. (Hrsg.) Schriften der Medizinischen Fa-
    kultät Carl Gustav Carus, Neue Folge, Heft 4. Dresden 2000, S. 75–82
74 Kunze, D. Medizinische Forschung an der Carus-Akademie im Rückblick. In: Der
    Rektor der Medizinischen Akademie Dresden, Pro et contra tempora praeterita.
    Schriften der Medizinischen Akademie Dresden, Bd. 27, Bei der Carus Akademie,
    Dresden 1993, S. 135
75 Müller, M., Hagemann, Ph., Dams, J.D. Spontaneous occurence of precipitating an-
    tibodies to the mammary tumor virus in mice. J. Natl. Cancer Inst. 47(1971) 801–805

76   Müller, M., Zotter, St., Kemmer, Ch. Specifity of human antibodies to intracyto-plasmic type-A particles of the murine mammary tumor virus. J. Natl. Cancer Inst. 56(1976)295–303

77   Simon, H. (Hrsg.) Automatische Bildverarbeitung in Medizin und Biologie. Stein-kopff, Dresden 1975

78   Ebenda, S. 136

79   Brehmer, C., Haller, H. (1979) a.a.O., S. 8

80   Ebenda, S. 91

81   Scholz, A., Scholz, I. (1997) a.a.O., S. 129

82   Ebenda, S. 130–132; Scholz, A., Wunderlich, P. Möglichkeiten und Grenzen des Pu-blizierens in der DDR. Dtsch. Med. Wschr. 125 (2000) 1131–1132

83   SHStA, IV/C–7/406, 008; HPL-Sitzung Juni 1972

84   David, H., Matthies, H.-J.(2000) a.a.O., S. 81

85   UA TUD, MF Nr. 07. Senatsprotokoll vom 8.9.1967: Mitgliedschaften in westdeut-schen und ausländischen Fachgesellschaften müssen gemeldet und genehmigt werden.

86   Bleek, W., Mertens, L. DDR-Dissertationen. Promotionspraxis und Geheimhaltung von Doktorarbeiten im SED-Staat. Westdeutscher Verlag Wiesbaden 1994

87   Jacobasch, E.O. Wissenschaftliche Suizidliteratur der DDR als Geheime Ver-schlußsache. Med. Diss. Dresden 1996

88   Felber, W., Lange, E. Der restriktive Umgang mit dem Suizidphänomen im tota-litären System. In: Rektor der Medizinischen Akademie Dresden (Hrsg.) Pro et contra tempora praeterita. Bd. 27, Bei der Carus-Akademie, Dresden 1993, S. 142–143; Felber, W. Das Suizidtabu in der ehemaligen DDR – Notizen, Erschei-nungsformen, Auswirkungen, Gründe. In: Götze, P., Mohr, H. (Hrsg.) Psychiatrie und Gesellschaft im Wandel. S. Roderer, Regensburg 1992, S. 147–163

89   Güttner, H.-G. (1959) a.a.O., S. 16

90   Erstes Absolvententreffen nach 34 Jahren. Universitätsjournal 12/7 (2001) 9

91   Güttner, H.-G. (1959) a.a.O., S. 16

92   Ebenda, S. 16

93   Kleine-Natrop, H.E. Die Medizinische Akademie Dresden. In: Rektor und Senat der Akademie (Hrsg.) Bibliographia Academiae. Band 2 der Schriften der Medizi-nischen Akademie Dresden. Dresden 1963. S. 33

94   Güttner, H.-G. (1959) a.a.O., S. 17

95   Schmidt, J. Zur Entwicklung von Erziehung und Ausbildung an der Medizinischen Akademie „Carl Gustav Carus" Dresden. In: Der Rektor der Medizinischen Aka-demie Dresden (Hrsg.) Schriften der Medizinischen Akademie Dresden, Band 17 Academia iubilans, Dresden 1979, S. 72

96   Schmidt, J. Ebenda, S. 82

97   Knoch, H.-G. Rechenschaftsbericht des scheidenden Rektors. In: Der Rektor der Medizinischen Akademie Dresden (Hrsg.), Schriften der Medizinischen Akademie Dresden, Band 20, Dresden 1984, S. 30

98   Schmidt, J. (1979) a.a.O., S. 77

99 SHStA Bericht Hochschulparteileitung IV/C–7/406,001

100 SHStA IV/C–7/406,005–180/5 Heidel, G. Einschätzung der Ergebnisse von Er-
     ziehung und Ausbildung im Studienjahr 1973/74, Bericht vom 20.5.1974

101 Jentzsch, H. (1979) a.a.O., S.131–146

102 Wunderlich, P. Zur Rolle der sozialistischen Wehrerziehung. In: Rektor der Medi-
     zinischen Akademie Dresden (Hrsg.) Schriften der Medizinischen Akademie Dres-
     den, Band 27 Pro et contra tempora praeterita. Dresden 1993, S. 161

103 Ebenda, S. 163

104 Graupner, K. Daten und Fakten zu 25 Jahren medizinischer Betreuung an der Me-
     dizinischen Akademie „Carl Gustav Carus“ Dresden. In: Rektor (Hrsg.) Schriften
     der Medizinischen Akademie, Band 17, Academia iubilans. Dresden 1979, S. 130;
     Wissenschaftsrat (1991) a.a.O. S. 133

105 Ebenda., S. 101–128

106 Schiffner, H. Anästhesie und Intensivtherapie an der Medizinischen Akademie/
     dem Universitätsklinikum Dresden. Versuch einer Chronik. Typoskript im Institut
     für Geschichte der Medizin, Dresden 2000, S. 14

107 Ebenda, S. 30

108 Haller, H. (2000), a.a.O., S. 78–79

109 Franke, W.G. Vierzig Jahre Nuklearmedizin in Dresden. Nuklearmedizin
     36(1997)62–63

110 Harzer, W. Prof. G. Staegemann gestorben: Hartnäckig, zäh, unermüdlich.
     Zahnärztliche Mitteilungen 85(1995)68

111 Geister, P., Kästner, Ch. Die Geschichte der Urologischen Klinik der Medizinischen
     Akademie „Carl Gustav Carus“ – Unter besonderer Berücksichtigung der operati-
     ven Leistungen. Dipl. Arbeit Dresden 1979

112 Bergner, J. 100 Jahre Krankenhausapotheke. Dresden 2001, S. 1–6

7. Gründung und Ausbau der Medizinischen Fakultät Carl Gustav Carus

7.1. Neue Strukturen nach der Wiedervereinigung

Seit Mitte der Achtziger Jahre hatte sich die politische und wirtschaftliche Situation derart verschlechtert, daß eine krisenhafte Situation herangereift war. Die Symptome der Mangelwirtschaft wurden immer deutlicher, Umweltprobleme belasteten die Menschen, die sogenannten „Verwandtenreisen" konnten die zunehmend empfundene Gefängnissituation nicht mildern, die Starrsinnigkeit der verantwortlichen Politiker verhinderte Reformschritte. Die Ausreisebereitschaft steigerte sich in diesen Jahren. Es war eine Situation herangereift, die von innen her auf Veränderung drängte.

Im Jahr 1989 verdichteten sich die Ereignisse, die die Menschen nicht mehr bereit waren, zu ertragen. Die Reisebedingungen in die Tschechoslowakei und Ungarn wurden eingeschränkt, im Mai 1989 die Ergebnisse der Kommunalwahlen gefälscht, die Fluchtbewegung kulminierte. Die in die Botschaften der Bundesrepublik Deutschland geflüchteten DDR-Bürger erhielten nach langen Verhandlungen die Möglichkeit der Ausreise. Bei der Durchfahrt der Eisenbahnzüge aus Prag durch Dresden in die Bundesrepublik kam es in den ersten Oktobertagen 1989 zu gewaltsamen Auseinandersetzungen von Demonstranten und der Polizei am Dresdner Hauptbahnhof. Die friedlichen Montagsdemonstrationen, an denen sich auch eine Vielzahl von Mitarbeitern der damaligen Akademie beteiligten, begannen zu einer regelmäßigen Plattform zu werden, auf der die Menschen ihre Forderungen formulierten und verteidigten. Der Mut der Redner muß betont werden, denn zu diesem Zeitpunkt war die von den Regierenden immer wieder betonte Machtfrage nicht entschieden. Ein militärisches Eingreifen war noch möglich. Am Abend des 8. Oktober 1989 gründete sich die „Gruppe der 20". Es war durch Vermittlung von Kirchenvertretern zu der Übereinkunft gekommen, daß Bürger, die als Sprecher der Demonstranten ausgewählt worden waren, mit dem Oberbürgermeister der Stadt über die notwendigen Reformen für die Stadt und das Land Aussprachen führen konnten. Das war für die bis dahin erlebte Diktatur von Partei und Militär ein unvorstellbarer Fortschritt[1]. Die dramatisch ablaufende Entwicklung kulminierte mit der Öffnung der Grenze zur Bundesrepublik am 9. November 1989.

An der Medizinischen Akademie waren die verschlechterten materiellen und personellen Bedingungen auf vielen Feldern spürbar. Der Verfall der Gebäude, der Mangel an Medikamenten und an Verbrauchsmaterialien waren unübersehbar. Es gab monatliche Listen über die fehlenden Medikamente und mögliche Ersatzpräparate. Die Versorgung der Mitarbeiter mit Wohnraum war katastrophal und ohne Aussicht auf Besserung. Ausreisende und von ihren Reisen nicht zurückkehrende Kollegen, sowohl Parteigenossen als auch Nichtmitglieder, verschlechterten die Versorgungslage für die Patienten. Die Mitarbeiter formulierten ihre Ansprüche für die Veränderung der Situation in Versammlungen und öffentlichen Briefen. Der Parteisekretär der Akademie beschrieb in unerwarteter Klarheit die Situation in der Betriebszeitung *„Voller Ungeduld fordern Werktätige und Bürger Veränderungen unseres Lebens"*[2]. Erstmals kam es zu wahrhaft offenen Diskussionen, in denen die angestauten Probleme artikuliert werden konnten.

Die dramatischen politischen Veränderungen forderten Veränderungen in der Leitung der Medizinischen Akademie. Auf einer Plenarsitzung des Wissenschaftlichen Rates am 30. November 1989 kam es zur Abwahl des Rektors Joachim Schmidt mit 25 gegen 13 Stimmen. Um kein Machtvakuum entstehen zu lassen, sollte nach einer Woche ein neuer Rektor gewählt werden. Hierbei wurde jedoch festgelegt, daß neue Kandidaten aus den Reihen der 54 Mitglieder des bisherigen Wissenschaftlichen Rates ausgewählt werden müßten[3]. Damit blieb die Dominanz der SED Vorbedingung für neue Strukturen, denn im Wissenschaftlichen Rat gab es nur vereinzelt Nichtgenossen oder Vertreter von Blockparteien. In der Sitzung am 7. Dezember 1989 standen zwei Kandidaten zur Wahl für den Rektor: der Chirurg Hans-Georg Knoch und der Arbeitsmediziner Klaus Scheuch. H.-G. Knoch wurde mit Stimmenmehrheit zum Rektor gewählt[4]. Die Mitarbeiter reagierten überwiegend positiv, da sie H.-G. Knoch mit seinem Pragmatismus, seiner Entscheidungsfreudigkeit und seiner menschlichen Natürlichkeit von früheren Rektoratsperioden kannten.

Da der akademische Mittelbau weiterhin keinen Einfluß auf die Entscheidungen zur Zukunft der Akademie nehmen konnte, gründete sich am 8. März 1990 ein „Akademischer Beirat", dem bald 49 Hochschullehrer, Oberärzte und wissenschaftliche Mitarbeiter, die in der DDR keine Mitglieder der SED gewesen waren, angehörten. Als Sprecher dieses Beirates wurden gewählt: der Pathologe Dietmar Kunze, der Orthopäde Rüdiger Franz und die Anästhesistin Ingrid Straßberger sowie als Sekretär der Dermatologe Klaus Horn. Vertreter des Gremiums nahmen nunmehr an Dienstberatungen des Rektors und

des Wissenschaftlichen Rates zu den neu zu regelnden Themenkreisen von
Lehre, Forschung und medizinischer Betreuung teil. Auf dem Gebiet der Berufungen unterbreitete der „Akademische Beirat" Vorschläge für Kollegen, die
trotz wissenschaftlicher Leistungen in der späten DDR nicht berufen worden
waren. Der Rektor akzeptierte derartige Vorschläge und realisierte sie[5].

Am 2. Februar 1990 erfolgte die Investitur des im Dezember gewählten neu-
en Rektors, H.-G. Knoch. Zu Prorektoren wurden berufen: Wolfgang Herrmann (1930–1993) als Prorektor für operative Tätigkeit, Wolfgang Rose zum
Prorektor für Bildung und Klaus Graupner zum Prorektor für medizinische Betreuung. In seiner Antrittsrede gab der neue Rektor bekannt, daß ab 1. September 1990 die Vorklinik eingeführt würde. Das war ein Paukenschlag, der den
Willen zum Erhalt der Akademie nachhaltig zum Ausdruck brachte. Außerdem
entschied H.-G. Knoch in seiner unkonventionellen Art, daß sofort im Februar 1990 eine Kurzausbildung im Sinne eines Facharbeiters für Krankenpflege
beginnen würde, um die schlechte Pflegesituation zu verbessern[6].

In den Folgemonaten wurden weitere Institutionen der Selbstverwaltung geschaffen, ein Personalrat gewählt, ein Ehrenrat zur Überprüfung eventuell un-
gerechtfertigter Beförderungen oder Ernennungen berufen. Es muß herausgestellt werden, daß hier eine große personelle Bereitschaft bestand, alle diese
Funktionen auszufüllen. Gleichzeitig muß das Engagement vieler Ärzte der
Akademie hervorgehoben werden, mit dem sie die neuen Strukturen initiierten und ausfüllten: eine Hochulgruppe des Deutschen Hochschullehrerver-
bandes, die Landesärztekammer, den Marburger Bund, den Virchow-Bund und
die Leitung mehrerer Berufsverbände.

Im Juni 1990 setzte sich an mehreren Dresdner Hochschulen die Tendenz
durch, daß die Direktoren von Kliniken und Lehrstuhlinhaber ihre Mitarbeiter befragen sollten, ob sie ihre Position auch in der Zukunft weiterführen sollten. Dieses Modell der Vertrauensfrage war eine Kombination von Unmut und
Unzufriedenheit über Berufungen in der DDR und einem naiven Optimismus
über die neuen Optionen gelebter Basisdemokratie. Nach den Abstimmungen
zeigte sich, wie viele Subjektivismen in diese Meinungsbilder eingeflossen waren. Die an 22 Einrichtungen der Akademie durchgeführten Befragungen ent-
puppten sich nach der Auswertung als Gradmesser für das jeweilige Klima in
Kliniken und Instituten[7]. Weder der Akademische Beirat noch der Personalrat
verfügten über rechtsstaatliche Mittel, diese Stimmungsbarometer in die Tat
umzusetzen. Die Probleme der Hochschulerneuerung konnten mit einer solchen erwünschten Selbstreinigung nicht gelöst werden.

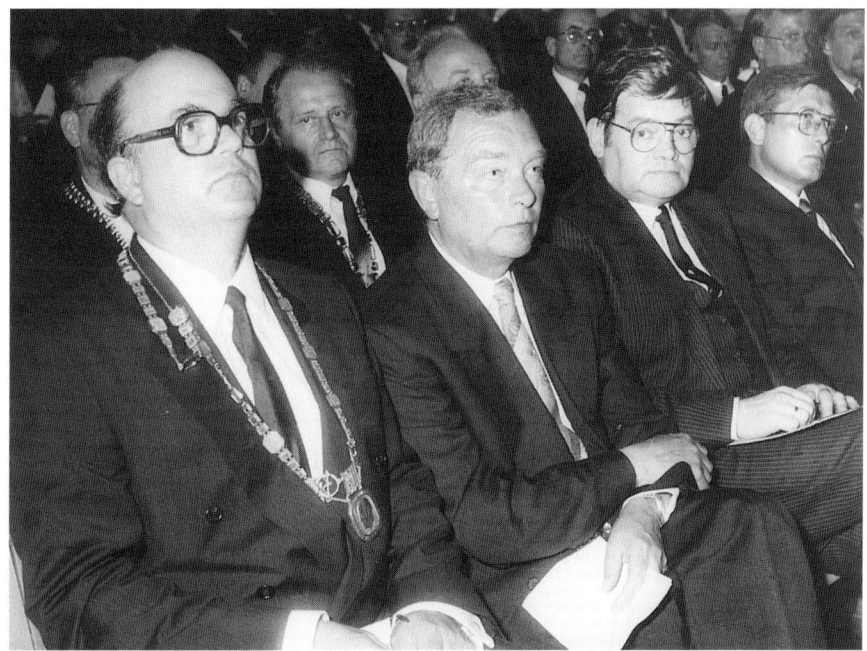

104 Rektoratsübergabe am 26. Juni 1991, Prof. Dr. O. Bach, Prof. Dr.Dr. H.-G. Knoch, Staatssekretär Nollau (v.l.n.r.)

Als Zeichen der Bemühung um Erneuerung, auch bei den bisherigen Mitgliedern der SED, muß der am 5. Juni 1990 in der Hochschulzeitung veröffentlichte Entwurf einer „Verfassung der Medizinischen Hochschule „Carl Gustav Carus" Dresden" angesehen werden, der seit Februar 1990 von einer Arbeitsgruppe unter Leitung des Medizinhistorikers Günter Heidel vorbereitet worden war[8]. Als Grundlage hatten Universitätsverfassungen der alten Bundesländer gedient, die der Dresdner Situation angepaßt worden waren.

Die Dramatik der Veränderungen, die alle Menschen in diesem Jahr 1990 erlebten und verkraften mußten, läßt sich kaum nachvollziehen. Es überwog die Freude über die neuen Möglichkeiten. Bautätigkeit, Verfügbarkeit von Medikamenten und Verbrauchsmaterial, Aktualisierung der Medizintechnik, Reise- und Publikationsfreiheit, neue Formen der demokratischen Selbstverwaltung ließen die Chancen der neuen Zeit sichtbar erleben. Die von den Menschen der DDR erwartete Akzeptanz vollkommen neuer Strukturen ausschließlich westlicher Provenienz und menschliche Verletzungen auf personeller Ebene schränkten die neu gewonnene Freiheit ein. Der scheidende Rektor drückte diese Stimmung im März 1991 in dem Satz aus *„Es war ein spannendes, schönes, dramatisches Jahr mit Optimismus und Euphorie, aber auch mit Depressionen, Unsicherheiten und Haß"*[9].

Nach der Wiedervereinigung Deutschlands am 3. Oktober 1990 galten für das Hochschulwesen neue Richtlinien. Mit der Neugründung des Landes Sachsen mußten an den Hochschulen Wahlen für die neuen Universitätsleitungen durchgeführt werden. An der Medizinischen Akademie Dresden wurde vom 12. bis zum 14. Dezember 1990 ein Konzil gewählt, das am 14. März 1991 den Psychiater Otto Bach zum Rektor der Akademie wählte. Bei seiner Investitur am 10. Mai 1991 wurden gleichzeitig die vom Konzil gewählten Prorektoren in ihr Amt berufen: der Pathologe Dietmar Kunze für die Forschung, der Pädiater Peter Wunderlich für die Bildung und der Zahnmediziner Winfried Harzer für den Bereich Zahnmedizin. War Rektor Knoch der Chirurg mit schnellen Entschlüssen und scharfen Einschnitten, so war Rektor Bach der Psychiater mit Tiefgang und Augenmaß. Jeder war in der entsprechenden Phase des Umbruchs der richtige Mann an der richtigen Stelle.

Die Amtsperiode von Otto Bach war neben der Vielzahl struktureller Veränderungen und der sinnvollen Kanalisierung der Aktivitäten in allen Bereichen durch zwei tiefgreifende Problemkreise gekennzeichnet, das Hochschulerneuerungsgesetz und die Entscheidung für die Neugründung einer Medizinischen Fakultät. Das am 25. Juli 1991 verabschiedete Hochschulerneuerungsgesetz umfaßte in seinen 151 Paragraphen alle Ebenen der Neuorientierung. Da die sanfte Revolution keine durchgreifende Revision der Führungsetagen erreicht hatte, mußten die leitenden Mitarbeiter überprüft werden. Die DDR hatte im Laufe ihrer Existenz zunehmend die Bereitschaft zu politischer Gefolgschaft als Bedingung für Berufungen zum Maßstab erhoben. So bestand die Gefahr der Kontinuität von Denkmustern, die in einem totalitär gesteuerten System geprägt worden waren. Ein Neubeginn mußte hier neue Maßstäbe setzen. Für die Überprüfung der Eignung und der wissenschaftlichen Sachkunde wurden an den Hochschulen Personal- und Fachkommissionen gegründet, die nach Durchsicht der Unterlagen und persönlichen Anhörungen dem Minister Empfehlungen zur Abberufung von Professoren oder Kündigung von wissenschaftlichen Mitarbeitern geben mußten. Die Kommission an der Akademie arbeitete mit hohem Sachverstand und großer Verantwortung. Die meisten Entscheidungen wurden von den Mitarbeitern mitgetragen.

Dem Komplex Neugründung einer Medizinischen Fakultät muß vorangestellt werden, daß von November 1990 bis Januar 1991 der Wissenschaftsrat alle 9 Medizinischen Fakultäten und Akademien der neuen Länder besucht hatte, um deren Leistungsbilanz zu evaluieren. Die Medizinische Akademie Dresden besuchte der Wissenschaftsrat am 26. Januar 1991. Die Kritik an den zu hohen Leistungen für die medizinische Betreuung und der zu gering entwickelten Forschung führte zu dem vernichtenden Satz, daß der Wissenschaftsrat *„eine Weiterführung der Medizinischen Akademie nicht empfehlen kann. Das Klinikum sollte als akademisches Lehrkrankenhaus [...] genutzt werden "*[10]. Die Option zur Gründung einer vom Freistaat Sachsen beabsichtigten Gründung einer Medizinischen Fakultät an der Technischen Universität Dresden knüpfte der Wissenschaftsrat an eine Vielzahl von Bedingungen. Nachdem sich die Sächsische Hochschulkommission für die Gründung einer Medizinischen Fakultät an der TU Dresden ausgesprochen hatte, wurde im Dezember 1991 von Wissenschaftsminister Hans Joachim Meyer eine gesamtdeutsch zusammengesetzte Gründungskommission unter dem Vorsitz des wissenschaftspolitisch erfahrenen Würzburger Neurochirurgen Karl-August Bushe berufen, die den Strukturplan für diese neue Einrichtung erarbeiten sollte. K.-A. Bushe verwirklichte das Bild einer Fakultät, wie es ihm aus lebenslanger, internationaler Erfahrung zukunftsweisend erschien. Bei aller eigenen Klarheit blieb er in der Kommission offen für Anregungen aus Ost und West. In außerordentlich konzentrierter Arbeit entstanden die Grundideen für die neue Fakultät, die inhaltliche Elemente der Vergangenheit übernahm und innovative Konzepte für die Zukunft entwarf[11]. Die Gestaltung der Vorklinik wurde zur unabweisbaren Forderung, das Medizinisch-Theoretische Zentrum mit der Verbindung von Lehre und Forschung ist Wirklichkeit geworden. Die Konzeption der Einheit von Kinder- und Frauenklinik einschließlich der Neonatologie ist im Bau. Die Vereinheitlichung der „Psychofächer" befindet sich in der Realisierung. Die Ideen waren so überzeugend, daß der Wissenschaftsrat im Mai 1993 die Gründung der Fakultät befürwortete[12].

In den Wochen vor der endgültigen Gründung der neuen Fakultät gab es schwerwiegende Turbulenzen um die Existenz der Zahnmedizin. War 1954 die vorhandene Ausbildungsstätte für Zahnmedizin das entscheidende Argument für den Standort Dresden als Medizinische Akademie, so gab es 1993 in Unkenntnis dieser historisch gewachsenen Struktur die Tendenz, die neue Fakultät ohne Zahnmedizin zu begründen. Ärzte und Studenten schöpften die neu vorhandenen demokratischen Rechte aus. Zwischen Anfang und Ende September

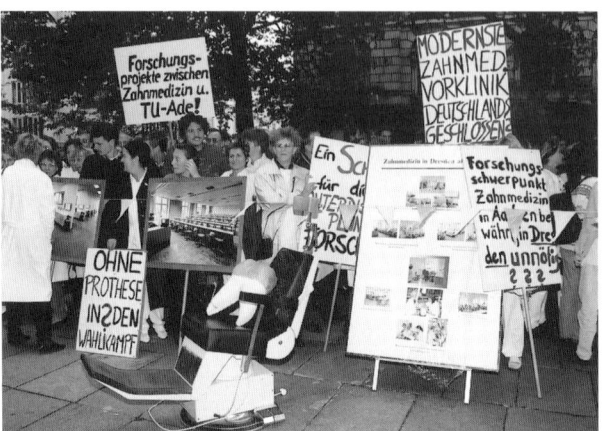

105 *Demonstration von Studenten und Zahnärzten für die zahn-medizinische Ausbildung in Dresden, September 1993*

1993 gab es Aktionen auf allen Ebenen. Trotz Semesterferien protestierten vor der Staatskanzlei zeltende Studenten, sie erzwangen Gespräche mit dem Finanzminister und eine Diskussion des Themas im Landtag. Die Auseinandersetzungen endeten in der Forderung, die Ausbildungszahlen für Zahnmediziner in Sachsen von 140 auf

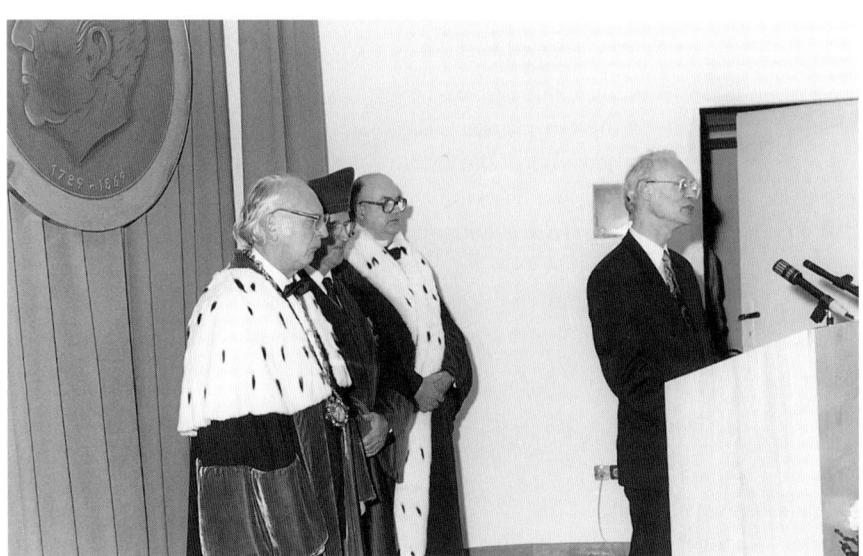

106 *Gründungsfeier der Medizinischen Fakultät Carl Gustav Carus am 25. Oktober 1993. Prof. Dr. Meyer, Minister für Wissenschaft und Kunst; Prof. Dr. Landgraf, Rektor TU; Prof. Dr. Bushe, Gründungsdekan; Prof. Dr. Bach (v.l.n.r.)*

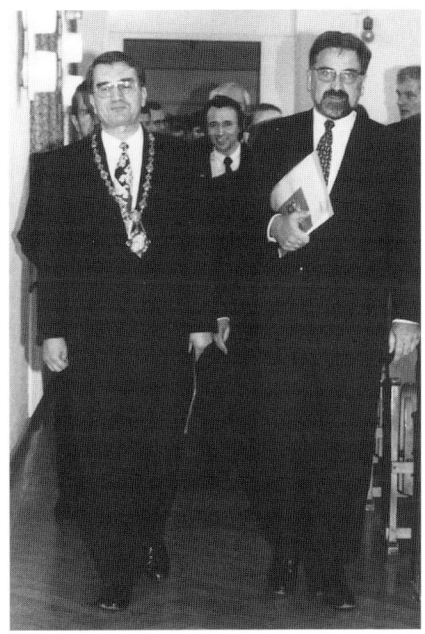 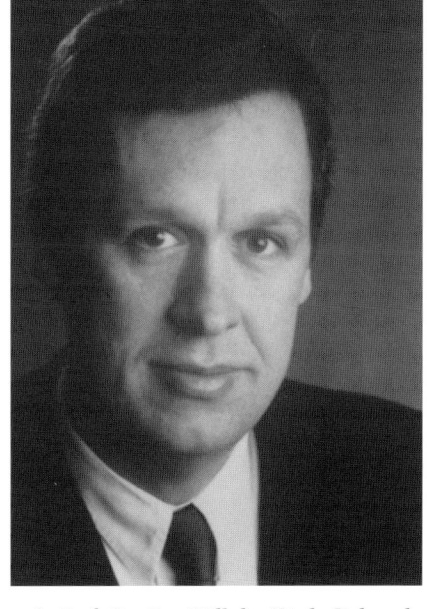

107 Rektor Prof. Dr. A. Mehlhorn und Dekan *108 Prof. Dr. Dr. Wilhelm Kirch, Dekan der*
Prof. Dr. Th. Herrmann, 1996 *Medizinischen Fakultät 1997–1999*

100 Studenten zu senken. Der Wissenschaftsminister, Professor Meyer, schloß dieses Ringen um einen tragfähigen Kompromiß für die zahnmedizinische Ausbildung in seine Eröffnungsrede der neuen Fakultät ein. Er dankte *„den Zahnmedizinern in Dresden und Leipzig, insbesondere Professor Harzer und Professor Treide, ohne deren konstruktive Kooperation kein verantwortbarer Weg für die Zahnmedizin gefunden worden wäre".* Gleichermaßen dankte er den *„Studenten der Zahnmedizin für ihr demokratisches Engagement mit Bürgersinn und Augenmaß"*[13]. Nunmehr waren alle Voraussetzungen erfüllt, daß am 1. Oktober 1993 die Medizinische Fakultät gegründet werden konnte. Der Festakt am 25. Oktober mit Ministern, Rektoren und Dekanen gab dieser Entscheidung die feierliche Weihe. Durch die Wahlen am 20. und 21. April 1994 wurde erstmals ein Fakultätsrat und danach der Dekan, der Prodekan und die Studiendekane für Medizin und Zahnmedizin gewählt. Die Position des Dekans wurde dem Radiologen Thomas Herrmann für die Amtszeit von 1994 bis 1997 übertragen, dem für die Jahre von 1997 bis 1999 der klinische Pharmakologe Wilhelm Kirch folgte.

Unter dem Druck finanzieller Zwänge sowie gesundheits- und wissenschaftspolitisch sich wandelnder Konzeptionen für die Zukunft setzten sich die einzelnen Ebenen der Mitarbeiter der Fakultät sowie die Verwaltungsbürokratie leidenschaftlich mit Plänen zur Änderung der Rechtsform der Fakultät auseinander. Die Fronten schwankten zwischen der Ablehnung jeder Veränderung der gerade erreichten neuen Strukturen und der vollen Privatisierung des „Wirtschaftsbetriebes Medizinische Fakultät".

Zum 01. Juli 1999 traten das neue Gesetz über die Hochschulen im Freistaat Sachsen (Sächsisches Hochschulgesetz- SächsHG)) und das Gesetz über die Hochschulmedizin (SHMG) in Kraft. Auf der Basis der Gesetze wurde das Universitätsklinikum Carl Gustav Carus an der Technischen Universität Dresden als Anstalt des öffentlichen Rechts des Freistaates Sachsen errichtet. Das Universitätsklinikum erfüllt die Aufgaben in der Krankenversorgung, der Aus-, Fort- und Weiterbildung des Personals, die Verpflichtungen im öffentlichen Gesundheitswesen und gewährleistet in enger Zusammenarbeit mit der Medizinischen Fakultät die Verbindung der Krankenversorgung mit Lehre und Forschung.

Organe des Universitätsklinikums sind der Aufsichtsrat und der Vorstand. Dem Aufsichtsrat gehörten 1999 11 Persönlichkeiten an. Zum Vorsitzenden des Aufsichtsrates bestellte der Sächsische Staatsminister für Wissenschaft und Kunst den Geschäftsführer des Arzneimittelwerkes GmbH, Claus Rüger. Medizinisches Vorstandsmitglied und damit Sprecher des Vorstandes des Universitätsklinikums wurde Otto Bach. Herr Jörg Blattmann wurde zum Kaufmännischen Vorstandsmitglied bestellt.

Dem Universitätsklinikum gehörten 1999 in dieser Phase der Neustrukturierung folgende Einrichtungen an: 24 Kliniken und Polikliniken für die Fachgebiete der klinischen Medizin, selbständige Abteilungen für Chirurgische Forschung und für Kinderheilkunde im Bereich von Kliniken und Polikliniken, die Institute und Polikliniken für Radiologische Diagnostik und für Klinische Stoffwechselforschung, die Institute für Pathologie und für Klinische Chemie und Laboratoriumsdiagnostik, sowie selbständige Abteilungen für Kinderradiologie und für Neuroradiologie im Bereich der Institute und Polikliniken[14]. Auf dem Gelände des Universitätsklinikums befindet sich das Herz- und Kreislaufzentrum e.V. in privater Trägerschaft, das durch einen Kooperationsvertrag mit dem Klinikum verbunden ist. Ferner gehören dem Universitätsklinikum die Medizinische Berufsfachschule und weitere zentrale Einrichtungen an. Das Universitätsklinikum umfaßt eine Kapazität von 1390 Betten. 3.700 Mitarbeiter sind als Ärzte und Wissenschaftler, Pflegepersonal, Verwaltungskräfte sowie im medizinisch-technischen Dienst und im Dienstleistungsbereich tätig. Das Universitätsklinikum Dresden ist das größte Krankenhaus im Freistaat Sachsen neben dem Universitätsklinikum Leipzig.

Mit dem Inkrafttreten des Hochschulmedizingesetzes waren Neuwahlen für die Organe der Medizinischen Fakultät: Fakultätsrat, Dekanatskollegium und Dekan durchzuführen.

Statt der bisher 31 Mitglieder umfaßte der Fakultätsrat nur noch 21 Mitglieder, von denen 11 auf die Gruppe der Professoren, 4 auf die Gruppe der akademischen Mitarbeiter, 4 auf die Gruppe der Studierenden

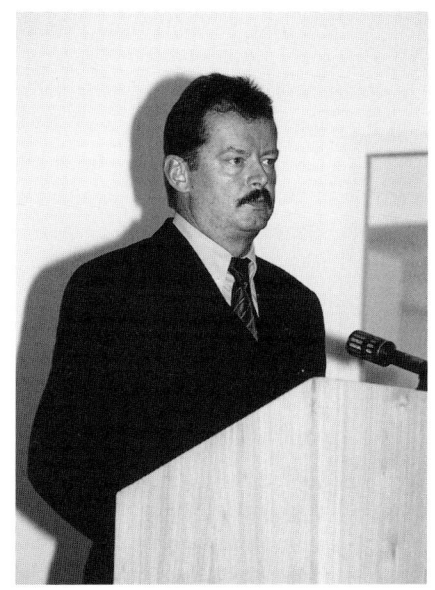

109 Prof. Dr. Detlev Michael Albrecht, Dekan der Medizinischen Fakultät seit 1999

und 2 auf die Gruppe der sonstigen hauptamtlichen Mitarbeiter entfielen. Dieser neugewählte Fakultätsrat wählte im Juni 1999 das Dekanatskollegium. Die Funktion des Dekans übernahm der Anästhesist Detlev Michael Albrecht, den Prodekan der Anatom Richard Funk.

Zur Medizinischen Fakultät gehörten 1999 14 Institute, die sich in erster Linie den Verpflichtungen in Lehre und Forschung widmen sollen.

Die Vielzahl der strukturellen Veränderungen seit 1989 war für alle eine Herausforderung zur Bewältigung. Die aus der Zeit der Akademie hier weiter arbeitenden Mitarbeiter erlebten in dem Jahrzehnt die Spielbreite des Verhaltens der neuen Kolleginnen und Kollegen, die zwischen Verletzung, Akzeptanz und Offenheit zur Kooperation schwankte. Professoren aus der DDR hatten sich der Vertrauensfrage, der Personalkommission und der Berufungskommission für die neue Fakultät zu stellen. Heute haben sich neue Beziehungsgeflechte entwickelt, die wiederum die Varianten menschlicher Verhaltensweisen umfassen. Es ist wichtig klarzustellen und als verbindendes Element zu betonen, daß wir seit 1990 in Deutschland eine neue, gemeinsame Geschichte gestalten.

7.2.   Rekonstruktion und Neubauten seit 1990

Der bauliche Zustand der Gebäude war in den späten 80er Jahren sowohl von den Fassaden als auch von den Inneneinrichtungen für Patienten, Mitarbeiter und Gäste bedrückend. Desolate Dächer, abfallender Putz, kaputte Abflußrohre kennzeichneten die Häuser. Der tragische, nicht aufhaltbare Zerfall der zu ihrer Bauzeit modernsten deutschen Kinderklinik war der Höhepunkt.

Die Sanierung der Dächer, der neue Außenputz bei Erhalt der jugendstiligen Sandsteinornamente und Reliefs sowie die liebevolle Rekonstruktion der Parkanlagen mit ihren Brunnen nach dem Modell von 1901 prägen heute die Atmosphäre des Klinikums mit positiver Rückwirkung auf Patienten und Mitarbeiter.

Die Rekonstruktion der Altbausubstanz wurde von einer Vielzahl von Neubauaktivitäten begleitet. Das im letzten Jahr der DDR 1989 begonnene Projekt eines neuen Operationsgebäudes wurde nach der Wiedervereinigung sowohl von der äußeren Hülle als auch ganz wesentlich von der medizintechnischen Ausrüstung her 1991 umprojektiert. 1995 konnte der Zentrale Operationstrakt eröffnet werden, in dem mehrere chirurgische Fachdisziplinen hervorragende Arbeitsbedingungen vorfinden. Die Gesamtbaukosten betrugen 117 Millionen

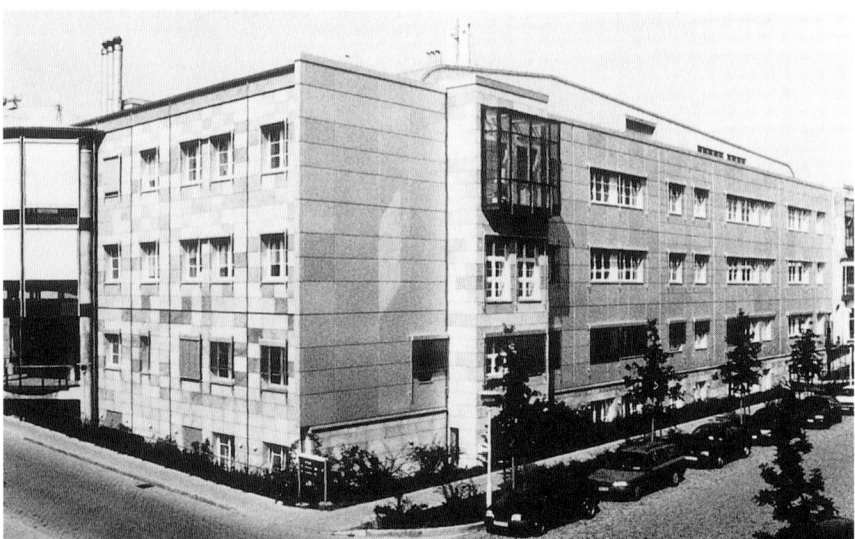

110   Chirurgisches Zentrum der Universitätsklinikums, 1996

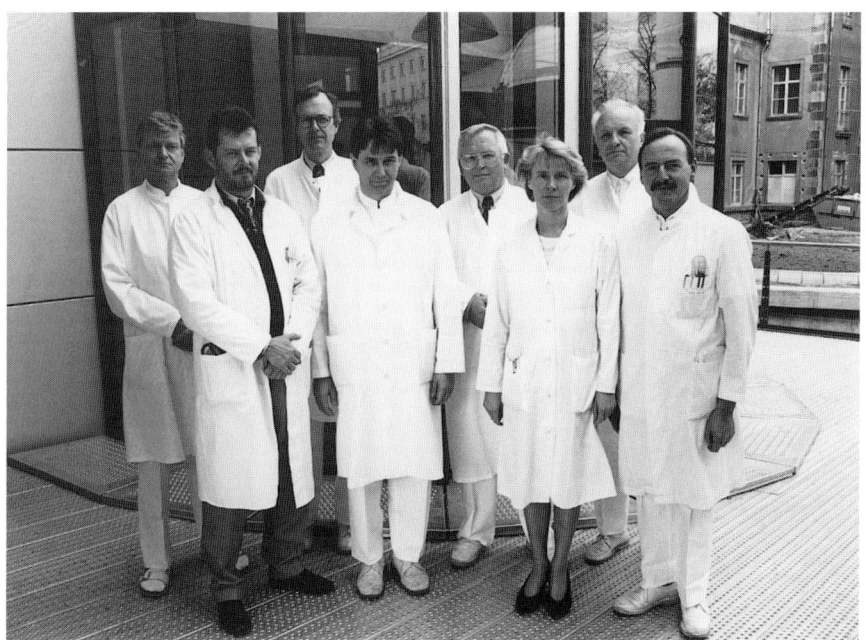

III Im neuen Zentralen Operationsgebäude des Universitätsklinikums Dresden arbeiten zusammen: (v.l.n.r.): Prof. Dr. med. Dietmar Roesner (Kinderchirurgie), Prof. Dr. med. Detlev Michael Albrecht (Anästhesie und Intensivtherapie), Prof. Dr. med. Hans-Detlef Saeger (Viszeral-, Thorax- und Gefäßchirurgie), Prof. Dr. Dr. med. Uwe Eckelt (Mund-, Kiefer- und Gesichts-chirurgie), Prof. Dr. med. Klaus Köhler (Radiologische Diagnostik), Prof. Dr. med. Gabriele Schackert (Neurochirurgie), Prof. Dr. med. Kurt-Joachim Schulze (Orthopädie), Prof. Dr. med. Hans Zwipp (Unfall- und Wiederherstellungschirurgie)

DM. Für ein neues Bettenhaus mit ITS, Operationssälen und Hubschrauber-platz in Ergänzung des Operativen Zentrums wurde im Juli 1999 der Grund-stein gelegt. 2002 wird es bezugsfertig sein. Eine neue Chance für die Patien-ten in Dresden und der Region eröffnete sich durch den 1996 feierlich über-gebenen Neubau des Gebäudes für den Bereich Hämatologie/Onkologie, der aus Mitteln des Landes und der Deutschen Krebshilfe finanziert wurde. Das unter der Leitung von Gerhard Ehninger stehende Zentrum verbesserte in Sonderheit Ausmaß und Möglichkeiten der Knochenmarktransplantation. Das nach der Gründerin der Deutschen Krebshilfe benannte Mildred-Scheel-Haus der Medizinischen Klinik I wird 2002 durch ein Gebäude für die pädiatrische Hämatologie /Onkologie in direkter Anbindung an das vorhandene Haus er-

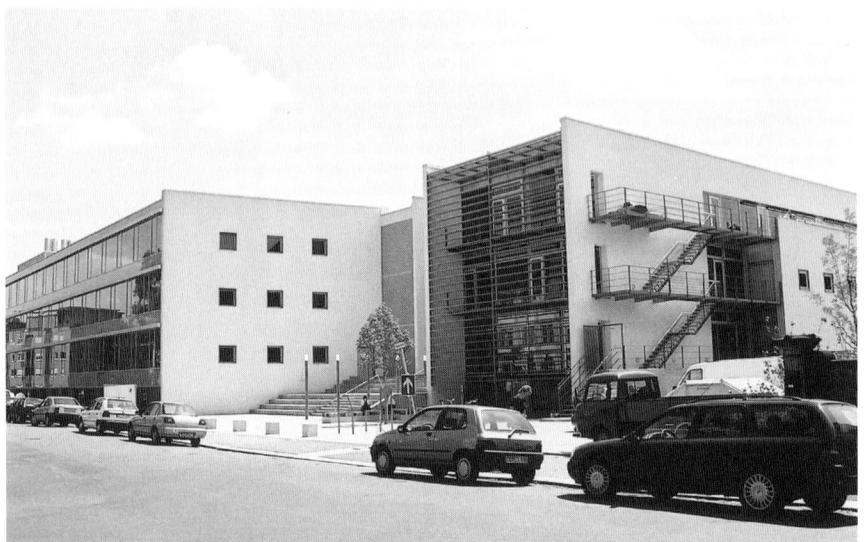

112   Medizinisch-Theoretisches Zentrum der Medizinischen Fakultät, 2000

weitert werden. Die Baurealisierung ist voll im Gange. Die erneute Förderung durch die Deutsche Krebshilfe ist ein Zeichen der Anerkennung für die wissenschaftlichen und klinisch-praktischen Leistungen des Dresdner Universitätsklinikums. Der Erhalt oder der Abriß der Kinderklinik führte zu hitzigen Diskussionen zwischen dem Amt für Denkmalpflege und dem Finanzministerium. Am Ende siegten die finanziellen Argumente, zumal eine neue Konzeption verwirklicht werden sollte. Kinderklinik sowie Frauenklinik sollten mit der Neonatologie in einer Einheit verbunden werden, was nur in einem neuen Gebäude möglich war. Die Klinik soll 2003 eröffnet werden. Ein wichtiger Schritt für die verbesserte Betreuung von Patienten mit Tumorerkrankungen ist der Neubau eines Bettenhauses in direkter Anbindung an die Gebäude der Klinik für Strahlentherapie, das 2001 fertiggestellt wird. Damit entfallen die für die Patienten bisher notwendigen Transporte durch das gesamte Klinikum. Für die weitere Sanierung war der Neubau des sogenannten Verfügungsgebäudes wichtig, da während der Rekonstruktion von Kliniken ganze Stationen in diesen Ausweichbau verlegt werden können, wodurch Bettensperrungen vermieden werden.

Der entscheidende bauseitige Fortschritt für den Bereich Forschung und Lehre war der Bau des Medizinisch-Theoretischen Zentrums, das im Juni 2000 seine Arbeit aufnehmen konnte. Hier sind 7 Institute mit 2 Hörsälen, mehreren Seminarräumen und für Kliniken verfügbaren Forschungslabors vereint. Außerdem wurden die Hörsäle in der Chirurgischen Klinik und im Dekanatsgebäude saniert und technisch neu ausgestattet.

Als sichtbares Zeichen der neuen Zeit soll der Bau eines ökumenischen Seelsorgezentrums an der Stelle der alten Kirche des Johannstädter Stadtkrankenhauses hervorgehoben werden. Da die Kirchenruine in den ersten Jahren nach dem Krieg noch stand, muß der Abriß 1950 als politische Demonstration der neuen Herrscher gesehen werden. Es ist gleichermaßen ein Bekenntnis, daß sich 1999 ein Förderverein gegründet hat, der Menschen verschiedener Religionen und Atheisten die Möglichkeit geben möchte, in Gebet und Gespräch Besinnung und Stärkung zu finden.

Auch wenn Zahlen abstrakt sind, soll bei dieser Dokumentation nicht unerwähnt bleiben, daß in den Jahren von 1990 bis 2000 eine Summe von mehr als 700 Millionen Mark für Rekonstruktion und Neubauten investiert worden ist.

7.3. Lehre und Forschung

Obwohl es in der DDR mehrfach Pläne für die Schaffung einer eigenen Vorklinik gegeben hatte, waren diese nie realisiert worden. Für die weitere Existenz einer medizinischen Hochschule in Dresden war dementsprechend der im Februar 1990 verkündete Entschluß für die Schaffung der Vorklinik von grundsätzlicher Bedeutung. Diese sollte nach Ideen von H.-G. Knoch und Wolfgang Rose als „Dresdner Modell" mehrere Innovationen in die Wirklichkeit umsetzen. Das Jahr Vorpraktikum sollte als „nulltes Studienjahr" pflegerische Tätigkeit am Patienten und klinische Propädeutik in Innerer Medizin, Chirurgie, Gynäkologie und Kinderheilkunde sowie Psychiatrie verbinden. Studium generale und kommunikatives Training in Balintgruppen sollte in das 1. Semester überleiten. Das Studium der biomedizinischen und naturwissenschaftlichen Grundlagen folgte im 1. und 2. Studienjahr[15]. Zur Umsetzung dieses Zieles wurden Räume und Personal gebraucht. Um Labor- Arbeits- und Studienräume für die Vorklinik zu schaffen, löste H.-G. Knoch das Institut für Marxismus-Leninismus im Haus der Schwesternschule im Februar 1990 auf und ließ die Räume für die neuen Funktionen umgestalten. Im Deutschen Hygiene-Museum wurden bis dahin ungenutzte Räume für die Anatomie ausgebaut. Im September 1990 konnten die ersten 33 Medizinstudenten für die Vorklinik immatrikuliert werden. Im Oktober 1991 begannen 60 Zahnmediziner ihre vorklinische Ausbildung in Dresden.

Gleichermaßen innovativ war der von dem Arbeitsmediziner Klaus Scheuch vorangetriebene Schritt, daß im April 1991 die Teilnehmer des postgradualen Studienganges „Public Health" immatrikuliert werden konnten. Dresden war damit nach Bielefeld, Hannover und München die vierte medizinische Hochschule, die einen solchen Studiengang gründete. Parallel bildete sich der Forschungsverbund „Public Health", der eine große Rolle für die Drittmitteleinwerbung in dieser Frühphase spielte.

Das Problem der Folgejahre ergab sich für die Lehre aus Diskrepanzen zwischen innovativen Reformbemühungen der frühen Nachwendephase und bürokratischen Formalismen des Einigungsvertrages. So mußten die Studienanfänger von 1990 und 1991 ihr Physikum noch nach DDR-Vorschriften ablegen. Erst die Studenten, die im Herbst 1992 immatrikuliert wurden, studierten von Anfang an nach der bundesdeutschen Approbationsordnung.

Die Unzufriedenheit mit der Wissensvermittlung im Studium der Medizin führte in Dresden wie in anderen deutschen Universitätsstädten zu nachhaltigen Bemühungen um Änderungen im Studienablauf. 1999 hat die Dresdner Medizinische Fakultät mit der Realisierung eines Stufenplanes zur Reformierung des Medizin- und Zahnmedizinstudiums begonnen, der bis zum Jahr 2003 abgeschlossen sein soll. Dazu wurde eine langjährige Ausbildungsallianz mit der Harvard-Medical-School in Boston/USA eingegangen. Der Stifterverband für die Deutsche Wissenschaft fördert das Projekt im Rahmen des bundesweiten Wettbewerbs „Reform-Fakultäten" mit insgesamt 500 TM in den nächsten Jahren. Er hat die Medizinische Fakultät Carl Gustav Carus als einzige Medizinische Fakultät Deutschlands offiziell als Reformfakultät anerkannt. Ziel des Vorhabens ist die bessere Vernetzung theoretischer und praktischer Ausbildung. Das Modell fand auf Grund der allgemeinen und langjährigen Kritik an der Approbationsordnung bundesweit Beachtung.

Der Wissenschaftsrat hatte nach seinem Besuch im Januar 1991 die Forschung an der Medizinischen Akademie als ungenügend für eine Hochschule eingeschätzt. Um den Gegenbeweis anzutreten, nutzten erfahrene Forschungsteams die Möglichkeiten der neuen Zeit. Vorhandene, in der Präsentation gegenüber dem Wissenschaftsrat ungenügend dargestellte Themen wurden aktiviert, in gesamtdeutsche oder internationale Forschung eingebunden und durch finanzielle Mittel von Forschungsinstitutionen unterstützt. Die Arbeitsgruppe „Quantitative Morphologie" des Instituts für Pathologie unter Dietmar Kunze erweiterte die Zusammenarbeit mit führenden europäischen Arbeitsgruppen und trug zum europäischen Konsensus über die DNA-Zytometrie bei. Die Kinderklinik koordinierte die ost- und westdeutschen Aktivitäten zur Früherkennung der Mukoviszidose[16]. Die internationale Anerkennung Dresdens als Ort intensiver Stoffwechsel- und speziell Lipidforschung fand seine Fortsetzung in der Kontinuität der Themen, der weitergeführten, international beachteten Lipidsymposien und in neuen Veröffentlichungen[17]. Die Gründung des Public Health Projektes brachte Geld und Reputation nach Dresden.

Die Erweiterung der Forschung zeigte sich auf der anderen Seite in neuen Themen und Projekten. Bei den Auswahlkriterien für die Neubesetzungen hatte der Wissenschaftsrat nachweisbare Leistungen der Kandidaten auf dem Feld der Forschung an oberste Stelle gesetzt. Die aus den alten Bundesländern berufenen Klinik- und Institutsdirektoren brachten sowohl ihre Themen als auch die Kenntnisse zur Einwerbung von Drittmitteln im Netzwerk der Forschungsförderung mit. Damit erhielt die Forschung an der Fakultät den entscheidenden Schub nach vorn.

In den Jahren seit der Fakultätsgründung haben sich innerhalb der wissenschaftlichen Profilierung folgende Schwerpunkte für die Forschung entwickelt:

- Gewebe- und Organersatz sowie Entwicklung molekularer und physikalischer Medizintechnik in der klinischen Anwendung,
- Therapeutische Strategien nach Zell- und Gewebeschädigungen,
- Diagnose und Therapie maligner Erkrankungen,
- Psychosoziale und sozioökonomische Aspekte/Public Health
- Evaluation und Evidenz, Harvard-Modellstudium

Die Zielstellung dieser Strukturmaßnahmen besteht in der Förderung der klinischen Forschung, der durchgehenden Verknüpfung mit der Grundlagenforschung sowie einer schnellen Qualitäts- und Effizienzsteigerung der Forschung. In den letzten Jahren hat sich die Praxis durchgesetzt und bewährt, daß die Mittel aus dem Landeszuschuss für Forschung und Lehre leistungsbezogen (Drittmitteleinwerbung, Publikationstätigkeit) kompetitiv vergeben werden. Integraler Bestandteil des Konzeptes ist die Unterstützung der Leitung der Fakultät durch einen wissenschaftlichen Beirat. Er begleitet unter Einbeziehung von externen Gutachtern die interne Evaluation von Forschung und Lehre und erarbeitet Empfehlungen zur Vergabe der leistungsgerecht zu verteilenden Mittel[18].

Dresden hat in den 90er Jahren seinen Standortvorteil erkannt und umgesetzt, nämlich die in der Stadt vorhandene Existenz technischer, biologischer und medizinischer Forschungseinrichtungen. 1997 erfolgte die Gründung des Zentrums für molekularbiologische und medizinische Materialforschung der TUD. Hier bewährt sich bei den Projekten im Bereich der Molekularbiologie/Molekulargenetik sowie Biotechnologie die Kooperation der verschiedenen Fakultäten, die in der Technischen Universität Dresden vereint sind. In diese Zusammenarbeit konnte das 2001 eröffnete und in Nachbarschaft zur Medizinischen Fakultät gelegene Max-Planck-Institut für Molekulare Zellbiologie und Genetik einbeschlossen werden. Es darf als Zeichen der Aufbruchsstimmung gesehen werden, daß sich in den Jahren seit der Fakultätsgründung immer mehr interdisplinäre Verbundprojekte gegründet haben, in denen Kliniken und Institute der Medizinischen Fakultät und des Universitätsklinikums zusammenarbeiten. Es existieren BMBF-Forschungsverbünde, DFG-Forschergruppen und eine Vielzahl weiterer Großprojekte, unter denen die Dresdner Fakultät mehrfach die Gesamtkoordination deutschlandweiter Verbünde übertragen bekommen hat. So liegt zum Beispiel die Gesamtkoordination für das EU-Projekt „Psychiatric day hospital treatment" an der von Werner Felber geleiteten Klinik für Psychiatrie und Psychotherapie. Das Institut für Pathologie ist maßgeblich an dem europäischen Telepathologieprojekt EUROPATH beteiligt. Weitere Beispiele können diese innovativen Aktivitäten veranschaulichen. Die Hals-Nasen-Ohren-Klinik unter Karl-Bernd Hüttenbrink hat die Innenohrchirurgie mit neuen Konzepten befruchtet sowie die Rekonstruktionsstrategien des Mittelohres verbessert. Die Klinik für Mund-, Kiefer- und Gesichtschirurgie hat für die operative Versorgung von Tumoren die computergestützte Operationsnavigation eingeführt. Nachdem die Urologische Klinik unter Manfred Wirth die Nierentransplantation in ihr therapeutisches Regime übernommen hatte, wandte sie sich neuen Methoden der Therapie des Prostatacarcinoms zu und führte mit der von Thomas Herrmann geleiteten Strahlenklinik die interstitielle Brachytherapie ein, bei der radioaktive Partikel mit relativ hoher Strahlendosis im Tumor lokal angewandt werden. An der von Wolfgang Distler geleiteten Frauenklinik werden molekulardiagnostische Verfahren bei familiärer Belastung von Mamma- und Ovarialkarzinomen durchgeführt.

Das Drittmittelaufkommen konnte seit 1993 jährlich gesteigert werden und erreichte 2000 einen Umfang von 17,8 Mio DM. Der hohe Anteil der öffentlichen Fördermittel (BMBF, DFG) ist das Ergebnis einer kontinuierlichen Stra-

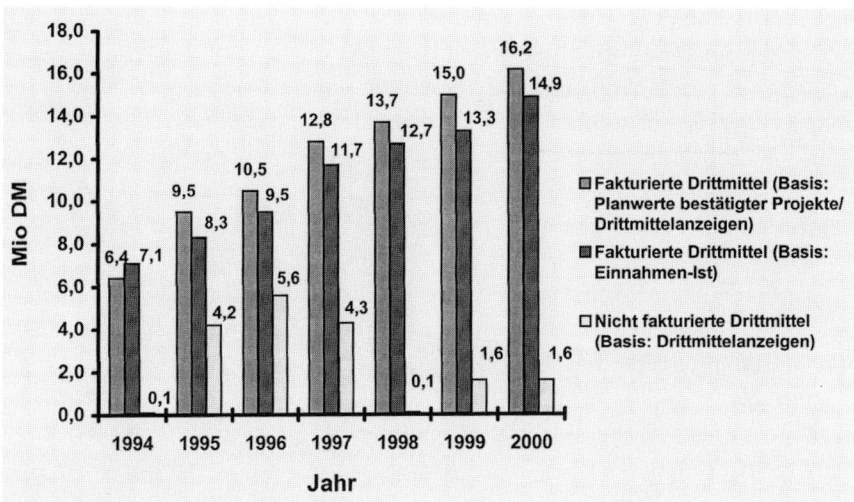

113 Drittmittelentwicklung 1994 bis 2000

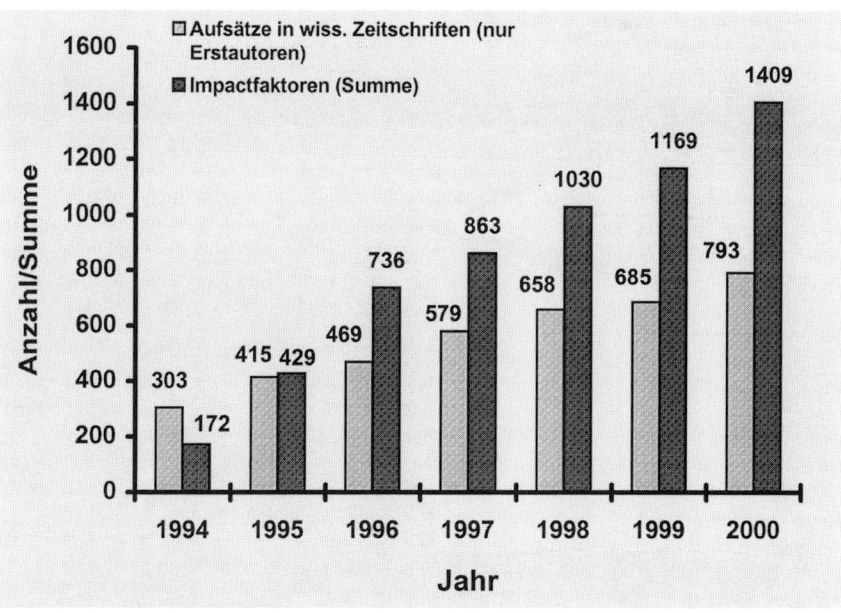

114 Publikationen 1994 bis 2000

tegie der Leitung von Fakultät und Klinikum. Dementsprechend hat sich auch der Anteil der Drittmittelstellen auf 151 erhöht.

Der zweite sichtbare Ausdruck verstärkter wissenschaftlicher Arbeit ist die Zunahme der Publikationen. Die Zahl der Aufsätze in wissenschaftlichen Zeitschriften erhöhte sich von 303 im Jahr 1994 auf 793 im Jahr 2000 (nur Erstautoren). Die Summe der Impactfaktoren, die bei internationalen Forschungsvergleichen herangezogen wird, stieg von 172 im Jahr 1994 auf 1409 im Jahr 2000.

Die Offenheit der Mitarbeiter für neue Wege hat zu einem Leistungsspektrum geführt, das die Grundlage für den weiteren Weg der Hochschulmedizin in Dresden geschaffen hat.

Anmerkungen

1 Hahn, U. Annehmen und frei bleiben. Lutherisches Verlagshaus, Hannover 1996, S. 80–84

2 Tautz, W. Für einen konstruktiven Katalog. Akademie-Echo 31 (1989) Nr. 18, S. 1

3 Rektorat: Protokoll über die Plenarsitzung des Wissenschaftlichen Rates am 30.11.1989

4 Rektorat: Protokoll über die Plenarsitzung des Wissenschaftlichen Rates am 7.12.1989. Das Ergebnis lautete: 34 Stimmen für Prof. Knoch, 12 Stimmen für Prof. K. Scheuch. Als Prorektoren wurden vorgesehen: 1. Prorektor: Gorski; Prorektor für operative Arbeit: Herrmann; Prorektor für Bildung: Rose; Prorektor für medizinische Betreuung: Graupner.

5 Schulze, J., Franz, R., Horn, K., Leonhardt, W. Entwicklung neuer Strukturen nach der Wende. In: Rektor der Medizinischen Akademie Dresden (Hrsg.) Schriften der Medizinischen Akademie Dresden, Bd. 27, Dresden 1993, S. 122–124

6 Knoch, H.-G. Eine schwere, auch herrliche Zeit, in der sich die Besten durchsetzen. Academia Medicinae Dresdensis 1 (1990) Nr. 3, S. 3

7 Personalrat, Ergebnisse der Vertrauensfragen. Academia Medicinae Dresdensis 1 (1990) Nr. 16, S. 2

8 Heidel, G. Entwurf Verfassung der Medizinischen Hochschule „Carl Gustav Carus" Dresden. Academia Medicinae Dresdensis 1 (1990), Nr. 11, S. 1–8

9 Knoch, H.-G. Magnifizenz legte Rechenschaft. Academia Medicinae Dresdensis 2 (1991) Nr. 6, S. 4–5

10 Wissenschaftsrat. Empfehlungen zur Hochschulmedizin in den neuen Ländern und in Berlin. Köln, 27.9.1991, S. 137

11 Bushe, K.-A. Die Struktur der Medizinischen Fakultät an der Technischen Fakultät. In: Herrmann, Th. (Hrsg.) Schriften der Medizinischen Fakultät Carl Gustav Carus, Neue Folge, Band 1, Dresden 1997, S. 15-21

12 Wissenschaftsrat. Stellungnahme zur Gründung einer Medizinischen Fakultät an der Technischen Universität Dresden, Dresden, den 14.5.1993

13 Meyer, H.-J. Eröffnung der Medizinischen Fakultät Carl Gustav Carus der Technischen Universität Dresden. In: Herrmann, Th. (Hrsg.) Schriften der Medizinischen Fakultät Carl Gustav Carus, Neue Folge, Bd. 1, Dresden 1997, S. 12–13

14 Albrecht, D.M. Neue Wege in der Hochschulmedizin. In: Albrecht, D.M. (Hrsg.) Schriften der Medizinischen Fakultät Carl Gustav Carus, Neue Folge Band 3, Dresden 1999, S. 5–7

15 Rose, W., Knoch, H.-G. Das „Dresdner Modell". Academia Medicinae Dresdensis 1 (1990) Nr. 10, S. 3

16 Sens, B., Stern, M., Wiedemann, B. (Hrsg.) Qualitätssicherung Mukoviszidose – Überblick über den Gesundheitszustand der Patienten in Deutschland 1999. Hannover 2000

17 Hanefeld, M., Leonhardt, W. (Hrsg.) Das Metabolische Syndrom. Gustav Fischer Jena, Stuttgart 1996

18 Albrecht, D.M. Leistungskriterien und Kosten in der Hochschulmedizin. In: Albrecht, D.M. (Hrsg.) Schriften der Medizinischen Fakultät Carl Gustav Carus, Neue Folge Band 4, Dresden 2000, S. 6–7

8. Anhang

8.1. Kurzbiographien der leitenden Oberärzte bzw. Direktoren der Kliniken

Arnsperger, Hans (1872-1954)

Hans Arnsperger wurde 1872 in Karlsruhe geboren. Nach seinem Studium in Freiburg, München und Heidelberg folgte 1903 seine Habilitation für Innere Medizin in Heidelberg, wo er 1904 zum Professor berufen wurde. Seit 1910 war er als Leiter der II. Inneren Abteilung des Stadtkrankenhauses Dresden-Friedrichstadt tätig, von 1933 bis 1937 hatte er die Leitung der I. Inneren Abteilung inne. 1937 ging er in den Ruhestand. Aufgrund der nach dem Krieg entstandenen Notsituation übernahm er vom 1. November 1945 bis zum 1. November 1946 die Leitung der schwer zerstörten Medizinischen Klinik in Dresden-Johannstadt. Er befasste sich mit der Röntgendiagnostik der Brust- und Bauchorgane sowie der Ätiologie und Pathogenese des Aortenaneurysmas. Hans Arnsperger verstarb 1954 in Dresden.
Quellen: Ihle, S. 42, Scholz, S. 45, Klimpel, S. 30, Kunze, S. 43f.

Bahrdt, Hans (1877–1953)

Hans Bahrdt wurde am 7. April 1877 in Leipzig als Sohn eines Arztes geboren. Nach dem Besuch der Thomasschule studierte er in Leipzig, Göttingen und Marburg Medizin, promovierte 1902 in Leipzig und war nach seiner Tätigkeit an der Medizinischen Poliklinik in Marburg und der Medizinischen Klinik in Leipzig in den Jahren 1907-09 Assistent bei seinem Patenonkel Heubner an der Kinderklinik der Charité in Berlin. 1909 wurde er Oberarzt am „Kaiserin-Augusta-Victoria-Haus zur Bekämpfung der Säuglingssterblichkeit im Deutschen Reich" in Charlottenburg. 1917 übernahm er die Leitung des Säuglingsheims Dresden-Johannstadt, 1918 wurde ihm der Professorentitel verliehen. 1930 wurde er erster Direktor des unter seiner Mitarbeit konzipierten Neubaus der Kinderklinik in Dresden-Johannstadt. Nach der Zerstörung begann er mit dem Wiederaufbau und blieb Chefarzt bis 1947, danach war er noch für zwei Jahre in der Kinderpoliklinik in Dresden-Trachau tätig. Er verfasste zahlreiche Beiträge in Handbüchern und Zeitschriften, vorwiegend zur Ernährung und zu Verdauungsstörungen im Kindesalter sowie zur Ausbildung von Kinder- und Säuglingsschwestern, und war auch als Redakteur bzw. Herausgeber von Fachzeitschriften tätig. Im Jahre 1952 wurde er von der medizinisch-wissenschaftlichen Gesellschaft für Kinderheilkunde an der Universität Leipzig zum Ehrenmitglied ernannt. Hans Bahrdt starb am 11. Dezember 1953 in Dresden.

Quellen: Scholz, S. 48, Klimpel, S. 30f., Monatsschrift für Kinderheilkunde 102 (1954)206, Kinderärztliche Praxis 22(1954)144f., Bundesarchiv.

Becker, Hermann (1854–1928)

Hermann Johann Heinrich Theodor Becker wurde am 13. September 1854 in Kenzlin geboren. Er erhielt seine Approbation vermutlich 1880. Seit 1896 war er als Augenarzt in Dresden tätig, von 1901 bis 1923 leitender Oberarzt in der Augenabteilung des Johannstädter Stadtkrankenhauses. Er beteiligte sich als Mitglied und häufig auch als Vortragender an den Versammlungen und Sitzungen der Deutschen Ophthalmologischen Gesellschaft, der Gesellschaft für Natur- und Heilkunde zu Dresden, dem Verein für Ärztekurse sowie der Vereinigung Dresdner Augenärzte. Hermann Becker verstarb am 13. November 1928 in Dresden.
Quelle: Berger, S. 144f.

Berg, Ragnar (1873–1956)

Ragnar Berg wurde am 1. September 1873 in Göteborg als Sohn des hoch angesehenen Historikers, Archäologen und Kunstförderers Wilhelm Berg (1839–1915) geboren. Er verließ das Gymnasium vor Erreichen des Abiturs und studierte danach 1892 bis 1895 am Chalmers Institut in Göteborg Chemie. 1896 übersiedelte er nach Deutschland. Nach verschiedenen Stationen im Hessischen arbeitete er ab 1902 in der „Zentralstelle für Zahnhygiene" in Dresden, die vom Odol-Fabrikanten Karl August Lingner (1861–1916) gestiftet worden war. Im folgenden Jahr wechselte er in die Odol-Werke über. 1909 wurde er Leiter des neu eingerichteten physiologisch-chemischen Laboratoriums von Lahmanns Sanatorium Weißer Hirsch. Hier beschäftigte er sich mit Lahmanns These von der Schädlichkeit säurereicher Nahrung und begründete mit – u.a. auch im Selbstversuch gewonnenen – experimentellen Erkenntnissen die „Basentheorie". Aus wirtschaftlichen Gründen wurde ihm 1921 gekündigt. Mit publizistischen Arbeiten und mit einem in seiner Wohnung eingerichteten kleinen Privatlabor bestritt er seinen Lebensunterhalt, bis ihm 1927 eine Stelle als Chemiker am Friedrichstädter Krankenhaus vermittelt wurde. 1934 wurde er schließlich als Leiter eines ernährungsphysiologischen Labors an das Rudolf-Heß-Krankenhaus Dresden-Johannstadt berufen, wo er bis zu seiner Rückkehr nach Schweden 1945 tätig war. 1930 wurde er Ehrendoktor des New Yorker Columbian Medical College, daneben wurden seine wissenschaftlichen Leistungen mit mehreren deutschen und schwedischen Würdigungen bedacht. Ragnar Berg starb am 31. März 1956 in Borstel bei Segeberg.
Quellen: Ihle, S. 25f., Rummel/Lienert.

Boehm, Hermann (1884–1962)

Hermann Alois Boehm wurde am 27. Oktober 1884 in Fürth als Sohn eines Arztes geboren. Nach dem Studium in München erhielt er 1910 die Approbation und wurde im folgenden Jahr zum Dr. med. promoviert. Er arbeitete als Assistenzarzt in München, Jena und Göttingen und war von 1922 bis 1932 stellvertretender Chefarzt am Pathologischen Institut der Städtischen Krankenanstalten München rechts der Isar. Am 2. Juli 1923 trat er der NSDAP bei, nahm am Marsch zur Feldherrnhalle teil (wofür er später den „Blutorden" der NSDAP verliehen bekam) und erhielt bei seinem zweiten Eintritt in die NSDAP (nach deren zeitweiligem Verbot) am 24. März 1925 die Mitgliedsnummer 120. Von 1931 bis 1933 war er Rassenhygienischer Referent des NSDÄB und von Juni 1933 bis Juli 1934 Wissenschaftlicher Leiter für Vererbungslehre und Rassenhygiene im Reichsausschuss für Volksgesundheitsdienst. Von 1934 bis 1937 war er als Vorstand des pathologischen Instituts am „Rudolf-Heß-Krankenhaus" in Dresden-Johannstadt angestellt. Gleichzeitig war er als Honorarprofessor für Rassenhygiene an der Universität Leipzig tätig. 1937 wurde Boehm von Wagner als Leiter des Forschungsinstituts für Erblehre und Erbpflege an der „Führerschule der deutschen Ärzteschaft" nach Alt-Rehse berufen und nahm ab 1938 zudem in Rostock eine Honorarprofessur für Rassenbiologie und Rassepflege wahr. Zum 1. Januar 1943 wurde er schließlich als Ordinarius für Rassenhygiene nach Gießen berufen. Im Wintersemester 1944/45 war Boehm Dekan der Medizinischen Fakultät in Gießen. Nach dem Einmarsch der Amerikaner wurde er von der Militärregierung entlassen, wegen seiner politischen Vergangenheit drei Jahre in verschiedenen Gefängnissen interniert und lebte dann wieder in Gießen, wo er am 07. Juni 1962 verstarb.
Quellen: Klimpel, S. 36, Schönherr, S. 75, 182, Schwager, S. 15–19, 24, 32, 41–45, 51.

Brauchle, Alfred (1898–1964)

Alfred Karl Brauchle wurde am 22. März 1898 in Schopfheim (Baden) als Sohn des Bankvorstandes und späteren Verwaltungsdirektors der Kreispflegeanstalt Wiechs geboren. Er studierte in Freiburg und erhielt im Jahre 1924 dort die ärztliche Approbation und die Promotion zum Dr. med. Nach einer kurzen Assistenzzeit in Lörrach/Baden wurde er 1925 Assistenzarzt am Hydrotherapeutischen Institut der Berliner Charité bei Franz Schönenberger (1865–1933). Von 1928 bis 1934 leitete er als Chefarzt das Prießnitz-Krankenhaus in Berlin-Mahlow, das erste naturheilkundliche Akutkrankenhaus. Er wurde einer der bekanntesten und universellsten Naturheilärzte seiner Zeit, beherrschte auch (nach Aufenthalten in Nancy) die Suggestionstherapieformen. Am 1. Mai 1933 trat er der NSDAP bei. Von 1934 bis 1943 war

er leitender Oberarzt der zweiten biologischen Abteilung bzw. der Abteilung für Naturheilkunde am Rudolf-Heß-Krankenhaus in Dresden. 1939 wurde er in Berlin habilitiert und 1943 zum Titularprofessor ernannt. Im selben Jahr wurde er aus dem Dresdner Klinikum gedrängt und übernahm die Leitung des Sanatoriums Glotterbad im Schwarzwald. Von 1946 bis 1949 durfte er auf Grund seiner politischen Vergangenheit nicht ärztlich tätig sein, danach leitete er noch das Parksanatorium in Schönau im Schwarzwald bis 1960. Er starb am 21. November 1964 in Schönenberg/Schwarzwald.
Quellen: Ihle, S. 22, 23, 26, 27, Klimpel, S. 37.

Crecelius, Wilhelm (1898–1979)

Wilhelm Christian Crecelius wurde am 29. Oktober 1898 in Niederlahnstein/Rhein geboren. Sein Studium in Würzburg und Erlangen schloss er 1923 mit dem medizinischen Staatsexamen und der Promotion zum Dr. med. ab. Im Jahre 1924 begann er seine Tätigkeit als Medizinalpraktikant an der Inneren Abteilung des Stadtkrankenhauses Dresden-Johannstadt unter Rostoski. Auch nach seiner Approbation als Arzt im Jahre 1925 blieb er als Assistenzarzt an Rostoskis Abteilung und erwarb dort 1931 den Facharzt für Innere Medizin. Er entwickelte 1927 ein Blutzuckerkolorimeter und die Blutzuckerbestimmungsmethode nach Crecelius – Seifert wurde international eingeführt. Von 1933 bis 1945 arbeitete er als niedergelassener Facharzt für Magen-, Darm- und Stoffwechselkrankheiten in Dresden. Im Mai 1945 übernahm er für fünf Monate die Leitung der Medizinischen Klinik des Heinrich-Braun-Krankenhauses in Zwickau, bis er im Dezember 1945 als Leitender Arzt der Inneren Abteilung an das Krankenhaus Johannstadt und (ab 1946) als dessen Ärztlicher Direktor berufen wurde. In den Jahren 1949 bis 1953 hielt er im Auftrag der Zahnärztlichen Fakultät der Universität Leipzig Vorlesungen für Innere Medizin am Institut für den zahnärztlichen Nachwuchs in Dresden. Er hat maßgeblichen Anteil daran, dass Dresden als Standort für eine Medizinische Akademie ausersehen wurde und war in den Jahren 1954 bis 1956 deren erster stellvertretender Rektor. 1952 habilitierte er sich an der TH Dresden für Ernährungsphysiologie und Diätetik und erhielt nach Gründung der MAD im Jahre 1954 zunächst eine Professur mit Lehrauftrag, 1955 eine Professur mit vollem Lehrauftrag und 1957 den Lehrstuhl für Innere Medizin. Seine Forschungsschwerpunkte lagen auf dem Gebiet des Stoffwechsels und der Berufskrankheiten. Im Jahre 1964 erfolgte seine Emeritierung. Im folgenden Jahr wurde er zum Ehrensenator der MAD ernannt. Wilhelm Crecelius starb am 27. September 1979 in Dresden.
Quellen: Bigalke, S. 45, 46, Scholz, S. 45–48, Formann, S. 101, Klimpel, S. 42f.

Credé, Benno (1847–1929)

Benno C.C. Credé wurde am 1. September 1847 in Leipzig als Sohn des berühmten Gynäkologen Carl Sigmund Franz Credé (1819–1892) geboren. Er studierte in Leipzig und Zürich. 1870 promovierte in Leipzig und erhielt dort die ärztliche Approbation. Er wurde Militärarzt der sächsischen Armee und nahm am deutsch-französischen Krieg 1870/71 teil. Danach unternahm er eine einjährige Bildungsreise. Anschließend bildete er sich – immer noch Angehöriger der sächsischen Armee – bei Thiersch in Leipzig zum Chirurgen weiter (1875–1877). Er ließ sich 1877 in Dresden als Chirurg nieder und eröffnete im folgenden Jahr eine Privatklinik. Seit 1878 war er auch im Range eines Generaloberarztes Lehrer für Chirurgie bei den militärärztlichen Fortbildungskursen. Credé wurde 1892 leitender Chirurg und 1897 ärztlicher Direktor des Carola-Hauses. Von 1901 bis 1918 war er als leitender Oberarzt der Chirurgischen Abteilung des Stadtkrankenhauses Dresden-Johannstadt tätig. Auf seine Initiative wurde dessen Schwesternschule gegründet wurde. 1901 gehörte er zu den Mitbegründern des Vereins für Ärztekurse in Dresden. Sein Name ist weiterhin eng verknüpft mit der Einführung des kolloidalen Silbers in die Therapie; er publizierte Beiträge zu verschiedenen chirurgischen Problemen, insbesondere zur Gallenblasenchirurgie. Benno Credé verstarb im Jahre 1929 in Dresden.
Quellen: Formann, S. 57; Klimpel, S. 43; Mai, S. 124–127.

Fischer, Erich (1893–1975)

Erich Fischer wurde am 18. Juni 1893 als Sohn eines Arztes in Ulm geboren. Er studierte in Tübingen und Berlin. 1921 legte er in Tübingen sein Staatsexamen ab und promovierte dort. 1922 erhielt er in Stuttgart die ärztliche Approbation. Seine Ausbildung zum Gynäkologen absolvierte er von 1922 bis 1925 an der Universitäts-Frauenklinik in Berlin bei Ernst Bumm (1858–1975). Als der dortige Erste Oberarzt Kurt Warnekros 1925 an die Staatliche Frauenklinik in Dresden wechselte, folgte ihm Fischer und wurde 1928 hier Oberarzt. 1932 wurde ihm der Professorentitel verliehen. Am 1. Mai 1933 trat er der NSDAP bei. Von Juni 1945 bis März 1946 leitete er die Frauenklinik Dresden-Friedrichstadt, danach war er zunächst als Leiter der Poliklinik der Staatlichen Frauenklinik und nach Warnekros' Tod als leitender Arzt der gesamten Klinik tätig. Im Jahre 1956 tauschte er mit Robert Ganse, dem damaligen Leiter der Frauenklinik am Friedrichstädter Klinikum, die Stellung, damit Ganse als Professor der MAD auch deren Klinik leiten konnte. 1960 trat er in den Ruhestand. Erich Fischer starb am 31. August 1975.
Quellen: Kunze, S. 125f., Bundesarchiv.

Fritz, Heinrich (1909–1998)

Heinrich Fritz wurde am 08. April 1909 in Hannover als Sohn eines Kaufmannes geboren. Nach seinem Medizinstudium in Göttingen promovierte er dort 1934 zum Dr. med. und erhielt im gleichen Jahr die ärztliche Approbation. Danach absolvierte er das praktische Jahr sowie ein weiteres Jahr als Assistenzarzt in der Medizinischen Abteilung des Städtischen Krankenhauses Siloah in Hannover. Ab 1936 genoss er eine internistische Ausbildung an der Medizinischen Universitätsklinik in Göttingen, wo er sein Interesse an der Radiologie entdeckte. 1939 wechselte er deshalb zu dem international bekannten Radiologen Erich Saupe an das RHK, um dort seine Ausbildung fortzuführen. 1940 bzw. 1941 erhielt er die Facharztanerkennung für Röntgenologie und Strahlenheilkunde und für Innere Krankheiten. Nach Saupes plötzlichem Tod im Jahre 1943 wurde Fritz mit der kommissarischen Leitung des Radium- und Röntgeninstituts betraut. 1948 wurde er als Leiter des Instituts bestätigt. Im September 1951 wurde er mit dem Lehrauftrag für „Biologische Strahlenwirkungen" an der TH Dresden betraut, zwei Jahre später erhielt er den Lehrauftrag für das Fach Röntgenologie und Strahlenheilkunde an der neugegründeten MAD. Die Berufung zum Direktor des in Radiologische Klinik umbenannten Instituts erfolgte 1955. 1958 wurde Fritz habilitiert und zum Dozenten ernannt. 1960 erfolgte die Ernennung zum Professor mit Lehrauftrag, 1961 zum Professor mit vollem Lehrauftrag und 1963 zum Professor mit Lehrstuhl. Fritz setzte das von Saupe begonnene wissenschaftliche Werk über berufsbedingte Pneumokoniosen fort. Sein besonderes Interesse galt zudem den toxisch bedingten Osteopathien, der Knochenfluorose. Er war ein leidenschaftlicher Sammler und Bewahrer von ausgemusterter Röntgentechnik und legte damit den Grundstock für das „Medizinhistorische Röntgenmuseum" in Wismar.
Quelle: K. Köhler und H. Platzbecker, S. 89–94.

Gasteiger, Hugo (1899–1978)

Hugo Karl August Gasteiger wurde am 26. November 1899 in Murau/Steiermark als Sohn eines Apothekers geboren. Er studierte in Graz und Innsbruck, wo er 1923 die Approbation erhielt und promoviert wurde. In den Jahren 1924–1934 war er als Assistenzarzt an der Universitätsaugenklinik in Innsbruck tätig, hier wurde er auch 1929 habilitiert. Von Oktober 1934 bis Februar 1935 war er stellvertretender Leiter der Augenabteilung am Kanton-Krankenhaus Aarau/Schweiz. Am 14. März 1933 trat er der NSDAP bei. Von 1935 bis 1938 arbeitete er als Oberarzt an der Universitäts-Augenklinik Frankfurt/M., wo 1936 seine Ernennung zum apl. Professor erfolgte. Von 1938 bis 1951 war er leitender Arzt der Augenabteilung des RHK/Ger-

hard-Wagner-Krankenhaus bzw. Direktor der Augenklinik des Stadtkrankenhauses
Dresden-Johannstadt. 1951 folgte er einem Ruf als ordentlicher Professor und Direktor der Augenklinik der Humboldt-Universität Berlin, die er 1957 verließ, um
bis 1968 als Professor und Direktor der Augenklinik an der Freien Universität Berlin zu arbeiten. Gasteiger verfasste ca. 140 Publikationen über das gesamte Gebiet
der Augenheilkunde (u.a. zu gutachterlichen Fragestellungen und zur Zyklodia-
thermie). Gasteiger verstarb am 21. Mai 1978 in Berlin.
Quelle: Berger, S. 128, 148ff.

Geipel, Paul (1869–1956)
Paul Geipel wurde am 9. Februar 1869 in Zwickau als Sohn eines Arztes geboren.
Nach seinem Medizinstudium in Leipzig (1889–1895) und der Medizinalprakti-
kantentätigkeit in Straßburg (1896/97) begann er 1897 seine Tätigkeit als Assistent
an der Pathologisch-anatomischen Abteilung des Stadtkrankenhauses Dresden-
Friedrichstadt bei Schmorl. Es folgten Ausbildungsphasen in Hamburg und
Gießen. 1901 wurde er als Leiter der Prosektur in dem neu errichteten Stadtkrankenhaus Dresden-Johannstadt eingesetzt und 1912 zum Professor ernannt. Von
1932 bis 1935 bis zu seinem Eintritt in den Ruhestand leitete er die Prosektur in
Dresden-Friedrichstadt, außerdem war er seit 1932 am Hygiene-Museum tätig.
1939 kehrte er an die Johannstädter Prosektur zurück und leitete diese nochmals
bis 1946. Danach übernahm er die histologische Abteilung des Sächsischen Se-
rumwerkes. Die von dem berühmten Freiburger Pathologen Ludwig Aschoff
(1866–1942) beschriebenen und von Geipel weiter erforschten Knötchenbildungen
im Interstitium des Myocards werden noch heute als „Aschoff-Geipelsche Knötchen" bezeichnet. Geipel starb am 14. Oktober 1956 in Dresden und wurde auf dem
Loschwitzer Friedhof beigesetzt.
Quellen: Scholz, S. 43–45, Kunze, S. 76, Klimpel, S. 58f., Schönherr, S. 68–71, 77f.,
180f.

Gräfe, Helmut (geb. 1911)
Helmut Gräfe wurde am 12. November 1911 in Dohna als Sohn eins Gasthausbe-
sitzers geboren. Von 1932 bis 1938 studierte er in Leipzig und Freiburg, promovierte
1938 in Leipzig zum Dr. med. und legte dort sein medizinisches Staatsexamen ab.
1939 erhielt er die ärztliche Approbation und arbeitete bis 1946 als Assistenzarzt
an der Chirurgischen Klinik des Stadtkrankenhauses St. Jakob in Leipzig, von 1946
bis 1948 war er in der Landesanstalt Leipzig-Dösen tätig. Dann kehrte er an das
Stadtkrankenhaus St. Jakob zurück und wurde schließlich leitender Oberarzt der

Chirurgischen Universitätsklinik in Leipzig. Er hatte sich eine gründliche urolo-
gisch-chirurgische Ausbildung angeeignet. 1952 wurde ihm die Leitung der Urologischen Klinik des Stadtkrankenhauses Dresden-Johannstadt übertragen. Da
Gräfe die mit der Gründung der MAD verbundenen Aufgaben nicht übernehmen
wollte, insbesondere nicht die Absicht hatte, sich zu habilitieren, ging er 1957 wieder nach Leipzig und ließ sich dort in eigener chirurgischer Praxis nieder.
Quelle: Kügler, S. 10.

Grote, Louis R.(uyter) R.(adcliff) (1886–1960)
Louis Ruyter Radcliff Grote wurde am 19. April 1886 als Sohn des bekannten Zoo-
logen Augustus Radcliff Grote in Bremen geboren. Er studierte in Rostock, Göttingen, Freiburg, München und Berlin, wo er 1912 sein Staatsexamen ablegte und
promovierte. Danach war er Assistent im Krankenhaus Charlottenburg und Assistent an der Medizinischen Klinik der Hallenser Universität, wo er 1918 habilitiert
wurde. Von 1924 bis 1928 war er Leiter des Lahmannschen Sanatoriums Weißer
Hirsch in Dresden. 1928 bis 1933 arbeitete er an der Carl-von-Noorden-Klinik in
Frankfurt/M. Nach kurzer Tätigkeit am Heinrich-Braun-Krankenhaus in Zwickau
wurde er 1934 zum leitenden Oberarzt der Inneren Abteilung des RHK ernannt.
Er war Mitglied des Erbgesundheitsobergerichts in Dresden. Nach der Zerstörung
Dresdens verließ er die Stadt noch im April 1945 und übersiedelte später nach
Wetzlar, wo er 1946 Chefarzt des Stadtkrankenhauses wurde. Von 1952 bis 1959
war er als Chefarzt des Sanatoriums Glotterbad bei Freiburg tätig. Grote befasste
sich mit Stoffwechselerkrankungen, insbesondere dem Diabetes, ist aber auch
durch seine Zusammenarbeit mit Brauchle (Synthese von Schulmedizin und Naturheilkunde) in Dresden bekannt geworden. Grote starb am 15. März 1960 in Frei-
burg/Breisgau.
Quellen: Ihle, S. 23, 38, 39, Bormann, S. 97f., Berger, S. 106, Klimpel, S. 63f.

Güttner, Horst-Günther (1912–1983)
Horst–Günther Güttner wurde am 04. März 1912 in Colmar/Elsaß als Sohn eines Arztes geboren. Er studierte 1930–1935 Medizin in Halle/S., Greifswald, Rostock, München und Hamburg. 1935 legte er in Halle/S. das Staatsexamen ab,
promovierte 1936 und absolvierte die Medizinalpraktikantenzeit sowie Assisten-
zjahre in Landsberg/Warthe und in Hamburg. 1938 wurde er Assistenzarzt am
Pathologischen Institut der Universität Greifswald. Dort wurde er 1943 habilitiert
und zum Dozenten ernannt. 1946 trat Güttner die Nachfolge von P. Geipel als
Leiter der Pathologischen Anatomie im Johannstädter Krankenhaus an und wur-

de 1954 zum Institutsdirektor und Professor mit Lehrauftrag, im folgenden Jahr zum Professor mit Lehrstuhl berufen. 1956-60 war er Rektor der MAD. Güttner verließ Dresden 1961 und arbeitete bis 1970 am Bezirkskrankenhaus Heinrich Braun in Zwickau und von 1973 bis 1977, als er in den Ruhestand eintrat, am Bezirkskrankenhaus Heinrich Scheffler in Aue. Horst-Günther Güttner verstarb am 1. Juli 1983 in Frankfurt/M.
Quelle: P. Wunderlich, A. Scholz, S. 55, Schönherr, S. 88–93, 185, 188.

Hauffe, Georg (1872–1936)

Georg Emil Hauffe wurde am 6. August 1872 in Breslau geboren. Er studierte in Breslau und Leipzig, wo er 1897 sein Staatsexamen ablegte und die ärztliche Approbation erhielt. Von 1897 bis 1901 war er an der Provinzialhebammen-Lehranstalt in Posen tätig. Von 1901 bis 1906 war er Abteilungsarzt am Kreiskrankenhaus in Groß-Lichterfelde bei Berlin unter Ernst Schweninger (1850–1924). Danach leitete er eine eigene Anstalt für physikalisch-diätetische Therapie in Berlin-Zehlendorf. Von 1920 bis 1930 arbeitete Hauffe an der II. Medizinischen Universitätsklinik in Berlin. Von 1930 bis 1934 war er leitender Arzt an der hydrotherapeutischen Abteilung des städtischen Krankenhauses Moabit in Berlin. Von 1920 bis 1934 führte er zudem eine eigene Praxis in Berlin Wilmersdorf als Facharzt für Innere Erkrankungen und physikalisch-diätetische Behandlungen. 1934 wurde er als leitender Oberarzt der dritten biologischen Abteilung (Hydrotherapeutische Abteilung) des RHK berufen. Hauffe erforschte intensiv die Wirkungsweise ansteigender Teilbäder und entwickelte eine bereits damals als nicht auf der Höhe der wissenschaftlichen Forschung angesehene, mechanistische Auffassung vom menschlichen Blutkreislauf. Georg Hauffe starb am 29. Juni 1936 in Dresden.
Quellen: Ihle, S. 22, 23, 24, Klimpel, S. 71.

Hoffmann, Richard (1863–1939)

Richard Hoffmann wurde am 21. Oktober 1863 in Cottbus geboren. Nach dem Studium in Jena, Erlangen und Berlin promovierte er 1889 in Jena zum Dr. med. Seine Fortbildung absolvierte er an der Universitäts-Augenklinik in Jena und an der Universitäts-Ohrenklinik in Berlin. 1904 gründete er die erste Ohrenambulanz in Dresden-Johannstadt, die er zur HNO-Abteilung ausbaute und bis 1930 leitete. 1912 wurde er zum Titularprofessor ernannt. Er engagierte sich in der Dresdner Akademie für ärztliche Fortbildung und erwarb sich Verdienste bei den Auseinandersetzungen um die Verselbständigung der HNO-Heilkunde. Der weit über die Grenzen Sachsens hinaus bekannte hervorragende Arzt wurde dafür zum Ehren-

mitglied der Gesellschaft deutscher HNO-Ärzte ernannt. Richard Hoffmann starb
am 21. Juni 1939 in Dresden.
Quellen: Klimpel, S. 76, Dresdner Anzeiger 209(1939) 195, S. 6, vom 19.07.1939.

Jensen, Hermann (1895–1946)

Hermann Johann Hans Jensen wurde am 30. April 1895 in Schleswig geboren. Er
studierte in Kiel Medizin, wo er 1920 die ärztliche Approbation erhielt und zum
Dr. med. promoviert wurde. Danach war er als praktischer Arzt in Süderhastedt
bei Burg/Dithmarschen tätig. Von 1927 bis 1934 arbeitete er am Städtischen Krankenhaus in Hannover und wurde dort Oberarzt der Chirurgischen Abteilung. Am
1. Mai 1928 wurde er Mitglied der NSDAP. Die Facharztanerkennung für Chirurgie erhielt er am 1. Juni 1934. Zum gleichen Termin wurde er 1934 zum Leitenden
Oberarzt für Chirurgie am RHK berufen und mit der Gesamtleitung des Klinikums
sowie mit der Leitung der angegliederten NS-Schwesternschule beauftragt. Zudem
war er auch Leiter der Ärzte-Fortbildungsschule am RHK. Er galt als sehr guter
praktischer Chirurg ohne auffallende wissenschaftliche Aktivitäten; der Schwerpunkt seiner operativen Tätigkeit lag auf der Nagelung von Schenkelhalsbrüchen
und auf chirurgischen Eingriffen bei Gallenwegsleiden. Er wurde vermutlich im Juli 1945 auf Grund seiner NS-Vergangenheit inhaftiert und nach einer Infektion am
Bein in das Stadtkrankenhaus Dresden-Friedrichstadt verlegt, wo er am 16. März
1946 verstarb.
Quellen: Bormann, S. 99, Scholz, S. 38ff., Klimpel, S. 80.

Kalbfleisch, Heinrich (1891–1948)

Heinrich Kalbfleisch wurde am 16. August 1891 in Gelnhausen in Hessen geboren.
Sein Medizinstudium schloss er 1919 mit der Promotion zum Dr. med. in Gießen
ab, wo er auch die Ausbildung zum Pathologen begann. Er war von 1922 bis 1927
Assistent am Pathologischen Institut in Magdeburg und anschließend in der Düs-
seldorfer Kinderklinik bei Schlossmann. Von 1928 bis 1934 arbeitete er in Graz und
wurde dort 1931 habilitiert. 1934 wurde er Prosektor mit außerordentlicher Professur an der Universität Frankfurt/M., bis er 1938 die Leitung der Prosektur des
Krankenhauses Dresden-Johannstadt und 1939 das Direktorat des Pathologischen
Instituts am Stadtkrankenhaus Dresden-Friedrichstadt übernahm. 1947 war er für
ein Semester Lehrstuhlinhaber an der Universität Rostock, kehrte aber dann wieder an seine Wirkungsstätte am Friedrichstädter Krankenhaus zurück. Heinrich
Kalbfleisch starb am 18. Dezember 1948 in Dresden.
Quellen: Kunze, S. 78f.,165ff., Klimpel, S. 81, Schönherr, S. 76f., 81ff., 182.

Kaiser, Maximilian (1887–1960)

Maximilian Konstantin Kaiser wurde am 9. März 1887 in Hindenburg /Schlesien geboren. Er war bis Ende des Zweiten Weltkrieges Chefarzt der Breslauer Krankenhäuser des Souv. Malteser Ritterordens, vom St. Anna Krankenhaus und vom Caritasheim. Vom 1. Januar 1946 bis zum 30. Juni 1946 war er Leitender Arzt der Chirurgischen Klinik des Stadtkrankenhauses Dresden-Johannstadt. Danach leitete er bis zu seinem Tode die Chirurgische Klinik des Stadtkrankenhauses Dresden-Neustadt. Max Kaiser verstarb am 21. November 1960 in Dresden.

Keller, Johannes (1899–1970)

Johannes Keller wurde am 5. April 1899 in Döbeln als Sohn eines Pfarrers geboren. Sein Studium absolvierte er in Rostock, Freiburg, Leipzig und wieder Rostock, wo er 1924 sein Staatsexamen ablegte und 1925 promovierte. Seine ärztliche Weiterbildung erhielt er in den Fachrichtungen Dermatologie, Chirurgie und Urologie in Rostock, Leipzig, Stolp, Konstanz, Erfurt und Düsseldorf. 1932 erwarb er den Facharzt für Urologie. Nach einer einjährigen Tätigkeit als Schiffsarzt ließ er sich 1933 als Urologe in Dresden nieder. Während des 2. Weltkriegs leitete er verschiedene urologische Abteilungen, u.a. die des Reservelazaretts in Prag. 1946 gründete er die erste stationäre Abteilung für Urologie auf dem Gebiet der DDR in Dresden, zunächst in Dresden-Plauen, von wo die Klinik 1949 in das Johannstädter Klinikum verlegt wurde. 1952 schied er aus dem Klinikum aus und war als niedergelassener Urologe tätig. Keller arbeitete zu einer Vielzahl urologischer Themen und setzte sich vehement für die Verselbständigung seines Faches ein. In den letzten 20 Jahren seines Lebens war er auch auf medizinhistorischem Gebiet tätig. 1968 wurde er zum Ehrenmitglied der Gesellschaft für Urologie der DDR ernannt. Johannes Keller starb am 10. September 1970 in Dresden.
Quellen: Klimpel, S. 83, Kügler, S. 6–15, 69-74.

Meyer, Waldemar Lothar (1872–1948)

Waldemar Lothar Meyer wurde am 2. Mai 1872 in Karlsruhe als Sohn des Tübinger Chemieprofessors W. Meyer (1830–1895) geboren. Er studierte in Tübingen und vermutlich in Halle/S. sowie in München. 1896 promovierte er in Tübingen zum Dr. med., 1901 erhielt er den Facharzt für Augenheilkunde. Von 1903 bis vermutlich 1912 arbeitete er als niedergelassener Augenarzt in Dresden und wirkte gleichzeitig seit 1905 im Verein Kinderpoliklinik in der Johannstadt und im Augenkranken-Heilverein. Seit 1906 war er in den Poliklinischen Anstalten tätig und im Carola-Haus seit 1910. Von 1923 bis 1938 – und vertretungsweise nochmals vom

15. September 1939 bis zum 16. März 1940 – leitete er die Augenabteilung des Johannstädter Krankenhauses. Er war Mitglied der Akademie für ärztliche Fortbildung in Dresden. Als Mitglied und häufig auch als Vortragender beteiligte er sich an den Versammlungen und Sitzungen der Deutschen Ophthalmologischen Gesellschaft, der Vereinigung mitteldeutscher Augenärzte, der Gesellschaft für Natur- und Heilkunde in Dresden und der Vereinigung Dresdner Augenärzte. Er galt als ausgezeichneter Operateur. Von seinen wissenschaftlichen Leistungen werden besonders die Bestrahlungsversuche mit Thorium-X hervorgehoben. Nach den verheerenden Luftangriffen auf Dresden im Februar 1945 zog er nach Bietigheim, wo er 1948 verstarb.
Quelle: Berger, S. 146f.

Nonnenmacher, Heinz (geb. 1914)
Heinz Nonnenmacher wurde am 14. September 1914 in Bautzen als Sohn eines Augenarztes geboren. Er studierte von 1934 bis 1939 in Würzburg, Breslau und Kiel. 1939 promovierte er in Würzburg zum Dr. med. Danach wurde er zum Kriegsdienst herangezogen. 1946/47 arbeitete er als Assistenzarzt an der Universitätsaugenklinik in Frankfurt/Main. Am 1. Februar 1948 nahm er eine Tätigkeit als Assistenzarzt an der Augenklinik des Stadtkrankenhauses Dresden-Johannstadt auf, wo er nach Erhalt des Facharztes für Augenheilkunde seit dem 1. August 1949 als Oberarzt angestellt wurde. Seit 1951 war er kommissarischer und seit 1952 hauptamtlicher Leiter der Augenklinik, habilitierte sich 1956 in Leipzig und wurde zum 1. Januar 1957 zum Dozenten und Direktor der Augenklinik der MAD berufen. Er kehrte 1958 nicht mehr von einer Reise in die BRD zurück und arbeitete dann in Frankfurt/M.

Rietschel, Hans (1878–1970)
Johannes (Hans) Rietschel, ein Ururenkel von Carl Gustav Carus und Urenkel des Bildhauers Ernst Rietschel, wurde am 11. September 1878 in Wittenberg geboren. Er absolvierte sein Medizinstudium in Tübingen und Leipzig, wo er 1902 promovierte. Seine Fortbildung für Pädiatrie erhielt er in Leipzig und Berlin. Er wurde 1907 zum leitenden Oberarzt des Städtischen Säuglingsheims in Dresden ernannt. Seine 1917 erfolgte Berufung als a.o. Professor für Kinderheilkunde an die Universität Würzburg war insofern ein Ereignis, als sich Rietschel zwar mit wissenschaftlichen Arbeiten über künstliche Säuglingsernährung sowie über Prophylaxe und Therapie zahlreicher Infektionskrankheiten empfohlen, jedoch nicht habilitiert hatte. Von 1922 bis zu seiner Emeritierung im Jahre 1948 war er als Ordinarius für

Kinderheilkunde in Würzburg tätig. Im Jahre 1958 erhielt er als erster die Ehrendoktorwürde der MAD. Hans Rietschel verstarb am 10. Juni 1970 in Wertheim.
Quellen: Klimpel, S. 124f., Lienert (1993), S. 56.

Rostoski, Otto (1872–1962)

Otto Albert Robert Rostoski wurde am 4. September 1872 in Wendemark (Uckermark) als Sohn des Domänenpächters Otto Rostoski geboren. Er studierte in Würzburg Medizin und wohnte bei seinem Onkel, dem Würzburger pathologischen Anatomen Eduard von Rindfleisch (1836–1908). 1897 legte er sein Staatsexamen ab – promoviert hatte er bereits 1895 –, arbeitete dann als Assistenzarzt in der Lungenheilanstalt in Ruppertsheim/Taunus und anschließend am Hygiene-Institut der Universität Würzburg, bis er schließlich als Assistenzarzt an der Inneren Klinik der Universität Würzburg bei Wilhelm Oliver von Leube (1842–1922) Beschäftigung fand. Zwischenzeitlich absolvierte er 1899/1900 eine Ausbildung in Laborchemie in Berlin. 1902 wurde er in Würzburg habilitiert und 1907 zum a.o. Professor berufen. 1907 übernahm Rostoski die Leitung der II. Inneren Abteilung des Stadtkrankenhauses Dresden-Friedrichstadt. Von 1910 bis 1934 war er leitender Oberarzt der Inneren Abteilung des Stadtkrankenhauses Dresden-Johannstadt, hier maßgeblich beteiligt an der Gründung der Krankenpflegeschule (1912), deren Leitung er 1918 übernahm und deren Neubau er 1930 mit einweihen konnte. Er legte 1915 den Grundstein für die Röntgenstation in der Inneren Abteilung des Krankenhauses Johannstadt und gründete 1924 die vermutlich weltweit erste Diabetikerberatungsstelle, die internationale Beachtung fand. Zusammen mit dem Friedrichstädter Pathologen C.G. Schmorl (1861–1932) und E. Saupe gab er 1927 eine ätiologische Beschreibung des Schneeberger Lungenkrebses, die ebenfalls weltweite Beachtung und Anerkennung fand. 1934 kehrte er an das Stadtkrankenhaus Dresden-Friedrichstadt zurück und übernahm dort am 1. Oktober 1934 die wiedereingerichtete II. Innere Abteilung, die 1937 mit der I. Inneren Abteilung zur Medizinischen Klinik vereinigt wurde. Letztere wurde von Rostoski noch geführt, bis er 1938 die Altersgrenze erreicht hatte. Mit Ausbruch der Zweiten Weltkrieges wurde er als Stabsarzt Chefarzt des Reservelazaretts in Lahmanns Sanatorium Weißer Hirsch. 1941 übertrug man ihm die Leitung einer neu eingerichteten Medizinischen Klinik mit Infektionsabteilung im früheren Obdachlosenasyl in der Bodelschwinghstraße. 1946 wurde er wiederum Chefarzt in Friedrichstadt. Dieses Amt legte er 1952 nieder. Er leitete aber danach noch bis 1956 die Diabetiker-Ambulanz. 1954 erfolgte seine Berufung zum Professor mit Lehrstuhl für Innere Medizin an der neu gegründeten MAD. Im gleichen Jahr wählte ihn die Deutsche Gesellschaft für Innere Medizin, deren Vorstandsmitglied er gewesen war, zum Ehrenmitglied. 1956 erfolgte seine Emeritierung. Er war Träger hoher staatlicher Auszeichnungen und (seit 1952) korrespondierendes Mitglied der Akademie der Wissenschaften der DDR.

Quellen: Ihle, S. 18, 19, 21, 33, 34, 35, 36, Lienert (1999), S. 70-78, Scholz, S. 41–43, Bormann, S. 66ff., Kunze, S. 40, 44, 90–93, Klimpel, S. 125f.

Saupe, Erich (1893–1943)

Paul Erich Saupe wurde am 26. November 1893 in Dresden geboren. Er studierte in Freiburg, Berlin, München und Leipzig, wo er 1918 promovierte. Seit 1917 war er bereits mit der Inneren Abteilung des Stadtkrankenhauses Dresden-Johannstadt verbunden, wo er zunächst als Hospitant, dann als Assistenzarzt und seit 1922 als Oberarzt und Leiter der Röntgenabteilung arbeitete. Die röntgenologische Ausbildung erwarb er – gefördert von Rostoski – bei Hospitationen in Hamburg, Wien, Berlin, Paris und Erlangen. Er richtete 1923 das für das gesamte Stadtkrankenhaus Johannstadt zuständige Röntgen- und Radiuminstitut ein und leitete dieses bis 1943. 1924 habilitierte sich Saupe an der TH Dresden zum Privatdozenten für Röntgentechnik und Grundlagen der allgemeinen Röntgenologie; 1930 erfolgte seine Berufung zum a.o. Professor für medizinische Röntgentherapie und Strahlenforschung an der TH Dresden. Er beschäftigte sich eingehend mit der Asbestose und war mit Rostoski und Schmorl an den Untersuchungen zum Schneeberger Lungenkrebs beteiligt. Erich Saupe starb am 5. Juli 1943 in Dresden.

Quellen: Ihle, S. 18, Klimpel, S. 128f.

Schmaltz, Richard (1856–1935)

Karl Richard Emminghardt Schmaltz wurde am 6. Oktober 1856 in Dresden geboren. Er studierte in Leipzig und promovierte dort 1880 zum Dr. med. Danach unternahm er eine einjährige Studienreise an die Kliniken von Paris, Wien und London. Von Januar 1881 bis August 1882 war er als Assistent an der I. Inneren Abteilung des Krankenhauses Dresden-Friedrichstadt unter C.L.A. Fiedler (1835–1921) tätig, wo er eine ausgezeichnete internistische Ausbildung genoss. Er ließ sich als prakischer Arzt in Dresden nieder und übernahm 1893 die Stelle eines Oberarztes der Inneren Abteilung des Diakonissenkrankenhauses. 1900 übernahm er die Leitung der neu gegründeten Abteilung für Lungenkranke (III.Medizinische Abteilung) im Krankenhaus Dresden-Friedrichstadt, die im folgenden Jahr wieder geschlossen wurde. Schmaltz wurde 1901 der erste leitende Oberarzt der Inneren Abteilung des neu erbauten Stadtkrankenhauses Dresden-Johannstadt. 1907 war er an

der Leitung der 79. Vollversammlung deutscher Naturforscher und Ärzte, die in Dresden stattfand, beteiligt. Von 1898 bis 1924 war er Mitglied des Landesmedizinalkollegiums bzw. des Landesgesundheitsamtes, das ihn nach seinem altersbedingten Ausscheiden zum Ehrenmitglied ernannte. Er wurde zum Geheimen Medizinalrat ernannt, hatte zeitweise den Vorsitz der Gesellschaft für Natur- und Heilkunde inne und erwarb sich als Gründungsmitglied des „Vereins für Ärztekurse" in Dresden große Verdienste. 1910 trat Richard Schmaltz in den Ruhestand und verbrachte seinen Lebensabend in Dresden, wo er am 27. September 1935 verstarb.
Quellen: Ihle, S. 6, 16, 30, 31, 32, Formann, S. 57f., Klimpel, S. 132f., Kunze S: 38f.

Seidel, Hans (1875–1945)
Hans Eugen Richard Joseph Seidel wurde am 12. Februar 1875 in Berlin als Sohn eines Maschinenmeisters geboren. Er studierte 1895–1900 in Berlin, erhielt 1901 die ärztliche Approbation und promovierte 1903 zum Dr. med. 1901/02 leistete er seinen Militärdienst. 1903 wurde er Assistenzarzt an der Chirurgischen Abteilung des Städtischen Krankenhauses am Friedrichshain zu Berlin. Im Dezember 1906 erhielt Seidel die Stelle des zweiten Arztes der Chirurgischen Abteilung des Stadtkrankenhauses Dresden-Friedrichstadt, wo er ab 1910 den Titel Oberarzt führte. Von 1918 bis 1934 war er leitender Oberarzt der Chirurgischen Abteilung am Krankenhaus Dresden-Johannstadt. Seidel verfasste zahlreiche Arbeiten, v.a. zur chirurgischen Frühbehandlung der Tuberkulose, zum Pneumothoraxproblem sowie zur Operation perforierter Magen- und Zwölffingerdarmgeschwüre. Er wurde nach §6 des Gesetzes zur Wiederherstellung des Berufsbeamtentums 1934 von den Nationalsozialisten seines Amtes enthoben, ließ sich als praktischer Chirurg nieder und nutzte Belegbetten im Südsanatorium. 1942 wurde er als beratender Chirurg zum Wehrdienst einberufen. Im Juni 1945 wurde er erneut mit der Funktion des Leitenden Oberarztes der Chirurgischen Abteilung des Johannstädter Stadtkrankenhauses betraut. Im November 1945 wurde ihm der Titel eines Professors verliehen. Hans Seidel starb am 14. Dezember 1945 in Dresden.
Quellen: Formann, S. 70f., Klimpel, S. 140, Kunze, S. 51.

Sprung, Hans Bernhard (1906–1963)
Hans Bernhard Sprung wurde am 21. Oktober 1906 in Dresden als Sohn eines Fabrikanten geboren. Nach Abschluss des Reformgymnasiums in Dresden erarbeitete er sich zunächst in den USA das Geld, um entgegen dem väterlichen Wunsch Medizin studieren zu können. Er studierte von 1930 bis 1936 in Jena, Freiburg und Kiel, wo er 1936 promovierte. Er arbeitete als Assistenzarzt in Würzburg und Ham-

burg. Nach seiner Tätigkeit an der Universität Kiel (1936–1939) wechselte er gemeinsam mit seinem Förderer Hugo Puhl (1894–1943) nach Kassel und von da 1942, ebenfalls zusammen mit Puhl, nach Greifswald, wo er sich 1944 habilitierte und 1945 als kommissarischer Direktor der Greifswalder Universitätsklinik für Chirurgie eingesetzt wurde. Er verzichtete jedoch zunächst auf eine akademische Laufbahn, um in seine zerstörte Vaterstadt zurückkehren zu können, wo er 1946 die Leitung der Chirurgischen Klinik des Johannstädter Krankenhauses übernahm und 1951 zum Professor ernannt wurde. Sprung galt als guter Diagnostiker und Operateur und zeichnete sich durch originale Forschungen aus. Er befasste sich mit der Sympathicuschirurgie und entwickelte gemeinsam mit Manfred von Ardenne einen verschluckbaren Intestinalsender. 1952 wurde er Mitglied der Akademie der Wissenschaften. 1954 gehörte er zu den ersten Lehrstuhlinhabern der MAD, er wurde zum Ordinarius für Chirurgie berufen. Hans Bernhard Sprung starb am 12. April 1963 an den Folgen einer im Beruf erworbenen infektiösen Hepatitis in Kassel.
Quellen: Scholz, S. 53–56, Klimpel, S. 145f.

Störmer, Alfred (1896–1983)
Alfred Störmer wurde am 20. Juli 1896 in Hagen/Westf. geboren. Er studierte nach Ende des Ersten Weltkrieges an der Münchner Medizinischen Fakultät, wo er auch promovierte. Seine internistische Ausbildung erhielt er in Köln, Saarbrücken und München. Von 1928 bis 1932 war er Chefarzt der Hochstein-Klinik in Oberschreiberhau in Schlesien, danach (bis 1945) Leiter des Lahmannschen Sanatoriums Weißer Hirsch in Dresden. Während des 2. Weltkriegs war er Lazarettchef, später beratender Internist. Nach Kriegsende übernahm er für einige Monate die Leitung der Medizinischen Klinik des Stadtkrankenhauses Johannstadt, wechselte jedoch bereits ab Dezember 1945 als Chefarzt der Inneren Abteilung des Städtischen Krankenhauses Oberföhring in München. Seit 1954 war er Chefarzt der Inneren Abteilung im Krankenhaus München-Schwabing, bis er 1961 in den Ruhestand trat. Er publizierte zu Problemen des Stoffwechsels, des Bluthochdrucks u.a. Herz- und Kreislauferkrankungen und widmete sich in seinen letzten Lebensjahren der Gerontologie. Alfred Störmer starb am 8. Juni 1983 in München.
Quellen: Ihle, S. 40, 41, Klimpel, S. 145.

Vogelsang, Johann Alexander (1890–1963)
Johann Alexander Vogelsang wurde am 31. Januar 1890 in Werl (Westf.) als Sohn eines Salineverwalters geboren. Er studierte Zahnheilkunde in Freiburg (SS 1911),

danach in Leipzig und ab Oktober 1913 in Berlin, wo er am 3. August 1914 – unmittelbar nach Beginn des Ersten Weltkrieges – die zahnärztliche Notprüfung ablegte. Wenig später wurde er zum Heeresdienst eingezogen, den er als Offizier des Garde-Artillerieregiments zu Pferde ableistete. Die Approbation als Zahnarzt erhielt er mit Wirkung vom 8. März 1916. Im Jahre 1919 wurde er Assistent an der Zahnklinik der AOK in Dresden und promoviert 1920 mit einer zahnmedizinischen Dissertation in Berlin. Am 1. Juli 1921 übernahm er die Leitung der neu eingerichteten Zahnabteilung am Johannstädter Krankenhaus. 1928 wurde er als ordentliches Mitglied in das Sächsische Landesgesundheitsamt berufen. Während der NS-Zeit wurde Vogelsang aus politischen Gründen für ein Jahr gekündigt, in dem er aber seinen Dienst fortsetzen musste. Die Kündigung wurde wieder aufgehoben, doch blieb er wegen seiner distanzierten Haltung zum Regime unter politischer Beobachtung. 1939/40 und 1942–45 leistete er erneut Militärdienst und konnte am 5. Oktober 1945 seine Tätigkeit im Krankenhaus Dresden-Johannstadt wiederaufnehmen. Von der Leitung der in Gründung befindlichen MAD und mehreren Gutachtern wurde er zum Ordinarius für Zahnheilkunde vorgeschlagen, wurde aber, u.a. da er nicht habilitiert war, nicht berufen. Vogelsang wurde jedoch die selbständige Leitung der Zahn- und Kieferklinik sowie die klinische und teilweise auch theoretische Ausbildung der Studenten im Fach Kieferchirurgie zugestanden und 1958 der Professorentitel verliehen. Als einer von wenigen Zahnärzten aus der DDR wurde er 1956 mit der Hermann-Euler-Medaille ausgezeichnet; 1961 erfolgte seine Auszeichnung mit der Hufeland-Medaille in Gold, 1962 erhielt er den Titel Obermedizinalrat. Vogelsang starb am 8. Mai 1963.
Quellen: C.-P. Heidel, S. 95–112.

Warnekros, Kurt (1882–1949)
Kurt Ludwig Julius Warnekros wurde am 15. November 1882 in Neustrelitz als Sohn eines Frauenarztes geboren. Er studierte in Berlin und Würzburg. 1908 erhielt er seine Approbation, im folgenden Jahr promovierte er in Berlin zum Dr. med. Von 1909 bis 1916 war er an der Berliner Universitätsfrauenklinik unter Ernst Bumm (1858–1925) als Assistent tätig. 1914 wurde er für das Fach Gynäkologie habilitiert und 1918 zum ao. Professor sowie Oberarzt in Berlin berufen. In diesen Jahren befasste er sich vorrangig mit Fragen des Puerperalfiebers, der Röntgendiagnostik und der Karzinomtherapie. 1924/25 führte er die Berliner Frauenklinik kommissarisch und übernahm 1925 das Direktorat der Staatlichen Frauenklinik in Dresden. Er setzte zunächst seine wissenschaftliche Arbeit fort, publizierte aber in den dreißiger Jahren nichts mehr. Aufsehen erregte er noch einmal mit einer operativen Ge-

schlechtsumwandlung im Jahre 1931. Am 1. Mai 1933 trat er der NSDAP bei. Er galt als hervorragender Operateur und Geburtshelfer, der in den Fürstenhäusern Europas gefragt war und als charismatische Persönlichkeit auch in der europäischen Gesellschaft seine Rolle zu spielen wusste. In seinen letzten Lebensjahren hinderte ihn eine Erkrankung (Angina pectoris) zunehmend an der Wahrnehmung seiner Aufgaben in der Klinik. Kurt Warnekros verstarb am 30. September 1949 vermutlich in Paris.
Quellen: Scholz, S. 35-35; Scholz, M.

Zabel, Werner (1894–1978)

Paul Werner Zabel wurde am 23. Februar 1894 in Elberfeld als Sohn des Generaldirektors der Firma Heimsch Lanz geboren. Er studierte in Berlin, Innsbruck und Heidelberg, wo er 1923 die ärztliche Approbation erhielt. Im folgenden Jahr promovierte er in Heidelberg zum Dr. med. Bis 1927 absolvierte er eine Ausbildung zum Facharzt für Augenheilkunde an der Augenklinik der Universität München. Danach ließ er sich in eigener Praxis in Ansbach nieder, bevor er 1932 die Stelle eines Chefarztes der Augenabteilung des Evangelischen Krankenhauses Düsseldorf übernahm. Er gab diese Stellung wieder auf, um sich in den Jahren 1933/34 in den Grundlagen des Naturheilverfahrens (Brauchle, Bircher-Benner), der Inneren Medizin (Aschner, v. Bergmann) und der Psychotherapie (Künkel) weiterzubilden. Nachdem er 1934 seine Auffassungen in „Grenzerweiterungen der Schulmedizin" publiziert hatte, wurde er als Leiter der ersten biologischen Abteilung (Ernährungsabteilung) an das RHK berufen. Bereits im folgenden Jahr verließ Zabel auch diese Stelle und eröffnete 1937 ein Biologisches Sanatorium in Berchtesgaden, das er nach naturheilkundlichen Prinzipien führte. In den Jahren 1943/44 übernahm er die Diätberatung für Adolf Hitler. 1943 wurde er zum Titularprofessor ernannt. Nach 1945 organisierte er Kurse für Ganzheitsmedizin in Berchtesgaden. In den sechziger Jahren wandte er sich verstärkt der Krebstherapie zu. Werner Zabel starb am 8. März 1978 in München und wurde in Berchtesgaden beigesetzt.
Quellen: Ihle, S. 22, Klimpel, S. 162.

Zwingenberger, Marianne (1896–1967)

Marianne Zwingenberger wurde am 18. Januar 1896 in Hohenstein-Ernstthal/Sa. als Tochter wohlhabender Eltern geboren. Während des 1. Weltkriegs arbeitete sie als Krankenpflegerin im Reservelazarett Chemnitz. 1918 bestand sie die Staatsprüfung in Krankenpflege. Sie besuchte anschließend das Annenrealgymnasium in Dresden, wo sie 1920 das Abitur ablegte.

In den Jahren 1920 bis 1925 studierte sie in Freiburg, Hamburg und München Medizin. 1925 legte sie in Freiburg die medizinische Staatsprüfung ab und promovierte zum Dr. med. 1925/26 leistete sie ihre Medizinalpraktikantenzeit am Stadtkrankenhaus Dresden-Johannstadt ab. Von 1926 bis 1929 erwarb sie sich als Schülerin von Arthur Schloßmann (1867–1932) in Düsseldorf ihre Ausbildung als Kinderärztin. Anschließend ließ sie sich als Fachärztin für Kinderheilkunde in Dresden nieder, übernahm aber bald auch die Funktionen als Schul-, Mütterberatungs- und Fürsorgeärztin. Sie arbeitete auch an der II. Internationalen Hygiene-Ausstellung in Dresden 1930 mit. 1934 wurden ihr aus politischen Gründen die städtischen Aufgaben entzogen. Aus ihrer nach der völligen Zerstörung im Februar 1945 wieder eröffneten Praxis heraus wurde sie 1947 an die Spitze der Johannstädter Kinderklinik berufen. Ihre wichtigste Aufgabe war der weitere Aufbau der zerstörten Klinik und die Betreuung der zahlreichen infektionskranken (v.a. Tuberkulose) Kinder. Als 1954 die MAD gegründet wurde, wurde sie mit dem Argument, nicht habilitiert zu sein, nicht als Professorin berufen. 1955 musste sie ihre Tätigkeit in Johannstadt beenden und baute als Chefärztin die Kinderklinik am Krankenhaus Dresden-Neustadt auf. Diese Klinik leitete sie bis zum Jahre 1963, als sie in den Ruhestand trat. Zu diesem Anlass wurde ihr die Hufeland-Medaille in Gold verliehen. Marianne Zwingenberger starb am 11. September 1967 und wurde in Hohenstein-Ernstthal beigesetzt.
Quellen: Scholz, S. 48f.

Literatur

Berger, H.: Die augenärztliche Versorgung in Dresden von 1900 bis zum Ende des Zweiten Weltkrieges. Med. Diss. Dresden 1998.

Bigalke, F.: Geschichte und Entwicklung der Medizinischen Klinik am Stadtkrankenhaus Dresden-Johannstadt und an der Medizinischen Akademie „Carl Gustav Carus" Dresden im Zeitraum 1945–1983. Med. Dipl.-Arb. Dresden 1983.

Formann, H.: Vorgeschichte und Geschichte der Dresdener „Akademie für Ärztliche Fortbildung". Med. Diss. Dresden 1986.

Heidel, C.-P.: Johann Alexander Vogelsang (1890–1963) und sein Beitrag zur Etablierung der Zahnheilkunde an dem Johannstädter Stadtkrankenhaus und der Medizinischen Akademie Dresden. In: Beiträge zur Dresdener Hochschulmedizin. Schriften der Medizinischen Fakultät Carl Gustav Carus. N. F. Bd. 3, Dresden 1999, S.95–112.

Ihle, A.: Die Entwicklung der Medizinischen Klinik am Stadtkrankenhaus Johann-
    stadt von 1901–1945. Med. Dipl.-Arb. Dresden 1983.
Klimpel, V.: Dresdner Ärzte – Historisch-biographisches Lexikon. Dresden 1998.
Köhler, K., Platzbecker, H.: Heinrich Fritz (1909–1998). Wegbereiter des „Me-
    dizinhistorischen Röntgenmuseums" in Wismar. In: Beiträge zur Dresdener
    Hochschulmedizin. Schriften der Medizinischen Fakultät Carl Gustav Carus. N.
    F. Bd. 3, 1999, S.89–94.
Kügler, B.: Der Urologe Johannes Keller und sein Beitrag zur Medizingeschichte.
    Med. Dipl.-Arb. Dresden 1984.
Kunze, P.: Vom Adelspalais zum Städtischen Klinikum. Geschichte des Kranken-
    hauses Dresden-Friedrichstadt. Dresden 1999.
Lienert, M.: Chronik der Ehrenbürger, Ehrendoktoren, Ehrensenatoren und Trä-
    ger der Carus-Plakette der Medizinischen Akademie „Carl Gustav Carus" Dres-
    den. In: Pro et contra tempora praeterita. Schriften der Medizinischen Akade-
    mie Dresden Bd. 27, Dresden 1993, S. 54-73.
Lienert, M.: „Ich glaubte aber, bei der Klinik bleiben zu sollen." Der Dresdner In-
    ternist Otto Rostoski (1872–1962). In: Beiträge zur Dresdener Hochschulmedi-
    zin. Schriften der Medizinischen Fakultät Carl Gustav Carus N. F. Bd. 3, Dres-
    den 1999, S. 70-78.
Mai, J.: Die Geschichte der Chirurgie in Dresden. Med. Diss. Dresden 1958.
Rummel, C., Lienert, M.: Ragnar Berg (1873–1956). Der schwedische Ernährungs-
    forscher und Begründer der basenüberschüssigen Ernährung. In: Internationa-
    ler Arbeitskreis für Kulturforschung des Essens, Mitteilungen Heft 7 (2000) S.
    22–32.
Scholz, A.: Bildnisse von Johannstädter Ärzten im Scherenschnitt. In: Dresdener
    Medizin zwischen Krankenhaus und Fakultät. Schriften der Medizinischen Fa-
    kultät Carl Gustav Carus. N. F. Bd. 4, Dresden 2000, S. 35–56.
Scholz, M.: Leben und Werk von Kurt Warnekros. Med. Dipl.-Arb. Dresden 1979.
Schönherr, W.: Geschichte der pathologischen Anatomie in Dresden. Med. Diss.
    Dresden 1988.
Schwager, M.: Die Versuche zur Etablierung der Rassenhygiene an der Leipziger
    Universität während des Nationalsozialismus unter besonderer Berücksichti-
    gung des Lebens und Wirkens von Hermann Alois Böhm. Med. Diss. Leipzig
    1992.
Wunderlich, P., Scholz, A.: Rektoren-Bildnisse der Carus-Akademie. In: Beiträge
    zur Dresdener Hochschulmedizin. Schriftenreihe der Medizinischen Fakultät
    Carl Gustav Carus. N. F. Bd. 3, Dresden 1999, S. 53–61.

8.2. Strukturelle und personelle Entwicklung vom Stadtkranken-haus Dresden-Johannstadt zu Universitätsklinikum und Medizinischer Fakultät Carl Gustav Carus

Bei seiner Gründung war das Stadtkrankenhaus Dresden – Johannstadt in selbstän-dige Abteilungen untergliedert, denen jeweils ein Oberarzt vorstand. In den dreißi-ger Jahren nannten sich die Oberärzte unter Missachtung dieser Sprachregelung Kli-nikdirektor. Nach 1945 wurde dies beibehalten. Die folgende Aufzählung umfasst die selbständigen Struktureinheiten in der chronologischen Reihenfolge ihrer Begrün-dung bzw. Einbeziehung in das Stadtkrankenhaus Dresden-Johannstadt sowie deren Oberärzte, Direktoren oder Leiter.

Innere Abteilung/Innere Klinik

Oberärzte/Direktoren :	1901–1910	Richard Schmaltz	(1856–1935)
	1910–1934	Otto Rostoski	(1872–1962)
	1934–1945	Louis R. R. Grote	(1886–1960)
	1945	Alfred Störmer	(1896–1983)
	1945–1946	Hans Arnsperger	(1872–1954)
	1946–1964	Wilhelm Crecelius	(1898–1979)
	1965–1967	Friedrich Renger	
	1967–1969	Gerhard Heidelmann	(1918–2000)
	1969–1975	Hans Haller	
	1975–1979	Friedrich Renger	
	1979–1986	Hans Haller	
	1986–1993	Klaus-Ulrich Schentke	

1993 erfolgte die Teilung der Medizinischen Klinik in:
· **Medizinische Klinik und Poliklinik I**
 (Schwerpunkt Gastroenterologie, Hämatologie/Onkologie und Infektologie)

| Direktor: | 1993–1994 | Klaus-Ulrich Schentke/kommissarisch |
| | seit 1994 | Gerhard Ehninger |

· **Klinik für Kardiologie im Herz- und Kreislaufzentrum Dresden e.V.**
 Medizinische Klinik und Poliklinik II

Direktor/in:	1993–1997	Werner G. Daniel
	1997–1998	Rolf Henßge/kommissarisch
	1999	Jai-Wun Park/kommissarisch
	seit 1999	Ruth H. Strasser

· **Medizinische Klinik und Poliklinik III**
(Schwerpunkt Rheumatologie, Nephrologie, Endokrinologie/Stoffwechsel, Angiologie, Pathologische Biochemie)
Direktor: seit 1993   Hans-Egbert Schröder
· **Institut und Poliklinik für Klinische Stoffwechselforschung**
gegründet 1996
Direktor: 1996–2000   Markolf Hanefeld
                          seit 2000   Ulrich Julius/kommissarisch
· **Zentrum Innere Medizin**
gegründet 1997
(Herz-Kreislauf-Funktionsdiagnostik und Intensiv-Therapie-Station für die Medizinischen Kliniken des Universitätsklinikums)
Geschäftsf. Direktor: 1997–1998   Gerhard Ehninger
                          seit 1998   Hans-Egbert Schröder

Chirurgische Abteilung/Klinik für Chirurgie

Oberärzte/Direktoren: 1901–1918   Benno Credé   (1847–1929)
                          1918–1934   Hans Seidel   (1875–1945)
                          1934–1945   Hermann Jensen   (1895–1946)
                          1945   Hans Seidel
                          1946   Max Kaiser   (1887–1960)
                          1946–1963   Hans Bernhard Sprung   (1906–1963)
                          1963   Günter Bellmann/kommissarisch
                          1963–1971   Richard Kirsch   (1915–1971)
                          1971–1972   Hermann Herwig/kommissarisch
                          1972–1978   Helmut Wolff
                          1978–1992   Gerhard Lauschke
                          1992–1993   Wolfgang Schubert/kommissarisch
                          1993   Klaus Ludwig/kommissarisch

Im Jahre 1990 wurden aus der Chirurgischen Klinik ausgegliedert:
· **Klinik und Poliklinik für Kinderchirurgie**
Direktor: 1990–1993   Wolfgang Schubert
                          1993–1994   Dietmar Roesner/kommissarisch
                          seit 1994   Dietmar Roesner
· **Klinik und Poliklinik für Neurochirurgie**
Direktor: 1990–1992   Peter Schaps
                          seit 1993   Gabriele Schackert

1993 erfolgte die Teilung der Chirurgischen Klinik in:
· **Klinik und Poliklinik für Unfall- und Wiederherstellungschirurgie**
  Direktor: seit 1993   Hans Zwipp
· **Klinik und Poliklinik für Viszeral-, Thorax- und Gefäßchirurgie**
  Direktor: seit 1993   Hans-Detlev Saeger
· **Abteilung Chirurgische Forschung**
  gegründet 1995
  Leiter: seit 1995   Hans Konrad Schackert
· **Klinik für Herz- und thorakale Gefäßchirurgie im Herz- und Kreislaufzentrum Dresden e.V.**
  Gegründet 1995
  Direktor: 1995–2001 Stephan Schüler
           seit 2001   Anno Diegeler/kommissarisch

Augenabteilung/Klinik für Augenheilkunde

Oberärzte/ Direktoren:		
1901–1923	Hermann Becker	(1854–1928)
1923–1938	Waldemar Lothar Meyer	(1872–1948)
1938–1951	Hugo Gasteiger	(1899–1978)
1951–1958	Heinz Nonnenmacher	(geb. 1914)
1958–1969	Fritz Müller	(1917–1969)
1969	Wolfgang Matthäus/kommissarisch	
1970–1992	Ernst Marré	
1992–1993	Annelies Frühauf/kommissarisch	
1993–1999	Theo Seiler	
2000–2001	Annelies Frühauf/kommissarisch	
seit 2001	Lutz E. Pillunat	

Anatomisches Institut/Institut für Pathologie

Prosektoren/Direktoren:		
1901–1932	Paul Geipel	(1869–1956)
1934–1937	Hermann Alois Böhm	(1884–1962)
1937–1938	Helmut Baniecki/kommissarisch	
		(1899–1963)
1938–1939	Heinrich Kalbfleisch	(1891–1948)
1939–1946	Paul Geipel	
1946–1961	Horst-Günther Güttner	(1912–1983)
1961–1977	Heinz Simon	

1977–2000	Martin Müller
seit 2000	Gustavo Barreton

Ambulatorium für Ohren-, Nasen- und Halskrankheiten/Abteilung für Ohren-, Nasen- und Halskrankheiten

Leitender Arzt/Oberarzt: 1904–1930   Richard Hoffmann (1863–1939)

Städtisches Säuglingsheim/Klinik für Kinderheilkunde

Oberarzt/Direktor:

1907–1917	Hans Rietschel	(1878–1970)
1917–1947	Hans Bahrdt	(1877–1953)
1947–1955	Marianne Zwingenberger	(1896–1967)
1955–1968	Georg Oskar Harnapp	(1903–1980)
1968–1985	Hans-Joachim Dietzsch	
1985–1994	Dieter Gmyrek	
seit 1994	Manfred Gahr	

Zahn- und Kieferstation/Zentrum für Zahn-, Mund- und Kieferheilkunde

Zahnarzt/Direktor: 1921–1963   Johann Alexander Vogelsang (1890–1963)

Röntgentherapieinstitut/Radiologische Klinik

Leiter/Direktor:

1923–1943	Erich Saupe	(1893–1943)
1943–1974	Heinrich Fritz	(1909–1998)
1974–1986	Reinhard Barke	
1986–1993	Klaus Köhler	

Im Jahre 1971 wurde aus der Radiologischen Klinik verselbständigt:

· **Selbständige Abteilung für Nuklarmedizin/Klinik und Poliklinik für Nuklarmedizin**

Direktor:

1971–1978	Konrad Hennig	(1915–1978)
1978–1979	Wolf-Gunter Franke/kommissarisch	
seit 1979	Wolf-Gunter Franke	

Im Jahre 1993 wurde die Klinik für Radiologie geteilt in:

· **Institut und Poliklinik für Radiologische Diagnostik**

Direktor:

1993–1999	Klaus Köhler
seit 1999	Heinrich Platzbecker/kommissarisch

- **Klinik und Poliklinik für Strahlentherapie und Radioonkologie**
  Direktor: 1993–1994   Hans-Jürgen Eberhardt/kommissarisch
                      seit 1994   Thomas Herrmann
- **PET-Zentrum Rossendorf**
  Leiter: 1995–1998   Bettina Beuthin-Baumann/kommissa-
                                   risch
                      1998–1999   Wolfgang Burchert
                      seit 1999   Bettina Beuthin-Baumann

Abteilung für Ernährungstherapie/1. biologische Abteilung
  Oberarzt: 1934–1935   Werner Zabel   (1894–1978)

Abteilung für physikalische Therapie/2. biologische Abteilung/Klinik für Naturheilkunde
  Oberarzt/Direktor: 1934–1943   Alfred Brauchle   (1898–1964)

Abteilung für Hydrotherapie/3. biologische Abteilung
  Oberarzt: 1934–1936   Georg Hauffe   (1872–1936)

Frauenklinik/Klinik für Frauenheilkunde und Geburtshilfe
  Direktor: 1946–1956   Erich Fischer   (1893–1972)
                      1956–1972   Robert Ganse   (1909–1972)
                      1972–1973   Joachim Holtorff/kommissarisch
                      1973–1992   Bodo Sarembe
                      1993–1994   Ursula Geißler/kommissarisch
                      seit 1994   Wolfgang Distler

Urologische Klinik/Klinik und Poliklinik für Urologie
  Direktor: 1950–1952   Johannes Keller   (1899–1970)
                      1952–1957   Helmut Gräfe
                      1957–1961   Ernst Kirsch/kommissarisch
                                                           (1916–1990)
                      1961–1982   Ernst Kirsch
                      1982–1991   Jörg Wehnert
                      seit 1992   Manfred Wirth

Poliklinik

| Direktor: | 1952–1954 | Karl Thomas |
| | 1954–1957 | W. Neumann |

Klinik und Poliklinik für Stomatologie/Zentrum für Zahn-, Mund- und Kieferheilkunde

Direktor:	1954–1963	Karl Jarmer	(1898–1983)
	1963–1992	Gerd Staegemann	(1927–1995)
Geschäftsf. Direktor:	1992–1993	Wolfgang Seela	
	seit 1993	Winfried Harzer	

1983 wurden die Klinik und Poliklinik für Stomatologie umgewandelt in die Sektion Stomatologie und durch Neustrukturierung folgende Einrichtungen geschaffen:

· **Klinik und Poliklinik für Kiefer-Gesichts-Chirurgie/Klinik und Poliklinik für Mund-, Kiefer- und Gesichtschirurgie**

Direktor:	1983–1994	Wolfgang Seela
	1994–1995	Rolf Pinkert/kommissarisch
	seit 1995	Uwe Eckelt

· **Poliklinik für Kinderstomatologie und Orthopädische Stomatologie/Poliklinik für Kieferorthopädie**

| Direktor: | 1983–1991 | Wolfgang Pilz |
| | seit 1990 | Winfried Harzer |

· **Selbständige Abteilung für Kinderzahnheilkunde in der Poliklinik für Kieferorthopädie**

| Leiterin: | seit 1990 | Gisela Hetzer |

· **Poliklinik für Prothetische Stomatologie/Poliklinik für Zahnärztliche Prothetik**

Direktor:	1983–1992	Gerd Staegemann
	1992–1993	Gottfried Reitemeier/kommissarisch
	seit 1994	Michael Walter

· **Poliklinik für Konservierende Stomatologie/Poliklinik für Zahnerhaltung**

Direktor:	1983–1993	Heinz Nossek
	1993–1994	Heinz Nossek/kommisarisch
	seit 1994	Wolfgang Klimm

Im Jahre 1990 wurde die bisherige Sektion Stomatologie umbenannt in Zentrum für Zahn-, Mund- und Kiefernheilkunde.

Klinik und Poliklinik für Psychiatrie und Neurologie/Fachbereich Nervenheilkunde

Direktor:	1955–1962	Johannes Suckow	(1896–1994)
	1962–1963	Johannes Suckow/kommissarisch	
	1963–1987	Ehrig Lange	
	1987–1990	Otto Bach	

Im Jahre 1990 wurden die Klinik für Psychiatrie und Neurologie in den Fachbereich Nervenheilkunde umgewandelt und durch Neustrukturierung folgende Einrichtungen geschaffen:

· **Klinik und Poliklinik für Kinderneuropsychiatrie/Klinik und Poliklinik für Kinder- und Jugendpsychiatrie und -psychotherapie**

Direktor:	1990–1994	Otto Bach
	seit 1994	Michael Scholz

· **Klinik und Poliklinik für Neurologie**

Direktor:	1990–1992	Otto Bach
	1992–1996	Bernhard Kunath/kommissarisch
	seit 1996	Heinz Reichmann

· **Klinik und Poliklinik für Psychiatrie und Psychotherapie**

Direktor:	1990–1999	Otto Bach
	seit 1999	Werner Felber/kommissarisch

Klinik und Poliklinik für Orthopädie

Direktor:	1955–1974	Hanns Büschelberger	(1909–1984)
	1974–1983	Johannes Hellinger	
	seit 1983	Kurt-Joachim Schulze	

Institut für Marxismus-Leninismus/Institut für Philosophie

Leiter/Direktor:	1955–1962	Rudolf Feig	
	1962–1972	Kurt Kühn	(1920–1985)
	1972–1973	Herbert Lindner	
	1973–1976	Horst Jentzsch	
	1976–1983	Sonja Reichert	
	1983–1988	Rudolf Bethig	
	1988–1991	Detlef Belau	

Hygiene-Institut/Institut für Medizinische Mikrobiologie und Epidemiologie

Direktor: 1955–1975   Walther Ahrens   (1910–1975)

                         1975–1977   Walter Muschter/kommissarisch

                         1977–1993   Wolf Witzleb

Im Jahre 1961 wurde aus dem Hygiene-Institut herausgelöst:

· **Institut für Arbeitshygiene/Institut für Arbeitsmedizin**

Direktor: 1961–1982   Max Quaas   (1920–1987)

                         1982–1993   Klaus Scheuch

Im Jahre 1967 wurde aus dem Hygiene-Institut herausgelöst:

· **Institut für Allgemeine und Kommunalhygiene**

Direktor: 1967–1970   Heinz-Werner Hackenberg

                                                                (1921–1978)

                         1971–1981   Walter Muschter

                         1981–1982   Günther Burger/kommissarisch

                         1982–1989   Renate Walter

                         1989–1993   Günther Burger

Im Jahre 1993 wurden das Institut für Allgemeine und Kommunalhygiene und das Institut für Medizinische Mikrobiologie und Epidemiologie vereinigt zum:

· **Institut für Medizinische Mikrobiologie und Hygiene**

Direktor: 1993–1998   Günther Burger

                         seit 1998   Enno Jacobs

Im Jahre 1993 wurden das Institut für Arbeitsmedizin und das Institut für Sozialmedizin vereinigt zum:

· **Institut und Poliklinik für Arbeits- und Sozialmedizin**

Direktor: seit 1993   Klaus Scheuch

Institut für Pharmakologie und Toxikologie

Direktor: 1955–1974   Wolfgang Oelßner   (1920–1983)

                         1975–1991   Joachim Schmidt

                         1991–1997   Klaus Andreas/kommissarisch

                         seit 1997   Ursula Ravens

Klinik für Hals-Nasen-Ohren-Krankheiten/Klinik und Poliklinik für Hals-Nasen-Ohrenheilkunde

Direktor: 1956–1961   Hans-Edgar Karl Euler   (1910–1970)

                         1961–1977   Fredo Günnel   (1913–1977)

	1977–1992	Lutz Keßler
	1992–1993	Jürgen Knothe/kommissarisch
	seit 1993	Karl-Bernd Hüttenbrink

Im Jahre 1995 wurde gegründet:
· **Ambulanz für Hals-Nasen-Ohren-Heilkunde**

| Direktor: | seit 1995 | Lutz Keßler |

Institut für Sozialhygiene/Sozialmedizin

Direktor:	1956–1984	Werner Schmincke
	1985–1986	Günter Ewert
	1986–1993	Horst Harych

Das Institut für Sozialmedizin wurde im Jahre 1993 mit dem Institut für Arbeitsmedizin zum Institut für Arbeits- und Sozialmedizin vereinigt.

Klinik für Hautkrankheiten/Klinik und Poliklinik für Dermatologie

Direktor:	1957–1983	Heinz-Egon Kleine-Natrop
		(1917–1985)
	1983–1984	Heinz-Egon Kleine-Natrop/
		kommissarisch
	1984–1994	Joachim Barth
	1995–1996	Gerhard Richter/kommissarisch
	seit 1997	Michael Meurer

Institut für gerichtliche Medizin/Institut für Rechtsmedizin

| Direktor: | 1964–1985 | Wolfgang Reimann |
| | seit 1985 | Erich Müller |

Abteilung Klinische Laboratorien/Institut für Klinische Chemie und Laboratoriumsdiagnostik/Institut für Klinische Chemie und Laboratoriumsmedizin

| Direktor: | seit 1971 | Werner Jaroß |

Organisations- und Rechenzentrum/Institut für Medizinische Informatik und Biometrie

Direktor:	1971–1976	Georg Penzel
	1976–1985	Dieter Schreiter
	seit 1985	Hildebrand Kunath

Zentrale Hochschulpoliklinik

Direktor: 1971–1992   Hans-Georg Knoch
                       1992–1993   Albrecht Scholz/kommissarisch

Abteilung Anästhesiologie/Klinik und Poliklinik für Anästhesiologie und Intensivtherapie

Leiter/Direktor: 1972–1977   Johannes Haumann
                       1978–1980   Karl-Heinz Martin
                       1980–1994   Helga Schiffner
                       seit 1994   Detlev Michael Albrecht

Institut für Klinische Pharmakologie

Direktor: 1975–1991   Karl Feller
                       seit 1993   Wilhelm Kirch

Abteilung Militärmedizin/Abteilung Katastrophenmedizin

Leiter: 1975–1988   Fred Hippe
                       1988–1991   Bernd Melzer

Abteilung für Geschichte der Medizin/Institut für Geschichte der Medizin

Leiter/Direktor: 1979–1992   Günter Heidel
                       1992–1996   Albrecht Scholz/kommissarisch
                       seit 1996   Albrecht Scholz

Abteilung für Klinische Genetik/Institut für Klinische Genetik

Leiter/Direktor: seit 1981   Klaus Hinkel

Abteilung für Klinische Immunologie/Institut für Immunologie/Institut für Immunologie und Virologie/Institut für Immunologie

Leiter/Direktor: 1981–1994   Karl-Heinz Frank
                       1994   Karl-Heinz Frank/kommissarisch
                       seit 1995   Peter Rieber

Im Jahre 1995 wurde aus dem Institut für Immunologie und Virologie verselbständigt:

· **Institut für Virologie**

Direktor: 1995–1998   Konrad Muschner/kommissarisch
                       seit 1998   Axel Rethwilm

Abteilung für Pathologische Biochemie/Institut für Pathologische Biochemie

Leiter/Direktor:	1981–1993	Dieter W. Scheuch

Institut für Biomedizinische Technik

Direktor:	1986–1993	Jochen Matauschek

Das Institut für Biomedizinische Technik wurde im Jahre 1993 aufgelöst. Der Arbeitsbereich Medizinische Physik und Biomedizinische Technik wurde nach unterschiedlicher Unterstellung im Jahre 2000 als zentrale Einrichtung direkt dem Dekan unterstellt:

· **Arbeitsbereich Medizinische Physik und Biomedizinische Technik**

Leiter:	seit 2000	Hans-Eberhard Krinke

Abteilung für Anatomie/Institut für Anatomie

Leiter/Direktor:	1990–1993	Peter Fehrmann
	1994	Paul Rother/kommissarisch
	seit 1994	Richard H.W. Funk

Institut für Biochemie/Institut für Physiologische Chemie

Direktor:	seit 1990	Klaus-Wolfgang Wenzel

Institut für Biologie

Direktor:	1990–1993	Jochen Oehler

Institut für Physiologie und Pathophysiologie/Institut für Physiologie

Direktor:	1990–1996	Volker Sinz
	seit 1996	Andreas Deußen

Institut für Physikalische Medizin/Institut für Sport- und Rehabilitationsmedizin

Direktor:	1990–1992	Jürgen Kleditzsch
	1992–1994	Helmut Zerbes/kommissarisch
	1994–1995	Eckhart Ziegler
	1995–1996	Volker Dürrschmidt/kommissarisch
	seit 1996	Wilhelm Kirch/kommissarisch

Klinik und Poliklinik für Psychotherapie und Psychosomatik
gegründet 1996
    Direktor: seit 1998   Peter Joraschky

8.3.   Quellen und Literatur

8.3.1.   Archivalische Quellen

Stadtarchiv Dresden
StAD   - Stadtverordnetenakten K 81, Bd. III; Bd. IV, Bd. VII, 1930
       - Stadtgesundheitsamt, Nr. 6320/09
       - Stadtgesundheitsamt, Nr. 6329/10
       - Stadtgesundheitsamt Nr. 6329/11
       - Stadtgesundheitsamt, Personalakte H 78, Dr. Hauffe, n.p.
       - Stadtgesundheitsamt, Nachtrag Nr. 1, Bd. 2
       - Stadtgesundheitsamt, Nachtrag Nr. 2
       - Stadtverordnetenversammlung und Rat der Stadt Dresden. Sign. 21. Dezernat Gesundheitswesen 1: Personalangelegenheiten Bd. 1 A-K
       - Stadtverordnetenversammlung. Dez. Oberbürgermeister, Sign. 4.1.4./770 n.p.
       - Sterilisierungsakten
       - Dez. Gesundheitswesen, Nr. 38
       - Dez. Gesundheitswesen Nr. 41, Bl. 12. Hauptgesundheitsamt 15.7.1946
       - Dez. Gesundheitswesen, Nr. 41, Bl. 116. Pass für Heilanstalten vom 29.10.1945
       - Dez. Gesundheitswesen, Nr. 41, Bl. 184. Bericht Stadtdirektor Gorogranz an das Hauptgesundheitsamt vom 6.1.1948
       - Dez. Gesundheitswesen Nr. 41, Bl. 192
       - Dez. Gesundheitswesen, Nr. 41, Bl. 199. Schreiben Stadtrat Prof. Dr. Hübner Dez. Gesundheitswesen Stadt Dresden an SKK vom 1.9.1950
       - Dez. Gesundheitswesen Nr. 47, Bl. 1
       - Rat der Stadt Restarchiv B XII 168. Brief des Vereins Kinderpoliklinik mit Säuglingsheim in der Johannstadt an den Rat zu Dresden vom 21.11.1899
       - Rat der Stadt Dresden, Krankenpflegeamt 2.3.24 Akt.verz. I. Allgemeine Sparmaßnahmen in den städtischen Krankenanstalten. Nr. 312
       - Akten-Repertorium 3.1. I. Sitzungsprotokolle Stadtverordnetenversammlung Nr. 81 Krankenhaus Johannstadt 1927
       - Rat der Stadt Dresden, Krankenpflegeamt 2.3.24 Akt.verz. I. Errichtung eines Krebsforschungsinstitutes. Nr. 394

- Rat der Stadt Dresden, Krankenpflegeamt 2.3.24 Akt.verz. I. Die Einweihung der Erweiterungsbauten des Krankenhauses Johannstadt. Nr. 410
- Rat der Stadt Dresden, Krankenpflegeamt 2.3.24 Akt.verz. I. Grundsteinlegung zur Pflegeschule und Kinderabteilung des Stadtkrankenhauses Johannstadt. Nr. 411
- Rat der Stadt Dresden, Krankenpflegeamt 2.3.24 Akt.verz. I. Einbeziehung der Augenabteilung beim Carolahaus. Nr. 297
- Rat der Stadt Dresden, Krankenpflegeamt 2.3.24 Akt.verz. I. Neubau für die Augen- und Ohrenabteilung des Krankenhauses Johannstadt. Nr. 364
- Rat der Stadt Dresden, Krankenpflegeamt 2.3.24 Akt.verz. I. Errichtung einer II. inneren Abteilung beim Krankenhaus Johannstadt. Nr. 363
- Rat der Stadt Dresden, Krankenpflegeamt 2.3.24 Akt.verz. I. Errichtung eines Infektionshauses beim Krankenhaus Johannstadt. Nr. 409.
- Rat der Stadt Dresden, Krankenpflegeamt 2.3.24 Akt.verz. I. Die zahnärztliche Station im Krankenhaus Johannstadt. Nr. 360
- K 32. Akten der Stadtverordneten zu Dresden, das Stadtkrankenhaus Friedrichstadt betr., Bd. XI

Bundesarchiv

BA   - R 8034 II, Nr. 1820
      - R 36/1060
      - Abt. III, Personalakte Walter Jüngst
      - Abt. III, Personalakte Hugo Gasteiger

Sächsisches Hauptstaatsarchiv

SHStA - LRS MAS Nr. 1754, n.p. Wolf, Dr.med.: Ein Jahr Aufbauwerk im Gesundheitswesen des Bundeslandes Sachsen
      - LRS MAS Nr. 1817, n.p. Protokoll der Sitzung des Landesärzteausschusses mit den Bezirksärzteausschüssen vom 23.1.1946
      - LRS, MfAS, Nr. 1933 n.p. Forschung am Krankenhaus Johannstadt 1946
      - LRS, MfAS, Nr. 1999, Bl. 479
      - LRS, MfAS, Nr. 1999, Bl. 486 und 487
      - LRS, MfAS, Nr. 1999, Bl. 474
      - LRS, MfAS, Nr. 1933 n.p. Forschungsberichte am Krankenhaus Johannstadt 1946 und 1947
      - LRS, MfAS, Nr. 1933, n.p. Brief Dr. Heinrich vom 10.1.1947
      - LRS, Min. Arbeit und Sozialfürsorge Nr. 1934, n.p. Brief Prof. Lendle Leipzig an Min. Arbeit und Soz. Dr. Hahn 30.1.1948; Brief Dr. Frucht an Dr. Paetz, Berlin 26.7.1948

- LRS, Min. Wirtschaft Nr. 1656 Bl. 165 Brief Gerhart Ziller an K. Junghanns 26.7.1948

- LRS, Min. Wirtschaft und Arbeit, Nr. 1656, Bl. 166–167

- LRS, MfAS Nr. 1934. Bericht zur sanitär-epidemiologischen Beschreibung des Landes Sachsen vom 19.5.1947; Liste der medizinischen und pharmazeutischen Institute Sachsens vom 15.6.1948

- Loc. 30686, Medicinal-Ordnung betr. Bedenken der Landesregierung...

- Loc 31086, Vol. I, Medicinalia

- Loc. 30665, Die Einrichtung des Sanitaets-Collegii

- IV C–7/406/011 n.p., Monatsberichte von 1957–1960

- IV C–7/406/006 n.p., HPL-Sitzung vom 19.7.1956

- IV C–7/406/008, HPL-Sitzung Juni 1972

- IV C–7/406/001, Bericht Hochschulparteileitung

- IV C–7/406/005–180/5, Bericht vom 20.5.1974

Sächsische Landes- und Universitätsbibliothek

SLUB - Hist. Sax. K 121 „Grundzüge" der von der sächsischen Staatsregierung geplanten Medizinalreform im Königreich Sachsen nach dem Dekret Nr. 44 „Die chirurgisch-medicinische Akademie" betreffend vom 29. November 1845. Sächsische Landtagsakten 1845/46, I., Abt. Bd. 2, S. 455–522

- Hist Sax. K 121. Uebersicht über die Wirksamkeit der mit der chirurgisch-medicinischen Akademie verbundenen Anstalten. Sächs. Landtagsakten 1849/50, III. Abt. Bd. 2, S. 104–105

- Hist. Sax. K 121. Bericht der dritten Deputation der ersten Kammer, die Petition des Vorstandes der Diakonissenanstalt zu Dresden um Unterstützung ihrer Zwecke aus Staatsmitteln betreffend, vom 21. Oktober 1850. Sächs. Landtagsakten 1850/51, Beil. z.d. Protokollen der 1. Kammer, Bd. 1, S. 155–160

- Hist. Sax. K 121. Bericht der zweiten Deputation der zweiten Kammer über das Königliche Decret vom 19. Mai 1864, die Verlegung der Entbindungsanstalt betreffend, vom 4. August 1864. Sächs. Landtagsakten 1863/64, Beil. z. 3. Abt., Bd. 2, S. 915–923

Universitätsarchiv Leipzig

UAL   -   Personalakte H.A Boehm, 1268

Universitätsarchiv Humboldt-Universität Berlin

UA HUB   -   Kurator, Personalia, Nr. B 525

Universitätsarchiv Technische Universität Dresden

UA TUD - Personalakte W. Crecelius Nr. 17, 21
          - MF, Personalakte W. Crecelius Nr. 24
          - MF, Personalakte W. Crecelius Nr. 33
          - MF, H.B. Sprung, Bl. 33
          - MF Nr. 07 n.p., Band III 1965–18.4.1969, Senatssitzung vom 5.11.1965
          - MF Nr. 07, Senatsprotokoll vom 8.9.1967
          - MF Nr. 52, n.p. Berichterstattung über die Entwicklung des Kranken-
             hauses Johannstadt in der Zeit ab 1945, Bericht der Verwaltungslei-
             tung vom 12. März 1952
          - MF, Nr. 52 n.p., Bericht über die Polikliniken Johannstadt, Blasewitz
             und Strehlen vom 29.12.1953
          - MF, Nr. 52 n.p., Bericht Ärztlicher Direktor Krankenhaus Dresden-Jo-
             hannstadt vom 23.1.1954
          - MF, Nr. 54 n.p., Jahresbericht 1950 vom 10.5.1951, S. 5
          - MF, Nr. 55 n.p., Monatsberichte der Verwaltungsleitung an das De-
             zernat Gesundheitswesen, Bericht S. 2, 10, 13, 14
          - MF Nr. 265 n.p., Senatsprotokoll vom 23.1.1975
          - MF Nr. 267 n.p., Senatsprotokoll vom 7.9.1978
          - MF Nr. 815, S. 9–16. Konzept der Rede Frommes für Wiss. Beirat am
             29.8.53
          - MF Nr. 815, S. 18. Planungsüberlegungen im Staatssekretariat für
             Hochschulwesen
          - MF Nr. 815, S. 19. Tagung des Wissenschaftlichen Beirates [...] vom
             29.8.53
          - MF Nr. 815, S. 22–23. Vorsprache einer Ärztedelegation [...] Aktenno-
             tiz vom 20.8.53
          - MF Nr. 815, S. 42–44. Brief Dr. K. Thomas an Prof. Crecelius vom
             21.9.1965; Brief Dr. Mendel an Dr. Thomas vom 4.11.1952; Brief Dr.
             Thomas an ZK der SED vom 18.5.1953
          - MF Nr. 815, S. 52. Brief Sekretariat des Ministerpräsidenten an Dr.
             Grube vom 9.9.53
          - MF Nr. 816, S. 1–13. Materielle und personelle Voraussetzungen zur
             Gründung der MAD
          - MF Nr. 817 n.p., Entwicklung der Investitionen, 12.6.1954
          - MF Nr. 820, Sitzungsprotokolle des Lehrkörpers der MAD 1954
          - MF Nr. 1510 n.p., Senatsprotokoll vom 21.1.1982

Archiv Institut für Geschichte
der Medizin der TUD,   – 18 Kinderkrankenakten 1943/44
                        – Zeugnis von Prof. Dr. Fischer für Dr. Theodor Matthes
                          vom 1. November 1949
                        – Brief von Prof. Dr. Th. Matthes an A. Scholz vom
                          17.05.2001
                        – M. Marquardt, unveröffentlichter Augenzeugenbericht
                        – G. Beck-Broichsitter, Bericht, unveröffentlichtes
                          Manuskript

Niedersächsisches Staatsarchiv in Hannover, 171, Nr. 21616
Archiv Rektorat: – Protokoll über die Plenarsitzung des Wissenschaft-
                          lichen Rates am 30.11.1989 Protokoll über die Plenar-
                          sitzung des Wissenschaftlichen Rates am 7.12.1989
Stadtarchiv Baden-Baden: Personalakte Hans Killian, Sign. 11/11–72

Persönliche Mitteilungen

- Persönliche Mitteilung von Hartmut Boehm
- Dietrich-Schneider, persönliche Mitteilung an M. Lienert
- K.J. Weihe, persönliche Mitteilung vom 11.05.1993
- G. Trübestein, persönliche Mitteilung vom 20.05.1993
- A. Brauchle, persönliche Notiz vom 22.06.1942, Privatbesitz
- A. Brauchle, persönliche Notiz vom 31.12.1943, Privatbesitz
- Schmidt, L., persönliche Mitteilung an A. Scholz, 07.08.2000 und
  16.11.2000

8.3.2. Gedruckte Quellen

Zentralbatt der DDR, Nr. 30. Berlin, Dt. Zentralverlag.

(1749). Königl. Polnischer und Churfürstl. Sächsischer Hof- und Staats-Calender. Leipzig.

(1847). Mandat d. Erlernung u. Ausübung d. Wundarznei- (u. Apotheker)kunst, sowie d. Ausübung der innern Heilkunde durch Wundärzte in hiesigen Landen betr. v. 30. Jan. 1819. Die Polizeigesetze und Verordnungen des Königsreiches Sachsen mit Inbegriff der organischen und formellen Bestimmungen. G. L. Funke. Leipzig. **Bd. III**: 73–81.

(1878). Die Bauten von technischen und industriellen Anlagen von Dresden (hrsg. v. Sächs. Ingenieur- u. Architektenverein u. Dresdener Architektenverein). Dresden.

(1895). Wohnungs- und Geschäftshandbuch der Kgl. Residenz- und Hauptstadt Dresden für das Jahr 1895. 2. Theil, V. Abschnitt. Dresden.

(1902). Das Stadtkrankenhaus Johannstadt in Dresden (hrsg.v. Rath zu Dresden). Dresden.

(1902–1915). Virchows Jahresbericht über die Leistungen und Fortschritte in der gesammten Medicin. Bd. 1 u. 2, 36. Jg. (1901)–49. Jg. (1914). Berlin.

(1927/28). „Für unsere Schwestern." 4: 27.

(1932). „Dresdner Anzeiger vom 02.04.1932." **92**.

(1932). „Dresdner Anzeiger 202 vom 07.05.1932." **127**.

(1933). „Dresdner Anzeiger 203 vom 02.06.1933." **152**.

(1936). „Die Ärztliche Fortbildungsschule am Rudolf-Heß-Krankenhaus zu Dresden." Dt. Ärztebl. **66**: 10.

(1936,1938, 1941, 1943). „Statistische Angaben des Rudolf-Heß-Krankenhauses bzw. des Gerhard-Wagner-Krankenhauses." Zeitschrift für das gesamte Krankenhauswesen **32, 34,37, 39**: 164, 126, 172–175, 78–81.

(1938). „Eröffnung der Akademie für Ärztliche Fortbildung in Dresden." Hippokrates **9**: 11.

(1939). „Ein Besuch in der Diätschule des Rudolf-Heß-Krankenhauses." Dresdner Nachrichten vom 07.03.1939 **112**: 10.

(1956). Statut der Medizinischen Akademie Dresden. Staatssekretariat für Hochschulwesen. Berlin den 18. August 1956. Berlin.

(o.J.). Churfürstliches Hof- und Civil-Staatshandbuch für das Jahr 1805. Dresden.

Abendroth, E. v. (1921). Der Beruf der Krankenpflegerin unter besonderer Berücksichtigung der Sächsischen Verhältnisse. Leipzig, Phil. Diss.

Abendroth, E. v. (1933). Denkschrift der Städtischen Schwesternschaft. Dresden.

Albrecht, D. M. (1999). Neue Wege in der Hochschulmedizin. Schriften der Medizinischen Fakultät Carl Gustav Carus, N.F. Bd. 3. D. M. Albrecht. Dresden: 5–7.

Albrecht, D. M. (2000). Leistungskriterien und Kosten in der Hochschulmedizin. Schriften der Medizinischen Fakultät Carl Gustav Carus, N.F. Bd. 4. D. M. Albrecht. Dresden: 6–7.

Barth, B.-R. (1996). DDR: Wer war wer? Berlin, Berlin Links.

Bergner, J. (2001). Festschrift 100 Jahre Krankenhausapotheke. Dresden.

Bigalke, F. (1983). Geschichte und Entwicklung der Medizinischen Klinik am Stadtkrankenhaus Johannstadt 1945–1983. Dresden, Medizinische Akademie: Dipl.-Arbeit.

Börner, R. (1993). Unsere Altvorderen – wer und wie sie waren.

Brauchle, A. (1931). „Geburtenregelung als Dienst am Volke." Der Arzt.

Brauchle, A. (1938). Die allgemeine Pathologie als Kernstück der Naturheilkunde. Die natürliche Heilweise im Rahmen der Gesamtmedizin. C. Adam. Jena. **26–33**.

Brauchle, A. (1938–1940). Ergebnisse der Gemeinschaftsarbeit zwischen Naturheilkunde und Schulmedizin, Bd. 1–3. Leipzig.

Brauchle, A. (1939). Naturheilkunde des praktischen Arztes. Stuttgart.

Brauchle, A. (1957). Das große Buch der Naturheilkunde. Gütersloh.

Brehmer, C. and H. Haller (1979). 25 Jahre Forschung an der Medizinischen Akademie „Carl Gustav Carus" Dresden. ACADEMIA JUBILANS. Rektor. Dresden, Eigenverlag Berlin. **17**: 85–96.

Breiding, B. (1998). Die braunen Schwestern. Stuttgart, Steiner.

Bushe, K.-A. (1997). Die Struktur der Medizinischen Fakultät an der Technischen Fakultät. Schriften der Medizinischen Fakultät Carl Gustav Carus, Neue Folge. T. Herrmann. Dresden. **1**: 15–21.

Carus, C. G. (1847). „Von den Forderungen der Zeit an die Reform des Medizinalwesens." Janus **2**: 155–192.

Choulant, J. L. (1833). Zweite Erörterung der Verhältnisse der chirurgisch-medicinischen Academie in Dresden zu dem Medicinal-Wesen des Königreichs Sachsen, Dresden.

Ditrrich, I. (1994). Der Kieferchirurg J.A. Vogelsang (1890–1963). Ein Beitrag zur Entwicklung der Zahnheilkunde im Rahmen des Johannstädter Krankenhauses und der Medizinischen Akademie „Carl Gustav Carus" Dresden. Dresden, Medizinische Fakultät Carl Gustav Carus TU Dresden, Med. Diss.

Fiedler, M. (2001). „Erstes Absolvententreffen nach 34 Jahren." Universitätsjournal **12/7**: 9.

Franke, W. G. (1997). „Vierzig Jahre Nuklearmedizin in Dresden." Nuklearmedizin **36**: 62–63.

Fromme, A. (1955). „Geschichte und Entwicklung der Medizinischen Akademie in Dresden." Z. ärztl. Fortbild. **49**: 361–370.

Funke, G. L. (1847). Die Polizeigesetze und Verordnungen des Königreiches Sachsen mit Inbegriff der organischen und formellen Bestimmungen. Bd. III. Leipzig.

Geister, P. and C. Kästner (1979). Die Geschichte der Urologischen Klinik der Medizinischen Akademie „Carl Gustav Carus". Unter besonderer Berücksichtigung der operativen Leistungen. Dresden: Dipl. Arbeit.

Gerlach, S. (1993). Sachsen. Eine politische Landeskunde, Stuttgart, Berlin, Köln.

Grober, J. (1911). Das deutsche Krankenhaus. Handbuch für Bau, Entwicklung und Betrieb der Krankenanstalten. Jena.

Grote, L. R. and A. Brauchle (1935). Gespräche über Schulmedizin und Naturheilkunde. Leipzig.

Grote, L. R. (1936). „Die Bereicherung der klinischen Therapie durch Verfahren der Naturheilkunde." Ergebnisse der Inneren Medizin und Kinderheilkunde **50**: 73–115.

Grote, A. (1937). „Das Fasten als klinisches Behandlungsverfahren." Klinische Fortbildung **4**: 695–716.

Grote, A. (1940). „Aussprache über die Behandlung der kruppösen Pneumonie." Med. Klinik **36**: 855.

Grote, L. R. (1961). Der Arzt im Angesicht von Leben, Krankheit und Tod. Stuttgart.

Güttner, H.-G. (1959). Die Entwicklung der Medizinischen Akademie „Carl Gustav Carus" 1954–1959. Academia Dresdensis Medicinae Quinquennis. Rektor. Dresden. **Band 1:** 19.

Habicht, R. (1936). Die naturheilärztliche Behandlung unter Berücksichtigung der naturheilkundlichen Heilweise. Leipzig: Med. Diss.

Hahn, U. (1996). Annehmen und freibleiben. Hannover, Lutherisches Verlagshaus.

Haller, H., M. Hanefeld, et al. (1975). Lipidstoffwechselstörungen. Jena, Gustav Fischer.

Haller, H. (1978). „Wilhelm Crecelius – Octogenarius." Z.Ges. Inn. Med. **33**: 773.

Hamann (1936). „Sport und Kameradschaft." Dt. Ärztebl. **66**: 25.

Hanefeld, M. and W. Leonhardt (1996). Das Metabolische Syndrom. Jena, Gustav Fischer.

Harzer, W. (1995). „Prof.G.Staegemann:Hartnäckig, zäh, unermüdlich." Zahnärztliche Mitteilungen **85**: 68.

Heidel, G. (1990). „Entwurf Verfassung der Medizinischen Hochschule „Carl Gustav Carus Dresden".“ Academia Medicinae Dresdensis **1**: Nr. 11, 1–8.

Hollwich, F. (1964). Ophthalmologenverzeichnis Bio- und Bibliographie. Stuttgart, Enke Verlag.

Hornuf, H. (1980). Zur Entwicklung der Orthopädie in Dresden vom ausgehenden 18. Jahrhundert bis zur Gegenwart. Orthopädische Klinik. Dresden, Medizinische Akademie „Carl Gustav Carus": Med. Diss.

Ihle, A. (1983). Die Entwicklung der Medizinischen Klinik am Stadtkrankenhaus Johannstadt von 1901 bis 1945. Dresden: Med. Diss.

Jaeckel, K. (1988). Die Entwicklung der Kinderheilkunde in Dresden von 1954 bis 1985. Kinderklinik. Dresden: Dipl.-Arbeit.

Jensen, H. (1937). „Das Rudolf-Heß-Krankenhaus und seine ärztlichen Fortbildungskurse.“ Dtsch. Ärztebl. **67**: 37–39.

Jensen, H. (1938). Naturheilkunde und Chirurgie. Die natürliche Heilweise im Rahmen der Gesamtmedizin. Eine Vortragsreihe, veranstaltet von der Berliner Akademie für ärztliche Fortbildung. C. H. Adam. Jena, G. Fischer: 294–301.

Jensen, H. (1938). „Technik und Ergebnisse der Nagelung der Schenkelhalsbrüche.“ Bruns Beitr. klin. Chir. **168**: 321–326.

Jensen, H. (1940). Über die Prognose chirurgischer Eingriffe beim Gallenwegsleiden. Stoffwechselerkrankungen. Bericht über den Fortbildungskurs Karlsbad vom 26. Juni bis 1. Juli 1939. Schriftenreihe der Akademie für Ärztliche Fortbildung Dresden. Leipzig: 259–274.

Jentzsch, H. (1979). Zur Entwicklung des gesellschaftlichen Bereichs der Medizinischen Akademie „Carl Gustav Carus" Dresden. Schriften der Medizinischen Akademie Dresden, Academia iubilans. Rektor. Dresden. **17**: 131–146.

Killian, H. (1946). Die Penicilline: nach einem Vortrag, gehalten vor der Studentenschaft der Universität Halle am 10. April 1946. Berlin, Dr. Werner Saenger.

Killian, H. (1948). Die Penicilline. Freiburg i. Br.-Aulendorf/Wttbg., Editio Cantor.

Kintzel, H.-W. (1993). Wie ich die Medizinische Akademie „Carl Gustav Carus" erlebte. Schriften der Medizinischen Akademie Dresden, Band 27 Pro et contra tempora paeterita. Rektor. Dresden: S. 92–99.

Kirsch, R. and D. Schmidt (1966). „Klinische und experimentelle Erfahrungen mit der Mehrschritt-Therapie.“ Zbl Chir. **91**: 1297–1312.

Kirsch, R. and D. Schmidt (1968). „Der Säure-Basen-Haushalt in Extremhyperthermie beim Menschen.“ Arch. Phys. Ther. **20**: 127–132.

Klee, E. (1997). Auschwitz, die NS-Medizin und ihre Opfer. Frankfurt/Main, S.Fischer.

Kleine-Natrop, H. E. (1963). Die Medizinische Akademie Dresden. Bibliographia Academiae, Schriften der Medizinischen Akademie Dresden. Rektor. 2: 33.

Kleine-Natrop, H. E. and P. Wunderlich (1979). Aus der Baugeschichte der Medizinischen Akademie „Carl Gustav Carus" Dresden. Schriftenreihe der Medizinischen Akademie. Rektor. Dresden. 17: 187–201.

Kleine-Natrop, H. E. (1979). Stufen der Hochschulentwicklung der Medizinischen Akademie „Carl Gustav Carus" Dresden. Schriften der Medizinischen Akademie Carl Gustav Carus, Rektor. Dresden 17: 7–40.

Kleine-Natrop, H. E. and P. Wunderlich (1979). Aus der Baugeschichte der Medizinischen Akademie „Carl Gustav Carus" Dresden. Schriften der Medizinischen Akademie, Rektor. Dresden 17: 187–201.

Klemm, A. (1939). Der gegenwärtige Stand der Pneumoniebehandlung unter Berücksichtigung der naturheilkundlichen Heilweise. Leipzig: Med. Diss.

Knabe, U. (1984). Die Geschichte der Kinderheilkunde in Dresden von 1945 bis 1954. Dresden: Dipl.-Arbeit.

Knoch, H.-G. (1984). Rechenschaftsbericht des scheidenden Rektors. Schriften der Medizinischen Akademie Dresden. Rektor. Dresden 20: 22–31.

Knoch, H.-G. (1990). „Eine schwere, auch herrliche Zeit, in der sich die Besten durchsetzen." Academia Medicinae Dresdensis 1: Nr. 3, S.3.

Knoch, H.-G. (1991). „Magnifizenz legt Rechenschaft." Academia Medicinae Dresdensis 2: 6.

Krauß, H. (1987). „Der organisierte Dialog zwischen „Naturheilkunde und Schulmedizin" in Dresden – Versuch einer kritischen Bilanz nach 50 Jahren." Ärztezeitschr. f. Naturheilverf. 28: 171–182.

Lehnert, K. F. (1963). „Nachruf für Dr.med.Dr.med.rer.h.c. Friedrich August Weber." Z. Hyg. 9: 793–794.

Leopold, C. G. and O. Reichelt (1906). Die Neue Königliche Frauenklinik in Dresden. Leipzig.

Lienert, M. and S. Langhans (2000). Die Geschichte der Medizinischen Berufsfachschule in Dresden-Johannstadt. Dresdener Medizin zwischen Krankenhaus und Fakultät. D. M. Albrecht. Dresden. 4: 65.

Lippmann, H. G., D. Graichen, et al. (1976). „Klinische Prüfung des Krebs-Mehrschritt-Therapie (KMT)-Konzeptes 1974 nach M.v. Ardenne. I. Mitteilung." Arch. Geschwulstforsch. 46: 568–609.

Lippmann, H. G., W. Schmidt, et al. (1981). „Klinische Prüfung des Krebs-Mehrschritt-Therapiekonzeptes '74 nach M.v. Ardenne. II. Mitteilung." Radiol. Radiother. 22: 568–580.

Lufft (1930). Kranken-, Heil- und Pflegeanstalten in der Landeshauptstadt Dresden. Düsseldorf.

Mai, J. (1958). Die Geschichte der Chirurgie in Dresden. Dresden: Med. Diss.

Meyer, H. J. (1997). Eröffnung der Medizinischen Fakultät Carl Gustav Carus der Technischen Universität Dresden. Schriften der Medizinischen Fakultät Carl Gustav Carus, Neue Folge, Bd. 1. Th. Herrmann. Dresden: 10–14.

Müller, H. (1984). Politische Restauration der Adelsherrschaft und kapitalistischer Fortschritt (1815 bis1830). Deutsche Geschichte in zwölf Bänden. **Bd. 4:** 142–180.

Otto, E. (1984). „Naturheilkunde im Rahmen der Allgemeinmedizin – Erinnerungen an ein Experiment in Dresden am Anfang der dreißiger Jahre." Ärztezeitschr. f. Naturheilverf. **25:** 738.

Otto, E. (1993). „Das Dresdener Experiment: Naturheilmethoden sollten überprüft werden." Deutsches Ärzteblatt **90, Ausgabe 1:** 1326–1332.

Personalrat (1990). „Ergebnisse und Vertrauensfragen." Academia Medicinae Dresdensis **16:** 2.

Rietschel, H. (1907). Das städtische Säuglingsheim. Wissenschaftlicher Führer durch Dresden. F. Schäfer. Dresden: 289–293.

Rose, W. and H.-G. Knoch (1990). „Das „Dresdner Modell"." Academia Medicinae Dresdensis **1:** Nr. 10, S.3.

Rostoski, O. Lebenserinnerungen, Unveröffentl. Manuskript, Privatbesitz.

Rostoski, O., E. Saupe, et al. (1926). „Die Bergkrankheit der Erzbergleute in Schneeberg in Sachsen („Schneeberger Lungenkrebs")." Zeitschrift für Krebsforschung **23:** 360–384.

Rostoski, O. (1957). „Über Diabetes mellitus." Wiss. Ann. d. Dtsch. AdW **6:** 193–204.

Ruppel, F. (1909). Deutsche und ausländische Krankenanstalten der Neuzeit. Leipzig.

Sch.P. (1934). „Das Rudolf-Heß-Krankenhaus. Eine Forschungsstätte für naturgemäße Lebens- und Heilweise." Der Naturarzt **62:** 201–204.

Scheuer-Karpin, R. (1977). Aus dem Johannstädter Krankenhaus in Dresden, Blackburn, Ms.

Schiffner, H. (2000). Anästhesie und Intensivtherapie an der Medizinischen Akademie/dem Universitätsklinikum Dresden. Versuch einer Chronik. Typoskript, Institut für Geschichte der Medizin. Dresden.

Schmaltz, R. (1907). Das Stadtkrankenhaus Johannstadt. Wissenschaftlicher Führer durch Dresden. F. Schäfer. Dresden: 274–282.

Schmidt, D. (1966). „Akutes Herz-Kreislauf-Versagen in Extremhyperthermie und dessen Überwindung." Dtsch. Ges. wesen **21:** 1489–1493.

Schmidt, J. (1979). Zur Entwicklung von Erziehung und Ausbildung an der Medizi-
    nischen Akademie „Carl Gustav Carus" Dresden. Schriften der Medizinischen
    Akademie Dresden, Academia iubilans. Rektor. Dresden. **17**: 66–84.
Schmitt, W., W. Becker, et al. (1979). „Theodor Matthes zum 70. Geburtstag." Zbl.
    Chir. **104**: 882–883.
Scholz, M. (1979). Leben und Werk von Kurt Warnekros, Direktor der Frauenklinik
    in Dresden von 1925–1946. Dresden: Dipl.-Arbeit.
Scholz, A. and I. Scholz (1997). Berufliche Wege von Wissenschaftlern an der Medi-
    zinischen Akademie Dresden. Von der Akademie zur Fakultät, Schriften der Me-
    dizinischen Fakultät Carl Gustav Carus TU Dresden, Neue Folge. T. Herrmann.
    1: 129–132.
Scholz, I. (1997). Wo ein Genosse ist, da ist die Partei. Schriften der Medizinischen
    Fakultät Carl Gustav Carus, Neue Folge Band 1. T. Herrmann. Dresden: 134–147.
Scholz, A. and P. Wunderlich (2000). „Möglichkeiten und Grenzen des Publizierens
    in der DDR." Dtsch. Med. Wschr. **125**: 1131–1132.
Schulze, J., R. Franz, et al. (1993). Entwicklung neuer Strukturen nach der Wende.
    Schriften der Medizinischen Akademie Dresden, Bd. 27. Rektor. Dresden:
    121–126.
Schumann, A. (1815). Vollständiges Staats-, Post- und Zeitungs-Lexikon von Sach-
    sen, Zwickau.
Schwager, C. (1937). Die therapeutische Reinigung in der heutigen Naturheilkunde
    und ihre begrifflichen Grundlagen in der Geschichte der Humoralpathologie.
    Leipzig: Med. Diss.
Seidel, E. (1920). „Indikation zur Operation bei Cholelithiasis und den entzündlichen
    Erkrankungen der Gallenwege." Jahresber.d. Ges.f. Natur- u. Heilk. zu Dresden.
Seidel, E. (1926). Festrede zur Feier des 25jährigen Bestehens des Stadtkrankenhau-
    ses Dresden-Johannstadt. Dresden.
Seidel, E. (1930). „Therapie des Pylorusspasmus des Säuglings." Zeitschr. f. Chirurgie.
Seiler, B. W. (1820). „Geschichte und gegenwärtige Einrichtung der chirurgisch-me-
    dicinischen Akademie und der mit ihr vereinigten Thierarzneischule zu Dresden."
    Zschr.f. Natur- und Heilkunde **1**: 433–527.
Seiler, B. W. (1828). Nachricht über die Wirksamkeit der chirurgisch-medicinischen
    Akademie und der Thierarzneischule zu Dresden während des ersten Jahrzehnts
    nach ihrer Erweiterung. Dresden.
Steinert, R. (1993). Ziviler Widerstand 1976 an der HNO-Klinik der Medizinischen
    Akademie Dresden. Schriften der Medizinischen Akademie, Band 27 Pro et con-
    tra tempora praeterita. Rektor. Dresden: 104–113.

Tautz, W. (1989). „Für einen konstruktiven Katalog." Akademie-Echo **31**: 1.

Teilen, E. (1937). „Der erste Ärztinnen-Fortbildungslehrgang im Rudolf-Heß-Krankenhaus." Dt.Ärztebl. **67**: 46f.

Vetter, G. (1997). Erinnerungen an die Chirurgie in Dresden von 1947 bis 1958. Von der Akademie zur Fakultät. T. Herrmann. Dresden. **1**: 154–160.

Wendlang, C. (1988). Die ärztliche Fortbildung am Stadtkrankenhaus Dresden-Johannstadt und der Medizinischen Akademie „Carl Gustav Carus" Dresden. Dresden: Med. Dipl.-Arbeit.

Wilhelm, R., D. Künzel, et al. (1989). „OMR Professor Dr. Th. Matthes zum 80. Geburtstag." Z. exp. Chir. Transplant. künstl. Organe **22**: 195–196.

Winkler, A. (1990). „Die Kunstsammlung eines Naturwissenschaftlers." Schriftenreihe Museum und Kunstsammlung Schloß Hinterglauchau **8**: 6–17.

Wissenschaftsrat (1991). Empfehlungen zur Hochschulmedizin in den neuen Ländern und in Berlin. Köln.

Wissenschaftsrat (1993). Stellungnahme zur Gründung einer Medizinischen Fakultät an der Technischen Universität Dresden. Dresden.

Wolf, P. (1930). „Neue Bauten von Wolf – Dresden." Wasmuths Monatshefte für Baukunst und Städtebau **14**: 1–2.

Wolff, L. (1951). Geschichte des Stadtkrankenhauses Dresden-Johannstadt. Leipzig, Med. Diss.

Wolff, H.-P. and A. Kalinich (1996). Zur Geschichte der Krankenanstalten in Berlin-Buch. Berlin, Edition Hentrich.

Wunderlich, P. (1993). Zur Rolle der sozialistischen Wehrerziehung. Schriften der Medizinischen Akademie Dresden, Pro et contra tempora praeterita. Rektor. Dresden. **27**: 157–165.

Wunderlich, P. (1993). Das Studium der Medizin und Zahnmedizin in Dresden. Schriften der Medizinischen Akademie Dresden, Pro et contra tempora praeterita. Rektor. Dresden **27**: 152–156.

Zabel, E. (1934). Grenzerweiterung der Schulmedizin. Stuttgart.

Zumpe, M. (1995). Festschrift Manfred Zumpe – Architekt 65. Aus seinem Wirken und Werk 1955–1995. Dresden.

8.3.3. Literatur

(1984–1989). Deutsche Geschichte in zwölf Bänden. Berlin.

(1988). Deutsche Geschichte in 10 Kapiteln. Berlin.

(1994). Stadtlexikon Dresden A-Z. Dresden-Basel.

Anonym (1899). „Not und Hilfe im alten Dresden." Dresdner Kunst und Leben **3**: 413–414.

Ardenne, M. v. and H.-B. Sprung (1958). „Über einen verschluckbaren Intestinalsender." Naturwissenschaften **45**: 154–157.

Ardenne, M. v. and P.-G. Reitnauer (1963). „Der Operationssaal für Forschungszwecke in der Chirurgischen Klinik der Medizinischen Akademie Dresden." Dt. Ges. wesen **18**: 232–240.

Ardenne, M. v. and R. Kirsch (1965). „Zur Methodik der Hyperthermie bei der Krebs-Mehrschritt-Therapie." Dtsch. Ges. wesen **20**: 1935–1940.

Ardenne, M. v. (1997). systemische Krebs-Mehrschritt-Therapie, Hippokrates Stuttgart.

Ardenne, M. v. (1997). Erinnerungen, fortgeschrieben, Droste Düsseldorf.

Barth, B.-R. (1996). DDR: Wer war wer? Berlin, Berlin Links.

Beck, C. (1995). Sozialdarwinismus, Rassenhygiene, Zwangssterilisation und Vernichtung „lebensunwerten" Lebens. Eine Bibliographie zum Umgang mit behinderten Menschen im „Dritten Reich". Bonn.

Bellmann, G. (1963). „Hans Bernhard Sprung 21.10.1906–12.4.1963." Zbl. Chir. **66**: 1009–1011.

Berger, H. (1998). Die augenärztliche Versorgung in Dresden von 1900 bis zum Ende des Zweiten Weltkrieges. Dresden: Med. Diss.

Bigalke, F. (1983). Geschichte und Entwicklung der Medizinischen Klinik am Stadtkrankenhaus Johannstadt 1945–1983. Dresden: Dipl.-Arbeit.

Birkefeld, S. and T. Daelen (1994). „Sachsens Wirtschaft in der Krise." Dresden Hefte **12, H. 39**: 8–16.

Blanckmeister, F. (1899). Zur Geschichte des alten Stadtkrankenhauses in Dresden 1568–1849. Festschrift zur Feier des fünfzigjährigen Bestehens des Stadtkrankenhauses zu Dresden-Friedrichstadt. Dresden. **1. Theil, 2. Abschnitt**.

Blaschke, K. (1959). Verwaltungsgeschichte des Staates, Lehrbrief 3, Sächsische Verwaltungsgeschichte. Potsdam.

Blaschke, K. (1967). Bevölkerungsgeschichte von Sachsen, Weimar.

Bleek, W. and L. Mertens (1994). DDR-Dissertationen. Promotionspraxis und Geheimhaltung von Doktorarbeiten im SED-Staat, Westdeutscher Verlag Wiesbaden.

Boelke, W. A. (1993). Wirtschafts- und Sozialgeschichte Sachsens. Sachsen. Eine politische Landeskunde. S. Gerlach, Stuttgart, Berlin, Köln: 127–184.

Bothe, D. (1991). Neue Deutsche Heilkunde 1933–1945. Abhandlungen zur Geschichte der Medizin und Naturwissenschaften, Bd. 62. Husum.

Börner, R. (1993). Unsere Altvordern – wer und wie sie waren.

Breiding, B. (1998). Die braunen Schwestern. Stuttgart, Steiner.

Brinkschulte, E. (1994). Weibliche Ärzte. Die Durchsetzung des Berufsbildes in Deutschland. Berlin.

Burger, G. (1993). Das Institut für Hygiene im Rückblick. Schriften der Medizinischen Akademie Dresden. Rektor. 27: 147–151.

Czok, K. (1989). Geschichte Sachsens. Weimar.

David, H. and H. J. Matthies (2000). Medizinische Wissenschaft und Forschung, Förderung der medizinischen Intelligenz. Das Gesundheitswesen der DDR in der Periode des Übergangs zum umfassenden Aufbau des Sozialismus und der Entwicklung des neuen ökonomischen Systems (1961–1971). H. H. Spaar. Berlin: 65–88.

Dieckhöfer, K. (1985). Kleine Geschichte der Naturheilkunde. Stuttgart.

Diepgen, P. (1955). Geschichte der Medizin. Bd. 2, 2. Hälfte. Berlin.

Dietzsch, H.-J. (1954). „Beitrag zum Krankheitsbild der congenitalen cystischen Pankreasfibrose im Säuglingsalter." Das Deutsche Gesundheitswesen 9: 789–793.

Dietzsch, H.-J. (1988). „Die Entwicklung der Mukoviszidose-Betreuung in der DDR." Z. Erkr. Atm.-Org. 170: 8–16.

Dietzsch, H.-J., W. Wunderlich, et al. (1989). „Die Vorgeschichte der Klinik für Kinderheilkunde der Medizinischen Fakultät „Carl Gustav Carus" Dresden." der kinderarzt 20: 914–920.

Dittrich, I. (1994). Der Kieferchirurg Johann Alexander Vogelsang (1890–1963). Ein Beitrag zur Entwicklung der Zahnheilkunde im Rahmen des Johannstädter Krankenhauses und der Medizinischen Akademie „Carl Gustav Carus". Dresden: Med. Diss.

Dubbers, A. u. J. (1999). Johannstadt. Aus der Geschichte eines Dresdner Stadtteils. Dresden.

Felber, W. (1992). Das Suizidtabu in der ehemaligen DDR – Notizen, Erscheinungsformen, Auswirkungen, Gründe. Psychiatrie und Gesellschaft im Wandel. P. Götze, Mohr, H., S. Roderer Regensburg: 147–163.

Felber, W. and E. Lange (1993). Der restriktive Umgang mit dem Suizidphänomen im totalitären System. Pro et contra tempora praeterita, Schriften der Medizinischen Akademie Dresden. Rektor. **27**: 140–145.

Fischer, A. (1933). Geschichte des deutschen Gesundheitswesens, Berlin, Reprint Hildesheim 1965.

Formann, H. (1986). Vorgeschichte und Geschichte der Dresdener „Akademie für Ärztliche Fortbildung". Dresden: Med. Diss.

Forth, W., D. Gericke, et al. (1997). Von Menschen und Pilzen. Zur Geschichte der Penicillin-Produktion im ehemaligen Deutschen Reich und in der Zeit der Besatzung nach 1945. München Bern Wien New York, W. Zuckschwerdt.

Fromme, A. (1955). „Geschichte und Entwicklung der Medizinischen Akademie in Dresden." Z. ärztl. Fortbild. **49**: 361–370.

Fuchs, B. (1963). Hans Päßler und seine Arbeiten über Herdinfektion. Dresden: Zahnmed. Diss.

Funke, U.-N. (1993). Der Dresdner Großindustrielle Karl August Lingner (1861–1916) und sein gemeinnütziges Wirken. Dresden: Med. Diss.

Gerlach, S. (1993). Sachsen. Eine politische Landeskunde, Stuttgart, Berlin, Köln.

Göppner, J. (1913). Der sächsische Landtag von 1830 bis 1840. Meißen: Med. Diss.

Greve, M. (1998). Die organisierte Vernichtung „lebensunwerten Lebens" im Rahmen der „Aktion T4". Pfaffenweiler.

Gross, R. (2001). Geschichte Sachsens. Leipzig, Edition.

Gross, R. (1993). Die politische Geschichte Sachsens. Sachsen. Eine politische Landeskunde. S. Gerlach. Stuttgart-Berlin-Köln: 77–126.

Hahn, U. (1996). Annehmen und freibleiben. Hannover, Lutherisches Verlagshaus.

Haller, H. and S. E. Strauzenberg (1966). Orale Diabetestherapie. Leipzig, Georg Thieme.

Haller, H., M. Hanefeld, et al. (1975). Lipidstoffwechselstörungen. Jena, Gustav Fischer.

Haller, H. (1978). „Wilhelm Crecelius – Octogenarius." Z.Ges. Inn. Med. **33**: 773.

Haller, H. (1993). Die Medizinische Klinik seit Gründung der Medizinischen Akademie Dresden 1954 bis 1990. Schriften der Medizinischen Fakultät Carl Gustav Carus, Neue Folge. D. M. Albrecht. Dresden. **4**: 75–82.

Hanefeld, M. (1973). Untersuchungen über Wechselbeziehungen zwischen Lipidstoffwechsel und Leberkrankheiten. Dresden, Medizinische Akademie.

Hanefeld, M. and W. Leonhardt (1996). Das Metabolische Syndrom. Jena, Gustav Fischer.

Hauffe, E. (2001). Das sächsische Medizinalwesen im Spiegel der Landtagsakten von 1833 bis 1870. Dresden: Med. Diss.

Haugwitz, T. v. (1964). Augenheilkunde im 20. Jahrhundert. Ergebnisse und Ereignisse im deutschsprachigen Raum. Stuttgart.

Heidel, G. (1987). „Dresdener sozialhygienische Bemühungen und deren Schicksal in der ersten Hälfte des 20. Jahrhunderts." Z.gesamte Hyg. **33**: 551–554.

Heidel, G. (1987). „Die I. Internationale Hygiene-Ausstellung in Dresden und die Gründung des Deutschen Hygiene-Museums." Z. gesamte Hyg. **33**: 411–415.

Heidel, C.-P. (1993). „Die Naturheilbewegung in Dresden seit der Jahrhundertwende." Dresdner Hefte **11 H. 36**: 53–61.

Heidel, C.-P. (1998). Heilkunde und medizinische Versorgung in Dresden bis zum ausgehenden 18. Jahrhundert. Collegium medico-chirurgicum 1748–1813, Schriften der Medizinischen Fakultät Carl Gustav Carus, Neue Folge. Dresden. **2**: 20–97.

Heidel, C.-P. (1999). Johann Alexander Vogelsang (1890–1963) und sein Beitrag zur Etablierung der Zahnheilkunde an dem Johannstädter Stadtkrankenhaus und der Medizinischen Akademie Dresden. Beiträge zur Dresdener Hochschulmedizin. Schriften der Med. Fakultät Carl Gustav Carus, N.F. Dresden. **3**: 95–112.

Heidel, C.-P. (im Druck). Zur Gründungsgeschichte der Gesellschaft für Natur- und Heilkunde zu Dresden (gegr. 1818). Gelehrte Gesellschaften im mitteldeutschen Raum 1650–1820.

Hermann, C. (2000). Oberbürgermeister der Stadt Dresden Ernst Zörner und sein Stellvertreter Eduard Bührer. Dresdner Geschichtsbuch 6. Stadtmuseum. Altenburg.

Hilder, D. (1996). Zwangssterilisation im Nationalsozialismus. Marburg.

Hirsch, A. (1930). Biographisches Lexikon der hervorragenden Ärzte aller Zeiten und Völker. Bd. 2, 2. Aufl. Berlin-Wien.

Hirschberg, J. (1918). Geschichte der Augenheilkunde. Berlin.

Hollwich, F. (1964). Ophthalmologenverzeichnis Bio- und Bibliographie. Stuttgart, Enke Verlag.

Hornuf, H. (1980). Zur Entwicklung der Orthopädie in Dresden vom ausgehenden 18. Jahrhundert bis zur Gegenwart. Dresden: Med. Diss.

Huerkamp, C. (1988). Frauen, Universitäten und Bildungsbürgertum. Zur Lage studierender Frauen 1900–1933. Bürgerliche Berufe. (= Kritische Studien zur Geschichtswissenschaft, Bd. 80). H. Siegerist. Göttingen: 200–222.

Ihle, A. (1983). Die Entwicklung der Medizinischen Klinik am Stadtkrankenhaus Johannstadt von 1901–1945. Dresden: Zahnmed. Dipl. Arb.

Jacobasch, E. O. (1996). Wissenschaftliche Suizidliteratur der DDR als Geheime Verschlußsache. Dresden: Med. Diss.

Jaeckel, K. (1988). Die Entwicklung der Kinderheilkunde in Dresden von 1954 bis 1985. Dresden: Dipl.-Arbeit.

Jensen, H. (1937). „Das Rudolf-Heß-Krankenhaus und seine ärztlichen Fortbildungskurse." Dtsch. Ärztebl. 67: 37–39.

Keine, H. (1994). „Komplementärmedizin – Schulmedizin: der Wissenschaftsstreit am Ende des 20. Jahrhunderts." (Stuttgart-New York).

Killian, H. (1946). Die Penicilline: nach einem Vortrag, gehalten vor der Studentenschaft der Universität Halle am 10. April 1946. Berlin, Dr. Werner Saenger.

Killian, H. (1948). Die Penicilline. Freiburg i. Br.-Aulendorf/Wttbg., Editio Cantor.

Kirsch, R. and D. Schmidt (1966). „Klinische und experimentelle Erfahrungen mit der Mehrschritt-Therapie." Zbl. Chir. **91**: 1297–1312.

Kirsch, R. and D. Schmidt (1968). „Der Säure-Basen-Haushalt in Extremhyperthermie beim Menschen." Arch. Phys. Ther. **20**: 127–132.

Klasen, E.-M. (1984). Die Diskussion über eine „Krise" der Medizin in Deutschland zwischen 1925 und 1935. Mainz: Med. Diss.

Klee, E. (1997). Auschwitz, die NS-Medizin und ihre Opfer. Frankfurt/Main, S.Fischer.

Kleine-Natrop, H. E. (1964). Das heilkundige Dresden. Dresden u. Leipzig.

Klimpel, V. (1995). Das Dresdner Collegium medico-chirurgicum, Frankfurt a.M.

Klimpel, V. (1995). „Hans Bernhard Sprung (1906–1963) in Dresden und seine Schüler." Chirurg **66**: 829–833.

Klimpel, V. (1998). Dresdner Ärzte. Historisch-biographisches Lexikon. Dresden.

Knabe, U. (1984). Die Geschichte der Kinderheilkunde in Dresden von 1945 bis 1954. Dresden: Dipl.-Arbeit.

Köhler, K. and H. Platzbecker (1999). Heinrich Fritz (1909–1998) Wegbereiter des Medizinhistorischen Röntgenmuseums in Wismar. Schriften der Medizinischen Fakultät Carl Gustav Carus. P. Albrecht. Dresden. **Band 3**: 89.

Krizek, V. (1990). Kulturgeschichte des Heilbades. Leipzig.

Kunze, D. (1993). Medizinische Forschung an der Carus-Akademie im Rückblick. Pro et contra tempora praeterita, Schriften der Medizinischen Akademie Dresden. Rektor. **27**: 133–139.

Kunze, P. (1999). Vom Adelspalais zum Städtischen Klinikum. Geschichte des Krankenhauses Dresden-Friedrichstadt. Dresden.

Lienert, M. and C.-P. Heidel (1993). „Vom Collegium medico-chirurgicum zur Medizinischen Fakultät." Wiss. Z. Univ. Dresden **42**: 74–87.

Lienert, M. (1998). „...als ohne welch practische Unterweisung der übrige Unterricht nur ein leeres Gewäsch bleiben würde". Von der Hebammenlehranstalt zur Klinik für Frauenheilkunde und Geburtshilfe der Medizinischen Fakultät Carl Gustav Carus. Collegium medico-chirurgicum in Dresden 1748–1813. Schriften der Medizinischen Fakultät Carl Gustav Carus, Neue Folge. D. M. Albrecht. **2**: 68–90.

Lienert, M. (1999). „Ich glaubte aber, bei der Klinik bleiben zu sollen." Der Dresdner Internist Otto Rostoski (1872–1962). Beiträge zur Dresdener Hochschulmedizin. Schriften der Medizinischen Fakultät Carl Gustav Carus. N.F. Bd. 3. D. M. Albrecht. Dresden: 70–78.

Lienert, M. and S. Langhans (2000). Die Geschichte der Medizinischen Berufsfachschule in Dresden-Johannstadt. Dresdener Medizin zwischen Krankenhaus und Fakultät, Schriften der Medizinischen Fakultät Carl Gustav Carus, NF. Bd. 4. D.M. Albrecht. Dresden. **4**: 57–74.

Lippmann, H. G., D. Graichen, et al. (1976). „Klinische Prüfung des Krebs-Mehrschritt-Therapie (KMT)-Konzeptes 1974 nach M.v. Ardenne. I. Mitteilung." Arch. Geschwulstforsch. **46**: 568–609.

Lippmann, H. G., W. Schmidt, et al. (1981). „Klinische Prüfung des Krebs-Mehrschritt-Therapiekonzeptes '74 nach M.v. Ardenne. II. Mitteilung." Radiol. Radiother. **22**: 568–580.

Mai, J. (1958). Die Geschichte der Chirurgie in Dresden. Dresden: Med. Diss.

Matthäus, W. and H. Krantz (1973). Kryotherapie in der Augenheilkunde. Mit Darstellung der Grundlagen der allgemeinen und medizinischen Kryotechnik. Dresden, Theodor Steinkopff.

Matthäus, W. H. (1989). Kryotherapie in Ophthalmologie und Dermatologie und Grundlagen der therapeutischen Kälteanwendung. Leipzig, VEB Johann Ambrosius Barth.

Matthes, T. (1963). „Hans Bernhard Sprung 1906–1963." Dtsch. Ges. wesen **18**: 1974–1975.

May, W., W. Pampel, et al. (1981). Architekturführer DDR, VEB Verlag für Bauwesen Berlin.

Meisel, S. (1985). Einrichtungen zur Aufnahme und Behandlung psychisch Kranker in Dresden vom frühen 19. Jahrhundert bis zur Gegenwart. Dresden: Med.Diss.

Meyer, E. E. J. (1840). Versuch einer medizinischen Topographie der Haupt- und Residenzstadt Dresden, Stolberg und Leipzig.

Mittenzwei, I. (1989). Die kriegerischen Auseinandersetzungen zwischen Preußen und Österreich und ihre Auswirkungen (1740 bis 1763). Deutsche Geschichte in zwölf Bänden. **Band 3**: 419–431.

Murken, A. H. (1979). Die bauliche Entwicklung des deutschen Allgemeinen Krankenhauses im 19. Jahrhundert. Göttingen.

Murken, A. H. (1988). Vom Armenhospital zum Großklinikum. Die Geschichte des Krankenhauses vom 18. Jahrhundert bis zur Gegenwart. Köln.

Müller, M., P. Hagemann, et al. (1971). „Spontaneos occurence of precipitating antibodies to the mammary tumor in mice." J. Natl. Cancer Inst. **47**: 801–805.

Müller, M., S. Zotter, et al. (1976). „Specifity of human antibodies to intracytoplasmic type A particles of the murine mammary tumor virus." J. Natl. Cancer Inst. **56**: 295–303.

Müller, H. (1984). Politische Restauration der Adelsherrschaft und kapitalistischer Fortschritt (1815 bis1830). Deutsche Geschichte in zwölf Bänden. **Bd. 4**: 142–180.

Naser, G. (2000). Hausärzte in der DDR. Bergatreute, Eppe GmbH.

Oehme, C. (1967). Georg Hauffe – biographische Studie eines bedeutenden Hydrotherapeuten am ehemaligen Johannstädter Krankenhaus – unter besonderer Berücksichtigung des ansteigenden Teilbades. Dresden: Med. Diss.

Pilrich, K. (1991). Entwicklung, Aufbau und Funktion des Systems der ärztlichen Weiter- und Fortbildung in Deutschland von 1933 bis 1945. Leipzig: Med. Diss.

Prügner, K. (1982). Die an der Dresdner Chirurgisch-medicinischen Akademie in den Jahren 1816 bis 1863 gehaltenen Vorlesungen. Dresden: Med. Diss.

Reeg, K.-P. (1968). Friedrich Georg Christian Bartels (1892–1968). Husum.

Rektor (1959). Schriften der Medizinischen Akademie, Bd. 1.

Rektor (1964). Schriften der Medizinischen Akademie, Bd. 4.

Richter, O. (1907). Aus der Geschichte der Stadt. Wissenschaftlicher Führer durch Dresden. F. Schäfer. Dresden: 340–352.

Rothschuh, K. E. (1983). Naturheilbewegung, Reformbewegung, Alternativbewegung. Stuttgart.

Rothschuh, K.-E. (1984). „Das Verhältnis von „Schulmedizin" und „Naturheilkunde" in historischer Sicht." Dt. Ärztebl. **81**: 122–125.

Rummel, C. and M. Lienert (2000). „Ragnar Berg (1873–1956). Der schwedische Ernährungsforscher und Begründer der basenüberschüssigen Ernährung." Internat. Arb.kreis f. Kulturforschung des Essens, Mitt. **7**: 22–32.

Salandi, A. (1994). „Dresdner Stadtpolitik 1929–1933." Dresdner Hefte **12, H. 39**: 28–37.

Sch.P. (1934). „Das Rudolf-Heß-Krankenhaus. Eine Forschungsstätte für naturgemäße Lebens- und Heilweise." Der Naturarzt **62**: 201–204.

Schmidt, D. (1966). „Akutes Herz-Kreislauf-Versagen in Extremhyperthermie und dessen Überwindung." Dtsch. Ges. wesen **21**: 1489–1493.

Schmidt, W. (1989). Die Bedeutung Erwin Lieks für das Selbstverständnis der Medizin in Weimarer Republik und Nationalsozialismus. Erlangen.

Scholz, M. (1979). Leben und Werk von Kurt Warnekros, Direktor der Frauenklinik in Dresden von 1925–194. Dresden: Dipl.-Arbeit.

Scholz, A. and Fromme, F. K. (1996). Albert Fromme, der Gründungsrektor der Medizinischen Akademie. Geschichte der Technischen Universität Dresden in Dokumenten, Bildern und Erinnerungen. P. D. Mehlhorn. Dresden. **Band 3:** 107–112.

Schönherr, W. (1988). Geschichte der Pathologischen Anatomie in Dresden. Dresden: Med. Diss.

Schubert, U. (1986). Vorgeschichte und Geschichte des Deutschen Hygiene-Museums in Dresden (1871–1931). Dresden: Med. Diss.

Schwager, M. (1992). Die Versuche zur Etablierung der Rassenhygiene an der Leipziger Universität während des Nationalsozialismus unter besonderer Berücksichtigung des Lebens und Wirkens von Hermann Alois Boehm. Leipzig: Med. Diss.

Sens, B., M. Stern, et al. (2000). Qualitätssicherung Mukoviszidose – Überblick über den Gesundheitszustand der Patienten in Deutschland 1999. Hannover.

Simon, H. H. (1975). Automatische Bildverarbeitung in Medizin und Biologie. Dresden, Steinkopff.

Sonnenstein, K. G. (1996). Nationalsozialistische Euthanasieverbrechen in Sachsen. Pirna.

Starke, H. (2000). Dresden zwischen den Weltkriegen und in der Nachkriegszeit. Vorträge und Forschungsberichte. 4. Kolloquium zur dreibändigen Dresdner Stadtgeschichte 2006 v. 18. März 2000. Dresden: 7–23.

Stephan, L. (1986). Das Dresdner Hygiene-Museum in der Zeit des deutschen Faschismus (1933–1945). Dresden: Med. Diss.

Thiel, B. u. S. (1990). Die Dresdner Medizin im 19. Jahrhundert im Spiegel der Organe der Gesellschaft für Natur- und Heilkunde zu Dresden. Dresden: Med. Diss.

Thom, A. and G. Caregorodcev (1989). Medizin unterm Hakenkreuz. Berlin.

Toellner, R. (1990). Illustrierte Geschichte der Medizin. Bd. 5. Salzburg.

Tutzke, D. (1980). Geschichte der Medizin. Berlin, Volk und Gesundheit.

Weber, F. A. (1937). Zwei Jahrhunderte Sächsisches Medizinalwesen. Veröffentlichungen aus dem Gebiete des Volksgesundheitsdienstes. Berlin. **XL VIII, H. 7:** 8–25, 96–137.

Weiß, S. (1990). Die Geschichte der Strahlentherapie an der Medizinischen Akademie „Carl Gustav Carus" Dresden. Dresden: Med. Diss.

Weyers, W. (1997). Dermatology under the Swastika. Die Entwicklung der Dermatologie im Nationalsozialismus. Giessen: Med. Habil.

Wilhelm, R., D. Künzel, et al. (1989). „OMR Professor Dr. Th. Matthes zum 80. Geburtstag." Z. exp. Chir. Transplant. künstl. Organe **22**: 195–196.

Winkler, A. (1990). „Die Kunstsammlung eines Naturwissenschaftlers." Schriftenreihe Museum und Kunstsammlung Schloß Hinterglauchau **8**: 6–17.

Wolff, L. (1951). Geschichte des Stadtkrankenhauses Dresden-Johannstadt. Dresden: Med. Diss.

Wolff, H.-P. (1979). „Derzeitiger Stand der Lebertransplantation." Zbl. Chir. **104**: 1626.

Wolff, H.-P. and A. Kalinich (1996). Zur Geschichte der Krankenanstalten in Berlin-Buch. Berlin, Edition Hentrich.

Wolff, H.-P. (1998). Erna von Abendroth (04.02.1887–26.09.1959). Heft 10 der Schriften aus dem Institut für Pflegegeschichte. Qualtzow.

Wollf, H. (2000). Zur Geschichte der Lebertransplantation – erste Lebertransplantation der DDR in Dresden. Schriften der Medizinischen Fakultät Carl Gustav Carus, Neue Folge. D. M. Albrecht. **4**: 83–92.

Wunderlich, P. (1993). Das Statut der Medizinischen Akademie Dresden (1956). Schriften der Medizinischen Akademie Dresden. Rektor. Dresden. **Band 27**: 17.

Wunderlich, P., K.-D. Paul, et al. (1996). The General Approach to Cystic Fibrosis Pulmonary Infection in the Eastern Part of Germany: Patients' Register and Clinical Research. Cystic Fibrosis Pulmonary Infection: Lessons from Around the World. A. Bauernfeind, Marks, M.I., Strandvik, B., Birkhäuser Verlag, Basel, Boston, Berlin: 239–250.

Zaunick, R. (1936). „Dresdens Beitrag zur deutschen Naturforschung, Medizin und Technik." Die Medizinische Welt **38**: 1–14.

Zeise, R. (1989). Die bürgerliche Umwälzung. Zentrum der proletarischen Parteibildung (1830–1871). Geschichte Sachsens. K. Czok. Weimar: 332–380.

Zeller, A. and T. Matthes (1946). „Zur Kenntnis der Toxizität von Penicillinsäure." Dtsch Ges.wesen **1**: 499–502.

Zemmrich, J. (1923). Landeskunde von Sachsen (Hg. v. K. Blaschke. Berlin 1991), Berlin u. Leipzig.

8.4. Abkürzungsverzeichnis

Abt.	Abteilung
BA	Bundesarchiv
Bl.	Blatt
Bd.	Band
DAW	Deutsche Akademie der Wissenschaften zu Berlin
Dez.	Dezernat
EDV	Elektronische Datenverarbeitung
Gbl.	Gesetzblatt der DDR
LRS	Landesregierung Sachsen
MAD	Medizinische Akademie „Carl Gustav Carus" Dresden
MdI	Ministerium des Innern
MfAS	Ministerium für Arbeit und Sozialfürsorge
MfG	Ministerium für Gesundheitswesen
MfH	Ministerium für Hoch- und Fachschulwesen
MfS	Ministerium für Staatssicherheit
MR	Ministerrat
n.p.	nicht paginiert, ohne Blattzählung
NSDÄB	Nationalsozialistischer Deutscher Ärztebund
NSDAP	Nationalsozialistische Deutsche Arbeiterpartei
RÄK	Reichsärztekammer
RHK	Rudolf-Heß-Krankenhaus
SBZ	Sowjetisch besetzte Zone
SED	Sozialistische Einheitspartei Deutschland
SHStA	Sächsisches Hauptstaatsarchiv Dresden
SMAD	Sowjetische Militäradministration in Deutschland
StAD	Stadtarchiv Dresden
TU	Technische Universität
UA TUD	Universitätsarchiv der Technischen Universität Dresden
UA TUD, MF	Universitätsarchiv der Technischen Universität, Außenstelle der Medizinischen Fakultät/Universitätsklinikum
VbE	Vollbeschäftigteneinheit

8.5. Bildnachweis

SLUB, Deutsche Fotothek: 7, 9, 17, 32, 49, 71, 72, 74, 76, 78, 79

Bildarchiv Institut für Geschichte der Medizin: 8 (Bellmann), 11, 25, 30, 33, 34, 37, 41, 44, 46, 47, 50, 53, 55–60, 62, 64, 65, 69, 70, 77, 81–93, 95, 96, 97, 99–102, 104, 105 (Bellmann), 106–110, 112

Oehme, C.: Georg Hauffe. Med. Diss. Dresden 1967: 54

Besitz Dorette Hatko: 52, 61

Museum Hinterglauchau: 51

Stadtarchiv Dresden: 39, 40

Landeshauptstadt Dresden, Staatl. Vermessungsamt: 66

Sammlung Hanns Kappler: 67, 73, 80

Universitätsarchiv, Medizinische Fakultät: 68

Privatbesitz: 27, 36, 38, 75

Archiv Prof.Dr. M. Zumpe: 94

Wunderlich, P. Das Studium der Medizin und Zahnmedizin in Dresden. Schriften der Medizinischen Akademie Dresden, Bd. 27, Dresden 1993, S: 156

Fotoarchiv, Klinik für Zahn-, Mund- und Kieferheilkunde: 103

Pressestelle Medizinische Fakultät: 111

Prodekanat Medizinische Fakultät: 113, 114

Festschrift zur Feier des fünzigjährigen Bestehens des Stadtkrankenhauses zu Dresden-Friedrichstadt. Dresden 1899, I. Theil, 2. Abschn., S: 10 a: 2

SHStA Loc 30665, Mandat zur Begründung des Sanitätskollegium..., Bl. 248: 1

Rehe, R.: Streifzug durch einige Bereiche der Militärmedizin im Königreich Sachsen. Ärzteblatt Sachsen 8 (1997), S. 70: 3

Choulant, J.L.: Vierte Nachricht über die Wirksamkeit der chirurgisch-medicinischen Akademie und der mit ihr vereinigten Institute. Dresden 1858, S. 10: 4

Kunze, P.: Vom Adelspalais zum Städtischen Klinikum. Dresden 1999: 5

SLUB. Landtagsakten 1860/61, Abt. I, Bd. 4, S. 41: 6

Das Stadtkrankenhaus Johannstadt in Dresden. Dresden 1902: 10, 12, 13, 14, 15, 16, 18, 19, 20, 21, 22, 23, 24, 26, 29, 31

Salonblatt 1909, Nr. 23, S. 11: 28

Formann, H.: Vorgeschichte und Geschichte der Dresdener „Akademie für Ärztliche Fortbildung". Med. Diss. Dresden 1986: 35, 48

Schmieden, H: (Hrsg.): Krankenhausbau in neuer Zeit. Kirchhain 1930, S. 209: 43, 45

Namensverzeichnis

**Dresden
unterm Hakenkreuz**
**Herausgegeben von
Reiner Pommerin**

(Dresdner Historische
Studien, Band 3)
1998. VIII, 247 Seiten. Gebunden mit Schutzumschlag.
ISBN 3-412-11197-X

Während in Westdeutschland die Erforschung der »Machtergreifung« und »Gleichschaltung« der Städte durch die
Nationalsozialisten als weitgehend abgeschlossen angesehen
werden kann, steht die Untersuchung dieses Prozesses für
viele Städte der ehemaligen DDR noch aus. Dies gilt in besonderer Weise für die Geschichte von Dresden. Angesichts
dessen unternimmt der Band erstmals den Versuch, den Prozeß der »Machtergreifung« und die unterschiedlichen Formen
der »Gleichschaltung« verschiedener Bereiche des öffentlichen Lebens fallstudienartig zu beleuchten.

In ihren Beiträgen spüren die neun Autoren durch die Auswertung bislang unerschlossener Quellen den Ursachen nach,
welche zu dem rasanten Anwachsen der NSDAP in Dresden
führten und die Stadt bereits früh zu einer »braunen« Metro-
pole werden ließen. Hierbei werden die »Gleichschaltung«
der Kommunalverwaltung ebenso untersucht wie die analogen Vorgänge in der Presse und dem Sozial- und Gesundheitswesen. Abgerundet wird der Band durch Beiträge zur
Situation der Kirchen sowie der jüdischen Bevölkerung in den
Jahren 1933 bis 1945.

URSULAPLATZ 1, D-50668 KÖLN, TELEFON (0 22 1) 91 39 00, FAX 91 39 032

Frank Hirschinger

»Zur Ausmerzung (Schriften des Hannah-Arendt-
freigegeben« Instituts für Totalitarismusfor-
Halle und die schung, Band 16)
Landesheilanstalt 2001. 280 Seiten. Gebunden.
Altscherbitz 1933–1945 ISBN 3-412-06901-9

Frank Hirschinger gibt am Beispiel der Stadt Halle und der
Landesheilanstalt Altscherbitz einen Überblick über die Geschichte der Vernichtung »lebensunwerten Lebens« im nationalsozialistischen Deutschland. Der Autor erbringt den Nachweis, dass sich Mediziner aus Halle in hohem Maße an der
ideologischen Vorbereitung und der späteren Durchführung
der »Euthanasie« beteiligten. Randbereiche der Vernich-
tungsaktion, die von der Forschung bislang nur wenig zur
Kenntnis genommen wurden, wie die Vernichtung von »Aso-
zialen«, Kriminellen und Prostituierten, werden ebenso dargestellt wie das Vorgehen gegen die in der Psychiatrie unter-
gebrachten behinderten Kinder, Juden und ausländischen
Zwangsarbeiter. Zahlreiche Dokumente aus deutschen, polni-
schen und österreichischen Archiven werden im Rahmen seiner Untersuchung erstmals veröffentlicht.

KÖLN WEIMAR

Ursulaplatz 1, D-50668 Köln, Telefon (0 221) 91 39 00, Fax 91 39 011